创新卫生伙伴关系
——多元化的外交

Innovative Health Partnerships
The Diplomacy of Diversity

原著　Daniel Low-Beer

主译　郭　岩

主校　任明辉

译者　杨昊旻　张东奇　李昂

北京大学医学出版社

图书在版编目（CIP）数据

创新卫生伙伴关系：多元化的外交 / （瑞士）勒夫
贝尔原著；郭岩译 .—北京：北京大学医学出版社，2014.4
书名原文：Innovative health partnerships：the
diplomacy of diversity
ISBN 978-7-5659-0798-2

Ⅰ. ①创… Ⅱ. ①勒…②郭… Ⅲ. ①医疗保健事业 –
国际合作 – 研究 Ⅳ. ① R199.1

中国版本图书馆 CIP 数据核字（2014）第 043648 号

Innovative Health Partnerships：The Diplomacy of Diversity
Daniel Low-Beer

北京市版权局著作权合同登记号：图字：01-2012-5108

创新卫生伙伴关系——多元化的外交

主　　译：郭　岩
出版发行：北京大学医学出版社（电话：010-82802230）
地　　址：（100191）北京市海淀区学院路 38 号　北京大学医学部院内
网　　址：http://www.pumpress.com.cn
E-mail：booksale@bjmu.edu.cn
印　　刷：北京佳信达欣艺术印刷有限公司
经　　销：新华书店
责任编辑：董采萱　　责任校对：金彤文　　责任印制：苗　旺
开　　本：889mm×1194mm　1/16　印张：17　字数：550 千字
版　　次：2014 年 4 月第 1 版　2014 年 4 月第 1 次印刷
书　　号：ISBN 978-7-5659-0798-2
定　　价：96.00 元
版权所有，违者必究
（凡属质量问题请与本社发行部联系退换）

译者前言

随着全球化进程的加速，我们逐渐面临更多的全球化带来的健康问题，如新发和复发传染病不断涌现、非传染性疾病负担日益增加、健康不公平广泛存在等，这些已不仅仅是一个国家或地区的问题，而且需要各国政府、国际社会及相关方共同协调努力来解决。 在这样的背景下，各国之间的相互依存、利益交融已达到前所未有的程度，加强全球卫生合作已成为国际社会的共识。 因此，全球卫生治理以及卫生外交日益成为卫生和外交领域的重要议题。卫生已不仅局限于纯粹的技术领域，而且逐渐扩展到社会发展、贸易和外交领域。

在上述全球化澎湃的浪潮下，中国已经成为一个具有广泛且重要全球影响的世界大国。在加强全球卫生治理、改进全球健康结果、实现全球卫生公平和维护全球卫生安全方面，中国将承担越来越多的国际责任，国际社会对中国在全球卫生方面发挥更大作用的期待也越来越高。中国政府已经承诺继续加强多边和双边的卫生合作，在全球卫生治理中发挥更加具有建设性的作用。"通力合作、发展共赢、实现全球卫生公平"已成为中国对外卫生合作与交流所遵循的原则。事实上，中国能够为全球健康和改进健康产出做出更大贡献。然而在这方面，中国还面临着诸多挑战，其中重要的一点就是中国机构的能力和经验有限。中国需要增进对国际发展合作最佳实践的理解，需要具备更多参与全球卫生政策制定和治理的能力。通过翻译国外优秀的教材和专著来增强知识储备，是加强能力建设的重要基础。

最近几年，国际社会、学术机构等也都开始关注卫生治理与卫生外交问题，纷纷推出项目计划、支持卫生治理与卫生外交方面的研究、教育、培训和实践，这已经成为卫生领域的一个明显发展趋势。这部《创新卫生伙伴关系——多元化的外交》的引入和出版，可以说是恰逢其时。本书收录了有代表性的文章，其具体问题情境不同，希望它能够对中国的学者有所启发。

本书为各篇独立文章的汇编，体例原本不尽相同，英文版中沿袭原文而未作统一。译成中文时，为保持学术文章完整性，未进行删减，保留了原有内容。但原书中不同学者的观点不代表译者本身的观点，对此请读者本着批判吸收的态度甄别借鉴。

值得一提的是，本书的编译过程得到了国家卫生和计划生育委员会国际合作司任明辉司长的大力支持，他不仅有深厚的全球卫生方面的学术功底，还具有极其丰富的全球卫生外交的实践经验。本着对卫生外交工作的热忱和对读者负责的态度，他在百忙之中逐字逐句地对本书进行了高质量的修改，为本书增色不少。 在此对他谨致谢意！

由于译者经历和对全球卫生外交理解的不足，可能致本书有许多不完善之处，敬请广大读者予以谅解，并盼望各方有识之士不吝赐教。

译者

原著作者列表^①

Daniel Low-Beer：全球抗击艾滋病、结核病和疟疾基金（GFATM）绩效、影响与效果部主任。他曾在世界卫生组织（WHO）、卫生部和非政府组织内任职。

Richard Manning：曾任经济合作发展组织（OECD）发展援助委员会（DAC）主席、英国国际发展援助署（DFID）政策主管、全球基金（GFATM）再筹资大会主席。他在世界银行和创新型卫生伙伴关系的发展、健康和筹资领域起主要的作用。

Paul Isenman：援助结构和效果独立顾问。他曾在世界银行和经济合作发展组织（OECD）中担任高层领导。他是关于援助有效性《巴黎宣言》的发起人之一。

Alexander Shakow：在发展领域有 50 年的工作经验。他曾在美国和平队、美国国际开发署（USAID）和世界银行中担任高层职务。虽然他现已退休，但仍然是一些国际机构的临时独立顾问。

Tedros Adhanom Ghebreyesus：埃塞俄比亚联邦民主共和国卫生部部长、遏制疟疾伙伴关系（Roll Back Malaria Partnerships）和全球基金（GFATM）理事会主席。他是加强发展援助受援国所有权的主要代言人。

Hareya Fassil：埃塞俄比亚卫生部国际事务顾问。

Dean Shuey：在非政府组织和世界卫生组织内任职，在亚非地区的现场、国家和区域层面工作。

Rebecca Dodd：现在马尼拉的世界卫生组织（WHO）西太区办事处工作。她曾在世界卫生组织（WHO）驻越南代表处工作，并撰写了关于卫生伙伴关系和卫生治理方面的大量文章。

Margret Thalwitz：曾任世界银行全球项目和伙伴关系部主任。她曾帮助领导世界银行在创新型卫生伙伴关系和《阿克拉行动议程》中的工作。

Prerna Banati：哈佛大学全球卫生与人口系访问学者。

Bernard Nahlen：美国总统疟疾计划（PMI）副协调员。

Richard Stekete：负责非洲地区疟疾控制和评估伙伴关系的工作，曾任遏制疟疾伙伴关系（Roll Back Malaria Partnerships）的监督、评估和参考小组主席。

Bjorg Sandkjaer：全球疫苗免疫联盟（GAVI）公共政策高级项目官员。

Kathy Marconi：曾任美国总统防治艾滋病紧急救援计划（PEPFAR）战略信息部主任。现任马里兰大学大学学院卫生事业管理系教授、主任。

Paul Bouey：现任总统防治艾滋病紧急救援计划（PEPFAR）战略信息部主任，并领导将方案付诸结果。

Mark Dybul：曾任美国全球艾滋病协调人并负责总统防治艾滋病紧急救援计划（PEPFAR）。他现在乔治敦大学国家和全球卫生法律中心担任艾滋病、疟疾和全球卫生联合主任。

Nina Ingenkamp：全球抗击艾滋病、结核病和疟疾基金（GFATM）技术官员。

Dida Connor：全球抗击艾滋病、结核病和疟疾基金（GFATM）私立部门高级官员。

David Evans：全球抗击艾滋病、结核病和疟疾基金（GFATM）私立部门资源动员经理。

Brian Brink：英美资源集团（Anglo-American Plc.）首席医疗官，居住在南非。

Josh Galjour：全球抗击艾滋病、结核病和疟疾基金（GFATM）项目官员。他同美国和撒哈拉以南非洲的一些民间组织一起工作过，其研究领域包括全球卫生的治理。

Asia Russell：全球健康获得项目（Global

Access Project）国际政策主任、艾滋病和全球卫生领域的主要社会活动家。2007—2009 年间，曾代表发达国家非政府组织出任全球抗击艾滋病、结核病和疟疾基金（GFATM）理事会理事。

Alan Whiteside：南非夸祖鲁 - 纳塔尔大学卫生经济学和艾滋病研究中心主任。他曾是联合国非洲艾滋病与治理委员会委员。他从 1987 年起就开始在艾滋病领域工作。2008 年，他的新书《艾滋病：简短的介绍》（*HIV/AIDS，A Very Short Introduction*）由牛津大学出版社出版。

Jean-Marc Olivé：医生和公共卫生专家。他在世界卫生组织内工作了 30 多年，工作地点包括加勒比地区、拉丁美洲、非洲、欧洲和亚洲。他的上一个职位是世界卫生组织（WHO）驻越南代表。

Wuleta Lemma（与 **N. Kedir，G. Azene，B. Abdosh，J.Aliy**）：美国杜兰大学全球健康公平中心主任兼助理教授，杜兰大学埃塞俄比亚项目主任。N. Kedir 曾是埃塞俄比亚国务院政策、计划与财政理事会理事长。G. Azene，B. Abdosh 和 J. Aliy 是埃塞俄比亚杜兰大学技术援助项目高级专家和项目领导人。

Aparajita Ramakrishnan（与 **S. Sgaier，A. Alexander**）：比尔与梅琳达盖茨基金会高级项目官员。S. Sgaier 也是一名项目官员。Ashok Alexander 是比尔与梅琳达盖茨基金会驻印度办公室主任。

Alexey Bobrik：俄罗斯开放卫生中心（Open Health Institute）主任，他是非政府组织应对的先驱。

Erling Hog：在伦敦政治经济学院任职，专业领域为脆弱国家。

原 著 致 谢

仅以此书献给 Ann 和 Tom Low-Beer 以及他们对卫生、教育、辩论和书籍的热爱。

特别感谢 Eve，Louis 和 Noah Low-Beer 在我著书过程中的大力支持和鼓励，并让我有时间放松休息。感谢 Ann Low-Beer 不厌其烦地与我讨论，并对观点和语言进行修饰。感谢 Andrew Cassels 对一些章节的指导，John Rae 对封面照片的调整，以及 Elena Nash 和 V.K. Sanjeed 的出色编辑。

缩 略 语 表

英文缩写	英文全称	中文全称
AIDS	acquired immune deficiency syndrome	获得性免疫缺陷综合征（艾滋病）
ART	Antiretroviral therapy or treatment	抗反转录病毒治疗
DALY	disability-adjusted of life year	伤残调整寿命年
DFID	Department for International Development（United Kingdom）	（英国）国际发展署
FDI	foreign direct investment	外国直接投资
G8	group of eight nations	八国集团（美国、英国、法国、德国、意大利、加拿大、日本和俄罗斯）
G20	group of twenty nations	二十国集团（八国集团加上中国、阿根廷、澳大利亚、巴西、印度、印度尼西亚、墨西哥、沙特阿拉伯、南非、韩国和土耳其及欧盟）
GAVI Alliance	Global Alliance for Vaccines and Immunisation	全球疫苗免疫联盟
GDP	gross domestic product	国内生产总值
HIV	human immunodeficiency virus	人类免疫缺陷病毒（艾滋病病毒）
IAVI	International AIDS Vaccine Initiative	国际艾滋病疫苗行动组织
IMF	International Monetary Fund	国际货币基金组织
MDG	Millennium Development Goals	千年发展目标
MSF	Médecins Sans Frontières/Doctors Without Borders	无国界医生组织
NGO	nongovernmental organisation	非政府组织
ODA	official development assistance	官方发展援助
OECD	Organisation for Economic Co-operation and Development	经济合作与发展组织
PEPFAR	President's Emergency Plan for AIDS Relief	（美国）总统防治艾滋病紧急救援计划
TB	tuberculosis	结核病
UNAIDS	Joint United Nations Programme on HIV/AIDS	联合国艾滋病规划署
UNDP	United Nations Development Programme	联合国开发计划署
UNICEF	United Nations International Children's Emergency Fund	联合国儿童基金会
USAID	United States Agency for International Development	美国国际开发署
WHA	World Health Assembly	世界卫生大会
WHO	World Health Organisation	世界卫生组织

目　录

引言：多元化的卫生外交

Daniel Low-Beer

过去的十年是全球卫生治理创新并几乎构建的时期。在此期间，旧的治理结构被打破，健康成为发展和外交领域的广泛问题，八国集团（G8）扩展成为二十国集团（G20），而国际卫生治理也在国家之内和联合国之外不断发展（Buse 等，2009；Lee，2003）。全球卫生不断涌现了一批新成员：私人基金会、北方和南方的非政府组织、流行歌手和私营企业。因此，这些利益相关方之间形成了新型的合作方式，将所有的合作伙伴团结起来关注健康问题，例如全球抗击艾滋病、结核病和疟疾基金（GFATM）以及国际卫生伙伴关系（IHP）。然而，这些伙伴关系也面临着一些传统发展问题的挑战，如协调、与国家规划一致和为健康的结果负责等（Cohen，2006；Garrett，2007；Richter，2004）。本书所关注的焦点在于探析这种多元化的外交，进而讨论卫生伙伴们如何能够在全球和国家范围内有效地开展合作。

15 年前，我们可能无法预测到会有如此的变化。比尔·盖茨更多的是在设计全球卫生项目而不是软件，非政府组织和患有艾滋病的人们正管理着价值 200 亿美元的全球抗击艾滋病、结核病和疟疾基金（GFATM），世界卫生组织（WHO）召集了一系列有关结核病、疟疾、健康矩阵和卫生人力的伙伴关系，金融市场发行债券来支持计划免疫，布什总统宣布将紧急投入 150 亿美元用于艾滋病全球性项目，博诺在销售其音乐的同时为了全球健康售卖 iPod 和太阳镜等红色产品（RED）。15 年来，新型伙伴和伙伴关系的不断发展表明，现在有必要评估其形成的背景。这是本书的首要目的，也就是回顾各种新伙伴，以及这些伙伴是如何有效地对健康结果做出贡献的。

然而，我们如何才能弄清楚这些新型伙伴呢？一名非洲的卫生部长是如何通过与如此多样的伙伴进行谈判，从而赢得对国家卫生规划的支持的？为了实现国际卫生目标，一名欧洲的开发署署长是如何确定将资金投给谁的？一名艾滋病患者是如何代表其他患者管理一个全球性项目的？一名在纽约一家诊所内工作的活动家是如何支持乌干达和全球性项目理事会的卫生工作人员的？这些新型伙伴关系在瑞士、俄罗斯、越南和苏丹是如何运作的？这需要新的、坦率和直接的卫生外交，在各种伙伴之间既有批判性又有建设性，以保证国家机器不受压制。这是这本书的第二个目的，即评估各个伙伴是如何在全球、国家和社区范围内开展合作，并得出可供改进的经验教训。

凡事都有作用和反作用，这些伙伴们在改变卫生治理的同时，他们自身也在改变。现在，公民社会在各种会议场所不断赢得发言权，同时也在会议之外继续宣传。世界卫生组织主持了一系列在联合国范畴之外的新型伙伴关系，这些伙伴关系拓展并影响到了联合国系统的核心功能（Brown 等，2006）。商人们发起全球卫生项目，同时另一些商人则会在非洲的法院为药价辩护[①]。新千年的到来也令人意外地带来了新的全球卫生伙伴，活动家们团结起来呼吁人人享有健康，私人基金会提供了资金，政治家们承诺筹资，企业们降低药价，而联合国则在其《千年宣言》中止式提出并普及其目标。他们有以下几点特征：

- 与发展和健康有关的社会运动：由于发展的红利仍然来源于对教育下一代和消除贫困的社会投入，社会活动组织团结了不同的伙伴，超越了

---

① 例如，南非的一个涉及艾滋病治疗专利和药物可及性法律案件（Buse 等，2009）。

传统卫生机构的功能。

- 创建全球卫生伙伴关系，解决全球危机：这一运动创建了新型全球卫生伙伴关系。他们反映了公立机构、私立部门、公民社会、私人基金会和多边组织之间的新的伙伴关系，他们以全球的视角应对全球危机，而不是分别应对。

- 新的支持者治理模式：新的行为体不仅是新兴的合作伙伴，他们也是全球卫生的支持者，并希望在卫生外交和决策中占有一席之地。这正在改变全球和国内的治理机制。

随着对全球卫生承诺的不断增加，自 2000 年起，进入了创新型卫生伙伴关系的创立时期（图 1）。在这之后则是一段巩固时期，各方共同行动改善其效果，从而提供更好的卫生援助，改善卫生系统，寻找国内的伙伴，并将成果推广至妇女儿童健康 (Greco 等，2008；Oliveira-Cruz 等，2003)。这是这本书的第三个目的，即评估这些合作伙伴是如何改变卫生治理的，他们如何改变自身，又需要什么样的改进以加速卫生发展。

本书的每一章都评估了新型合作伙伴的创新点并给出了完善效果的实用建议。这些建议从不同的角度看待这一问题，从社会活动家、私立部门、国家卫生部部长、地区卫生工作人员、多边组织，到其他在这些伙伴关系中工作的人员，包括有关援助有效性的

《巴黎宣言》的作者，以及社区卫生服务的提供者。对创新点和挑战的讨论是多元外交的核心，并推动了卫生伙伴关系的发展。

从国家层面卫生部部长与财政部部长谈判时的作用，以及在国际层面世界卫生组织发挥疾病和卫生伙伴关系的作用可以看出，全球卫生的这一"伙伴关系时期"打破了国际和国内卫生治理的力量平衡。然而，这也同时造成了治理与协调之间的差距。决策过程是在一个理事会和机构网络内进行的，而这一网络却是由不断改变的选民松散组织起来的。新的合作伙伴需要采取共同的行动加强卫生系统，减少交易成本，并展示其总体影响力。这就提出了集体行动的挑战，要求卫生外交给予支持。

如果说 2000—2006 年间形成了很多新型卫生伙伴关系，那么从 2007 年起，他们就开始采取对卫生系统和援助效果的集体行动。然而，有些人也提出异议，认为现在过多谈论协调和完善效果，而忽视了行动。金融危机的突然降临促进了合作伙伴关系的有效性 (Marmot 和 Bell，2009)。最近的一篇文献综述强调，这一"巩固和扩张的时期"是以从应急到可持续的转变为特点的，并对效果不间断地关注 (High Level Independent Review Panel, 2011)。本书的关注点将着重于第二个时期，即关注效果。有关卫生领域的效果，是在金融危机之前提出的，但在此之后得到

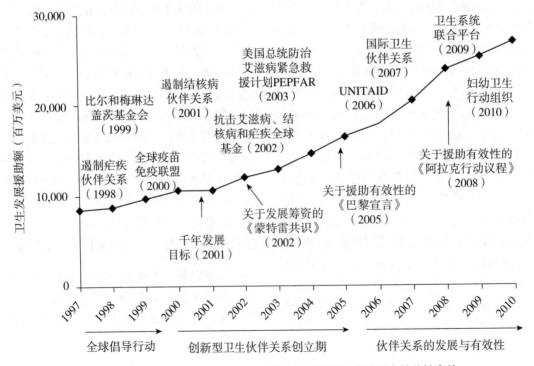

图1　每年的卫生发展援助额（百万美元）和创新型伙伴关系中的关键事件

进一步的重视。新的多元化若能同外交一起打造强大的集体行动、管理共同危机，就会成为革新的重要来源 (Burris 等，2005；Kickbusch 等，2007)。本书将这些治理和效果问题放在真实的环境下进行研究，并分析了在全球和国家范围内伙伴关系参与者的贡献。

1. 卫生伙伴新的多元化

21 世纪初，发展和全球卫生的新的承诺就已做出并付诸行动。停滞于 20 世纪 80 和 90 年代的卫生官方发展援助 (ODA) 也开始在 2000—2006 年有了 15% 的年增长率 (OECD，2008)，官方发展援助中卫生所占有的比例也从 12% 上升至 15%[②]。在 2008 年，共有 239 亿美元的资金投入到广义上的卫生发展援助领域（图 2），资金来源包括公立和私立部门，例如盖茨基金会 (IHME，2010)。在此期间有一些重大而令人惊异的里程碑式事件。美国总统防治艾滋病紧急救援计划 (PEPFAR) 每年投入 60 亿美元，这是一个国家为一种疾病所作出的努力。现在，该计划已扩展覆盖到结核病和疟疾，并提出了新的全球卫生行动。全球抗击艾滋病、结核病和疟疾基金每年拨款 30 亿美元，全球疫苗免疫联盟 (GAVI) 10 亿美元，盖茨基金会 18 亿美元 (IHME，2010)。这些新的基金虽然很庞大，但仍然比最初设想的要少，例如全球抗击艾滋病、结核病和疟疾基金最初设想每年投入 100 亿美元。初步估计显示，在 2010 年，卫生发展援助额会增加到 268.7 亿美元。但增长率却减少了一半，从 2004—2008 年的 13% 降至 2008—2010 年间的 6%，不过估计在 2011 年还会有所增长 (IHME，2010)。然而联合国艾滋病规划署 (UNAIDS) 的估计数字显示，对艾滋病的捐助在 2010 年首次下降 10%。金融危机使人们看得更远而非仅仅关心这些新的行为体的资金贡献。我们应该评估其创新点、挑战，以及如何改善援助效果 (Lane 和 Glassman，2007；Piva 和 Dodd，2009)。

这些主要的创新型伙伴均没有投入大量的资金，甚至很多组织在 21 世纪初还未成立，但却对卫生发展援助额的增加起到十分重要的作用。2000—2008 年，世界银行和区域性银行的投入占卫生发展援助总额的比例从 23% 降至 7%，而联合国系统则从 23% 降至 15%（很大程度上是因为其他资金来源的增加，而非两者绝对值的减少）。双边援助所占比例从 1990

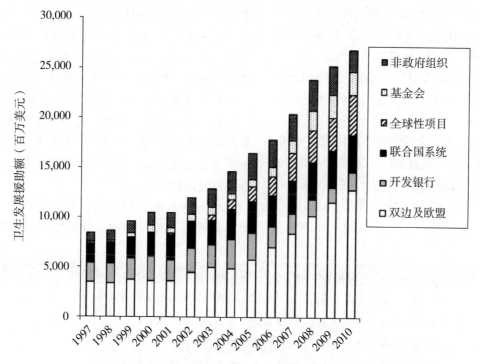

图2　按援助渠道划分的卫生发展援助额，1997—2010。
（数据来源：IHME 2010 Statistical Annex。2009 和 2010 年是初步估计的结果）

---

② 双边援助中按部门分配时卫生部门所占的比例，2005—2006 年度数据同 200—2002 年度数据比较。

年的 46.8% 降至 2001 年的 34%。但由于美国总统防治艾滋病紧急救援计划的提出，双边援助所占比例又增至 2008 年的 43%。与此同时，在 2008 年的卫生发展援助总额中，全球抗击艾滋病、结核病和疟疾基金和全球疫苗免疫联盟的资金比例增加到 13.5%，非政府组织的比例占到 13%，盖茨基金会的比例占到 6%。总的来说，全球性项目、基金会和非政府组织的投入占卫生发展援助总额的比例从 2000 年的 13% 上升至 2008 年的 35%。然而，卫生资金的总额也在这些年有了巨额增长，包括未能预料到的盖茨基金会的增长和美国政府的投入增加。这暗示着全球性项目确实增加了额外的资金，而新出现的卫生援助资金来源也增加了其额外性 (Macro，2009)。

传统的双边和多边组织在这些伙伴关系中仍然扮演着十分重要的角色。世界卫生组织和世界银行是全球基金的理事会成员之一，但他们没有完整的投票权，他们只是为项目提供技术支持，而联合国开发计划署（UNDP）也在一些国家实施全球基金的资助项目。如果没有这些传统的合作伙伴，很多创新型伙伴关系无法开展工作或无法开发一些共同标准。他们并没有取代传统的组织，而是在全球治理、外交以及在一些无法预测的事件中起到补充作用。有人曾提出，"全球非政府行为体的涌现会导致新的全球公共领域的出现，并伴随以国家为中心的世界治理体系的终结，而被松散结合的治理网络所代替"(Bull 和 McNeill，2007)。然而，多边组织和国家行为体在很大程度上主持着这些新型伙伴关系的运行过程。

有所创新的是在卫生谈判中合作伙伴的多元化，双边组织、私立基金会、私营部门、全球性项目和公民社会均参与其中。之前的全球卫生外交主要是在国家之间，关注点集中在专门的论坛，如世界卫生组织的世界卫生大会。在 20 世纪 80 年代创立艾滋病全球性项目后，外交议题在世界卫生组织中上升为新的重要部分。联合国艾滋病规划署主要通过其成员国和国际、联合国组织来协调外交事务。新的伙伴关系将没有政治同盟的不同合作伙伴，在无法自发实现协议的地方，带到一起。他们成为谈判、协调和国际及国内卫生外交中的一道新的风景线。正如挪威的艾滋病大使 Sigrun Mogedal 所述，它们"不仅是我们所创造的新型伙伴关系，也是我们所能真正做到有所不同的地方——设定模式并从中得到经验教训。这些伙伴关系能使我们比先前获取更多的经验"。

2.　创新型伙伴关系——这些合作伙伴是如何有效合作的？

伙伴关系建立之后就立即转入开发行动和促进伙伴关系有效性的时期。这是本书的第二个主题。在这一时期，每个创新型伙伴关系都受到挑战。有效合作要求增加对多元和创新的合作伙伴之间外交的关注。这些新兴的和传统的合作伙伴是如何通过对话改进他们的总体有效性并应对共同挑战的？《巴黎宣言》的原则给出了提高援助有效性的框架（图3）。自 2005 年以来，对合作伙伴之间有效性的关注越来越重要，在金融危机以后尤甚。

在 2015 年，也就是不远的将来，卫生发展将担负起发展的重任。千年发展目标要求在 2015 年显著减少艾滋病、结核病和疟疾等传染病的发病，降低孕产妇和婴儿死亡率（图4）。千年发展目标也呼吁建立新的全球发展伙伴关系，其中卫生领域将提供一些最具创新性的案例，并充当"示踪物"。新的筹资和伙伴关系的建立不是为了伙伴关系本身，而是为了取得有意义的健康结果。

越来越多的证据表明，我们正在逐步实现第 6 项千年发展目标，并在全球范围内减少结核病的发

2005 年，《巴黎宣言》定义了推动援助有效性的五项原则，一百多名来自各国和各个援助方的部长和官员签署了该宣言	
所有权	发展中国家能够设定他们自己的减贫、制度改良和打击腐败的战略
一致性	援助国以这些目标为基准，形成联盟并使用当地的系统
协调性	援助国协调并简化流程，共享信息来避免项目的重复
以结果为基础的管理	发展中国家和援助方应将关注点放在发展的结果，并测量结果
共同责任	援助方和受援国均需对发展的结果负责

图3　援助有效性原则表
来源：OECD,2005。

千年发展目标		
	目标	指标
1	消灭极端贫穷和饥饿	从 1990 年到 2015 年，靠每日不到 1 美元维生的人口比例减半
		从 1990 年到 2015 年，挨饿的人口比例减半
2	普及小学教育	确保到 2015 年，不论男童或女童都能完成全部初等教育
3	促进两性平等并赋予妇女权利	最好到 2005 年在小学教育和中学教育中消除两性差距，至迟于 2015 年在各级教育中消除此种差距
4	降低儿童死亡率	1990—2015 年 5 岁以下儿童的死亡率降低 2/3
5	改善产妇保健	1990—2015 年产妇死亡率降低 3/4
6	遏制艾滋病、疟疾以及其他疾病	遏止并开始扭转艾滋病的蔓延
		遏止并开始扭转疟疾和其他主要疾病的发病率增长
7	确保环境的可持续能力	将可持续发展原则纳入国家政策和方案，扭转环境资源的流失
		到 2015 年将无法持续获得安全饮用水和基本卫生设施的人口比例减半
		到 2020 年使至少 1 亿贫民窟居民的生活有明显改善
8	全球合作，促进发展	包括与制药公司合作，在发展中国家提供负担得起的基本药物

图4　千年发展目标和2015年要完成的指标

病（虽然在非洲仍未减少），艾滋病的患病率在降低（WHO，2009），而 10 个高负担国家的疟疾发病率也降低了 50%（WHO，2009）。儿童期的干预措施包括免疫和疟疾方面都已得到实施，儿童死亡率大幅降低（MDG4）。艾滋病的治疗已在非洲广泛可及，育龄妇女的死亡率在 20 年内首次下降。然而，要想实现关于孕产妇死亡的第 5 项千年发展目标、第 4 项千年发展目标以及持续推进第 6 项千年发展目标，我们还面临着很多挑战。虽然挑战依然存在，但新的筹资和合作伙伴对进程的推动也不容忽视。正如博茨瓦纳卫生部部长所述："你进入一间内科病房，有一半的床位空着，而之前患者人数却飞速增长。一名经理来找我这个卫生部部长说，'你不会做生意，我们的殡葬生意越来越差。'曾经有一段时间，每个周末都要埋 4～8 名患者，而现在一周过去了也不会有一场葬礼。"

然而，就在仅仅两三年前，非洲的卫生服务规模才刚刚达到影响人群中成人和儿童死亡率的要求（例如，带有杀虫剂的蚊帐发给了 60% 的疟疾危险人群，或者超过 50% 的需要艾滋病治疗的患者得到了治疗）。卫生系统范围内的挑战也很严峻——需要改革卫生系统，扩大农村和边远地区的健康受益面，需要增加对被忽视健康问题的反应（Biesma 等，2009）。促进援助的有效性有很多共同的挑战——减

少考察团组和重复报告，建设基层机构的能力，制定相互连贯的合作方式，支持国家卫生战略。应对这些挑战需要新的卫生外交，也不可能由任何一个卫生伙伴来完成。

然而，关于援助有效性的很多讨论都注意到了全球水平和原则问题，而忽视了具体实践。本书的主要部分展现了合作伙伴们是如何在真实的情境下在全球和国家范围内有效合作的，包括全球伙伴关系以及非洲、东欧、亚洲各国国内的进展和挑战。卫生部部长们、开发合作机构的主管、美国总统防治艾滋病紧急救援计划（PEPFAR）和美国总统疟疾计划的协调员、公民社会的活动家、私立部门、国家的规划者、多边组织和学术界，均对创新型伙伴关系中的工作人员提出了意见和建议。我们鼓励每名作者对实践中合作伙伴如何才能更为有效地合作这一主题提出实用的建议。

3. 改变卫生治理——创新的伙伴，传统的挑战

本书的第三个目标是评估这些合作伙伴是如何改变卫生治理，也同时改变他们自身的。千年发展目标对新型伙伴关系有明确的要求，第 8 个目标就是要"全球合作，促进发展"。伙伴关系成为推动千年

发展目标的基础，其总体目标是引入广泛的公立和私立合作伙伴，共同关注发展问题。尤其要指出，涉及贸易和债务问题时，制药企业要保证发展中国家（17个目标国家）能够负担得起基本药物，与此同时也要保证发展中国家对新技术和交通设施可及。联合国定义的伙伴关系是指"国家和非国家行为体的各方之间自愿联合的关系，关系之内所有的参与方均同意为了共同的目标或承担特定的任务而合作，共同分担风险、责任、资源与利益"（UN General Assembly，2005）。这样的伙伴关系有很多，用以研究、开发技术、倡导行动和构建网络、筹资和实施项目。

然而，千年发展目标要求在卫生、教育和筹资领域有比其他目标更为创新的伙伴关系。由援助方和国家在2008年签署的关于援助有效性的《阿克拉行动议程》（AAA）意识到要改变治理方式，整合成包容度更高的伙伴关系（见图5内的一些评论）。议程中明确提出："援助就是要为发展建立伙伴关系。这种伙伴关系只有当其完全利用所有发展行为体的能源、技术和经验时，才能发挥出最高效率，无论是双边还是多边援助方，全球性基金、公民社会组织或是私立部门。我们决定要建立包含所有这些行为体的伙伴关系。"这是本书中创新型卫生伙伴关系的精神和挑战所在。

创新型卫生伙伴关系用新的方法联合主要的卫生领域支持者（双边和多边援助方、发展中国家、公民社会、私立部门、私人基金会和受到卫生问题影响的人们），来实现达成一致的卫生目标。他们应当创新治理方式，用以融合新的支持者，引导他们实施并实现卫生目标。这可以通过理事会结构、国家协调和实施安排来实现，这些方式将不同领域的支持者以新的方式融合成为合作伙伴。

新的伙伴关系可以是组织内部的（例如，全球性项目的定义是为了特定的目的向大范围的国家提供物资援助的项目）。伙伴关系也可以是对外的，一个特定的合作伙伴可以同国家内的其他伙伴合作，以实现共同关注的卫生目标，如国际卫生伙伴关系（IHP）、印度的Avahan项目，以及很多卫生项目中的公民社会。

然而，现有的大多数创新型卫生伙伴关系都含有传统的特点。例如，依靠传统的援助资金，但在治

关于伙伴关系的《阿克拉行动议程》——2008年各援助方、政府部长和官员签署

为发展创建更为有效、涵盖范围更广的伙伴关系

16. 援助就是要为发展建立伙伴关系。这种伙伴关系只有当其完全利用所有发展行为体的能源、技术和经验时，才能发挥出最高效率，无论是双边还是多边援助方，全球性基金、公民社会组织或是私立部门。为了将来继续支持发展中国家，我们决定成立涵盖所有这些行为体的伙伴关系。

我们将减少代价昂贵的分散的援助

17. 当太多重复的行动同时进行时，就会削减援助的有效性，尤其是在国家和部门水平。我们将通过完善援助方的互补性，进行分工合作，调整资源在部门、国内和国家间的分布，从而减少援助的分散性。

我们将增加援助的资金量

18. 在2005年签署《巴黎宣言》后，经济合作组织发展援助委员会（OECD-DAC）的援助方们在减少援助的附加条件方面取得了进展，一些国家的援助已经完全没有附加条件，而我们也在鼓励其他国家这样做。我们将推动并加速这些努力。

我们欢迎并与所有的发展行为体合作

19. 当发展中国家能够管理和协调发展行为体时，所有发展行为体的贡献将更为有效。我们欢迎新的行为体做出贡献，并将通过下列措施改善所有发展行为体的合作模式。

我们将深化同公民社会组织之间的接触

20. 我们将深化同公民社会组织之间的接触。公民社会组织是自己拥有权限的独立的发展行为体，他们将补充政府和私立部门的功能。我们在保证公民社会组织以最大的潜力致力于发展方面享有共同的利益。

我们将为脆弱国家调整援助政策

21. 在《巴黎宣言》中，我们认为援助有效性的原则应当同样适用于脆弱国家的发展合作，包括刚从冲突中恢复的国家。然而，这些原则应当根据薄弱的所有权和能力作出调整。

图5　《阿克拉行动议程》：关于伙伴关系的一些行动（OECD，2008）

理、筹资和实施方面有所创新。本书中提及的美国总统防治艾滋病紧急救援计划就是一项双边全球卫生项目，虽然未曾言明，但这个项目确实是新的卫生筹资中的最大一部分，所以在一个国家内部讨论创新型卫生伙伴关系时，有必要将该计划纳入。另外，该计划也给双边援助（不同的机构之间）、私立部门和公民社会的项目实施，以及最近向国家伙伴关系转化中带来了创新点。该计划也强调了很多创新型卫生伙伴关系的混合特点。

2012 年是理解卫生新背景、新兴合作方和引导我们走向 2015 年千年发展目标的卫生外交的重要一年。本书描述了在表面背后的新的力量，以及因此形成的创新型伙伴关系。书中评估了伙伴关系在国内形成的方式，以及诸多的传统发展问题。最后，本书对这些伙伴关系在不同的情境下如何取得更好的结果提供了指导。

有人已讨论过卫生体系构建的问题，我们需要根据一项规划向外延伸以容纳更多的成员，协调各自的空间并重新设计生存空间 (Godal，2005)。Watt 等 (2009) 认为，这一类比可能会束缚我们的思维，"因为'构建'一词通常应用于定义固定的永久性结构，而不能体现出变化、流动利益，以及建筑师、投资人、建造者和使用者之间的相互关系"。本书将卫生类比为一道景观，通过很多行为体的塑造和谈判而成：这些行为体有传统的特点，也有新生的力量，有隆起的山脉，也有促进援助效果这一万有引力所造成的侵蚀与塑形。景观中有峡谷（差距）的产生，而塑造期之后也常常是巩固期。卫生外交的技能是根据地势（形势）对话，而不是像建筑师那样把各个部件拼起来。多元外交的目的是吸纳新的机遇和伙伴进入全球卫生，与此同时采取共同行动应对系统内的危机。

4. 本书概览

本书的目的并不是像拼图游戏或用砖头砌房子那样把所有的东西都糅合在一起。书中有两个视角，一个是对新合作伙伴和创新型伙伴关系在全球范围内形成的概况描述，这总的来说包含了全球卫生项目、私人基金会、私立部门和公民社会。同时，也对美国总统防治艾滋病紧急救援计划、全球疫苗免疫联盟和疟疾的伙伴关系进行了专项分析，揭示了他们所带来的创新点与开展援助有效性对话时的挑战。第二个视角关注的是在国家层面对国内新兴伙伴关系的整合问

题，这包含了非洲、亚洲和东欧地区的案例，以及有关治理、国家破碎和卫生系统的专项问题。这两个视角结合起来，可以让我们对创新型的伙伴关系提出挑战，并在全球和国家层面将原则与实践的争论联系起来。

导言部分涉及了一些共同的主题。本书意图从不同的合作伙伴中获取各种观点，并根据有关案例研究和国家实例的讨论，对促进创新型伙伴关系的有效性提出批评和建议。导言中展现了全球和国家层面关于共同主题的各种观点。多元外交关注了新合作伙伴的机遇与风险，例如卫生系统、援助有效性和在 21 世纪有意义的伙伴关系。

4.1 共同主题

本书由三个部分组成，分别是共同主题、在全球层面整合新型伙伴关系和在国家层面整合新型伙伴关系。维系本书的共同主题主要在第一部分中描述，包括卫生伙伴关系的来源与多元化、与新的合作伙伴开展援助效果的对话、伙伴关系的局限性、以结果为导向的项目管理、卫生系统和管理创新型卫生伙伴关系的国家策略。这一部分对这些主题进行了详述，并延伸到真实的全球、国家和社区环境中去。

第 1 章描述了多元卫生伙伴关系的来源与历史背景。创新型卫生伙伴关系可以追溯到在世界卫生组织成立的早期，洛克菲勒基金会对其的支持，直至 2000 年左右新的伙伴关系开始形成。可以将这段历史分为创立期和巩固期。创立期又分为 3 个时期：第二次世界大战和战后时期，世界卫生组织成立；20 世纪 50 年代末到 60 年代初，去殖民地化和开发机构的建立；新千年，新的全球卫生伙伴关系的创立。从历史的角度显示，这些时期并非"新瓶装旧酒"（见第 5 章和第 6 章；Berridge 等，2009）。这些时期确实需要长时间的卫生援助的革新。每一个创立期内均有新的伙伴关系形成，并随之有一段巩固期"用于参与方合理解释他们所创造的架构体系"（第 1 章）。这一创立和巩固的平衡定下了本书的基调。

第 2 章将我们带回现实。发展机构是如何搞清楚这些新合作伙伴的？他们应该给谁投资才能获得健康产出？这章是一篇提交给发展机构主管的报告（出现在并影响了 2011 年英国对多边援助的回顾）。文章在对全球决策者广泛访谈的基础上写成，询问了他们如何同新的伙伴谈判以增加援助的效果和援助量。文中展现了在直率而迷人的潮流中的"艰难决

策"。该章探讨了一个主管如何"面临艰难的分析和政治上的决策，关系到如何配置援助资源来保证其最大效果"，也讨论了新的全球性基金的建立和我们是否需要"三思而后行"。该章评估了如何在资金的谈判中融入援助有效性的原则，以及在关键机构内推动行为激励的重要性。文中讨论了全球性基金和其他多边项目之间的资金分配平衡的问题，另外还呼吁援助方承担他们自身在建立和参与治理结构中的责任，并解决他们所批判的全球性基金利用中的援助有效性问题。这种实用的外交手段使用了"谈判、构建网络、激励等软实力"来推进援助有效性。因此，这章展示了进行多元伙伴对话时所需应用卫生外交的重要内容，也是本书的核心。

在本书中，测试外交的多元化是在国家层面。下一章从国家的角度关注卫生外交。埃塞俄比亚卫生部部长曾经扮演过一个重要的双重角色——作为遏制疟疾伙伴关系（Roll Back Malaria Partnership）和全球基金理事会主席，同时也是他所在国家的卫生部部长，同时也是他所在国家的卫生部部长。他信奉基于同合作伙伴公开对话的"直接外交"，他经常大胆地要求竞争伙伴们打破官僚主义的屏障。除了将艾滋病资金用于培养防治艾滋病的卫生工作者，结核病的资金用于培养防治结核病的卫生工作者，免疫的资金用于培养进行免疫的卫生工作者，他还要求援助方支援3万社区卫生工作者，以支持所有的卫生服务。他描述了在保持援助来源"健康并可管理的多元化"的同时，在国家层面协调合作伙伴的方法。这一基本的多元化是组合型卫生援助资金具有可预测性的必要保证。

国家政策构架的重要一部分是保证国家在健康目标方面的制定权。这为理解、认识和形成创新型卫生伙伴关系提供了前提条件。部长描述了如何在国家层面管理并影响伙伴关系，从而在处理危机的同时抓住机遇获益。最后，文中描绘了融入创新型伙伴的最佳国家治理模式。作者描述了"以结果为基础的伙伴关系"和国家层面多元外交策略的基本创新点。文章通篇简要介绍了直接的卫生外交——运用合作伙伴之间的同行压力、"严厉的爱"、开放性的改变，以及将结果的底线用作外交的通用货币。

接下来的几章把握住了本书的三大主题：①以结果为导向的议程和管理，以及不为伙伴关系而为健康结果的伙伴协调；②加强卫生体系一致性的方法；③创新型伙伴关系和不同的伙伴模式。

第4章关注了健康与发展的结果。创新型伙

伴关系不是为伙伴关系而创立的，而是为了取得健康结果。这些伙伴关系没有如世界卫生组织之类多边组织的正式合法性，主要依靠他们不断取得健康结果的能力而存活。以结果为导向的管理因而成为《阿克拉行动议程》中援助有效性的"首要原则"（OECD，2005），也是全球性项目的最典型特征。然而，人们对合作伙伴测量令人注目的发展结果和以结果为导向处理并协调各种伙伴关系的能力表示质疑。该章评估了结果议程的来源和创新型卫生伙伴关系所做出的贡献。除了测量结果外，文中还确立了一项更基础的结果议程来使用共同结果协调发展伙伴。文章评估了创新型合作伙伴能够在其商业化模型中创建结果的程度。另外，作者还调查了结果是否成为多元伙伴协调时的基础或"通用货币"。文中也提出争议，即如果没有传统援助方的政治同盟，多元的合作伙伴除了在取得健康结果的过程中的竞争关系，就没有其他的共通之处。

接下来的一章有关卫生系统。该章直接将不同的卫生伙伴关系分类，如关注免疫、艾滋病、结核病、疟疾、妇女健康或卫生人力的伙伴关系。重要的卫生外交需要国家保证实现加强卫生系统后的不同目标。文章指出，"全球卫生伙伴关系（GHPs）明显将新的能量和合作伙伴带入该领域，但其资源的规模和挑战的规模也在不断增大"。传统援助方所面对的很多传统问题，如"良好的援助实践"和"有效援助"，对创新型卫生伙伴关系同样适用。在广泛的国家协商基础上产生的挑战与调整是"全球卫生外交正在起作用的良好例证"。文章给出了"什么是挑战，怎样考虑挑战，如何做到有所不同"的实际建议。

这一部分的最后一章有关伙伴关系，回顾了这一概念的历史发展、不同的形式和局限性。文中描述了卫生伙伴关系的重要特点，提出了新的伙伴关系是否是创新的，或是否会成为在结构和约束力上相类似的新的多边组织的问题。该章强调了连贯的政策框架、新研究的整合和兑现的知识及资金对大多数创新型合作伙伴的重要性，也评估了伙伴关系以及更普遍的平台和网络的模式，这可能有助于促进援助有效性。

4.2　在全球层面整合新型伙伴关系

第二部分分析了全球水平创新型卫生伙伴关系的内涵。这部分评估了全球卫生项目、私人基金会、私立部门及公民社会的特点和贡献——其治理模式、附加值和挑战。这部分也围绕卫生问题描述了更为广泛的伙伴关系——例如遏制疟疾伙伴关系。在这些章节之间暗含着一条主线，即要评估在多大程度上可以在这些合作伙伴的卫生谈判中使用连贯而多样的方法。每一章都面临着第一部分中的共同主题，即确定促进援助整体有效性的实际建议。

有关伙伴关系的案例分析并不囊括全部，仅仅选择了几个案例举例说明了创新型伙伴关系的几个重要方面。现在已经存在的有上百个新型卫生伙伴关系，涉及研究、筹资、协调和实施领域的支持。很多有意思和有创新性的伙伴关系没有单独成章，如通过从飞机票中直接抽税筹资使贫困人口买得起药物的联合援助计划（UNITAID）、整合公民社会的全球商业联盟（Global Business Alliance）、艾滋病联盟（HIV/AIDS Alliance）、国际卫生伙伴关系（IHP）、疟疾制药企业联盟（Medicines for Malaria Venture）、国际艾滋病疫苗行动组织（International AIDS Vaccine Initiative）等。当然在这些新型伙伴关系之内和之

外还有很多重要的行为体，包括无国界医生组织（MSF）、乐施会（OXFAM）、洛克菲勒基金会和南非的治疗行动运动。他们中很多都会在各章中提到，并对新型伙伴关系作用巨大。

这一部分的第一章分析了全球卫生项目。全球卫生项目指的是在多个国家关注有限几个卫生问题并提供大量实质性援助的项目（依照《阿克拉行动议程》）。这章中描述了全球卫生项目的演化过程、各个项目之间治理模式和实施安排的不同，也涉及了在新的伙伴关系中开展有关援助有效性对话的挑战，包括所需学习的能力、对卫生外交的适应和参与。这一章还提出了如何推进援助有效性的建议。

接下来的三章围绕疟疾、计划免疫和艾滋病这三个全球性的卫生问题，评估了伙伴关系的形成过程。这些章节提供了新时期"卫生伙伴关系"处理这些问题的过程、挑战等具体案例。在这些主要的卫生问题中，疟疾从一种在筹资时被忽略的疾病，变成"潮流"，并在近几年吸引了各种合作伙伴。疟疾伙

通用的定义和术语		
术语	定义	注释
创新型卫生伙伴关系	主要的卫生援助方（双边、多边、发展中国家、公民社会、私立部门、私人基金会以及受到健康影响的人们）以新的方式为了同一个健康目标而结合在一起的卫生伙伴关系	他们在整合新的援助方时，有创新的治理模式，这些合作伙伴在实现卫生结果时也有创新
全球性项目	在多个国家关注有限几个卫生问题并提供大量实质性援助的项目	该定义依照《阿克拉行动议程》制定。这些项目具有有限的目标（虽然有争议称，应当建立针对所有卫生问题的全球性基金），能通过现有的卫生系统纵向（通过并行的实施单位）或横向地实施
援助有效性	改善发展援助的提供、增加对援助结果的支持的行动。在《巴黎宣言》（2005）和《阿克拉行动议程》（2008）中对此有进一步的定义，给出了一些达成共识的原则和行动	越来越多的人意识到，援助是人类发展复杂进程中的唯一影响因素。为了完成千年发展目标，就需要"更多、更好的援助"。援助有效性指的是保证"更好的援助"所做的努力
卫生系统	卫生系统是指所有以改善健康为首要目的的组织、制度和资源的集合体	世界卫生组织（WHO）对卫生系统的定义是由五项重要内容组成的：政策和治理、筹资、人力资源、采购和供给、信息系统
卫生外交	卫生外交是在公共卫生领域不同利益相关者之间谈判的方法，是实现卫生目标的政治学	卫生外交意识到了政治关系和伙伴关系的质量在实现卫生目标方面的重要性，并同越来越多的合作伙伴开展对话
全球治理	管理制度、权威、网络和全球合作伙伴之间的合作，进而实现共同的目标	源于希腊语中的"驾驭"。虽然全球治理可以依靠政治权威，但在全球水平，权威的来源并不清晰。共同的行动需要"软性"的谈判和硬性的规定来协调合作伙伴的行动和行为

图6　本书中所用的重要概念表

伴关系的历史性发展也应当与到 2015 年联合合作伙伴、完成降低儿童死亡率的共同目标结合起来看。关于全球疫苗免疫联盟的一章强调了在全球筹资和在国家层面筹资的创新性，这已经使一种新的混合合作伙伴关系成为可能。

接下来的一章评估了美国总统防治艾滋病紧急救援计划的机构、演变，以及用于双边和国内援助的新的伙伴关系模式。该章描述了其在"国家领导力、推动结果导向的项目设计和伙伴关系中的创新点"，同时也意识到了其方法带来的争议。全球卫生资金增量的很大一部分来自该项目，在 5 年内美国政府每年投入 60 亿美元（是涵盖三种疾病的全球基金的 2 倍）。这一章还记述了该计划从原来协调美国的双边援助，到关注更广泛伙伴关系的奥巴马总统全球卫生倡议行动的演变过程。

最后的三章评估了卫生伙伴关系中新的援助方：私人基金会、私立部门和公民社会。私人基金会带来了新的资金和创新点，然而他们在全球治理中的作用还跟不上他们融入全球治理的程度。私人基金会融入全球卫生有着较长的历史，从洛克菲勒基金会在世界卫生组织建立初期的支持，到最近盖茨基金会在推进新型全球伙伴关系方面的突出贡献。他们工作在"联合国系统"的边缘，引发并扩展卫生治理。与此同时，也对他们自身的治理和参与推动总体援助有效性方面给出了批评意见。

类似的是，私立部门也提供了卫生筹资和实施卫生项目的新模式。创新型卫生伙伴关系通常被称为"公私伙伴关系"，不过私立部门的资源仅占其资金总额的一小部分。有关私立部门的一章给出筹资和实施方面的创新点，同时也给出了相应的挑战。公民社会一章展示了公民社会是如何在全球卫生中占有一席之地的，从美国到非洲的艾滋病治疗，扩大到艾滋病、结核病、疟疾和卫生系统等全球问题。这改变了全球卫生的治理，也改变了公民社会自身。

总之，全球层面这一部分描述了一些新的伙伴关系援助方——公民社会、私立部门和私人基金会，以及他们是如何在全球范围内走到一起，关注卫生问题的。文中并没有涵盖所有的新型伙伴关系，只是从不同的角度描述卫生外交和伙伴关系，从而解决下列问题：

- 2000 年以后的全球卫生治理阶段，"创新型卫生伙伴关系"在多大程度上是其重要或典型特征？

- 什么是这些合作伙伴解决卫生问题时的"新的运营模式"？
- 援助有效性、整个系统的危机和治理所面临的共同挑战是什么？
- 使这些伙伴关系更有效的建议有哪些？

4.3　在国家层面整合新型伙伴关系

本书的最后一部分是真实国家的情况，评估了新的合作伙伴如何团结起来实现国家卫生目标。多数有关卫生治理的讨论关注的是全球层面，然而其实最大的挑战在于国家甚至是社区层面。各国如何同新的合作伙伴谈判，使之为健康结果做出贡献？创新型伙伴关系如何在脆弱国家和薄弱的卫生系统下工作？在同国家内新的合作伙伴谈判时，有什么普适的建议？这部分通过东部和南部非洲、亚洲和东欧的疾病、经济及政治环境，就本书的共同主题进行评价。最初的国家案例评估了治理、国家领导力、卫生系统和国家脆弱性的问题，之后是将创新的私立部门和公民社会模式整合进入国家卫生规划的问题，最后评价了在社区水平伙伴关系的重要性。

这一部分的第一章有关南部非洲应对艾滋病的治理和可持续筹资的核心问题。这章使用了如斯威士兰等国家的案例，这些国家饱受艾滋病之苦，并有很多合作伙伴对此做出反应。"艾滋病对治理的影响在缺乏反应性和缺少足够的有效性方面很重要。"国家对国际援助的依赖、"艾滋病例外论"的艰难问题以及较低收入和中等收入国家之间的区分问题，这些都有所涉及。这章最后以一句斯瓦希里语结尾"大象们打架时，小草最受伤"，强调了在国内改革和协调合作伙伴的需要。

接下来的一章转到越南，评价了卫生部门提高援助有效性的决策过程。这章对国家政策环境作了详细的定量和定性分析，展示了"政府划分重叠的'政策网络'将传统的援助方隔断"，也描述了这些联盟如何形成来克服个人和机构的动机，显示了其中所包含的外交和政治过程。这章揭示了"国家所有权"的原则，但用此来描述真实国家环境中（包含了援助方）的多元行为体和动机则过于简单。"政策网络"和"政治团体"中的不同行为体需要成为"多元外交"的基础，并促进国内的援助有效性。

接下来的一章介绍了国家领导力是如何在国家卫生规划的前提下使利益相关方联合在一起的。这章评估了进行卫生规划和使用国家结果协调伙伴行动中的政治和谈判。文章尤其强调了在地区和当地层面规划和追踪结果、协调援助方活动的重要性。当这些都成功进行后，他们成立一个重要的基金会，更为广泛地讨论国家治理问题。他们也会对合作伙伴的责任和国家的承诺进行跟踪随访。这章还提供了整合疾病和全科医疗服务的证据，这是埃塞俄比亚对疾病反应的支柱。

盖茨基金会支持了印度最大和最具创新性的艾滋病预防项目之一——"Avahan"，意味着"呼唤行动"。这章描述了将艾滋病干预建立在社区反应内、扩大这些行动并结合商业和公共卫生时面临的挑战。这种方法能带来相当大的创新，并能提高印度艾滋病预防的反应性。然而，存在的挑战是如何对话才能将这种创新转化为国家项目，从而保证延续性。正如比尔·盖茨所述："通过 Avahan，我们已经知道了当地社区的参与对有效提供大规模公共卫生干预的重要性。下一个挑战是传授我们所学到的东西，将 Avahan 交给政府和其他合作伙伴。"

在俄罗斯，索罗斯基金会在支持艾滋病预防方面有重要作用，主要关注的是难以触及的人群，如静脉内注射毒品者、犯人和性工作者。非政府组织参与艾滋病防控行动，联盟的建立使非政府组织从倡导转变为对这些人群大规模的支持。这也引发了非政府组织防控行动的改变和专业化进程，包括领导力的开发、流程和广阔的伙伴关系。然而，参与卫生行动体现了公民社会的发展，这确实是一项未完成的议题。虽然它能促使国家建立艾滋病防控系统，但政府和非政府组织防控行动体之间持续的伙伴关系仍需要时间和卫生外交加以巩固。

之前的很多章都强调了国家所有权和与新的合作伙伴谈判的能力的重要性。然而，国家所有权还是有限的，尤其是在脆弱和失败的国家。《阿克拉议程》强调了合作伙伴"将调整在脆弱国家的援助政策"，并在这些状况下灵活应用援助有效性的基本原则。这章讨论了"如何参与脆弱和失败国家的伙伴关系等微妙的问题"，并将索马里、苏丹和刚果民主共和国同莫桑比克比较，强调了"艰难的伙伴关系"中的卫生外交挑战。

最后一章将话题转到社区水平以及动员社区参与的重要性。成功的艾滋病预防需要卫生治理和项目，而这些则建立在社区参与之上，如美国、乌干达、泰国、肯尼亚和马拉维的男同性恋社群。将这些社区同协调机制未建立的社区作比较，相对较弱的社区反应总是让人烦恼与郁闷的。在这些环境下，虽然有资金和技术资源，但艾滋病的预防还是不那么成功。我们对协调新的合作伙伴的理解需要进一步深入到社区，去支持有效的预防保健。

5. 结论：真实世界和国家中的卫生外交

总的来说，自 2000 年以来的主要趋势是向更为广泛的"伙伴关系模式"转变，并以此发放卫生援助，联合政府、私立部门、公民社会、私人基金会和多边组织，有时是呐喊，有时是行动。2000 年后的短时间内，这些合作伙伴在全球和国家治理方面走到了一起，他们是如何创新的？这些伙伴关系同样面临着传统的发展问题——援助有效性、协调、卫生体系和展示结果的需要。

外交包括了倾听争辩、证据和来自不同支持者的声音。本书意图将这些争论在全球和国家层面从原理和实践上联系起来。外交也包括做出指示、激励、共同行动，也有时会产生非外交的利益冲突。作者们均是为了促进创新型伙伴关系的有效性而提出建议，以此来辨认危机，抓住机遇。

本书提出了一系列重要问题，这些问题有关如何使伙伴关系更为有效地融入亚洲、非洲、东欧、中等收入和贫穷脆弱国家。在斯威士兰、越南和俄罗斯，国家是如何搞清楚这些新的合作伙伴的？这些新的伙伴关系模式的机遇和风险分别是什么？公民社会、私人基金会和全球性项目是如何了解并适应他们新的角色的？

在各章中指出并讨论了一些将来的方向：

1. **全球卫生创新型"伙伴关系时代"的来临：**自 2000 年起，卫生援助进入了一个开创性的时代，其特点是新倡议的提出、对多元化赞助者的认可和创建将他们一起融入伙伴关系的新方法，但为了使他们能更有效地在全球范围内起作用，还有很多重要的工作要做。

2. **卫生治理中的多种支持者：**一直以来，合作伙伴的数量受到关注，但现在卫生筹资在一些全球伙伴关系中也占据了主流地位。由于公民社会、私营公司、受疾病影响的人群、私人基金会和政府拥有的"投票权"越来越多，带来了在全球卫生治理中极具特色的支持者多元化。这导致了治理联盟从单一向多元化的转变，也带来了支持者内部的代表性问题。

3. **伙伴关系集体行动解决危机的挑战**：创新型伙伴关系提供了将这些支持者聚在一起治理和实施项目的新方法。然而，令这些支持者一同有效地合作却是伙伴关系里面临的主要挑战。他们带来了相当多的创新，也同时带来了协调、与国家规划相一致和系统风险等挑战。

4. **卫生治理的网络模型**：合作伙伴的多元化改变了全球和国家力量的平衡。决策通过理事会和机构的网络作出，这些网络在变换的支持者之间松散联系着。如同管理一个封闭的或俱乐部成员模型（如世界卫生大会或经济合作发展组织）一样，我们需要控制这一网络模型，以协商共同的、包容性的行动。网络模型将得到扩展，并成为国家和多边组织维护其核心角色和决策权的补充。

5. **以结果为导向管理合作伙伴**：有一种卫生援助的开发模式是以结果为导向的，这种模式包含多元化并代表实施项目的广泛的伙伴关系。它与冷战时期更为明确的政治联盟式的援助主导模型并存。然而，合作伙伴的有些能力还存在问题，例如合作伙伴测量共同结果的能力，以及将结果用于更基本的议程以协调多元伙伴关系的能力。

6. **新的"多元化外交"**：我们的很多技巧和方法并没有因为这一新的卫生大背景而改变。以前，全球卫生外交很大程度上存在于国家之间，并在特定的论坛上受到关注，例如世界卫生组织的世界卫生大会。在全球、国家和社区层面把握政策的连贯性时，协调所起到的作用微乎其微。然而，在一些国家中出现了新的外交方式，在一些"可管理的多元"合作伙伴中掌控机遇。

千年发展目标的实现需要新的"全球发展伙伴关系"。《阿克拉议程》中的行动也推动了创新型伙伴关系，"援助事关建立发展的伙伴关系，当这种伙伴关系能完全掌控所有发展行为体的资源、技能和经验时——包括双边和多边援助方、全球性基金、民间社会组织和私立部门……我们就能发挥出最大效力。我们决心要建立囊括这些行为体的伙伴关系"。在已建立的新的创新型伙伴关系中，健康被视为谈判中

的"示踪物"和挑战。2012年是回顾这些伙伴关系的重要一年，需要探究合作伙伴们如何有效合作，为2015年千年发展目标的实现做出贡献。

在这些多元合作伙伴中打造强有力的共同行动需要新的卫生外交。卫生外交将全球治理、国家策略和谈判融合到一起，也扩展到社区层面。这需要观点的改变，需要放开对全球卫生和共同挑战做出贡献的群体之间的辩论，也需要改变对新的伙伴和伙伴关系、机遇和挑战的反应及心态。从外部而言，在过去的十年中，卫生领域已经得到合作伙伴们空前的融资和支持，同时，也在艾滋病、结核病、疟疾、疫苗、成人与儿童死亡率等方面取得了巨大的成果。然而在卫生领域内部，还没形成通过伙伴关系解决问题的习惯，还没有开诚布公地讨论挑战、进行团队合作，也没通过建议行动来改善卫生伙伴关系，在自身的领域和健康全局上取得更好的结果。

多元化外交是一项尚未完成的议程，应当努力公开而不是隐藏这一领域的问题。书中的各章在描述、批判和建议方面均有所涉及。想要认识到自2000年以来的全球卫生的巨大机遇，以及整个系统应对危机的行动，就需要这种直接的外交。2000—2015年的健康水平作为千年发展目标的一部分，将在不到5年的时间内给予回顾，而最终成功与否则取决于所创立的伙伴关系能否取得共同的结果。

参考文献

Berridge V, Loughlin K, Herring R (2009) "Historical Dimensions of Global Health Governance," in Buse *et al.* ed (2009) *Making Sense of Global Health Governance*.

Biesma R, Brugha R, *et al.* (2009) "The Effects of Global Health Initiatives on Country Health Systems: A Review of the Evidence from HIV/AIDS Control," *Health Policy and Planning* 24(4):16–24.

Brown T, Cueto M, Fee E (2006) "The World Health Organisation and the Transition from International to Global Public Health," *American Journal of Public Health* 96:62–72.

Bull B, McNeill D (2007) "Development Issues in Global Governance: Market Multilateralism and Public Private Partnerships," Routledge, New York.

Burris S, Drahos P, Shearing C (2005) "Nodal Governance," *Australian Journal of Legal Philosophy* 20:20–58.

Buse K, Hein W, Drager N eds (2009) *Making Sense of Global Health Governance*, Basingstoke, Palgrave.

Cohen J (2006) "The New World of Global Health," *Science* 311:162–67.

Fidler DP (2007) "Architecture Amidst Anarchy: Global Health's Quest for Governance," *Global Health Governance* 1(1):1–17.

Garrett L (2007) "Do no Harm: The Challenge of Global Health," *Foreign Affairs*, 86(1):14–38.

Godal T (2005) "Do We Have the Architecture for Health Aid Right? Increasing Global Aid Effectiveness," *Nature Reviews Microbiology* 3:899–903.

Greco G, Powell-Jackson T, Borghi J, Mills A (2008) "Countdown to 2015: Assessment of Donor Assistance to Maternal, Newborn and Child Health between 2003 and 2006," *Lancet* 271:1268–75.

(High Level Independent Review Panel (2011), *Final Report on Fiduciary Controls and Oversight Mechanisms of the Global Fund: Turning the Page from Emergency to Sustainability*, The Global Fund for AIDS, TB and Malaria, Geneva. http://www.theglobalfund.org/en/highlevelpanel/)

IHME (Institute for Health Metrics and Evaluation) (2009) *Financing Global Health 2009: Tracking Development Assistance for Health*, Seattle, USA.

IHME (Institute for Health Metrics and Evaluation) (2010) *Financing Global Health 2010: Development Assistance and Country Spending in Economic Uncertainty*, Seattle, USA.

Kickbusch I, Silberschmidt G, Buss P (2007) "Global Health Diplomacy: The Need for New Perspectives, Strategic Approaches and Skills in Global Health," *Bulletin of the WHO* 85(3):230–32.

Lane C, Glassman A (2007) "Digger and Better? Scaling Up and Innovation in Health Aid," *Health Affairs* 26(4):935–48.

Lee K ed (2003) *Health Impacts of Globalization: Towards Global Governance*, Basingstoke, Palgrave.

Macro (2009) "The Five-Year Evaluation of the Global Fund to Fight AIDS, Tuberculosis, and Malaria — Synthesis Report," Macro (accessible at www.theglobalfund.org).

Marmot M, Bell R (2009) "How Will the Financial Crisis Affect Health?" *BMJ* 338:1314.

OECD (2005) *Paris Declaration on Aid Effectiveness*, Paris, OECD.

OECD (2008) *Measuring Aid to Health*, Paris, OECD.

OECD (2008) *Accra Action Agenda on Aid Effectiveness*, Paris, OECD.

Oliveira-Cruz V, Kurowski C *et al.* (2003) "Delivery of Priority Health Services: Searching for Synergies Within the Vertical Versus Horizontal Debate," *Journal of International Development* 15(1):67–86.

Piva P, Dodd R (2009) "Where Did all the Aid Go? An In-Depth Analysis of Increased Health Aid Flows over the Last 10 Years," *Bulletin of the World Health Organization* 87(12):930–39.

Poku N, Whiteside A, Sandkjaer B, eds (2007) *AIDS and Governance*, Aldershot: Ashgate.

Richter J (2004) "Public–Private Partnerships for Health: A Trend with no Alternatives?" *Development* 47(2):43–48.

Watt G, Spicer N, Buse K (2009) "Mapping the Global Health Architecture," in Buse *et al.* ed (2009) *Making Sense of Global Health Governance*.

World Health Organisation (2009) "World Malaria Report," WHO, Geneva.

World Health Organisation (2009) "Towards Universal Access: Scaling up Priority HIV/AIDS Interventions in the Health Sector," WHO, Geneva.

第一篇
共同主题

1

卫生伙伴关系的起源与多元化

Richard Manning

概　述

　　本章提供了卫生伙伴关系的起源与多元化的历史背景。创新型卫生伙伴关系有着相当长的历史，从洛克菲勒基金会支持世界卫生组织的早期，到 2000 年左右新的伙伴关系开始形成。可以将这段历史分为创立期和巩固期。本章将创立期分为 3 个时期：第二次世界大战和战后时期，导致世界卫生组织成立；20 世纪50 年代末到 60 年代初，去殖民地化和发展机构建立；新千年，新的全球卫生伙伴关系创立。每一个创立期内均诞生了创新型的伙伴关系；随之通常又有一段巩固期，"当参与方寻求将其所创造的架构合理化的时候"。他们掀起卫生援助革新的浪潮，这需要时间平复。这一创立和巩固的平衡清晰地确定了本书的基调。

1. 简介：国际合作的兴起和全球卫生的含义

　　本章认为，经过一段时间的创立期，为更好的健康结果而开展国际合作的理念和实践得到了发展，每一个创立期都为这样的合作增添了元素。在创立期合作之后总会有一段巩固期，参与各方思考并厘清他们所创建的架构。创立期的一个特点是伙伴关系的创新性，这也是它们的基础。巩固期（现在就是巩固期）的挑战是保持推进健康结果的势头，同时解决创立期所带来的问题。所有这一切的经历表明，国家水平的健康结果通常更多地依赖于当地的努力而不是国际合作；但国际合作确实有助于实现这些结果，有些时候是实现的关键（尤其是对于特定的健康问题和高度依赖援助的国家）[1]。

　　国际上一直关注全球的健康状况，但大多数情况下，这种关注是非常有限的，只会注意到富裕国家公民由于这些国家体系对疾病准备不足而难以应对所导致的风险。因此，第一届国际卫生大会于 1851 年在巴黎召开，12 个国家参会，这些国家努力解决输入性传染病的问题，如霍乱[2]。与此类似，所有主要的殖民主义强国均成立了热带医学研究机构，这些机构开始研究不仅仅影响无遗传免疫力的殖民地官员、商人和传教士的疾病。1919 年，西班牙流感大流行完全证明了应对易于传播的传染病时合作的必要性，从而扩大了合作的内容。一个多世纪前成立的泛美卫生组织是跨国合作解决卫生问题的一个早期案例。

　　在第一次世界大战后，新成立的国际联盟在日内瓦成立了一个卫生组织，这与成立国际劳工办公室同时。该组织开展了大量基础性工作，尤其是使编辑

---

[1]　特别感谢 Andrew Cassels、Paul Isenman、Daniel Low-Beer 和 Alex Shakow 对本文草稿的意见。我听取了他们的一些意见，但只有我对文中的看法负责。

[2]　Historical Dimensions of Global Health Governance，Virginia Berridge，Kelly Loughlin and Rachel Herring in 'Making Sense of Global Health Governance' edited by Kent Buse，Hein and Drage.

可比的卫生统计数据成为可能，并在营养等领域制定了适宜的基本标准③。有意思的是，国际联盟卫生组织的资金在很大程度上（1/3 ～ 1/2）是由洛克菲勒基金支付的，尽管美国并不是国际联盟的成员。

2. 战后构架与"独立时期"到冷战结束

二战后的重建伴随着联合国和布雷登森林体系的建立，开启了多领域国际合作的新时代。作为这一全新时代的一部分，世界卫生组织于 1948 年成立，成为联合国的专业性机构，将解决全球卫生问题作为责任，将已建立的各种区域性卫生机构融合到一起。作为第一家有专门目的的基金会，联合国儿童基金会早在 1946 年由联合国为拯救战后欧洲儿童而成立。

国际体系中的第二个创立期是在 20 世纪 50 年代末到 60 年代初，当时大量的国家赢得了独立。这一时期成立了主要的发展机构，如联合国开发计划署、国际发展协会（世界银行的软贷款项目，成为最大的多边优惠贷款基金）和一些主要的区域开发银行。新成立的欧洲经济共同体着手自己的援助项目，而双边援助方成立了发展援助委员会，该委员会提出了官方发展援助的基本定义，建立了其成员同行评审制度。在国际合作体系的"构架"中，经合组织发展援助委员会（OECD/DAC）的官方援助占有绝对主导地位，

这一地位在之后的 30 年里未曾改变，直至在 20 世纪 90 年代末到 21 世纪初，一些主要的全球性环境和健康基金（以及一个较为适度的教育基金）开始建立。

部分由于冷战期间西方和苏维埃阵营之间的竞争性推动，加之石油输出国中涌现的重要援助方，这一时期发展的资源有所增长。"绿色革命"展示了将研究应用于发展问题的价值，而 1967 年世界卫生组织发起的消灭天花显示了卫生领域共同行动的潜力。

这一时期援助方对卫生项目的支持几乎都是通过双边机构实现，资金主要投入到对特定疾病的研究和双边项目中（后者通常会关注计划生育或医院服务）。如图 1 所示，这一时期的多边卫生援助极为稀少。

而这些少量的多边援助主要是在联合国的系统之内。联合国开发计划署是将运营资金纳入联合国系统的主要途径，而专业性的机构，如世界卫生组织，则负责提供专业技术和标准设定，但不作为独立的行为体，除非所管理的项目是由联合国开发计划署直接供资的。联合国儿童基金会和 1967 年成立的联合国人口基金是两项主要的有特别目的的基金，二者的规模都比较小（消灭天花和疟疾的资金并没有成立新的机构）。在这一阶段，世界银行和区域性开发银行不是社会领域的主要行为体。图 1 仅显示了官方发展援助，不包括私人自愿捐助资金，当然私人捐助也是援助的另一项重要途径。

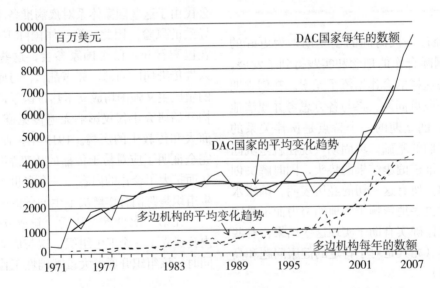

1973—2007 年的 5 年平均值变化和每年的数额，以 2006 年的价格为基准
（来源：经合组织发展援助委员会）

图1 卫生援助的趋势

③ Op.cit.

然而，随着援助的增加，穷人状况的改善程度却非常不明显。20 世纪 70 年代，许多援助方，包括世界银行，在会议上均提到了"基本需要"。因此，世界银行和较少的区域性开发银行开始着手向卫生领域（和教育）发放贷款。1980 年，尽管关于基本需要、贫穷和人力资本开发的世界发展报告给予了积极评价，但是报告强调，由于对增长的过度关注，以及 1979 年开始的石油危机导致对结构调整的关注，社会领域的发展受到限制。这一时期，援助方在解决教育和卫生问题时遇到资金的阻力，直到解决支付危机并建立短暂平衡之后，对等候成本的关注不多。对贫穷与社会领域发展的重新关注直到 20 世纪 80 年代中期才逐渐开始，1987 年《考虑到人类的调整》报告的发表对此有很大的推动作用。如图 1 所示，这反映在 1980 年后多边卫生援助的部分增长，同时双边援助依然保持着总量较大的状态，从 20 世纪 80 年代到 90 年代中期一直保持在类似水平上。

在卫生领域内部，更多的关注集中在 1978 年《阿拉木图宣言》所强调的初级卫生保健上，该宣言呼吁所有的政府"制定国家政策、战略和行动计划，开展并维持初级卫生保健项目，且将其作为国家总体卫生系统的一部分，并加强与其他领域的相互协调"。

20 世纪 80 年代关注的是，在格兰特（Jim Grant）的领导下，联合国儿童基金会积极推动通过计划免疫和口服补液盐等方法，从根本上改变穷人的生活状况。口服补液盐是联合国机构通过影响大、成本效益高的纵向项目进行结果导向援助的一个早期成功的案例，但全民初级卫生保健的支持者认为，这是一个选择过度的"纵向项目"，有可能破坏整个系统的横向方法。1990 年儿童峰会的"20 世纪 90 年代儿童与发展的七项主要目标"进一步强调了结果导向的方法，主要目标中的 6 项都经过量化，并至少有 26 个分目标的支持，如妇女卫生与教育、营养、安全饮用水等。联合国开发计划署从 1990 年起发布的《人类发展报告》也支持了上述目标。报告由 Mahbub ul Haq 根据阿马蒂亚·森（Amartya Sen）等经济学家的建议写成，其中尤其关注了减少贫困。报告中一个重要的创新点是人类发展指数，该指数包括期望寿命、基础教育和收入，关注了贫困多个维度的特征。这证明，即使是贫穷国家也能在社会领域取得重大进展，

而单独的经济发展并非社会进步的充分保证。

3.　转变的压力

冷战的结束给改善穷人健康状况的国际合作带来了机遇和挑战。援助不再基于政治的考虑——但对中东欧国家和前苏联加盟共和国的援助采取政治考虑是必要的，并且开创了一个新的时代。对"转型经济体"之外发展中国家的援助，由于无法收益"和平红利"而在 20 世纪 90 年代有所下降，一部分是因为竞争需求，另一部分则是因为冷战的结束减少了"购买"发展中国家站队支持的政治动机。

然而同时，在卫生领域投入的援助比例开始上升。一些因素导致了这一结果。由于艾滋病流行的严重性证据确凿，需要采取一个更为协调的方法应对，因此 1994 年由联合国经济及社会理事会建立了联合国艾滋病规划署。健康也成为援助国公众意见和进行倡导的非政府组织倾向于支持的领域之一。与此同时，对工业和经济基础设施的援助因以下几个原因而减少：很多国家关注了贫困，而健康与之关系密切；来自公众意见和非政府组织的关于环境与安置问题的强大压力，使得多边发展银行和一些双边援助方不太愿意支持大型基础设施项目；经合组织协议的限制条件使援助国很难通过援助获得有商业吸引力的工业或经济基础设施的合同。另外，新的研究成果也让人看到希望，即能够消除（脊髓灰质炎）或更为有效地控制一些主要疾病（如疟疾和结核病，其中控制疟疾在取得有希望的进展之后，在过去的 20 年是一个重大失败[④]）。在这一时期，针对艾滋病的抗反转录病毒疗法的成本总体上超出了国际援助的能力范围，尽管这一情况很快有所改变。

另一方面，由于世界人口增长率持续下降，对计划生育的关注减少，即使是在南亚这一之前计划生育援助项目执行的主要区域。非洲地区的人口增长率依然很高，但并没有受到援助方同等的重视。

在联合国系统内部，包括世界卫生组织在内的大部分专门机构现在直接接受了相当数量的双边援助方的运营资金，而联合国开发计划署的作用也缩小到关注有限数量的问题上。从另一个角度来看，资金途径与 20 世纪 70 年代相比没有很大的改变。

---

④　见本书中 Stekete 和 Nahlen 所著章节.

就总量而言，世界银行是卫生领域最大的多边支持机构。1993 年世界银行的世界发展报告《投资于健康》指出，健康应越来越受到重视，应有一系列的综合性发展政策使穷人获益，使女童获得更多的教育机会；调整政府支出，更多地投向更具成本效益的干预措施，更有益于穷人，以及使服务提供多元化和更具竞争性。在西非地区成功地联合控制盘尾丝虫病的案例显示了机构之间合作的价值，不过即使是世界卫生组织和世界银行之间也未形成清晰的日常合作机制（相反，世界银行同粮农组织之间形成了这样的机制）。

一系列的主题峰会，如已经提到过的儿童峰会，提出了很多强有力的证据，增加了对社会领域的投入，并越来越迫切地关注到投资结构的调整和债务危机的后果，尤其是对严重负债的贫穷国家。

1996 年，援助方对援助预算的压力作出反应，同意设定一系列国际发展目标，这些目标主要是来自于这些主题峰会，包括在 2015 年完成孕产妇、婴儿和儿童死亡方面的目标，生殖健康服务可及性目标等。这一行动最初被认为是调整援助项目投资的基础，之后推动了千年发展目标的形成。这些目标中的大部分在 2001 年联合国秘书长正式发布的《联合国千年宣言》中得到了强调。千年发展目标的 8 项目标中，有 3 项与卫生相关：儿童死亡率、孕产妇健康，以及抗击艾滋病和其他传染病。

在布伦特兰（Gro Harlem Bruntland）担任世界卫生组织总干事时，设立了宏观经济与健康委员会，由杰弗里·萨克斯（Jeffrey Sachs）担任主席，并在2001 年提交委员会报告。这是关于发展与健康问题的进一步重要思考。报告传递的关键信息是，良好的健康能对增长和减贫产生积极作用，只要援助和国内资源均大幅度增长，极大改善中低收入国家健康状况是可能的。除了筹资之外，委员会报告也支持了新的提供形式，包括公私伙伴关系（世界卫生组织在 20世纪 80 年代曾反对）。

4．一个新的创立期，20 世纪 90 年代末到 21 世纪初

穷人的健康状况可以迅速、彻底地改变。在 20世纪 90 年代，如婴儿死亡率、儿童死亡率等指标在没有希望的情况下却得以降低，这些诱人的结果使人对现有的国际卫生援助提供体系产生了怀疑。因为在

之前的 20 年内，这一体系鲜有变化，但实际的健康状况却有所改变。改变的一个催化剂是比尔和梅琳达盖茨基金会的成立，这是一个新的有明确愿景的实体，极其关注结果和对证据的需要，通过供资支持其愿景的实现。然而，基金会很少单独行动，它通过一系列不同的伙伴关系施加其影响。这样的伙伴关系可以分为三种主要类型。

一种伙伴关系是筹资实体，其中第一个是全球疫苗免疫联盟。该联盟由盖茨基金会在 2000 年赠款7.5 亿美元成立，但同时也得到了挪威政府和世界卫生组织挪威籍总干事布伦特兰的支持。筹资支持免疫接种并非是全新的做法——联合国儿童基金会长期以来投入资源支持免疫接种项目，其商定的天花和麻疹疫苗项目可以追溯到 20 世纪 60 年代，之后又在世界卫生组织主持下积极参与脊髓灰质炎的疫苗项目。然而，全球疫苗免疫联盟作为一个独立的组织有独立的理事会，包括公民社会、私立部门的参与者和政府代表，它并不属于联合国系统（虽然其项目部门在日内瓦由联合国儿童基金会"主持"），这提供了一种完全不同的援助方式，高度关注特定的"纵向"干预方式，并相应地高度关注结果。全球疫苗免疫联盟有其特殊的研发经费，或称之为征集项目建议书的"基金"，这一方法是其供资的基础，由独立的专家组仔细审查。全球疫苗免疫联盟还决定不在国家设立管理机构，而支持使用各种当地机构。全球疫苗免疫联盟从其他援助方（现在有 20 个双边援助方在资金上予以支持）获取支持的速度显示，这是一种极具吸引力的模式。

全球疫苗免疫联盟成立不久后，八国集团同意（在 2001 年热那亚峰会上）同联合国秘书长一起呼吁建立类似的更大的基金，此次针对的目标是三种最大的传染病：艾滋病、疟疾和结核病。新基金的诞生过程很复杂。在艾滋病活动家和世界卫生组织等机构之间甚至出现了关系紧张。支持建立国际艾滋病基金的一方，包括北方的艾滋病活动家，关注抗反转录病毒疗法能作为一种基本人权提供给发展中国家的艾滋病患者，其费用虽然有所下降，但对卫生预算来说仍占很大一部分。而另一方，包括世界卫生组织，倾向于一个更为广泛的基金，以支持一系列针对传染病的行动。欧共体在 2000 年举办的"贫穷的疾病"高级别会议上的作用影响深远，会议将"贫穷的疾病"确定为艾滋病、结核病和疟疾。在艰难的谈判后，将对"三种疾病"的关注纳入 2000 年 6 月联合国大会

特别会议和之后的冲绳、热那亚八国峰会的议程中。最终，各方达成妥协，将重点的健康问题纳入考虑范围，并保证对艾滋病足够投入的重视。全球艾滋病、结核病和疟疾基金迅速建立并展开行动，到2007年底，它已达到每年拨付资金约20亿美元。

正如全球疫苗免疫联盟独立于联合国系统之外，却使用联合国儿童基金会的机制一样，新成立的全球基金拥有自己的理事会，包括私立部门和北方、南方的公民社会——更为独特的是有来自感染者社区的代表席位，但由世界卫生组织主持，使用世界卫生组织的财务、人事和信息系统[5]。

这些筹资伙伴关系从根本上改变了国际卫生援助的大环境，将在下文进一步讨论。

第二种伙伴关系是为了解决特定的疾病和问题，关注这些疾病或问题的倡导，以及建立更强大的相关网络，而不是对这些疾病或问题进行筹资。这里主要的例子是1998—1999年建立的遏制疟疾和控制结核病[6]伙伴关系，这两项行动原来都是布伦特兰女士提议的、超越世界卫生组织边界的重点"内阁计划"，二者均由世界卫生组织主持。

数年后，出现了第二批类似的、由世界卫生组织主持的、有单一目的的伙伴关系，例如卫生矩阵网络（2005），孕产妇、新生儿与儿童健康伙伴关系（2005）和全球卫生工作者联盟（2006）。这些伙伴关系均引入了双边和多边援助机构、发展中国家政府，以及对国际卫生某个领域感兴趣并支持该领域倡导和构架网络的公民社会，形成同盟。

这些伙伴关系取得了不少成功。其成功之处在于，他们能够作为中间人，达成有关"需要做什么"和"怎么做"的国际共识（比如控制结核病伙伴关系）。他们同筹资伙伴关系很"切合"，例如帮助国家起草技术上可行的项目建议书。

第三种伙伴关系关注产品开发和研发，这一领域仅仅依靠市场的力量不能充分激发对贫穷国家一些重要疾病的投入。比尔和梅琳达盖茨基金会再次扮演重要角色，鼓励并支持国际艾滋病疫苗行动和疟疾药物风险投资等行动倡议。疟疾药物风险投资是首个为了解决主要全球疾病问题而成立的公-私伙伴关系。该行动由世界卫生组织和制药业代表、国际制药商联

合会讨论提出。全球卫生研究论坛、洛克菲勒基金会、世界银行、瑞士开发合作署、英国制药业协会和维康基金会参加了早期探索性讨论。在产品销售的末端环节，克林顿基金会艾滋病行动致力于降低抗反转录病毒和其他治疗的成本。

这些伙伴关系的潜能巨大，而且他们确实促使他们所关注领域的研究和开发活动发生了翻天覆地的变化。

创新不仅仅限于多边层面。美国政府在2003年设立了美国总统防治艾滋病紧急救援计划。这是一个创新型的、雇员少的筹资组织，其设立是为了协调美国主要的双边官方机构的支持（美国国际开发署、疾病预防控制中心和国家卫生研究院），并引入私营部门和社区组织参加（包括宗教组织）。

美国总统防治艾滋病紧急救援计划占增长的卫生援助筹资的很大比例。它已成为针对艾滋病大流行的最大的援助资金来源（包括美国对全球基金的捐款）。在很多非洲国家，它是美国援助的主要体现。美国总统防治艾滋病紧急救援计划之后，又进一步有总统疟疾行动和总统全球卫生行动。奥巴马政府在其全球卫生行动中进一步发展了这一系列的项目，同时也包含了相关的农业行动"未来粮食保障行动计划"。

一些双边援助的团体在2006—2008年提出了三项新的行动。英国、法国、意大利、西班牙、瑞典、挪威和南非支持的国际免疫筹资机制，2006年在国际市场上成功发行债券（之后又有后续的债券），迄今为止已为全球疫苗免疫联盟创造了30亿美元的资金来源，大约是其年度开支水平的2倍。2006年最初由法国和其他4个国家提出征收新的航空旅行税（现在是7个国家使用航空税，其他的22个国家使用财政捐赠），使疟疾和艾滋病的治疗每年获得3亿美元资金，由新建立的一个组织——国际药品采购便利机制（UNITAID）管理，该组织还同克林顿基金会一起合作降低药价。除此之外，加拿大、意大利、挪威、俄罗斯、英国、盖茨基金会、全球疫苗免疫联盟和世界银行联合测试了长期以来一直讨论的一个用于"拉动"研究的机制，为一种新的肺炎球菌疫苗成立了价值15亿美元的预期市场承诺。需要注意的是，这三项行动的筹资模式完全不同。国际疫苗筹资机制

---

[5]　全球疫苗免疫联盟和全球基金现在都从原来的主持机构内独立出来，并成立了独立的慈善实体。

[6]　控制结核病行动的目标是"将结核病作为一项公共卫生问题，消除结核病，并最终使世界免于结核病的侵害。它包括国际组织、国家、公立和私立部门的援助方、政府和非政府组织，以及有兴趣合作完成这一目标的个人"。

的资金来自国际债券市场，能够有效地在资金到位之前提前支出；航空机票税从公共交通部门为发展援助开拓了新的资金渠道；预期市场承诺是由援助方每年向第三方转账资金，目的在于支付随后出现的成功的药物开发者。

因此，20世纪的最后几年与21世纪早期见证了卫生领域资金来源的增多（基金会，尤其是盖茨基金会；新兴的援助方如中国和印度；债券市场和航空机票税；同时，很多传统的援助方也增加了对卫生和主要疾病的援助额，比如艾滋病；非政府组织继续重点支持健康相关的干预措施），提供援助的渠道及形式也增多，有的以资金的形式援助（如全球疫苗免疫联盟和全球基金），有的以建议和倡导的形式援助（遏制疟疾、控制结核病等行动），还有的支持研发。附件一列举了一些转变。

这引起了越来越多的关注：

- 大规模、有特殊目的的基金带来了受援国选择自身重点发展领域的能力问题；
- 现在主要的"纵向"资金所带来的大量可用资源吸引卫生服务的其他资源（不仅仅是接受过培训的人员），这在一定程度上对后者造成损害，而"纵向"干预措施其本身的可持续性也值得怀疑；
- 不仅仅从受援国的角度来看，而是整个系统都变得过于复杂。

第一个问题在一些相对较小的国家内最为明显，当地有特殊目的的基金（典型的是艾滋病防控经费）看起来主导了资金使用的方式，这对于有关国家的实际疾病负担而言并非最优。反对意见认为，有效的特殊干预应当对整体卫生系统产生积极的结果，并获得特定的收益（即有效的艾滋病治疗干预项目应当释放出许多国家医院的病床，降低卫生工作人员的死亡率）。然而，结果却是令人震惊的。2007年[7]，在220亿美元的卫生发展援助中，50亿美元是用于艾滋病项目的，只有不到10亿美元用于卫生系统、疟疾或结核病。在国家层面，这些项目是否与可靠的国家卫生政策保持总体的一致，这一点不得而知。

第二个问题并不是新问题——"纵向"（即单独

目的的）和"横向"（即全系统的）卫生干预方法的各自优缺点已经争论了数年——但是现在由于纵向资金的迅速增长，可能会产生系统影响，因而受到更多的关注。麦肯锡公司对全球基金的研究（2005）特别强调了主要的单一目的干预做法的可持续性问题，这一发现在2003—2005年的卫生高级别会议上成为主要的证据。世界银行和世界卫生组织，以及其他主要的全球性基金和重要资助者均积极地参加了这些会议，他们试图鼓励众多的卫生相关行动保持更好的连贯性。会议上的一些观点被之后的"国际卫生伙伴关系"所吸纳，并与下面讨论的一些行动有关。在意识到"纯粹"的纵向项目的局限性后，全球疫苗免疫联盟和全球基金开始向与其使命相关的、更广泛的卫生系统发展方面提供资金。这随后引发了对什么是援助卫生系统发展最恰当的国际构架的问题，以及特殊目的基金和世界银行等机构的角色问题的讨论。2006年，Alex Shakow为全球基金和世界银行撰写的报告[8]（见第2章）建议明确各自分工，特殊目的的基金关注其核心项目，世界银行则应关注卫生系统，但是在不久的将来，其趋势是建立卫生系统的全球疫苗免疫联盟和全球基金的窗口。

第三个问题决不仅限于卫生领域。罗马（2003）、巴黎（2005）和阿克拉（2008）的连续高级别会议制定了一项议程，有关主导权、一致性、协调性、结果导向和共同责任的理念，以鼓励国家层面的大量行为体能保持更好的政策连贯性。2004年"三个一"倡议保证了艾滋病项目的连贯性，"三个一"分别是一个国家策略、一个国家实施机构以及一项监督和评估计划。在相关但不同的行动中，一些特殊目的的基金（包括全球疫苗免疫联盟以及全球艾滋病、结核病和疟疾基金，教育快车道计划，全球环境基金和城市联盟）建立了"援助有效性学习小组"，专门解决2005年《巴黎宣言》所强调的良好实践的实际问题，例如将这些基金的决策时间表同当地预算周期更为紧密地联系起来，协调报告所需的相关要求。

虽然这些问题很重要，但均不会引起对特殊目的基金价值的质疑，因为特殊目的基金与结果联系紧密，具有能"出售"给援助方公众的观点以及较为轻

---

⑦ Financing Global Health 2009：Tracking Development Assistance for Health，Institute for Health Metrics and Evaluation，2009.

⑧ Shakow A *Global Fund-World Bank HIV/Aids Programs*：*Comparative Advantage Study*，January19，2006，prepared for the Global Fund and the World Bank，http://www.theglobalfund.org/documents/library/studies/position_papers/GFWBReportFinalVersion.pdf or http://siteresources.worldbank.org/INTHIVAIDS/Resources/375798-1103037153392/GFWBReportFinalVersion.pdf.

巧的治理方式。2007 年重要的一轮增资显示，援助方已经准备继续向特殊目的基金投资，如全球艾滋病、结核病和疟疾基金，同时也会向有更广泛职责的机构提供资金，如国际发展协会或非洲发展银行的软贷款项目。美国总统防治艾滋病紧急救援计划也得到了议会的重新授权，总体上要向全球卫生提供额外经费。

世界银行在 2007—2008 年度做过一项对特殊目的基金的研究（涉及环境、教育和卫生），其结论认为，在对援助依赖较低的国家，这样的资金不会使当地的管理或重点领域的设定产生问题，但在对援助依赖程度较高的国家，当地的财政预算有很大一部分来自这些基金，这些问题必须小心处理。

这项研究对 2008 年 9 月在援助有效性阿克拉高级别会议上的援助构架圆桌会议有很重要的贡献，并为大量利益相关方提供表达其对"全球性项目基金"作用观点的机会。本次圆桌会议达成如下共识：

"全球性项目基金取得了许多良好的成效。然而，值得注意的是，在这些基金占有比例较大且关注点局限的地方，会出现某些指定用途的'不良效应'。这些问题必须通过各方在指定用途的基金与符合当地需求的基金之间达到良好平衡而得到解决，并通过更为综合的手段，与《巴黎宣言》保持一致。目的在于平衡领域内和领域之间的资金，保持在国家层面的可持续发展（虽然在较为贫穷的国家，要实现完全的可持续性需要很长一段时间）。当出现新的全球焦点时，例如气候变化或食品、能源危机时，在创建新的全球性基金或单独援助渠道前应当'三思'，要重点改革现有的制度以适应新的挑战。新的全球性基金可能有简单重复现有基金的危险，而不会真正地额外增加援助。"

有关圆桌会议上主要利益相关方的更多信息见本章附件二。

早在 2007 年，阿克拉论坛的前一年，挪威（关注千年发展目标 4 和 5——孕产妇和儿童死亡率）、加拿大和英国（"国际卫生伙伴关系"，有关增加对卫生系统的支持，落实 2005 年《巴黎宣言》的理念）宣布采取新的卫生行动。援助方之间的深入谈判推动了更正式的"国际卫生伙伴关系"的建立，国际卫生伙伴关系引入了更多的援助方，提出了协调援助方、支持更强大的国家主导的卫生系统行动。与通过"八大卫生组织（H8）"进程（8 个机构分别是世界卫生组织，世界银行，全球疫苗免疫联盟，全球艾滋

病，结核病和疟疾基金，联合国儿童基金会，联合国艾滋病规划署，联合国开发计划署和盖茨基金会），形成重要机构之间的协调机制一样，国际卫生伙伴关系证明，在支持贫穷人口获取更好健康状况的国际体系中，很多行为体希望在多样性和连贯性方面取得更好的平衡。

2009 年，有两篇报告研究了进一步推动连贯性，报告得到了由英国首相戈登·布朗和世界银行行长罗伯特·佐利克共同担任主席的创新型卫生系统国际筹资高级别任务小组的支持。对卫生系统的关注是这一行动的核心。在 2009 年 9 月，赞助方提出了一些额外的筹资行动，包括：扩大由澳大利亚、荷兰、挪威和英国出资的国际疫苗筹资机制，以支持卫生系统；从澳大利亚、挪威和英国筹集额外的资金，用于"回购"加强卫生系统的贷款；一项政府自愿使用公共交通产品用于援助的计划；意大利重新调整一部分增值税用于发展的试点项目。这些看起来不同的行动却有着一个重要的、共同的意愿，就是建立一个更强大、更协调的方法，将卫生系统看成一个整体。重要的是，全球基金、全球疫苗免疫联盟和世界银行在此背景下，宣布了他们共同的目标，即合作建立一个"共同的平台"，加强卫生系统。

因此，看起来这些支持健康行动的外部投资者至少已经在书面上达成了强烈的共识，支持将特殊目的"纵向"干预的优势，与建立有能力、可持续的卫生系统的需要结合起来。

需要指出的是，由八国集团和联合国发起的妇幼卫生倡议并不涉及建立一个新的特殊目的基金。2010—2011 年度新的一轮增资面临比 2007 年更具挑战性的国际经济环境，令人鼓舞的是，无论是"总体目标"的多边基金，比如国际发展协会，还是两大卫生基金，均再次获得了资金的增长。全球基金比上次的增资增加了 17%，全球疫苗免疫联盟也筹到了比预期更多的资金。一个有效而可持续的"国际卫生支持"模型所应具备的设计特点已经足够清晰。这一模型应该：

- 建立在国家主导权上，并随着时间的推移逐渐减少对外部资金的依赖。
- 意识到充分利用当地渠道的需要（国家、公民社会、私立部门）。
- 利用纵向和"系统"两个方法的优势，以及私人和公共出资者的远见卓识和资源。

- 为贫穷和边缘化的人口提供真实的益处。
- 由本国进一步协调外部援助，并同当地的优先领域保持一致（一致性比协调性更重要）。
- 在当地有能力的卫生信息系统的基础上，引入强有力、协调的监测，并对结果独立评估。

在一些国家中，当地的能力较强，外部资金是当地财政体系的补充，且这些财政系统已在相当水平上做到可持续，这一模型在这些国家执行并不困难。政府有可能在已达成共识的当地健康改善战略的基础上，协调援助方，利用公立和私立的资源；要求援助方将未配置的部门资金与针对主要疾病和死亡原因的干预相互协调、互为补充；国家而不是援助方拥有决定权。然而即使在这些国家，一般情况下，当卫生支出随着财富的增加而增长时，仍然需要注意可持续的问题，尤其是在国际银根紧缩的大环境之下。

然而，在援助方的资金同当地资源紧密相关的地方，以及在所谓的"脆弱国家"中，情况更为艰难。此时，与通常将援助政策和干预同当地战略和卫生系统保持一致相比，可能需要更多的额外费用，因为当地的系统需要极大加强[9]。尤其是在脆弱国家，与当地的战略和系统保持一致不太可行，反而可能需要将重点放在同援助方的协调上，因为在短期内，必须绕开无法吸纳大量外部资源的政府系统。如果卫生相关援助的来源和途径众多，就会产生问题。前进的方向永远是清晰的，应当：

- 从个别的"做好事"式的干预转变为合作，并帮助受援国制定一系列政策和制度（私立或公立），从而向提供有效的卫生服务转变。即使是缺乏相关受援国的强力推动，援助方之间也应协同积极推动。
- 从援助方主导的模式向受援国主导的模式转变，这就必然意味着需要持久的努力，以及加强当地政府的能力建设，而使其不仅仅依赖外部的技术援助。
- 从来自援助方的监督转变为建立当地相关的监督评估体系，并能维持长期运作。
- 由依靠援助方和民众自付现金提供卫生服务，逐渐变成可预测的、由当地政府主导的筹资安排，满足贫穷人口的需要。

这里面临的很多挑战并非卫生系统所特有，但卫生援助的数量和渠道的多样性导致了卫生系统所面临的挑战尤为严峻。

第2章进一步描述了推动实现这些期望结果的方法，尤其是在特殊目的基金和对卫生系统广泛支持的援助方之间。

第7章和第8章分别进一步叙述了全球性项目和疟疾伙伴关系的发展历史和多元性。

附件一：国际卫生援助的构架：转变中的蓝图

2009年，华盛顿大学新成立的卫生矩阵评估中心出版了一系列年度报告的第一本，详细介绍了卫生发展援助[10]。报告给出了国际卫生援助主要来源和渠道的详细时间序列，无论援助是官方的还是私人的，优惠的还是不优惠的，实物的还是资金的。尽管任何类似的尝试均会碰到获得真实可比数据的严峻挑战，但卫生矩阵评估中心的报告提供了一个非常有用的基础，描述了近20年，尤其是2000年以来全球卫生援助构架发生的急剧变化。

这些变化发生在卫生发展援助迅速增长的时代。根据卫生矩阵评估中心的报告，以2007年美元价值为基线，卫生发展援助从1990年的56亿美元，增长到2007年的218亿美元，这是国际援助发展的一个显著案例。

在此期间，卫生发展援助的来源也发生了一定的变化。1990年，发展援助委员会成员国政府的援助额超过总额的3/4，2007年合计依然是卫生发展援助的最大来源（大约2/3）。在这些国家中，美国一直是最大的援助方（虽然报告指出，按人均来算，美国并非最多），1990年占卫生发展援助总量的23.5%，2007年占26%（因此也在发展援助委员会总援助中占较大的份额）。1990年，法国、瑞典、日本和意大利紧随美国之后，成为发展援助委员会第二大援助方；而2007年，这一名单变成英国、法国、德国和日本。报告没有估算发展援助委员会之外的捐款方官方卫生发展援助额，由于某些最大的捐款方主要

---

⑨   该点的重要性在于，很多非洲国家过度地错误使用了全球基金的资源，在2010/2011年度尤其明显，以至于在2011年3月成立了独立的委员会专门审核基金的财务安全。

⑩   见脚注④。

将援助投入到基础设施建设中，这一数值不会太大，如中国和中东基金。

增长最快的援助来自私立部门：来自私营企业（大部分是大型制药企业）的实物援助从2.5亿美元（4%）增长到25亿美元（11%）。然而，报告指出，评估这些援助的价值是很难的，它们的真实价值可能被极大地高估了。美国非政府组织和基金会的援助从不足5亿美元（8%）增长到33亿美元（15%）。在后一数字中，比尔和梅琳达盖茨基金会的援助额为11亿美元，占卫生发展援助总量的5%。显然，在美国之外还有很多非政府组织和基金会对援助有很大的贡献（但可能总量相对较少），但报告中无法完全估计。其他的小额来源包括对国际金融机构的还款和其他类别。后者包括自2007年开始的创新型筹资的收入。全球疫苗免疫联盟的资金确实是国际免疫筹资机制融资的结果，但国际免疫筹资机制并不包含在资金来源的表格之内，也没有特意提到机票税、国际药品采购机制或预期市场承诺。在之后的几年里，这些来源虽然只占卫生发展援助总量的较小一部分，但将变得越来越重要。

这一时期，所有的资金来源都有绝对值的增长，而美国非政府组织和基金会援助额的相对增长不成比例（比尔和梅琳达盖茨基金会成为一个金额非常大的独立援助方，超过了除美国和英国以外的发展援助委员会成员国），私立部门实物援助的增长也有所不同。无论如何，从总量上讲，发展援助委员会成员国政府依然是卫生发展援助中最大的资金来源。

然而，总的来说，卫生发展援助的渠道比来源变化得更为显著。报告显示了从1990年到2007年间的某些惊人发展。在1990年，56亿美元的卫生发展援助额中，大约47%是通过双边官方机构提供给发展中国家的，32%是通过联合国系统（世界卫生组织、联合国儿童基金会和联合国人口基金）提供，15%是通过美国非政府组织和基金会提供，5%是通过世界银行和其他区域性开发银行提供。在2007年，双边份额（包括欧共体，在此期间成为更加重要的一个渠道）降到36%，联合国系统的份额（也包括联合国艾滋病规划署）仅占14%。份额增长的主要是美国非政府组织和基金会，翻了一番，达到30%。产生这一现象的原因是美国政府（美国国际开发署和美国总统防治艾滋病紧急救援计划）将非政府组织作为援助的一种途径，加上比尔和梅琳达盖茨基金会的建立，以及非政府组织在此期间募集的款

项是之前的4倍。开发银行的份额略有增长，超过了7%。另外，还有两大全新的国际基金会——全球基金和全球疫苗免疫联盟，占12%左右。

需要注意的是，报告并没有全面掌握卫生发展援助的机制性构架，以及机构的复杂性，因此并没有特意提到伙伴关系，例如遏制疟疾伙伴关系、控制结核病伙伴关系，以及前面提到过的创新型机制，比如国际药品采购机制。

另一种观察援助渠道改变的方法是多边渠道（联合国系统、开发银行和全球基金/全球疫苗免疫联盟）在总量中依然保持相当稳定的份额（大约1/3），尽管各个机构变化较大，而且非政府组织和盖茨基金会显著增加了其援助渠道的份额，而传统的政府对政府的双边卫生援助份额从将近一半降至刚超过1/3。显然，最终的效果是，在迅速增长的卫生发展援助中（比如包括所占比例较大的全球基金的筹资），增长部分是由非政府渠道提供的。

在多边组织"系统"中，关键的变化在于全球疫苗免疫联盟和全球基金两大特殊目的基金的成立、世界银行筹资的大量增加（从1990年国际发展协会和国际复兴开发银行合计不足1亿美元，到2004年大约20亿美元）、区域性开发银行筹资的少量增加（然而，两者都在2005—2007年有所减少），以及世界卫生组织、联合国儿童基金会、联合国人口基金和联合国艾滋病规划署的经费持续增长，但增长幅度不突出。

附件二：2008年9月阿克拉圆桌会议对全球项目基金讨论的结论

1. 全球项目基金

（1）请求现有和潜在的全球项目基金的出资者：

● 以一个宽广的视角，认真考虑为全球目标供资和为援助机构供资之间的平衡，能够在理事机构采纳当地的优先重点。

● 在建立新的基金之前"三思"，使用清晰的增值测量方法。从现有的全球项目基金中吸取经验教训。根据《阿克拉行动议程》，新的全球性挑战产生时，在建立独立的新渠道之前，需要保证优先使用现有的渠道，如有必要，还可以加强现有渠道。新的渠道可能增加国家层面碎片化。

● 保证其对援助有效性原则的总体承诺与在全

球项目基金理事会的代表发言相一致。

（2）请求全球项目基金的理事会：

● 意识到向受到关注的干预项目提供资金，但是通常也需要加强整个系统的建设。

● 符合《阿克拉行动议程》，保证主导权、一致性、协调性和共同责任的原则得到支持，并关注所取得的成果。

● 使决策时间表同当地的规划和预算周期保持一致。

● 保证及时报告承诺以及经费拨付融入伙伴国家预算和计划过程的情况。

● 鼓励同受援国的中央各部门建立更好的协调关系。

● 重点关注可持续性，尤其是经常性支出的资金，尽管意识到可持续性需要相当一段时间才能实现。

● 投资于能力开发，并避免消耗国家其他系统能力的政策。

● 在监测成果时，意识到产出和结果之间的广泛联系，二者往往是很多行为体在许多领域内的相关活动的产物。

● 通过分享最佳实践，积极参与改进效果的学习过程，如参加全球项目学习小组。

（3）请求从全球项目基金获取援助的国家：

● 加强国家和部分政策，以便在可持续的基础上建立一个健全的政策框架以接受全球项目基金，包括同国际货币基金组织一起调整各项资金规模，以更有预见性地支出这些基金。

● 保证各领域和中央各部门之间的紧密协调，尤其是同财政部就预算和计划流程的协调。

● 保证全球项目基金能充分考虑到当地的权力下放政策。

● 强化国家级的公共开支结果的监督框架，以便全球项目基金和其他组织能使用，监督他们干预的影响。

● 解决阻碍能力开发的系统性问题（反对通过特殊的激励措施，从其他活动中招聘员工）。

● 推动动员国内资源，以便解决重点干预领域可持续、长期供资的问题。

● 利用全球基金项目的契机，融入更多的非国家行为体。

（4）请求全球项目基金的非政府伙伴：

● 认识到同政府政策和相关领域干预措施开展适宜协调的必要性。

● 透明地报告资金的收支情况。

（5）请求经合组织发展援助委员会：

● 改进从源头（如纳税人、自愿捐赠者）到国家水平的中间渠道资金报告程序。

● 继续在现有和新建的全球性项目中鼓励积极学习并分享援助有效性的经验，并且通过支持经合组织发展援助委员会与全球项目学习小组之间的正式关系，考虑提供一个论坛，推动监督、讨论和行动。

（6）请求所有成员：

● 通过继续共同学习和定期评估全球项目基金投资的活动，推动一种循证的文化。

● 考虑是通过拓宽全球项目基金的职责，还是通过调整这些行动与更广泛的项目之间的平衡，来针对在部门层面效果系统的越来越多的关注给予适当的回应。

2

与新的合作伙伴谈判提高援助有效性和数量：全球性基金的作用

Paul Isenman 和 *Alexander Shakow*[①]

致署长的备忘录

概述

这份报告回应了您的要求，分析了全球性基金不断增加的重要性，特别是在卫生领域，以及由此带来的政策选择。本报告的起草来源于我们机构同这些基金的工作经验和相关知情人士的访谈，包括在全球性基金工作的各种人员，以及公共信息来源。报告的目的是为了让您在面临如何才能配置我们的援助资源、如何保证其得到最大的效果这些艰难的分析和政策决定时，获得一些帮助。（本报告中使用的"全球性基金"一词是指《阿克拉行动议程》所述的以向各种各样的国家提供大规模、指定用途的援助资金为特征的全球性项目）。

我们先从总体援助范围的管理目标入手，双边和多边形式的援助都是为了最大限度地减少贫困，完成千年发展目标，从而从广义上说，是为了促进发展。这就对全球性基金提出了一些艰难的问题：当我们建立全球性基金时，是否需要并在何时利用现有的机制；援助有效性的原理如何能融入新的基金，改进现有的基金；如何在全球性基金和其他多边项目之间配置资金——一些多边项目（包括大多数的联合国机构）都是各部门分别配置资金的；全球性基金在我们双边和多边援助之间保持总体平衡的意义，以及在全

球性基金和较为"横向"的援助项目中，我们如何鼓励更好的协调和联合行动。我们关注的焦点是以促进发展的影响为目标，考虑到其他重要利益相关方的激励系统，同其进行谈判。

报告强调了理解包括我们自己在内的主要利益相关方动机的重要性，以及这些动机所包含的挑战和变革的机遇。我们意识到，对于全球性基金的大多数重要问题来说，我们机构甚至是我们政府的影响力都是有限的。我们不能对我们的部长们或是全球性基金"发号施令"，影响他们的政策及资金水平。我们需要应用新的外交方式，使用"软实力"进行谈判、构建网络和激励——考虑到我们作为出资人的角色——同全球性基金更为有效地打交道。我们关注了两个最大的全球性卫生基金——全球疫苗免疫联盟和全球抗击艾滋病、结核病和疟疾基金。然而，我们的主要建议超越了卫生领域，广泛适用，包括气候、粮食安全方面的全球性基金。

我们的工作人员对全球性基金的观点各异，发展中国家的高层决策者也是如此。我们的一些同事，尤其是参与国家项目的同事，对全球性基金持极度的批判态度，认为全球性基金违背了《巴黎宣言》强调支持政府的总体发展战略与重点的原则。另一些人，包括我们自己，理解这些问题，但认为全球性基金是一种现实，并且是越来越发展的现实，它们可以在现实中产生看得见、摸得着的结果，对我们提高援助效

① 我们特别感谢 Masood Ahmed, Keith Bezanson, Andrew Cassels, Mukesh Chawla, Helen Evan, Daniel Low-Beer, Richard Manning, Andrew Rogerson, Jean-Louis Sarbib 和 Andrew Steer 对本章草稿的建议和评论。我们对本章内的建议和错误负责。
注：本章是向具有代表性的双边开发机构的高级管理层提交的顾问报告，该机构面临着同其他援助方相同的问题。

果和数量的努力有重要的帮助。另外，各领域的专家通常是全球性基金的强烈支持者，他们希望通过这一方法解决领域内长期资金不足的现状，包括支持倡导性的工作以获取更多的资金。

此外，我们必须认识到，我们才是最终的出资人——而不是全球性基金自身——我们决定其数量、筹资、职责和总体政策。在一定程度上这确实有问题，但我们必须至少积极地去解决这些问题，因为我们制造了这些问题。在某种程度上，我们一直努力并意识到，自从创立了包容性的治理结构开始，我们作为出资人就无法做出单方面的决策。然而，我们能做得更好。我们所面临的挑战是，如何将指定用途的全球性基金同《巴黎宣言》和《阿克拉行动议程》的非指定用途的方式更好地结合在一起。

下面是我们主要的行动建议：

- **申明我们的多边援助战略，将支持全球性基金作为其中的主要部分，并考虑到所附背景报告中的问题。** 意识到战略本身的局限性，然而，关注如何才能带来真实世界的改变。重视部长、议员和公民社会的参与——这样我们就不会夹在他们中间，两头为难。征求发展中国家和私立部门的意见。

- **向自己提出挑战，在涉及全球性基金作用和效果的一系列政策问题上，同其他援助方和私人基金会开展合作。** 各方的关注点可能不同，但大部分内容是有重叠的，要想取得进步，就必须联合行动。发展援助委员会提供一个高级别、非正式的联合工作平台，但这要求超越发展援助委员会的范围，联合其他的援助方和基金会。

- **认真对待，在决定建立新的指定用途基金时要"三思"，并尽可能地使用现有的可以实施的体系。** 在相关领域国际会议上，我们的部长和代表们应当避免为满足某一领域的所有需要，自由发挥、夸大承诺——这种情况十分常见——这可能导致领域之间或领域内部混乱，并产生叠加问题。应该发挥领导作用，在新的全球性基金中建立稳固的援助有效性原则，并改革现有的基金。

- **在配置资源时使用一揽子方案，并考虑将成本效果的证据作为战略的一部分。** 增加多边援助的份额，其中增加同全球性基金有关的多边"横向"援助份额。另外，更多地关注实证的成本效果。在卫生领域，这会产生令人惊异的建议，如支持国家的营养计划，或者支持提高烟草税、"弥补"卫生系统的不足。

- **在帮助解决我们曾经制造的问题时，减少反复无常，这一点更具积极性。** 在相关的论坛上——包括在全球性基金的理事机构、委员会和增资会议、发展援助委员会援助有效性工作会议和国家层面的会议上，以一致的声音说话。鼓励全球性基金，以及发展援助委员会援助有效性工作组的"全球性项目学习小组"，努力引领变革。

- **不要低估这里所讨论的问题对于能力薄弱的援助依赖性国家的重要性。另一方面，也不要夸大其重要性，尤其是对于全球性基金仅占相关领域公共财政一小部分的国家。**

- **向全球性基金学习，并成为其良好的合作伙伴。** 他们有很多值得学习的地方，包括关注结果、公民社会和私立部门建设性的参与、透明度，以及调整与创新的能力。我们可能会质疑他们是如何完成这些目标的，但我们自己也应该在这些领域做得更多、更好。另外，似乎有证据表明，他们项目高度的集中度已大幅减少疾病和死亡，而且其中的一些基金也似乎在卫生体系的其他领域产生了较大影响。来自全球性基金的竞争应该能使所有的援助方提高自身的能力。应该意识到全球性基金的工作人员同双边和多边机构的工作人员一样，也会尽其所能地履行其职责以及激励和问责体系。但也要意识到，他们积极倡导其职责，并且其使命成为员工和治理结构等为之努力的方向。要在国家和全球层面将全球性基金的员工视为有价值的合作伙伴。

- **认识到并支持全球性基金正在发生的改变，以响应《巴黎宣言》和《阿克拉行动议程》。** 这些改变混合了实际经验、外部压力和同行学习的动机改变，以及内部拥护者。然而必须认识到，想要有助于完成这种"由激励带来"的变化，还需要做更多。我们需要将更多的重点放在气候变化和环境方面的援助有效性上，该领域的基金种类和资金量增长最快。

- **公平地面对全球性基金重要利益相关方的动机，使其尽可能地"纵向筹资、横向支出"，而不是"纵向筹资、纵向支出"，尤其是当资金紧缺的时候。** 由于特定活动可以获得普遍的政治意愿支持，有时候"纵横主义"也是需要的 [译者注："纵横主义",diagonalism，指的是国家行为体、非政府组织（纵向）和全球行动倡议者（横向）之间的合作]。然而，作为具有辨别能力的纵横主义者，我们会睁大眼睛，意识到额外的政治支持并不意味着完全的额外性——例如对某一全球性基金增加资金会增加整体的援助额。

- **更多关注项目资金的可持续性，我们鼓励遵守道德和政治承诺，为正在执行的项目支出筹资——尤其是在总体援助增长不确定的情况下。**

上述是我们简要的建议。然而，由于知道您会问及建议背后的分析研究问题，我们附上了一个深入的背景报告，其报告结构如下：

1. 提高援助有效性的新模式：《巴黎宣言》-《阿克拉行动议程》和全球性基金，两种模型的弱点，以及全球性基金的教训。
2. 关注我们自己和其他援助方：动机、进展和挑战。
3. 全球抗击艾滋病、结核病和疟疾基金以及全球疫苗免疫联盟：重要利益相关方的动机和近期的进展。
4. 一些依然存在的问题：卫生系统、可持续性、资源配置，全球抗击艾滋病、结核病和疟疾基金的国家协调机制和共同责任。
5. 结论。

主报告
与新的合作伙伴谈判提高援助有效性和数量：全球性基金的作用

1. 提高援助有效性的新模式：《巴黎宣言》-《阿克拉行动议程》和全球性基金

在过去的十年中，我们机构是改善援助有效性的两种新方法或模式的主要出资人，两者在一开始就有所不同，在一定程度上甚至是截然相反。巴黎-阿克拉模式关注"怎么干"：改进援助提供方法的有效性，关注支持政府"所属的"项目。全球性基金的模式结合了"干什么"和"怎么干"，有领域内和次领域的特定目标，关注在国家层面使用全球最佳实践。我们每天都与这两种模式共事。然而，退一步思考它们的优势和劣势非常值得。

巴黎－阿克拉模式

这一模式体现在《巴黎宣言》（2005）和《阿克拉行动议程》（2008）中，基于这样的认识所形成，即：特别是长期而言，受援国是关键，而非援助方。

援助方可以建立温室项目，可以在一个时期内缤纷地绽放，而一旦离开温室就衰亡。因此，强调国家的主导权、发展援助支持国家项目的一致性、援助方之间互补的协调性并减小行政成本，以及更多地关注结果，并且援助方和发展中国家均要负责。对于之前普遍使用的方法，用过于简单表述就是"委托-代理"的模式：只有援助机构（委托方）发现有效的动机（说服、条件、金钱的力量），才会去贫穷国家（代理方）实施他们认为需要的项目和政策。巴黎-阿克拉模式就是从数十年"委托-代理"模式的缺陷中汲取经验教训而形成的。经验证实，可持续的发展需要依靠国家自身的承诺和实施能力，经济增长和人类发展取得巨大进步的国家尤其如此。

巴黎-阿克拉模式认识到，在实现发展结果方面，援助方和受援国之间的力量失衡是一个阻碍而非促进因素。这表明"委托-代理"的模式应转向"网络模式"，后者强调在实现共同的发展目标时的双方责任，以及某种程度上发展中国家和公民社会更大的话语权。该模式显示，长期以来经合组织发展援助委员会根据共同目标和同行压力所建立起来的"俱乐部模式"，应该适应、鼓励这种全球层面的转变——部分工作可以通过发展援助委员会援助有效性工作组开展。一项2008年对《巴黎宣言》的评估发现，在仅仅三年内，该宣言已经对援助方和发展中国家的行为产生了显著影响（Wood等，2008）。这一结论在2011年的后续评估中得到了进一步的证实和强调。

全球性基金模式

从2000年起，我们同其他援助方一起创建了大量的全球性基金，尤其是在环境和卫生领域。仅卫生领域就有约90个全球性的项目（通常称之为"伙伴关系"），包括研究、技术援助、倡导和筹资实体。仅有一小部分是筹资实体，且只有两家能在国家层面提供数量大、领域宽的资金，即全球抗击艾滋病、结核病和疟疾基金以及全球疫苗免疫联盟。二者在2010年支出30亿美元，超过卫生官方发展援助总额的15%。然而，当美国推出总统防治艾滋病紧急救援计划之后，这一数值就相对较小了。美国总统防治艾滋病紧急救援计划2008年出资超过73亿美元，占到该领域总援助的大约30%（Financing Global Health，2009）。虽然美国总统防治艾滋病紧急救援计划是一种双边援助的方式，但其行为表现得更像一个全球性基金，并且同全球疫苗免疫联盟和全球抗击艾滋病、结核病和疟疾基金一样，基本上也面临着援助有效性问题。

由于种种原因我们参与了全球疫苗免疫联盟、全球抗击艾滋病、结核病和疟疾基金及其他所谓的"纵向基金"的建立。有一种观点，特别是我们公民社会组织认为，需要打破正统的发展模式。现有的一些国际机构——无论是世界银行、联合国儿童基金会，还是世界卫生组织——都过于官僚主义、行动缓慢、有权力且自大，并且不愿意让公民社会组织有一席之地。正如 Paul Farmer 最新所述，"新兴全球卫生行动的首要原则实际上应当是'不要模仿主流的援助行业'"(Farmer 和 Garrett ，2007)。因此，需要新的、不同的模式。全球疫苗免疫联盟和全球抗击艾滋病、结核病和疟疾基金的目标分别是提供新的、可获得的疫苗，出于紧急原因，对三种疾病的数百万名患者根据需要进行预防和治疗。两者对公众、公民社会组织和政治领导人都有吸引力。

该模式同巴黎 - 阿克拉模式类似，致力于切断同过去模式的联系，并以完全不同的方式开展援助。该模式是：

- 循证的模式，在全球范围内共享前沿技术和良好实践；
- 包含科学的审核小组，对提交的项目书进行审核通过或排名；
- 在全球层面统筹资金，援助方也可以选择通过双边的方式提供援助；
- 赋予公民社会和私立部门重要的治理角色；
- 展示定量的结果（如果产出的数据多于结果的数据），近期提供了以绩效为基础的供资方式，以助于实现这些结果；
- 具有完成大量短期改变的能力，而其他组织不太可能完成（如防治疟疾用的药物蚊帐）；
- 创建"筹资"机构而非"实施"机构，在国家层面则依靠伙伴机构的帮助，从而需要较少的雇员（尽管现实超过预期的数倍）；
- 灵巧而适应性强，不会有在世界银行或联合国机构看到的繁复条规和明显的政治干涉，积重难返；
- 高标准的透明度，将援助机构通常认为是内部或机要的文件放在他们的网上；
- 解决全球公共产品特点相差各异的问题，呼吁援助国的公民社会和政治领导人的道德观。

这两种新的方法或模式都有很多值得赞赏之处。

毫不意外，它们的优点也成了它们的部分不足。我们机构在不同的场合均不经充分的思考而支持了这两种模式，而没有看到二者的不一致性，以及思考如何协调二者。全球性基金迎合了公民社会、世界著名的公众人物和活动家以及政治领袖们的要求，因而导致资金爆炸式的增长，起初是在卫生领域，近期又扩展到气候变化。在气候变化领域有 24 家基金，2011 年 6 月承诺资金约 320 亿美元 (Climate Fund Update ，2011)。与此相比，在让公众或政坛理解巴黎 - 阿克拉模式的长期收益过程中，我们却碰到了很多麻烦。不过，令人鼓舞的是，在 2008 年阿克拉会议上对《巴黎宣言》作了再次承诺，并推进形成了《阿克拉行动议程》。我们访谈的一个人认为阿克拉是一场"(援助)技术人员的政变"。

两种模式的弱点

全球性基金

从卫生领域的整体角度来看，全球性基金具有明显的弱点。这些弱点是他们优势的另一面——尤其是他们关注特殊的问题，而不是以全领域的方法关注问题。同其他领域的需要相比，这些特殊问题获得了不恰当增长的资金，而且国家层面出现了参与不足。而我们正是这些弱点的始作俑者之一。

全球疫苗免疫联盟和全球抗击艾滋病、结核病和疟疾基金的赠款是由外部专家组采取以研究为基础方法，对不同轮次的项目建议书进行审核而做出的决定。这种本质上是一次性的竞争方式对于推动研究和创新是一个绝好的方法，但却不适宜长期的支持和系统的加强，因而制造了全球性基金模式的内部矛盾。这种方法刺激项目建议书刻意符合对国家情况知之甚少的外部审核专家组的喜好，而不考虑国家真实的需要和"主导"。另一个矛盾来源于相对短期的筹资与为人员、药物和疫苗等日常支出筹资的长期"道德抵押"（全球抗击艾滋病、结核病和疟疾基金的抗反转录病毒疗法筹资是一个极其典型的例子）。一旦国家的后续项目削减资金，就会使矛盾加剧，产生严重的财政和政治危机。另外，按轮次的方法意味着全球性基金有自己的流程，包括项目建议书和报告的日期。这就意味政府需要同全球性基金的系统保持"一致"，而巴黎 - 阿克拉模式则要求相反。他们的人员精简得到了广泛的赞誉（起码在成立之初），但这意味着他们在同发展中国家或援助方合作，加强或监督现场项目时，人手明显不足。此外，缺少国家工作人员使得同政府和援助方的合作越发困难。

关于全球性基金在多大程度上会对该领域产生扭曲效应的问题，已经有过大量的讨论。针对疾病的项目绝大部分都是艾滋病项目，在 2002—2006 年占了卫生援助总量的一半和增量的 3/4(Financing Global Health 2009)。全球性基金渐渐成为传统的"委托 - 代理"援助模式的更新版，只是它认识到"全球最佳实践知道什么是最好的"而不是"援助方知道什么是最好的"，而且除了在拨款过程中以外，没有限制条件。需要注意的是，问题不在于一个项目在国家层面上是否为纵向的，而是纵向的指定资金是在全球层面上还是在国家层面上。

如果问题是政府是否采取了不同方式支出同一笔钱，答案一般是肯定的。全球性基金支持的项目迅速膨胀，为项目实施国的卫生人员创造了大量新的工作岗位，并且比本国项目的薪水高——既可以是直接获得的，也可以是在政府工资上附加的额外收入。他们吸引了一大部分在该领域的优秀工作人员 (Biesma 等，2009)。其他的卫生领域在缺少全球性基金支持时是否会保持良好的状况，要取决于下列各方面的程度：资金的额外性；其他领域有直接的资金投入（如近期全球抗击艾滋病、结核病和疟疾基金和全球疫苗免疫联盟向卫生系统投入）；卫生领域作为一个整体有正向的外溢性（外部效应），并且政府已经找到部分代替的方法——这取决于全球性基金在整个领域总筹资中的重要性，以及政府的创造性。引发的另一个问题是，由全球性基金注资的项目在多大程度上（通常是夸大了的）是"全球公共品"，在多大程度上是全球受益而不是国家受益，这样援助方可以证明对全球有益的指定用途的资金。这些观点也适用于各领域之间的差异。可以理解，这一复杂性使得对这些扭曲的经验性分析变得更为困难。②

《巴黎宣言》

虽然为阿克拉会议准备的《巴黎宣言》评估报告在总体上是高度正面的评估，但还是清晰地指出了一些需要解决的问题 (Wood 等，2008)。其中一个就是需要进一步强调，在治理软弱、发展承诺不足的国家，公民社会和国家议会是"国家主导权"的一部分，而并不是将国家主导权简单地等同于获得资金的

部门。无论是在总体水平、卫生领域或项目内，发展中国家与援助方之间协调的高昂行政成本都是一个问题。其中部分高额成本被认为是未来发展的代价和低成本必需的初期投入。在强调这一点的同时，也需要降低这些成本，尤其是在欧洲的援助方之间，根据"劳动分工"，主要减少在同一领域内的援助方数目，以减少援助方的碎片化 (OECD，2009)。《2008 年 < 巴黎宣言 > 监测调查报告》等评估报告也指出，在共同责任方面缺乏进展。"协调性"原则在一些国家实施以来，使某些发展中国家正在面临着援助方"拉帮结派"、成为一个联合的垄断提供者的问题。监测调查强烈证实，这个问题比分散破碎的问题以及协调性"过度"进展的问题还要严重，如无法统筹资金。

一些发展机构的工作人员——有些甚至是我们自己——忘记了巴黎 - 阿克拉模式从根本上解决的是过程的问题，而不是需要做什么的实质性问题。他们有时候过多地关注国家主导权和对一致性的文字上的解释，而忽视了重要问题，如质量、公民社会的话语权和腐败的严重风险。他们似乎忘记了，形式、对话和资金分配应当根据各个发展中国家的需要和机构能力进行调整，我们的目标不是更好的过程，而是可持续发展这一更好的结果。我们应当小心，不将任何合理的方法极端化，无论是巴黎 - 阿克拉模式、全球性基金模式，还是千年发展目标。

我们所面对的关键挑战是如何将巴黎 - 阿克拉模式和全球性基金模式更好地融合在一起——采取相互借鉴、取得最佳经验的方式。要想这样，我们就需要从援助总体的角度，将两者看做决定发展结果的复杂社会经济和政治进程的一小部分。远非所有人，但是越来越多的人意识到这两种模式并不是"好与坏"的差别，而是可以互为补充的。问题在于，在国家和全球层面上，两者应该如何应用、应用到何种程度，以及两者是如何相互充实的。现实是，如何将全球性基金所关注的可测量的（基本上是短期的）结果，与巴黎 - 阿克拉模式所关注的长期系统和能力问题结合起来，通过长时间的努力取得更好的结果。在过去的几年里，采取了一些重要的方法以保持两种模式相互一致（下面将详细讨论），但仍有很长的路要走。我们应该从思考援助方，尤其是我们自己应该做什么开始，然后聚焦全球性基金。

---

② 重点领域扭曲的问题和援助国对全球性基金进程响应的问题在实地的评估和审查时广泛可见，这两个问题最先由盖茨基金会的麦肯锡公司在 2005 年的分阶段多国家比较研究中提出。Garret（2007）和 Farmer、Garret（2007）对扭曲与正向溢出效应作了比较。

关注结果

● 所有的援助方均把结果导向的管理视为优先重点。在某种程度上全球性基金是这种努力的先驱。现在需要共同行动，将支付和结果更紧密地联系在一起，进一步推动结果链的形成，以及在一些困难问题上的合作，如"从接受向贡献的转变"，在短期结果与加强系统和能力的长期结果间保持平衡。

更广泛的"主导权"理念

● 我们学习了很多全球疫苗免疫联盟和全球抗击艾滋病、结核病和疟疾基金的积极经验，将公民社会组织和私立部门融入治理结构。其主要的优点在于对主导权和话语权有较大的包容性，从而有更好的结果和更广泛的主导权。其主要的缺点则在于增加了成本、难于带来改变、治理决策更复杂，以及有关资金的利益冲突。我们同发展中国家政府进行对话时，应当遵守《阿克拉行动议程》，鼓励给公民社会和议会更多的"话语"权。

国家模式和全球模式的混合体

● 全球性基金的经验表明，良好的结果可以通过融合国家战略、全球知识和客观的外部批准的混合模式来获得。重要的是，任何这样的外部批准都需要尽早实施，以影响项目的设计，而不会导致在最后一刻出现意想不到的叫停；同样重要的是，批准体系需要利用大量的国家知识，而不仅仅是技术标准，或更糟糕的是仅仅依靠某些人，常常是一个顾问，起草的建议所提供的证据。

透明度

● 全球抗击艾滋病、结核病和疟疾基金特别设立了关于透明度的高标准，在网上公开其运作的材料，以及理事会的审议材料。尽管如此，全球抗击艾滋病、结核病和疟疾基金和全球疫苗免疫联盟最近才意识到，在国家层面也需要同样的透明度，包括主动通知财政部门他们所提供的支持。

2. 审视我们自己和其他援助方

客观地看待我们自己的动机

了解主要利益相关方，包括我们的激励结构——在实际中而不是从书本上——对于鼓励改变行为很重要。我们内部比我们所想象的要更加分裂。我们受到部长们和公民社会组织的压力，包括媒体，要求我们支持全球性基金，尽管我们的官方政策是强烈支持巴黎-阿克拉模式。我们各部门的员工通常会支持扩大全球性基金的数目和规模，从而为他们所在的领域得到指定用途的资源。一位消息灵通的评论员Owen Barder 明确表示，"在很多援助机构内部，一直以来都有为了资源而发生的轻微官僚政治冲突，员工们花费了大量时间，维护和扩大自己工作领域的资金。他们谨慎地给有私人关系的公民社会组织施加压力——许多是他们资助的公民社会组织——通过会议、国际声明和出版物增加政治资本，目的在于促使出资方将更多的援助份额资金花在他们的问题上。通过峰会公报的国际承诺划分和占用版图"(Barder，2009)。Barder 继续指出："……我们作为发展机构，应当对主张在自己的领域内多投入资源的行为感到轻蔑和耻辱。"这种说法有些过分。思想及其倡导的竞争能够有助于发展的进步。然而，他说得没错，他呼吁以"社会规范"治理这种援助方资助和基金会资助的全球化"市场"。此外，我们应当看到，我们的内部政策和动机反映了管理这一市场的理智的社会规范。

我们的政策和实地工作人员最担心全球性基金的数量和规模增加，担心这是否同我们的政策表述相一致。我们已经为我们的驻受援国工作人员制定了责任指南，要求他们在有建设性地同全球性基金一同工作的同时，帮助他们尽最大努力，在其规则范围内增加其工作的有效性。然而，有些政策使员工夹在政治领袖和公民社会组织之间左右为难，因此倾向于提出这样的想法，"资金可以纵向的方式筹集，但应该以横向的方式支出"。这种"纵横方法"有时出于政治和资金筹集的原因是必需的，但也是有风险的。那些与全球性基金关系密切的机构真诚和完全地承诺其目标和内部激励系统，他们的员工也是如此。此外，在理事会内有席位的公民社会组织以及其他支持者更是如此。

当资金迅速增长时，也会对纵向和横向的目标有所松懈。即便如此，援助国向发展中国家这样含糊地表述，也会令人觉得怪异："我们在政治上，无法以所谓的巴黎-阿克拉模式，即高度的可替代性和协调一致的做法提供援助。我们希望你们有能力和制度结构来做到我们所不能做的事情，并将其设定为正确的事。换句话说，按我们所说的去做，而不是按我们所做的去做。但是我们必须警告你们，我们将不得不对你们的工作吹毛求疵，这样才能增加我们资金在领域内和领域间的可替代性，我们有时称之为资金的转移。"

当资金的增长慢于需要满足的核心工作时，其后果可能会更严重，结果很可能是，原本要横向支出

的资金可能更多地纵向支出了。我们对全球性基金给我们和其他援助方带来的整体援助水平的净增加了解不够。我们知道，即使像我们这样的国家，在承诺援助额达到设定的国内生产总值目标时，仍不能保证这些目标能够完成。此外，我们可以看到全球性基金背后的政治和公众推动力——尤其是当全球性基金成为八国集体首脑峰会关注的发展议题时。更难以看清楚的是直接动员横向供资所造成的影响，包括将来对国际开发协会的增资和区域性银行优惠贷款机会的影响。**因此，如果我们在某种程度上是纵横主义者的话，我们就要成为有辨别能力的纵横主义者，睁大眼睛，意识到额外的政治支持并不意味着完全的额外性。**

我们应该促使我们的政治领袖主导一些战略进程。若非如此，我们可能会因为继续根据手头项目建议书的政治吸引力，一个接着一个地作出决定而受到谴责。这项工作很难，但很重要的是我们找到说服我们部长们的方法，由他们而不是我们作出政治的决策。我们希望在八国集团逐渐让位于二十国集团及其他更为多元化成员关系的过程中，合作推进可持续经济和人类发展的重要性越来越得到认同——这是一个重要的话题，要更多地重视国家关注的"横向"项目。尽管如此，要防止对低收入国家问题关注减少所带来的风险。

巴黎－阿克拉原则——援助方的挑战

同其他的援助方一样，我们自己的行为反映了我们自己的动机，但我们的行为也不是一成不变的。不客气地说，其他援助方提及全球性基金时，认为这是援助方的精神分裂症。

我们的挑战是完善我们的多边援助战略，包括支持全球性基金。这样能为我们面临的重要政策选择提供清晰的方向；要让这一战略得到政府的广泛认同，而最困难的是如何将达成共识的一份报告变成始终如一的贯彻实施。鉴于我们正在商谈集体行动、资助全球性机构，所有的援助方都面临着政策与政治的混合难题，我们就应该——禀承巴黎－阿克拉精神——同其他援助方紧密合作。我们可以从"志同道合的"较为积极的一些援助方开始，也可以同发展援助委员会合作，鼓励发展援助委员会近期的努力，吸纳新兴援助方和基金会。**我们应当挑战自己，要成为同其他援助方和私人基金会在关于全球性基金角色和有效性的一系列政策问题上开展有效高层合作的主要推动者。**而在国内，我们应该吸纳部长、议员们和公民社会组织参与我们的战略——尤其是不局限于特定领域问题的公民社会组织；这样就能引进他们的想法，有助于形成所需的政治支持。

3. 全球抗击艾滋病、结核病和疟疾基金以及全球疫苗免疫联盟：动机与最近进展

了解其他关键利益相关方的动机

正如在我们机构内部，如果我们和其他援助方想要提高工作的有效性从而产生更大的影响，我们

框2　我们如何做才能响应阿克拉议程？

援助方对《阿克拉行动议程》建议和阿克拉援助构架圆桌会议的响应（OECD，2008ab）

● 在建立新的基金前"三思"，并清晰地测算其增加值。我们的记录并不好。《阿克拉行动议程》之后，建立了一些新的基金，重点由卫生转向气候变化，而现在则是粮食安全与农业。我们十分需要找到政治上可行的进程来保证"三思"。

● 由于产生了新的全球性挑战，援助方将设法保证现有的援助提供渠道得到应用，如有必要，还可进行强化，之后再考虑建立独立的新渠道，新的渠道可能在国家层面增加系统的碎片化程度和协调的复杂性。我们的这项记录较好，应该努力保持。阿克拉会议后建立的新基金迄今为止都是通过现有的机构实施的。

● 仔细考虑资助有特定目标的全球行动和资助有更广泛目标的援助机构之间的平衡，能通盘考虑当地的优先领域。全球性卫生基金已经占卫生援助资金增长量的3/4，这不是

平衡的表现。随着支持环境项目的全球性资金逐渐增多，存在重复同样模式的严重危险。然而巴黎－阿克拉精神要求我们增加多边援助的份额。由于巴黎－阿克拉模式并没有明确地要求更多的多边援助，可以以逻辑上认为，其关注点在于协调，包括尽量减少系统的碎片化，降低交易成本。（为什么不能按"批发"的方法协调，而要分国家和领域"零售"？）相对于"纵向"援助而言，我们也应当增加"横向"援助的份额，支持发展中国家决定的优先领域，全球性基金是"纵向"援助中最大的一部分。作为我们决策的一部分，何时并在何种程度上为全球性基金注资才具有额外性是一个有争议的问题，我们应该同其他援助方一起投入更多，从而发现相关的证据。

● 保证他们对援助有效性原则的总体承诺与其在全球性项目基金理事会的代表性相一致。我们在全球性基金理事会代表的定位通常与我们在其他组织代表的定位不一致，例如在多边开发银行。我们需要更好地保持一致性。

就需要了解资金的激励结构。这不是"好孩子"与"坏孩子"的问题，而是我们需要更多地考虑什么是全球性基金运作的推动力及其重要的利益相关方（如下所述），包括公共管理的公理——"屁股决定脑袋、立场决定观点"（迈尔斯定律）。人们通常会根据激励和责任体系理性行事——而其真实的动机远比所宣布的政策要多。

基金会

盖茨基金会是现在全球性基金会的领先者 (Financing Global Health，2009)。盖茨基金会的激励体系强调可测量的结果、证据和评估，以及最重要的是，满足支付的目标。尽管盖茨基金会支持世界银行以及某种程度上的其他多边卫生组织，但它希望它所支持的全球性卫生基金能够保证其独立性和做事方式的不同。它对全球性基金的关注相对于优先支持巴黎 - 阿克拉原则，实际上存在着一些矛盾。重要的是，对于我们和其他双边援助方来说，应继续同盖茨基金会和其他主要基金会就援助有效性的问题进行接触（更多分析请见第 11 章）。

私立部门

全球抗击艾滋病、结核病和疟疾基金和全球疫苗免疫联盟，以及其他更多的类似组织，在同私立部门的伙伴关系中开创了新局面。这些伙伴关系对于发展中国家重要的药品研究和制造，以及通过创新型筹资方式筹集资金而言，是至关重要的。然而，全球疫苗免疫联盟和全球抗击艾滋病、结核病和疟疾基金清楚地意识到，在某些情况下，社会目标与利益相关者利润最大化之间存在着冲突（见第 12 章）。

发展中国家政府

发展中国家政府在全球性项目理事会上有代表权，但他们几乎无权决定基金的设立或运行规则。虽然大多数发展中国家政府更喜欢不指定用途的援助，但这些政府很难不去寻求这些基金的支持。

2008 年世界银行关于阿克拉会议的评估（World Bank,2008a）发现，指定用途的基金对国家项目所造成的扭曲程度主要取决于两件事：一是这些基金占国家卫生总预算的份额，而国家的卫生总预算主要由国家的收入水平决定；二是国家管理这些援助方的总体能力。尽管这个能力也受到收入水平的影响，但是埃塞俄比亚、卢旺达和越南这些国家显示，贫穷国家也能有效管理援助方。为了进一步加强政府的能力，我们应该鼓励让财政部门和其他同全球性基金有关的中央协调机构更多地协同参与其中。更广泛地来说，我们不要低估这里所讨论的援助依赖国家能力不足问题的重要性，同样，也不要夸大其重要性，包括在全球性基金仅占相关总体公共财政一小部分的国家，以及具有很强的能力管理援助方和全球性基金的国家。

公民社会

全球性基金的理事会成员，或积极推动相关活动的公民社会组织，倾向于有着类似的对全球性基金的关注，这是可以理解的[3]。他们可能成为所关注领域基金增长的支持者，将基金变成"他们的"全球性基金，同时他们也会强烈地呼吁公民社会组织在国家项目内的角色。在他们的影响下，全球抗击艾滋病、结核病和疟疾基金理事会批准实施了"双轨"方法，鼓励将政府和非政府组织拨款分开——而不是鼓励联合项目建议书，后者会使政府和非政府组织更紧密地一起工作。然而，公民社会组织渐渐认识到了需要解决更广泛的卫生问题。阿克拉公民社会圆桌会议反映了，公民社会组织已经认识到了政府项目的重要性，也认识到了公民社会组织自身和其他部门均需要负起责任[4]。一些广泛关注减贫（而非局限于一个领域）的主要公民社会组织，积极倡导巴黎 - 阿克拉模式。我们同其他援助方一样，可以在同公民社会组织开展关于援助有效性问题的非正式对话中，扮演一个重要的角色，尤其是以他们自己国家为基础的公民社会组织（见第 13 章）。

世界银行

不同多边组织的动机也不同。尽管我们针对多边组织的策略应该包含所有主要的多边组织，包括联合国系统内的多边组织和区域性开发银行，但这里主要讨论世界银行，它是现今多边"横向"援助的最大来源。

世界银行侧重国家整体的发展计划，对于符合

---

③　全球抗击艾滋病、结核病和疟疾基金理事会（20 个成员）中有来自患者群体和发达国家及发展中国家非政府组织的代表。全球疫苗免疫联盟理事会有 27 个成员，其中一名是发展中国家的非政府组织，还有 9 名不同背景的"独立"人。

④　虽然这并非圆桌会议的主题内容，但公民社会圆桌会议的总结考虑到了"公民社会组织责任的重要性，公民社会组织伙伴关系可以也应该建立"。

申请国际发展协会优惠贷款的最贫穷国家而言，就是减贫战略，所以世界银行驻国家和总部的政策和筹资工作人员都对划分领域、指定用途的做法持反对意见。如果有这样指定用途的资金，世界银行更倾向于根据其形式将其归为国际发展协会之外、完全可替代的附加资金。同时，世界银行也是现今这种指定用途的"信托基金"最大的实施者（甚至是最大的基金受托人）。原因一部分是双边援助方信任世界银行，另一部分是世界银行各领域工作人员一直以高度的企业家精神，鼓励和筹集这些信托基金。

世界银行的动机结构包括极度关注贷款的目的以及其他"可交付的成果"。所以同其他全球性基金一样，世界银行工作人员关心在同其他援助方合作时所花费时间的机会成本，包括全球性基金（其工作人员通常不参加世界银行的现场实地工作）。世界银行内的激励也包括了高度的风险规避，这来自其董事会和行长严格遵守"受托人"（采购和公共财务管理）和保护措施（环境和重新安置）的强大压力。另一部分原因是世界银行资助项目曾发生一些腐败案件而做出的反应（World Bank，2008b）。

虽然全领域项目是世界银行的相对优势，但对机会成本的关注及其自身的政策减小了世界银行对全领域项目的兴趣。我们与世界银行在不同层面的紧密对话具有明显的意义，不仅限于我们在其董事会上的代表席位。我们同世界银行一样关注腐败问题。但我们应当强烈要求世界银行和董事会的同仁们，将更多的重点放在遵守世界银行规则中的加强国家体系上。世界银行现在的立场与当年领导《巴黎宣言》时有所转变，当时世界银行是要求顽抗的援助方有所改变的先驱。我们同样也呼吁世界银行更多地重视与全球性基金和其他援助方的合作——少些风险规避——即使这意味着较高的成本，或是因为有多个援助方，实施难度有些增加。我们也应当鼓励我们的双边伙伴在这些方面给世界银行施加压力（关于特定的关注领域，请参见下文关于卫生系统的讨论）。

全球性基金

我们中同全球性基金员工一起工作过的人都知道，他们能力很强、可塑性强且工作努力。他们的管理、员工和治理结构符合他们对所执行工作的承诺，这部分是因为他们入职时就要求有在这些方面工作的经验并恪守承诺。他们面临很大的履职压力（动力），以较少的工作人员（虽然增加很快⑤）拨付资金，且在基层没有人员。花费在协调或去参加主要援助方同政府会议上的时间是以牺牲用于履行承诺、监督迅速增多的项目的时间为代价的。这些问题显示，我们应当对他们要求增加员工的行为表示某种同情——而不应将其视为对最初设计的一种背离。这意味着我们实际的工作人员认识到了全球性基金所面临的人手不足的问题。

然而，这不是意味着接受现实。我们需要认识到，其内在的动机和迈尔斯定律推动着全球性基金极力倡导其使命。我们也需要认识到，对全球性基金和其他组织而言，使命的缓慢扩张是一个共同的问题。工作人员逐步增加也是如此。缓慢地扩大使命，或者必要地扩大领域，带来更多的人员需求，要对此进行非常公正地判断，就需要一个非常详细的战略分析。我们应该积极地鼓励和推动变革，而且我们应该持之以恒地追求这样的鼓励和支持——包括在理事会及其委员会的治理方面、增资过程，以及在国家层面上。以增资为例，2009年3月的全球抗击艾滋病、结核病和疟疾基金第二次增资中期审核主席报告明确显示了他们与援助有效性问题的关系——这涉及一致性、协调性，以及国家协调机制的作用和可持续性（Global Fund，2009c）。

全球抗击艾滋病、结核病和疟疾基金以及全球疫苗免疫联盟在国家层面应用巴黎－阿克拉原则的进展

全球抗击艾滋病、结核病和疟疾基金以及全球疫苗免疫联盟均在响应巴黎-阿克拉原则中，取得了重要进展。他们都是国际卫生伙伴关系和开发"加强卫生系统联合供资和计划共同平台"的重要成员。两者都监测《巴黎宣言》的指标。各种因素导致了他们总体、逐渐、积极的变化，这也反映了动机方面的知识积累和改变。知识非常重要，因为国家层面的经验积累和主要全球性基金深层次的评估，都清晰地证明哪些方面需要变革——特别是在与国家优先重点和体系保持一致性方面。为此，根据合作伙伴国家和捐款方在实地所看到的，他们加大了压力，要求全球性基金调整。此外，一直以来在全球性基金内部，要求强

---

⑤　全球基金的员工最初限定为不切实际的至多75人，现在已经有600多人（Global Fund，2009b）。

化"国家主导权"的变革，这得到了拥护变革者的协助，以及越来越多的高层管理人员的支持。在与发展援助委员会关于援助有效性工作组相关的非正式同行小组中，全球性基金的参与方坚持加强内部主导权。虽然理事会等治理结构存在千差万别的情况，全球性基金模式外部决定的明确的关注点与巴黎－阿克拉原则之间的不同，受到这些方面的混合影响而逐步消除，这无须大惊小怪。尽管有时缓慢和犹豫不决，但是变革的方向是清楚的，并应该得到极大的鼓励。

全球疫苗免疫联盟已经实施了第一个国际免疫融资机制，用创新的方法在免疫扩大之前筹集资金。在国际免疫融资机制的发展中，包括要扩大到卫生服务，全球疫苗免疫联盟都发挥了引领作用。全球疫苗免疫联盟有一个新颖的基于绩效的新疫苗应用筹资项目，根据每年接种数量的增加值分发疫苗 (GAVI, 2009)。其政策是尽量使用国家系统，包括更改提交年度项目建议书的日期，使之与国家的预算周期更为一致。

全球抗击艾滋病、结核病和疟疾基金已经出台了一系列的调整政策，使用一种更具规划性的方法。这包括支持三种疾病的国家战略，而非仅仅支持特定的项目建议书；合并现有的拨款为单一的资金拨款，至多为每种疾病设立一个拨款；对卫生工作人员的工资供资要有灵活性和透明性（减少薪酬差别，鼓励雇佣合乎项目需要的员工）。

美国总统防治艾滋病紧急救援计划最近在援助有效性方面也有进展，其自身在绩效目标方面取得了良好的成绩。2008 年重新获得批准项目时，美国国会授予美国总统防治艾滋病紧急救援计划新的、更灵活的职责（并增加了资金），尤其强调了"促进美国同伙伴政府的国家战略，以及其他公立和私立机构的协调努力"(PEPFAR, 2008)。因此，该计划已经证明了越来越深刻地认识到援助有效性的广泛议题，包括同国家间的伙伴关系协议、更为关注卫生系统、更为密切地同全球基金和其他援助方合作（对美国总统防治艾滋病紧急救援计划全面的分析见第 10 章）。

全球性基金参与了两个相关的非正式同行小组，这些小组明确关注巴黎－阿克拉原则的调整，从而促进了内部变革的进程。一个是全球性项目学习小组，它的作用不明显，但在改革进程中很有用。这是一个

多领域的论坛，由全球抗击艾滋病、结核病和疟疾基金召集全球性基金——全球抗击艾滋病、结核病和疟疾基金，全球疫苗免疫联盟，快车道行动计划，全球环境基金——和其他全球性项目（包括国际农业研究咨询小组和城市联盟），以比较这些同行们在实施巴黎－阿克拉原则时的经验。美国总统防治艾滋病紧急救援计划在 2009 年加入该小组。作为一个"学习"小组，其目标不是产生重大政策变化，因为改变政策需要依靠每个参与全球性项目的问责框架。小组的目标是，通过同行进程，传播良好实践并鼓励对政策变化增加承诺。学习小组同发展援助委员会援助有效性工作组紧密联系，而全球抗击艾滋病、结核病和疟疾基金代表学习小组参加了该工作组指导委员会。为了加强联系，发展援助委员会援助有效性工作组秘书处也参与了该学习小组。

"卫生作为一个示踪的领域"，全球性卫生项目也参加了同发展援助委员会援助有效性工作组相关的工作。全球疫苗免疫联盟、全球基金、世界卫生组织、世界银行和其他援助方参与了这个小组，其兴趣点在于巴黎－阿克拉原则是如何应用在每一个领域层面的。因此，它分析有特定任务的全球性基金同卫生领域更广泛需求之间的相互关系，从而确定可以改变和共同努力之处。

这两个小组在阿克拉圆桌会议上表现积极。他们的主要目标是促成全球性基金自身改进，并通报其他援助方取得的相关进展和面临的问题。

4. 现在的一些问题

关于哪些领域需要更多关注，还存在一系列的问题，我们将在下文讨论其中部分内容。还有一些问题，如国家体系的使用、鼓励政府和公民社会组织更多地合作，以及将结果链向前推进至成果等，此处不再赘述。汲取巴黎－阿克拉原则的教训，最有效的变革可能是来自于全球性基金内部改革进程的令人鼓舞的主导权，包括支持在管理、员工和理事会方面的改革力量。

卫生系统 [6]

加强卫生系统建设是"构建"卫生援助的一个

---

[6]   此处的卫生系统是指卫生领域的所有功能。该词有时应用的范围较窄，意为特定疾病项目的关键服务的集合。有时也拓宽到指所有影响卫生状况的事情，从饮用水和环境卫生到女童教育均有涉及。后者的概念有助于将卫生问题作为跨领域的重点问题，但在用于确定卫生领域自身问题时，就显得过于宽泛而帮助较小。

主要挑战，这已经得到了广泛的共识。创新型国际卫生系统筹资高级别任务组第一工作组的报告称：

"碎片化、无法预知和将发展援助的目标定为提供特定的技术等问题已经非常明显，已引起了对协调努力、支持国家卫生体系的普遍呼吁。国家的卫生系统是所有疾病和特定项目努力的最终所系。"（High Level Task Force，2009a：12）

Shakow 的报告（Shakow，2006）在 2006 年对世界银行和全球抗击艾滋病、结核病和疟疾基金（及其他的全球性卫生基金）作出了清晰的描述，比较了两者的相对优势。这也是对全球抗击艾滋病、结核病和疟疾基金（和全球疫苗免疫联盟）对卫生系统筹资的回应，但对资金的多少和用途还不够清晰。世界银行应当在加强卫生系统建设中同世界卫生组织、全球性基金和其他组织紧密合作，并起到领导的作用，这一点已取得广泛的共识。

然而，世界银行虽然有其多领域的相对优势，但在发挥卫生系统建设的引领作用中遇到了许多障碍。它起步较慢，现在才有所调整，实施其关注卫生系统的 2007 年卫生战略。世界银行在统筹卫生系统资金方面的领导作用更为艰难，因为世界银行的财务政策很复杂，以至于全球抗击艾滋病、结核病和疟疾基金，全球疫苗免疫联盟，以及双边援助方不愿意按照这些政策去做。此外，实施全球抗击艾滋病、结核病和疟疾基金以及全球疫苗免疫联盟项目的国家，有的没有向世界银行贷款，有的借贷方在同世界银行协商后没有要求用于卫生领域（借贷方决定国际发展协会或国际复兴开发银行资源的跨部门使用）。全球抗击艾滋病、结核病和疟疾基金和全球疫苗免疫联盟逐渐认识到，为了避免扭曲优先重点，并支持他们完成目标所需的服务，必须要加强卫生系统建设。其资源在 2009 年以前的快速增长使得向卫生系统供资更为可行。

为了有助于克服因卫生领域参与者大量出现所导致的问题，我们和其他援助方鼓励创立了国际卫生伙伴关系，其目的是按照《巴黎宣言》原则，使合作伙伴更紧密地合作，加速扩大对卫生领域的支持。2009 年，国际卫生伙伴关系推进了创新型国际卫生系统筹资高级别工作组的成立，该工作组启动了第二次国际疫苗融资机制，并对创新型筹资方式的发展提出了建议（High Level Task Force，2009b：8）。国际卫生伙伴关系也导致了"共同平台"的开发，为世界银行、全球疫苗免疫联盟以及全球抗击艾滋病、结核

病和疟疾基金提供了"提出、核准和实施加强卫生系统建设的联合计划和供资的一个共同框架"（World Bank，2009a；2009b）。

我们应该继续强力支持这些努力，包括在理事会和管理的各个方面鼓励灵活性，并认识到它们运行模式的主要区别。这种灵活性应当允许建立发展中国家所要求的统筹资金。我们应当呼吁国际卫生伙伴关系优先支持循证的成本效果（增加的寿命年或伤残调整寿命年），在我们自身的资源分配中也应该如此。

应用这一标准能引发一些令人惊奇的结果。卫生系统将不仅限于传染病，还包括支持国家营养战略、关注 2 岁以下儿童和微量营养素；还应该包括控制烟草、关注鼓励增加烟草税，这会减少烟草消费，并从扩大卫生系统中获得可观的收入。但是我们不能忘记，我们已知有一些昂贵的治疗，尤其是抗反转录病毒疗法，当我们承诺支持这些治疗时，这些治疗成本的伤残调整寿命年并不高。在为"共同平台"和支持卫生系统提前规划时，我们应该记住，当资金紧张时，全球疫苗免疫联盟以及全球抗击艾滋病、结核病和疟疾基金为卫生系统的供资可能有大量减少的风险。这是"纵向筹资、横向支出"需要小心谨慎的主要原因（对卫生系统的进一步分析见第 5 章）。

可持续性

由于全球抗击艾滋病、结核病和疟疾基金以及全球疫苗免疫联盟的资金规模和影响，以及美国总统防治艾滋病紧急救援计划的资金增长，解决长期可持续性的问题变得越来越重要。另外，我们既然已认识到存在"道德抵押"，就要帮助全球抗击艾滋病、结核病和疟疾基金以及全球疫苗免疫联盟解决这一问题。解决这一问题的关键在于增加国内的资源动员，因为这些问题体现为中期成本不断增加。除了中等收入国家之外，仅仅这样做是不够的。虽然这些全球性基金得到了公众的支持并担负道义上的责任，但它们是否能继续快速增加资金变得越来越不确定，尤其是现在援助方面临削减预算赤字的压力。此外，由于对全球性基金的资金投入增多，其他卫生领域的员工和资金失调将越来越成为问题，除非支持整个卫生系统的资金均增加。

可持续性不仅仅是全球性基金面临的一个问题，也是成立这些机构并给予资金支持和宏伟任务的出资机构的问题。需要深入分析筹资需要的可能增长、净国内资源，以及解决缺口的方法。可持续性需要强调

长期承诺与长期筹资相匹配，这说明了创新型国际卫生系统筹资高级别任务组工作的重要性。

分配

随着全球抗击艾滋病、结核病和疟疾基金以及全球疫苗免疫联盟筹资规模的增长，越来越重要的是，他们同其他全球性基金一样，优先选择产生影响最大的项目和国家投入资金。对于全球抗击艾滋病、结核病和疟疾基金而言，会在其三种疾病中和疾病的干预方式之间（如预防和治疗）选择重点。对全球疫苗免疫联盟而言，可以在开发和使用越来越昂贵的疫苗之间选择。两者都会选择投入卫生系统。同其他全球性基金一样，两者都面临着资金是否应该仅限于低收入国家的问题。全球抗击艾滋病、结核病和疟疾基金已采取了建设性的政策，继续其原有的支持，但要求相对富裕的国家补充供资。

这就产生了全球性基金应该如何在符合条件的国家之间分配资金的问题。根据全球环境基金的评估，其"资源分配框架"显示，对国家提前明确可能分配的经费可以改进国家主导权（GEF，2009）。由于全球疫苗免疫联盟提供的是相当标准化的产品和服务（除了卫生系统以外），因此该联盟可以相当容易地根据国家的需要，粗略地估计供资水平。在资金增长减缓、需要更昂贵的疫苗时，这就显得较为困难。

由于国家对全球抗击艾滋病、结核病和疟疾基金的要求千差万别，取决于其项目的理想水平或者根据其（顾问）知识和经验推测可能拨付的最大额，所以全球基金决定国家层面的资金分配变得较为困难。同教育领域的快车道行动计划一样，全球抗击艾滋病、结核病和疟疾基金曾不太愿意使用国家指南分配资源。这两个基金都希望国家先提出项目建议，再予以回应。因为捐款方原则上保证，不让好的项目无钱运转，虽然无法保证可以获得资金，并且是额外的资金。确实，如果按照一致的方法分配一定金额的经费，可能被视为弱化或者放弃了开放式的捐款保证。证据显示，虽然没有明确的指南，但结果很大程度上受国家大小的影响。例如在人口较少的国家配置的人均资源较多，或者不合理地对待需求与预期成本效果之间的平衡（Beynon，2003）。此外，明确国家资金量可以改进其可预见性，这正是《阿克拉行动议程》所倡导的。快车道行动计划正在建设一套规范而灵活的明确国家资金量的系统，解决这些问题。该系统将全球环境基金的框架适用于教育领域，并给"援助孤儿"提供比给"援助宠儿"更多的支持。

我们应当要求全球抗击艾滋病、结核病和疟疾基金以及全球疫苗免疫联盟考虑一个明确国家资金量的方法。该方法包含向中高收入国家项目供资的政策，在某些情况可以收回全部投资。这允许这些国家从改进项目中获益，并且不显著减少低收入国家获得来自于全球性基金的经费。俄罗斯同全球抗击艾滋病、结核病和疟疾基金签订了这样的完全收回投资的协议。这种方法也可以保留部分资金用于创新和学习，而不是维持项目，可持续性项目依旧适用纯粹的国际竞争的方法（关于这个话题的更多讨论，请参见Isenman 等，2010）。

全球抗击艾滋病、结核病和疟疾基金的国家协调机制

对于在全球抗击艾滋病、结核病和疟疾基金的要求之下建立的国家协调机制，有赞成也有反对意见，争议很大。这是一场关于国家主导权的更广泛讨论的一部分，涉及在准备项目建议书时外部技术援助的作用、技术评审小组缺乏对国家直接的了解，以及地方资金代理机构的使用（Global Fund，2009a）。国家协调机制看起来并不一定同现有的、政府领导的协调机制相类似，这是全球基金对卫生系统或国家就某一种疾病的策略性支持。这样的政府领导机制明确要求按联合国艾滋病规划署的"三个一"行事[7]，并在巴黎-阿克拉原则中阐明。国家协调机制在设定包容性标准的同时，也提出了监督的问题，因为他们自己的一些成员代表了抗击这三种疾病的主要团体，一些项目资金不可避免地流入他们自己的组织手中。我们至少应当支持全球基金的努力，鼓励全球基金国家协调机制同现有的本国协调机制以某种方式合并，并保留这些机制中来自公民社会的更多的话语权。

共同责任

《阿克拉行动议程》明确提出了在国家层面体现共同责任的机制——由于在设计全球性基金时没有当地的工作人员，所以这对全球性基金而言比较困难。

---

[7]　"三个一"是指："一个达成共识的框架提供协调所有成员工作的基础；一个国家协调权威，并有广泛的、多领域的授权；一个统一的国家监测和评估系统"（http://data.unaids.org/UNA-docs/Three-Ones_KeyPrinciples_en.pdf，accessed March 2010）。

虽然全球疫苗免疫联盟可以寻求联合国儿童基金会和世界卫生组织国家工作人员的帮助，但这些中间机构很难代表全球疫苗免疫联盟同政府的对话，或者对实施的延误或其他问题承担责任。全球基金的国家协调机制和地方资金代理机构均不能代表全球基金履行这项职责。然而，随着全球疫苗免疫联盟和全球抗击艾滋病、结核病和疟疾基金更深入地参与到卫生系统筹资中，他们参加政府和卫生援助方之间有关协调和共同责任的重要会议变得越发重要。我们也应当要求所有的全球性基金参与到增加信息透明度的国际行动中来——就明确国家资金量而言——无论是现在的供资，还是未来的供资。

5.结论

这份报告的结论很清晰。全球性基金是我们援助项目中重要、合法而迅速增长的一部分。全球性基金有优势，也有缺点——缺点部分是因为我们自己决策的意外所造成的。我们需要帮助他们提高有效性。如果我们想增加整体发展项目的影响力，我们也需要在全球性基金和"横向"的援助之间，以及双边和多边援助之间，取得一个良好的平衡。为此，我们需要政治权威加入其中，考虑到重要利益相关方的动机，制定并实施一个更清晰的战略。

　　第5章进一步评估了卫生体系的问题。第3章提供了本章许多问题的国家视角。第7章进一步阐述了通过协商援助有效性构建新型伙伴关系的议题。

参考文献

Accra Agenda for Action (2008) 3rd High Level Forum on Aid Effectiveness, Accra, Ghana. Accessible at www.oecd.org.

Barder O (2009) "The Lethal Effects of Development Advocacy," November, http://www.owen.org/blog/2717.

Beynon J (2003) *Poverty-Efficient Aid Allocations, Collier-Dollar Revisited*, ESAU Working Paper 2, Overseas Development Institute, November 2003, http://www.odi.org.uk/resources/download/1861.pdf.

Biesma RG, Brugha R, Harmer A, Walsh A, Spicer N, Walt G (2009) "The Effects of Global Health Initiatives on Country Health Systems: A Review of Evidence from HIV/AIDS Control," *Health Policy and Planning*, 24(4):239–52.

Climate Fund Update (2011) http://www.climatefundsupdate.org/listing.

Education for All Fast Track Initiative (2009)*Mid-Term Evaluation*, http://wwwcambed.com/fasttrackinitiative/.

Farmer P, Garrett L (2007) "From 'Marvelous Momentum' to Health Care for All: Success Is Possible With the Right Programs," Foreign Affairs, March/April, http://www.foreignaffairs.com/articles/62458/paul-farmer-and-laurie-garrett/from-marvelous-momentum-to-health-care-for-all-success-is-possib.

Financing Global Health (2010) Financing Global Health 2010: Development Assistance and Country Spending in Economic Uncertainty, Institute for Health Metrics and Evaluation, 2010, http://www.healthmetricsandevaluation.org/publications/policy-report/financing-global-health-2010-de

Garrett A (2007) "The Challenge of Global Health," Foreign Affairs, January/February, http://www.foreignaffairs.com/articles/62268/laurie-garrett/the-challenge-of-global-health.

GAVI Alliance (2000–2005) *Evaluation of the GAVI Phase 1 Performance*, Abt Associates, Inc., Cambridge, MA, http://www.gavialliance.org/resources/GAVI_Phase1_Report_FINAL_to_SC_Oct21.pdf.

——— (2008) Strengthening Technical Support, Prepared by McKinsey and Co., http://www.gavialliance.org/resources/20090116_GAVI_Technical_Support_Report_Final.pdf.

——— (2009) Final Summary Report of GAVI Board Meeting, 2/3 June 2009, http://www.gavialliance.org/resources/Jun09_FINAL_Summary_Report_pdf_version.pdf.

———, *Evaluation of the First Five Years of GAVI Immunization Services Support Funding*, Abt Associates Inc, Cambridge, MA, http://www.gavialliance.org/resources/GAVI_Consolidated_Report_FINAL_to_SC_Sep28.pdf.

——— (2009) *Secretariat Response, Phase I Evaluation*, http://www.gavialliance.org/resources/6._gavi_phase_1_evaluation___secretariat_response.pdf.

Global Environment Facility (2009) "Midterm Review of the GEF Resource Allocation Framework," http://www.thegef.org/uploadedFiles/Evaluation_Office/RAF/raf%208x11%20-%20english.pdf.

——— (2009) "Midterm Review of the GEF Resource Allocation Framework," www.thegef.org/gef/sites/thegef.org/files/documents/GEFME-C34.2-RAF_MTR.pdf.

Global Fund (2009a) *The Five-Year Evaluation of the Global Fund to Fight AIDS, Tuberculosis and Malaria, Synthesis of Study Areas 1, 2 and 3*, Geneva, Submitted by Macro International Inc., March 2009, Geneva.

——— (2009b) Report of the Executive Director to the May 2009 GFATM Board Meeting, http://www.theglobalfund.org/documents/board/19/GF-B19–03_EDReport.pdf.

——— (2009c) Sven Sandstrom, Report of the Chair, The Global Fund's Second Replenishment (2008–2010), April 1, 2009, http://www.theglobalfund.org/documents/replenishment/caceres/Chair_Summary_Caceres_2009.pdf.

High Level Task Force on Innovative International Financing for Health Systems (2009a) Report of Working Group I, http://www.internationalhealthpartnership.net//CMS_files/documents/working_group_1_-_report_EN.pdf.

——— (2009b) Report of Working Group 2, "Raising and Channeling Funds," http://www.internationalhealthpartnership.net//CMS_files/documents/working_group_2_-_report_EN.pdf.

Isenman, Paul; Wathne, Cecilie and Baudienville, Geraldine: Global Funds: Allocation Strategies and Aid Effectiveness, Overseas Development Institute, July 2010.

McKinsey and Company (2005) "Global Health Partnerships: Assessing Health Consequences," for the Gates Foundation.

OECD (2005) The Paris Declaration, http://www.oecd.org/dataoecd/30/63/43911948.pdf.

——— (2008a) Accra Agenda for Action at http://www.oecd.org/dataoecd/58/16/41202012.pdf.

——— (2008b) High Level Forum on Aid Effectiveness, Roundtable 9 Summary Post-Accra, http://siteresources.worldbank.org/ACCRAEXT/Resources/4700790–1225142330310/RT9-AidArchitecture.pdf.

——— (2009) "International Good Practice Principles for Country-Led Division of Labour and Complementarity," DAC Working Party on Aid Effectiveness, March 2009, www.oecd.org.

PEPFAR (2008) Tom Lantos and Henry J. Hyde United States Global Leadership Against HIV/AIDS, Tuberculosis, and Malaria Reauthorization Act of 2008 H.R. 5501.

Shakow A (2006) *Global Fund-World Bank HIV/Aids Programs: Comparative Advantage Study*, January 19, prepared for the Global Fund and the World Bank.

UNAIDS Three Ones Key Principles, http://data.unaids.org/UNA-docs/ThreeOnes_KeyPrinciples_en.pdf.

WHO (2009) "An Assessment of Interactions Between Global Health Initiatives and Country Health Systems," *The Lancet* 173(9681):2137–69.

Wood B, Kabell D, Sagasti F, Muwanga N (2008) *Synthesis Report on the First Phase of the Evaluation of the Implementation of the Paris Declaration*, Copenhagen, July 2008, http://www.diis.dk/graphics/Subweb/paris_evaluation_web/files/pdf/eng/ENG-Report-chap1–5.pdf.

Wood B, Betts J, Etta F, Gayfer J, Kabell D, Ngwira N, Sagasti F, Samaranayake M (2011) The Evaluation of the Paris Declaration, Final Report, Danish Insitute for International Studies, Copenhagen, May 2011, http://www.oecd.org/dataoecd/4/56/48113888.pdf

World Bank (2008a) "Global Program Funds at Country Level: What have we learned?" World Bank Global Programs and Partnership Group, July 2008, "Global Programs and Country Linkages," http://siteresources.worldbank.org/CFPEXT/Resources/GPF_Synthesis_Paper_Final.pdf.

—— (2008b) "Government of India and World Bank Join Forces to Stamp out Corruption in Health Sector Projects," press release 11 January 2008, http://go.worldbank.org/YVLEFEQKZ0.

—— (2009a) "Principles Guiding Joint Programming and a Funding Platform for Health System Strengthening: Notes from the World Bank, GAVI, Global Fund and WHO Geneva Meeting, August 20–21, 2009," http://go.worldbank.org/IODHXHFOB0.

—— (2009b) "Notes from the World Bank, GAVI, Global Fund and WHO: Recent Progress Towards a Joint Programming and Funding Platform for Health System Strengthening, http://go.worldbank.org/IODHXHFOB0.

在国家水平管理卫生伙伴关系

Hareya Fassil[①] 和 *Tedros Adhanom Ghebreyesus*[②]

"只要存在主导权，就会产生承诺。我无法对不属于我的东西作出承诺。你们对结果作出承诺。然而，当我们在埃塞俄比亚提及主导权一词时，它直接指向基层。最好的主导权就是被社区所拥有。在过去的 5 年中，我们建立了超过 14 000 个卫生站，培养了 34 000 名卫生推广员——每个村 2 名。有主导权就能产生规模。如果没有主导权，你就只能看到破碎的事物。"

Tedros Adhanom Ghebreyesus 博士

埃塞俄比亚联邦民主共和国卫生部部长，2010 年 10 月

概 述

本章从一个国家的角度，通过埃塞俄比亚卫生部部长的感想和建议，评估了卫生伙伴关系。本章分为五个部分。第一部分提供了埃塞俄比亚卫生筹资的背景，卫生成为越来越突出的发展问题，以及最近十年内取得的重要成果。第二部分回顾了埃塞俄比亚整合公共卫生领域，建立有效的国家伙伴关系的艰难历程。第三部分根据埃塞俄比亚的经验，提炼出对其他国家的建议。第四部分关注国家主导权，这是埃塞俄比亚建立强大的国家伙伴关系过程的关键点。从埃塞俄比亚人的角度，精心设计了维护主导权的四个步骤，使埃塞俄比亚在同伙伴一起为结果负责时，不再仅仅是一个普通的伙伴，还需要引领规划、实施、资源动员和配置的过程。结尾部分是一次同卫生部部长的坦诚对话，有关他使用了什么策略和原则帮助埃塞俄比亚在国家层面从卫生伙伴中得到最多的支持。

1. 引言：从破碎到凝聚的国家伙伴关系

在过去的十年中，全球社会前所未有地联合起来改善发展中国家的卫生状况。健康不仅仅被视为经济增长的结果，也被看做是发展的必备条件。因此，在新世纪，对健康的关注和投入成为全球政治议程的重点。健康的中心地位在千年发展目标中有所体现，其中的 3 个目标关注了特定的卫生问题（千年发展目标 4、5 和 6：儿童死亡率降低 2/3，孕产妇死亡率降低 3/4，遏制并开始减少艾滋病、疟疾、结核病及其他传染性疾病的传播）。因此，在卫生方面的关注超越了其他所有千年发展目标。

对卫生领域的高度承诺使得更多的国际资金投入到公共卫生规划。随着空前数量资源的动员、主要

---

① Hareya Fassil 博士是埃塞俄比亚卫生部国际事务顾问
② Tedros Adhanom Ghebreyesus 是埃塞俄比亚联邦民主共和国卫生部部长和全球抗击艾滋病、结核病和疟疾基金理事会主席（2009.7—2011.5）

卫生问题和传染病有效防控新技术的应用，全球卫生迅速成为一个外交政策的重点，尤其在发达国家。与此同时，大量的行为体参与到全球卫生的工作中来。除了政府的参与，双边、多边机构及非政府组织、宗教组织、私立部门和公民社会资源团体的多元化融入使得全球卫生结构和国际政策环境日益复杂。主要全球卫生行动组织的出现及其不同的运营模式和目标，也对迅速变化的全球卫生大环境产生重大影响。这些转变在国家层面更为急速。国家的挑战是在这种变革的大环境下如何进行充分谈判，利用大好机会。

在国际发展的大背景下，新的发展合作模式也在发生演变。发达国家和发展中国家一直在谨慎地推动发展援助的整体有效性，希望能更好地帮助各国实现千年发展目标。传统的"援助－受援"的关系让位于新的伙伴关系模式。2005 年《援助有效性巴黎宣言》根据伙伴关系的原则，为改进援助方和发展中国家之间的合作方式制定了综合性框架。这充分意识到迅速变化的全球卫生结构对管理国家层面的影响所带来的挑战。宣言的五项核心原则"国家主导权"、"一致性"、"协调性"、"结果导向管理"和"共同责任"，为各国提供了在大量发展机构中形成并管理有效的伙伴关系的蓝图。在之后的几年内，这些原则构成了促进全球卫生的口号，并引发了新的国际联盟和行动计划的形成。这些联盟和行动计划的目标在于简化逐渐复杂的全球结构，并在国家层面将其转变成可管理的合作关系。

然而，由于国家的不同，增加了全球卫生结构的复杂性，各发展合作伙伴的议题、战略和做法效果不同并产生分歧。埃塞俄比亚在这一方面特别有经验，很大程度上是因为这一高度国际化的趋势和承诺，恰好正值国内制定了新的卫生行动计划。从1997 年起，埃塞俄比亚政府实施了综合性的卫生部门发展规划。这一 20 年的卫生部门战略路线图通过一系列的 5 年投资计划实施，并已演变成稳健而全面的国家规划工具。卫生部门发展规划后期的核心重点同卫生的千年发展目标直接关联，这也被证明是其优势之一。最近几年，人们认为，埃塞俄比亚在促进主要的全球卫生行动计划和资金（包括全球疫苗免疫联盟、全球基金、美国总统防治艾滋病紧急救援计划、总统疟疾防控行动、世界银行多领域艾滋病项目和其他项目）互补方面取得了相当大的成功，既完成了国家特定疾病的目标，又建立了自己的卫生系统。同时，埃塞俄比亚一直有效地利用了其他主要双边、多边行动的支持，相互补充。

本章有两个目的。一个是回顾过去几年内埃塞俄比亚国家公共卫生领域的发展，提供该国关于有效卫生发展国家伙伴关系的关键部分的看法。这一看法将国家的主导权放在核心地位，也要求"可管理的多样性"的合作伙伴关注结果。第二个目的是提炼出其他国家可以采用的主要经验和实用建议，以构建和加强有效的国家伙伴关系，提升能力，建立本国的卫生系统，改善卫生结果。这包括同合作伙伴"直接外交"和"坦率对话"，维护国家主导权，以及在合作伙伴之间采取积极的"同行压力"方式，相互促进。

本章的其余内容由四个部分组成。接下来的部分回顾了埃塞俄比亚在过去几年整合其公共卫生部门并建立有效的国家伙伴关系的艰难历程。第三部分从埃塞俄比亚的经验中提炼了对其他国家的实用建议。第四部分关注国家主导权，这是埃塞俄比亚构建强大的国家伙伴关系过程中的关键点。从埃塞俄比亚人的角度，精心设计了维护主导权的四个步骤，使得埃塞俄比亚在同伙伴一起为结果负责时，不仅仅是一个普通的伙伴，还需要引领规划、实施、资源动员和配置的过程。最后一部分是以同卫生部长问答的形式，列举了埃塞俄比亚维护国家主导权，并很好地协调不同的合作伙伴时所使用的有效策略和技巧，这些是埃塞俄比亚成功的关键。

2. 建立有效的国家伙伴关系：埃塞俄比亚的经验

今天，埃塞俄比亚经常被其他国提及，成为强大的国家领导力引领众多卫生伙伴关系的范例。他们是如何办到的呢？对埃塞俄比亚过去数十年公共卫生领域发展的评估显示，该国在引领日益复杂的卫生伙伴关系的能力方面有三大明显的优势：（1）较早建立并逐渐完善的稳固的国家卫生政策、规划和治理结构；（2）及时发现调协不力和投入分散是卫生及相关领域发展的主要问题；（3）清楚的国家承诺通过增加国内投入显示结果。接下来的部分将回顾埃塞俄比亚在过去几年建立有效的国家伙伴关系的艰难历程，并提炼出推动该进程的重要内容。

2.1 稳固的政策框架

现有的埃塞俄比亚综合性国家卫生政策是由1993 年的埃塞俄比亚政府发布的（见框 1）。这一政

- 卫生系统的民主和分权；
- 发展预防和康复性卫生服务；
- 将医疗保健的可及性扩展到整个人群；
- 推进部门之间的合作，包括非政府组织和私立部门的参与；
- 通过动员和有效利用国内外资源，推进并提高国家在卫生发展方面的自立水平。

策仍然是埃塞俄比亚公共卫生领域项目运行的主要框架，也是政府对民主和分权的承诺。该政策也十分关注地方的真实情况和国内大量农村人口所面临的严重卫生问题。因此，埃塞俄比亚提出了满足不断增长的卫生需要的重点干预和策略——增加对一些可预防的传染病的投入。虽然该政策在20年前出台，但这项政策的主干依然同埃塞俄比亚现今地方的事实相符。

尽管该政策框架是稳固的，但是该政策的实际实施需要时间。需要在各个层次将这些政策指令转换为具体的改革行动的承诺和能力。另外，在制定这一国家卫生政策时，埃塞俄比亚正在进行一项重大的政治转型。这是民主化的初期阶段，当时国家的主要重点是通过关注分权，建立并巩固国家治理和行政管理的民主体系，这需要在各个层面投入大量资源，用于机构和能力的建设。分权是推进民主进程、加大发展的参与度和赋予埃塞俄比亚各类人群以完全权力和权利的重要工具③。

2.2　形成国家卫生规划的艰难历程

联邦卫生部在1997年提出了卫生部门20年战略路线图，即卫生部门发展规划，最初的设想是将其作为实施全面的国家卫生政策的主要载体。然而，实现这一愿景需要很长时间。作为有凝聚力和包容性的国家卫生规划和实施工具，有效的卫生部门发展规划需要长时间才能开发出来。

确实，从开始起，卫生部门发展规划的制定过程和范围一直经历着相当大的发展，以应对国内政治环境和主要外部影响的变化。主要全球卫生行动的引入、大量资源的动用和国际卫生伙伴的增加均对卫生部门发展规划三个时期的发展和实施产生了影响。埃塞俄比亚成为各个受援国中最早采用具体措施的国家

之一，改进与众多卫生和发展伙伴的关系，对这一演变的简单回顾展示了其历程。

早期：卫生部门发展规划第一阶段

在新宪法通过后的数年内，该国致力于巩固有效的分权管理体系，并保证政局的稳定性。在第一个五年阶段，卫生部门发展规划（1997/1998—2001/2002）正值埃塞俄比亚推行政治分权的早期。在此期间，所有领域，包括卫生领域的重点都是创造让各州依照宪法行使自治权的环境，让其开发和实施自己的经济发展计划，包括制订自己的预算。这需要各区域、地区和基层拥有相当的机构建设能力。

虽然这一清晰的国家卫生政策已存在几年，卫生部门发展规划的引入成为将这一政策转化为具体计划和行动的官方机制，但还需要做相当多的工作。在保证各州管理自治权的同时确保国家规划的一致性与国家发展的统一愿景之间达到平衡，是一项主要的挑战。

在这个时期，政府强烈关注分权和能力建设，众多的发展伙伴追求自己的特定利益和卫生项目，包括指定希望投入支持的州和地区，而在国家层面上缺乏协调。来自双边和多边伙伴的外部资金支持比较分散，并在很大程度上是以项目为基础的。在联邦层面，卫生部积极应对由越来越多的发展伙伴所发起的各种项目之间的协调问题。卫生部曾尝试通过指派官员担任联合国机构和其他双边援助方众多不同项目的联络员，以协调各自不同的活动。这些人员联系协调这些援助机构以及他们项目所在实施地区和地方的卫生行政部门。

然而，事实证明，这些早期的协调工作是不够的，很多人称这是一个有多少伙伴参与到公共卫生干预就有多少个独立计划和项目的时期。同这些援助方合作的国家、区域、地区和最基层的工作人员报告负担太重，几乎无法管理。人力资源极度匮乏，本来应当用于推动区域规划和实际改善卫生服务供给的大量时间和资源，却被用于为不同的援助方主导的不同项目准备各自的预算和报告，而这些项目却影响颇微。卫生部的官员说，曾一度有数百页的项目报告格式和总计上千的指标数据，而这些仅仅是发展伙伴在11

③　埃塞俄比亚联邦民主共和国的宪法于1994年12月通过，赋予地区各州以广泛的权力建立自己的政府和民主制度。在这新的政治体系中，埃塞俄比亚由9个不同民族管理的地区和两个特别市——亚的斯亚贝巴和德雷达瓦组成。每个州由地区委员会管理，委员由地方直选产生，这些地区委员会拥有对所在地区内部事务的立法权、执法权。

个地区中的一个地区实施项目的结果（pers. comm. N. Kedir，2009 年 5 月）。

尽管存在这些挑战，但必须要注意到，在卫生部门发展规划第一阶段时期，卫生领域联邦层面的治理结构实际已经到位，发展成为一个有效、包容的协调和项目监督机制。这些包括如下：

- 中央联合指导委员会——高级别政策对话论坛，由联邦卫生部和双边、多边合作伙伴的代表组成，设想是作为监督卫生部门发展规划的最高治理机构；
- 联合咨询会议——将卫生领域的所有伙伴集合在一起；
- 联合核心协调委员会——联合咨询会议的技术支撑。

这些组织从 2000 年 1 月起就定期开会。通过每年的联合审核行动和年度审核会议，建立联合的卫生部门发展规划监督、审核和评估机制。然而，随着卫生部门发展规划机制本身在之后的阶段逐渐成熟，这些咨询论坛也逐渐成为更加有效、包容的协调和治理的实体。

总之，虽然分权是国家发展中推进民主化和拓宽参与面中必要且值得的过程，但必须要逐渐认识到，一个清晰而全面的国家发展愿景（"国家愿景"）是不可或缺的。及时认识这一挑战，并由政府直接解决，这才是最重要的。"国家愿景"极大地推动了各部门规划过程的跨地区"内部联合"，并推进了跨部门合作，以及全面的"自下而上、自上而下"的规划过程，从而将国家、地区和基层的行政管理联系起来。政府牵头发布了埃塞俄比亚第一个跨部门可持续发展和减贫规划（SDPRP：2002/2003—2004/2005），这对形成下一阶段的卫生部门发展规划产生了相当大的影响。

一些全球层面的政策转变和随之在国家层面的政策变化进一步加速了政府的努力。20 世纪 90 年代末，部门全领域的制定方法（SWAps）被不断扩展开发。埃塞俄比亚在教育、饮用水和基础设施领域引入了该方法。另外，2000 年提出的千年发展目标使得全球社会承诺，将动员空前水平的国际资源，帮助各国完成千年发展目标的宏伟目标。

卫生部门发展规划第二阶段：巩固内部联合

随着五年可持续发展和减贫规划（2002/2003—2004/2005）的发布，消除贫困明确地成为国家的核心发展目标。在认识到改善健康结果对减贫和加速国家发展的核心作用后，可持续发展和减贫规划赋予了卫生以最高优先权。由于可持续发展和减贫规划包含了所有与千年发展目标相关的领域，它可以作为一个有效的框架来保证各部门的规划进程同项目的一致性。根据卫生领域的项目同总体发展规划相一致的观点，卫生部门发展规划第二阶段的时间跨度特地设计为 3 年而不是原定的 5 年。这也同时将随后的卫生部门发展规划第三阶段同卫生领域的千年发展目标联系起来。可持续发展和减贫规划中设定的全面发展的愿景，有助于推动各地区的规划进程保持协调一致，明确定义相应的角色及国家和地区治理机构的责任，包括卫生部门。

这种有广泛基础的"内部联盟"为推进合作伙伴围绕整合的国家部门计划开展协调工作铺平了道路。然而，在卫生领域，这一挑战还伴随着主要的新行为体的出现。这些新的全球卫生行动计划有全球疫苗免疫联盟、世界银行多部门艾滋病项目、全球基金和美国总统防治艾滋病紧急救援计划。埃塞俄比亚于 2003 年接受了第一笔全球基金援款，并被选为美国总统防治艾滋病紧急救援计划的受益国之一。这导致了卫生领域资金的剧增。为了保证更有效地利用这些资金，需要更多的协调。

卫生部门发展规划第三阶段：转折点

2005 年之后的这些年是埃塞俄比亚卫生领域的重要转折点。2005 年，可持续发展和减贫规划进入了下一个阶段——"加速并可持续发展以消除贫困的计划"（PASDEP,2005—2010）。卫生部门发展规划第三阶段成为国家的全面卫生计划，并成为"加速并可持续发展以消除贫困的计划"的核心部分。这就将卫生放在国家全面发展愿景的中心位置。在实施卫生部门发展规划第三阶段中，通过增加协调解决援助有效性问题成为重中之重。以社区为基础的全国范围卫生推广项目的建立，推动了卫生部门发展规划第三阶段和国家分权卫生服务供给体系的进程。

在全球水平，《巴黎宣言》于 2005 年生效。宣言的核心原则"国家主导权"、"一致性"、"协调性"、"结果导向管理"和"共同责任"，这同埃塞俄比亚在协调不同来源的支持、实现卫生领域千年发展目标中所面临的挑战产生了共鸣。实际上，全球协调性和一致性议程只是提供了一个框架，埃塞俄比亚政府将此提升为实现国家发展目标的唯一出路（Abebe，

2005）。国家持续地促进地区和部门之间计划过程的内部联合和协调，也有助于激发卫生伙伴积极努力地建立促进协调的有效机制。

同年，卫生领域感到更广泛的协调紧迫性，全球基金几乎暂停埃塞俄比亚疟疾项目款，要求该国在6个月里证明国家采购系统有能力提供抗疟药物蚊帐和治疗。同时，尽管美国总统防治艾滋病紧急救援计划成为一个主要的出资方，但它所支持的服务同全球基金支持的国家项目互不协调。某些情况下，这造成同一个机构在为不同的患者提供不同的抗反转录病毒治疗药物。这显然不是一种有效的国家伙伴关系，也不是由国家所主导的。埃塞俄比亚如何在几年内自我定位，更有效地管理国家伙伴关系？以下部分总结了部长如何改变这些问题的看法。

首先，这种严峻的形势促使我们挑战自我和我们的合作伙伴。通过迅速、负责任地解决问题，我们能够清晰地展示并坚持我们的承诺与主导权。这要求坦率的对话，以及一种非常直接、具有挑战性的外交形式。

其次，我们需要通过一个连贯的国家规划和特定地区清晰的战略路线图，正式确立这种主导权。卫生部门发展规划第三阶段为此提供了广泛的框架基础，而且由于这个规划重点在于同千年发展目标保持一致，因此成为与合作伙伴支持保持一致的有效工具。另外，随着卫生部门发展规划第三阶段的启动，我们开始积极推行协调性和一致性议程的"一个计划、一项预算和一份报告"原则。同发展伙伴一起发布的《协调行动计划》揭开了实质性努力的帷幕。这一行动计划的主要产出是2005年9月生效的、在埃塞俄比亚卫生领域具有开创性的《推行协调性行为准则》。我们在这一领域的领导力展现了我们干好这项工作的承诺，并增强了我们的谈判能力。我们现在有了一个清晰的框架，要求我们自己和我们的伙伴都要承担起责任。

为了同《行为准则》保持一致，我们也认识到，一个特定的支持艾滋病防控的协调路线图是十分必要的。我们将此设为首要重点，并要求我们的合作伙伴形成联合的协调行动计划，该计划要在2005年的6个月内完成开发，以应对该领域各自为政的现状。我们促成了全球基金与美国总统防治艾滋病紧急救援计划之间的突破性协议，结合两者的资源为全国的卫生中心提供支持。全球基金给所有机构提供了较为便宜的一线药物，而美国总统防治艾滋病紧急救援计划则负责较为昂贵的二线药物，以及当地的实验室和技术支持，这大大提高了援助的效果。我们要求援助方围绕国家卫生体系和目标组织他们的支持行动，并把对问题的考虑范围拓宽到项目之外，这是很重要的一点。《行为准则》出台之后，我们同其他合作伙伴于2007年制定并出版的《协调手册》包括了更多实际、可测量的程序，指导了外部支持和伙伴倡议行动同我们的卫生部门发展规划保持一致。

第三，我们需要将我们的共同承诺转变成对结果的关注。全球基金疟疾项目的经费危机激励我们需要展示主导权并关注结果。两年后，项目并没有提供目标给定的200万顶浸药蚊帐的援助，而新的、更有效的疟疾治疗药物的采购也延迟了。在绩效审核后到下一个疟疾流行季来临前，我们有6个月的时间分发蚊帐和开展治疗，否则资金就会停止。这让我们聚焦在采购瓶颈的主要问题上，这个问题阻碍了分发蚊帐和开展治疗所必需的动员。我们已经处于警戒线上，如果我们无法提供结果，我们将失去资金。本质上来说，基于绩效的供资能让我们在实施的过程中思考。我们只有按时提供结果，全球基金才能灵活地加速供资，使我们继续向结果推进。这对我们而言是具有里程碑意义的突破。我们能清晰地看到我们的承诺不仅仅帮助我们取得我们想要的结果，这些结果还能反过来保证我们得到全球基金和其他合作伙伴的支持。这种伙伴关系的信念一旦建立，就会有相当大的灵活性。例如，同全球基金类似，当我们的资源严重匮乏而不能取得特定的结果时，世界银行就灵活地提前参与资金支持。从此，我们将结果作为"通用货币"，让我们的合作伙伴关注国家的切实需要和实施中的挑战。

总之，截至2005年，"直接外交"的基本要素已经具备。这种方法有助于我们培养健康、可管理的多元化援助伙伴，引进创新的方法和资金，并关注我们国家卫生规划中重点要实现的结果。

3. 健康的伙伴关系：提取重要成分

随后几年内，我们逐渐发现，时不时地向合作伙伴提出强烈的要求，使国家和卫生系统处于他们供资考虑的中心地位，会取得良好的回报。我们坚持要求合作伙伴支持我们的国家规划，尤其重视我们国家卫生政策的两项重要、相互关联的内容，这两项内容在卫生部门发展规划第三阶段中也是重点。

第一项是在各级投入建设卫生体系，因为卫生部门发展规划前两个阶段的评估发现，系统的严重薄弱和能力不足是无法满足我们大量农村人口卫生需要的最大问题。

第二项是通过卫生推广项目完成初级卫生保健全民覆盖的目标，这也是我们建立强大的分权化的卫生体系的基础。世界卫生组织的卫生体系六大组成模块为我们加强卫生体系的努力提供了一个操作框架，之后我们在2008—2009年度提出了全面改革的进程，进一步支持了我们的努力。

虽然全球基金和全球疫苗免疫联盟纵向关注特定的疾病，但事实上两者都是我们加强卫生体系工作的最早支持者。这两个伙伴组织可以清楚地认识到我国在扩大对艾滋病、结核病和疟疾的有效服务和计划免疫的范围时所面临的基层系统的瓶颈。全球基金运行模式的灵活性使我们能增加体系能力建设的投入。我们确实利用了全球基金和美国总统防治艾滋病紧急救援计划的资源，加强了新整合的国家药物基金和供应机构的能力。这包括购买仓库和卡车、建造冷藏库，使得整个卫生系统的供应链流程受益。全球基金和美国总统防治艾滋病紧急救援计划的资金也有助于改善我们国家的卫生管理信息系统。

同样，在2007年向发展中国家咨询后，全球疫苗免疫联盟引入了卫生系统支持项目，通过解决严重的系统问题，帮助各国扩大计划免疫的服务，而这样的整合项目也同时使其他服务的供给受益。埃塞俄比亚是首批申请该项目并得到资金的国家之一。

3.1　通过更强有力的全球参与加强国家主导权

埃塞俄比亚在相关国际论坛上越来越多地积极参与和频繁出现，也有助于推进国际援助和全球卫生结构的迅速演变。千年发展目标和《巴黎宣言》提供了有用的共同框架。我们使用《巴黎宣言》特别要求合作伙伴改善其援助的有效性。我们逐渐认识到参与国际卫生论坛和治理结构、为全球层面的政策制定建言献策的重要性。强有力地取得主要全球卫生机构（包括孕产妇及新生儿、儿童健康伙伴关系，遏制疟疾伙伴关系，全球疫苗免疫联盟，卫生矩阵和评估中心，联合国艾滋病规划署以及全球基金）理事会的代表席位，有助于我们更好地分析其政策重点和内部工作。

这种积极的国际参与使我们能够为发展领域的游戏规则制定作出贡献，也有助于在全球层面代表发展中国家分享观点，构建卫生治理。因此，当2007年发起国际卫生伙伴关系及相关行动倡议（IHP+）时，我们的决定是直接签署协议。我们可以很清晰地看到如何在我们多元化的合作伙伴中改进协调性和和谐性，并同我们的卫生部门发展规划保持一致，从而使我们的努力产生更广泛的影响。埃塞俄比亚因此成为第一个签订国际卫生伙伴关系及相关行动倡议的国家。埃塞俄比亚政府同其发展伙伴在2008年8月签订了合同，该合同成为协调进入埃塞俄比亚卫生领域所有援助资金的首要综合性框架。同我们的多种合作伙伴就合同进行谈判并不容易，但是我们下定决心使其生效。最初的实施步骤包括联合审核并重新计算现有计划的成本，并明确我们的资金缺口。合同为建立我们的"千年发展目标绩效基金"即"千年发展目标基金"提供了框架，这是一种创新型统筹资金机制，目的是为了使资源更有可预测性，配置更灵活。

2009年，在同我们的发展伙伴们进一步艰难地谈判后，我们发布了联合筹资协议，至今已有9个合作伙伴签署了该协议。联合筹资协议清晰地设定了千年发展目标基金的目的和范围，并被视做我们推进协调性的重要里程碑。联合筹资协议规定了我们政府和签约的发展伙伴的相应角色和责任，明确了通过我们千年发展目标基金配置资源的相关规定、流程和制度进行安排，清楚地概述了通过这一联合机制筹资的适宜重点干预措施。一个重要的教训是，国际卫生伙伴关系合同的履行和我们推动协调性的所有努力需要持续的追踪和谈判，需要不断要求合作伙伴提供更灵活性的援助，与国家的优先领域保持一致。2010年，我们致函我们的发展伙伴，要求他们将《巴黎宣言》的原则落到实处，并将他们的资金同我们的卫生部门发展规划保持一致。我们要求他们兑现承诺，加速实施我们的国际卫生伙伴关系及IHP+国家合同。今天，所有人都意识到合同的实施需要我们的运行方式产生重要的行为改变，不仅仅是政府方面，我们的合作伙伴也应有所改变。2010年，埃塞俄比亚成为第一批实施国家战略联合评估的国家之一，评估内容为我们卫生部门规划的第四阶段，评估工具是在国际卫生伙伴关系及相关行动倡议的监督下开发出的，目的是为了帮助各国推进"一个计划"。评估的实施进一步支持并保持了我们在过去数年里付出的积极努力和进步，重新调整了我们推进协调的联合承诺。

总之，一个可管理的、但多元化的伙伴关系是埃塞俄比亚卫生发展的基础。政府不仅仅是众多伙伴之一，也是首要的责任承担人。这就需要非常开放而坦诚的外交，国家和合作伙伴共同应对挑战，取得成果。埃塞俄比亚成功培育有效的国家卫生伙伴关系的五条主要经验总结如下：

（1）有益的国家政治环境：最基本的前提条件是最高级政治层面对发展和健康的强有力承诺。这包括一个清晰的国家愿景以及明确的重点、战略和计划。在埃塞俄比亚，政府关注的是，通过扩大具有成本效益和长远影响的初级卫生保健干预，建立自下而上的卫生系统，消除贫困和疾病的根本原因。我们政府清晰承诺要消除贫困，通过民主和分权将发展、健康和主导权引入基层社区，这有助于营造一个积极的、参与的、有益于变革的环境。

（2）有效的领导力和国家主导权：我们在埃塞俄比亚的经验显示，强有力的国家主导权毫无疑问是有效的伙伴关系的核心。国家主导权的最重要和最终体现是证实承诺和实现结果的能力。维护国家主导权必须有非常务实的方法，并在发展的各个阶段保持主导权。首先应该从制定连贯性国家战略规划开始，然后是获得有效的资源（包括建立机制，联合统筹不同的资金，通过减少日常开支和交易成本提高资金的价值），接着是实际的实施、监督和评价。各个时期国家强大的领导力和参与度的重要性将在第四部分详述。

（3）强有力的国际参与：参与国际论坛，并加入主要的工作组和全球卫生机构的治理结构，这已被证明是国家融入迅速变化的全球卫生大环境的重要方法。重要的是，这种参与使国家加深理解不同发展伙伴的职责、运营模式、特长与比较优势，并且同国家的切实需要相结合。强有力的国际参与也为发展中国家提供了参与全球层面制定卫生政策的一个重要机会。

（4）引领并影响伙伴关系：挑战自我和我们的合作伙伴，打破官僚主义的壁垒，"拓宽思路"，从而围绕特定的国家重点协调我们的努力，这既需要强大的国家主导权，也需要对全球卫生结构和不同合作伙伴运作模式的正确认识。为了在协调性与保持合作伙伴和供资方式的"健康的多样性"之间保持平衡，国家可以改善总体资金的可预测性。保证不同来源的支持能提高国家的谈判能力。这需要一定的战术，包括定期的联系、交流进展、对国家重点领域积极援助的正式认可、重申工作的策略，以及迫切要求建议和应对挑战的联合解决方案。另外，国家和合作伙伴均需承诺进入"永久学习模式"，以应对新的挑战并从其他国家的最佳实践中学习经验。建立包含所有国家

伙伴的有效参与式治理过程，这也是加强伙伴关系、树立共同责任的关键。在埃塞俄比亚，早期建立并不断完善的规范卫生部门治理机制被证明是一个明显优势。我们同全球基金建立的独特的国家协调机制的工作经验，也积极影响着我们卫生领域的治理结构和伙伴关系。

（5）以结果为导向的直接外交——同合作伙伴坦诚对话：正式的协调论坛需要直接的外交和不太正式的频繁交流，进而建立并强化国家伙伴之间的交流。在埃塞俄比亚，我们的经验表明，同合作伙伴的定期非正式交流能有助于建立信任、加强合作，并产生更为开放的变化。同国家伙伴坦诚对话的文化，对于共同解决合作伙伴所面临的挑战是必要的，可以积极地促进同行保持压力，遵守承诺。所有各方均需接受挑战，践行对国家确定的重点领域的承诺。另外，所有合作伙伴应当改变"通常的经营模式"，为了实现结果而在关键时刻显示出更大的灵活性。实现达成共识的结果是一切的底线，也是所有努力和支持关注的焦点。清楚定义的目标是关注结果的有效外交的基础，一个共同的监督体系是展示并分享公认的联合成就的基石。

这些均需要在发展过程的各个时期拥有强大的国家主导权——从规划和筹资，到实际的实施和对结果的有效监督与评估。

4. 国家主导权：整合核心内容

我们在埃塞俄比亚过去十年的经验清晰地表明，国家的主导权是在国家层面驾驭和推动有效的国家卫生伙伴关系的必要核心。尤其是当我们开始"终极推动"2015 年需要实现的千年发展目标时，更应如此。从埃塞俄比亚的经验中可知，实现国家主导需要四个步骤，分别如下。

规划：迈向真正的国家主导的首要和最具决定性的步骤是对国家规划过程的主导。为此，国家必须从清晰而统一的发展愿景出发，并制定实现愿景的详细路线图。在埃塞俄比亚，我们的愿景是消除贫困，并在今后的 10 ～ 15 年内成为中等收入国家。另外，我们的政府清晰地阐明了实现目标的具体策略。为了实现国家主导，发展伙伴需要给予受援国一定的空间，确定自我需要和重点，制定适合自己国家的计划。在此期间，国家必须从世界范围内获取最佳实践经验，并采取已证实适合他们自己实际需要和环境的方法。

一旦拥有清晰的国家规划，合作伙伴就应该接受并支持该方案，以促进真正的国家主导。在埃塞俄比亚，我们在计划过程中保持言论自由。我们邀请不同的合作伙伴，听取他们的想法，并以其他国家的最佳实践作为基准。

提供资源： 作为第二步，国家也需要在为计划提供资源时发挥领导地位。由于资源总是稀缺的，仔细地制定优先重点将是关键。灵活并可预测的筹资可以推动国家负责任地管理，并将资源引导到最需要的地区，从而促进问责制与主导权。我们在埃塞俄比亚的经验证明，如果国家有很大的灵活性和影响力，直接的预算支持是促进国家主导权的最有效方法。而如果我们的合作伙伴并没有选择直接的预算支持作为援助资金的机制，那么为了同国家的规划相一致，我们会尝试同其谈判，试图将提供的资金用于整体的卫生系统。即使是"纵向募集的资金"，最初用来推广针对某些特定疾病的服务，也一直使之有益于整个卫生系统。

为了节约并有效利用有限的资源，国家最好也能在其计划中明确重点。我们在制定埃塞俄比亚国家卫生规划时，学会了明确两个方案："A 方案"和"B 方案"。在由于意外的资源受限，我们无法完成较为广泛、宏伟的 A 方案时，作为应急，可以选择 B 方案关注最急迫的重点领域。

实施： 实现国家主导权的第三个关键步骤是实施。应当由国家来实施卫生项目。合作伙伴必须防止在一个国家内设立重叠的卫生构架。有些人认为国家缺乏实施的能力，对此应当是强化现有的能力和系统，而不是通过建立重复的结构来弱化。另外，所有发展伙伴应当同国家一样，坚持同一个操作流程和政策。如果这些系统和流程不够，那么合作伙伴应当同国家合作填平补齐。加强国家的实施能力比建立重复的体系更为有效，并可持续地使用资源。

监督与评估： 最后，国家必须有能力通过有效的监督和评估系统追踪其绩效。重要的是，合作伙伴和政府达成一致，形成以结果为基础的框架，以便各自承担责任。责任必须建立在我们要一起努力完成的特定结果之上。目标、结果和指标应当在计划阶段一开始就达成一致。

如果国家真的主导其卫生计划，他们就会为此负责。我们将会看到，坚定的承诺会产生结果，并保证项目的长期可持续性。在埃塞俄比亚，如果没有这种真正的主导权，我们就无法在卫生领域看到令人鼓舞的进展。

承诺与结果之间的联系： 在过去的数年中，埃塞俄比亚的政府卫生支出占总预算的比例从 7% 上升至 11%，这展示了国家对健康的重视。这至关重要，体现了国家正在领导发展与健康进程，并加大投入。已经关注了影响大、成本低的干预措施，在社区水平建立了初级卫生保健提供体系。为此，我们战略性地使用各种来源的支持。我们取得现在成绩的关键，是我们采用了强有力的国家主导战略，以及一系列有效的谈判策略，这要求我们的合作伙伴和我们自己更加灵活、富有效率和有效地利用资金。

为了贯彻国家总体卫生政策，我们将"整合的卫生体系方法"作为行动的重点，推广卫生服务，其总体目标是加速扩大服务的覆盖面，实现更广泛的针对特定疾病的控制结果，并同时建立国家卫生体系。这种方法的基础是坚持重视以社区为中心的工作，保证初级卫生保健的全民覆盖。这一核心目标由我们以社区为基础的卫生推广项目来推动，卫生推广项目现已在全国范围内迅速培养并招募了超过 34 000 名卫生推广员——每个村有 2 名，几乎是在 3 年的时间内将埃塞俄比亚的卫生人力翻了一番。通过使用社会动员和创新的"模范家庭"方法，我们在社区内传播健康的行为方式，促进了基本卫生服务的利用。卫生推广项目在基层水平建立的广泛的卫生信息和转诊系统，也有助于改善后续的二级和三级医疗保健的可及性。

同时，埃塞俄比亚政府加大了对基础设施开发建设的投入，目的是在全国建设 15 000 个卫生站和 3200 个卫生中心，这些大部分已经完成。该投入的回报是极其鼓舞人心的。我们已经使用了艾滋病、结核病、疟疾、疫苗和综合的卫生资金支持，逐渐加强我们的卫生体系，扩大重要卫生干预措施的规模。随着计划免疫和服务可及性的扩大，5 岁以下儿童死亡率从 1990 年的 204‰，降到 2008 年的 101‰。综合性的干预措施将孕产妇死亡率从 1990 年的 1068/10 万，降到 2008 年的 470/10 万。扩大艾滋病相关重要干预措施的可及范围已使近几年艾滋病患病率下降，分发的 3600 万顶药物蚊帐和其他大规模的抗疟措施也使疟疾的患病和病死人数显著下降。我们也实现了结核病治疗的全区域覆盖，并取得良好的治疗成功率。

另外，我们正在建设我们的采购能力，理顺我们的卫生信息管理和货物采购供应链体系。我们正在建立综合性医疗保险体系，也有望改善卫生服务的可及性。

鉴于这些成绩，我们开始看到了健康人口积极的经济效应。正因为我们能引导资源投向我们最需要的关键领域，才使所有的这些进展成为可能。我们承诺满足这些需要，因为这些是我们所必需的。此外，作为主人，我们也应比任何合作伙伴都能感受到其紧迫性。

5. 结论：多元外交的策略

我们已经根据埃塞俄比亚的经验，阐述了有效的国家伙伴关系的关键组成部分，以及维护国家主导权所需的步骤。然而，仅仅对国家主导权作出声明是不够的。埃塞俄比亚的经验显示，要想让不同的合作伙伴支持一项国家计划，需要一种特殊的外交模式。这一节总结了该国卫生部部长的解释，这提供了坚持维护国家主导权、建设多元国家伙伴关系的一些策略性思考。

为什么很少有国家能像埃塞俄比亚那样充分发挥国家主导权？您对其他国家有何建议？

我认为有两点很关键——承诺与结果，更重要的是两者之间的联系。如果从政府高层一直到基层没有统一的国家愿景和对改革强有力的承诺，那你就无法想象有真正的、有实质意义的国家主导权。另外，若要建立真正的国家主导权，重要的是国家应"坐在驾驶座上"，并准确了解要去哪里以及怎么去。政府必须全力以赴，领导发展过程的各个阶段——从计划到实施，贯穿其中对结果及影响的测量和监督。

国家的主导权是否需要超越政府部门的界限，公民社会、私立部门和社区自身有何作用？

主导权的发展过程当然要扩展到社会的每一部分。我们知道，如果没有社区自身真正的参与，我们是没有希望在埃塞俄比亚实现千年发展目标的。我们坚定地相信社会动员所产生的变革的力量。然而，如果没有真正政府承诺和领导，公民社会的参与就没有意义。只有当政府处于领导地位并真正承诺变革时，公民社会和私立部门才会参与并对发展进程作出贡献。

金融危机对国家伙伴关系会有什么影响？如果卫生筹资减少，会产生什么问题？

增加卫生领域外部资金的可预测性和可持续性是国际卫生伙伴关系及相关行动倡议与我们国家签订协议的重要目标。我相信，可以通过完全实施我们的国家协议获得效率收益，从而在中短期内缓解外部资金总量减少产生的影响。通过国家主导的程序对国家战略做出预算并分配，并保证国内外的资源有效一致，就可以大量减少行政成本并使优先重点的设定更为清晰。在埃塞俄比亚，我们在致力于提高协调性的同时，也在培养一种不同途径的、具有相对优势的、健康的多元化合作伙伴关系。资金的可预测性尤其重要，因为无论是单个机构的经费，还是统筹资金，都有局限性。为了应急规划，我们正尝试更大程度地利用本国的资源支持卫生领域。我们已经增加了政府卫生投入，正在建立一个综合性医疗保险体系。我们现在正在建立埃塞俄比亚第一个国家医疗保险机构，该机构将关注正式部门的医保。与此同时，我们正在试行一种以社区为基础的保险机制，以适应我们广泛而多样的非正式部门。在不远的未来，随着这两种互为补充的机制的引入，我们希望能在穷人与富人、健康人与患者之间建立共担风险的机制，消除卫生保健可及性的资金障碍。然而，世界各国领导人一起解决全球经济低迷的问题，这让我们看到了希望，我们能够继续依靠全球团结的力量，支持卫生领域的投入。正如我们在埃塞俄比亚所看到，常常在艰难的情况下，通过正面的对话可以建立强大的伙伴关系。

您同合作伙伴之间遇到的最具挑战性的问题是什么？是如何解决的？

让自身利益不同的合作伙伴支持我们的国家计划，这永远是一项挑战。维护国家的主导权要求持续关注国家所确定的重点领域，并对针对我们想要的结果所设计的战略充满信心。这事关了解你所想完成的目标，并且做好充分的自身准备工作，并选择最可行的方案实现目标。在埃塞俄比亚，我们在计划的制订过程中总是广泛听取意见，并不断努力研究和参考其他国家的最佳实践。除此之外，经常有合作伙伴会由于种种原因不愿支持我们所选择的策略。更广泛地说，我们至少会碰到三种类似的挑战，我可以举例说明每一种情况。

"过于雄心勃勃"： 首先是对"过于雄心勃勃"的反应。有很多例子说明这点。许多合作伙伴在看到我们建议的要实现某项特定结果的战略时，会说他们无法支持这些战略，因为他们认为战略过于庞大，超过了我们的能力范围，因此不可能全部实施。这常常是因为他们低估了我们的承诺和决心。一个典型的案例就是，当我们发布旗舰式的卫生推广项目，提出要在全国范围内培训并安置 30 000 名卫生推广员时，一些合作伙伴的最初反应就是这样的。很多合作伙伴对我们解决我国卫生工作人员严重短缺所采取的"洪流加储存"的方法表达了强烈的保留意见。他们担心我们不可能在短期内培训出那么多的卫生工作人员，即使我们培训出这么多人，最终也会扭曲我们的劳动力市场并有可能出现大规模的失业。但我们显然已经想到了这些问题，并在制订我们的计划时已经考虑在内。所以我们坚定不移地向前推进，因为我们相信，我们所选择的方法必定是最适合我国特定的需要和情况的。我们通过一项系统的、以人群需要为基础的评估，制定出我们的目标。我们还坚信，我们应该摆脱志愿者模型，采取有薪金的公务员模式，引入卫生推广员。这事实上是卫生推广项目获得成功的关键因素。最后，我们实际如期达到了预计的目标。截至2008年12月底，我们完成了对30 190名卫生推广员的培训，所有受训人员均被安置到国内的各个卫生站。然而，当我们实现这一目标时，合作伙伴看到了我们通过这一项目认真地关注以结果为导向，即使是起初不愿意支持我们的合作伙伴，也开始动员各种资源帮助我们取得更多的成绩。

特殊的项目：第二种挑战是合作伙伴告诉我们愿意提供特殊项目的想法，并承诺向这些他们认为重点的特定疾病或决定因素的干预项目提供大量资源。当我们发现这些项目的关注点同国家计划中急需关注的重点并不一致时，我们就处于非常艰难的境地，尤其是当我们仍然想保证资源以填补巨大的资源缺口时。在这种情况下，我们会向我们的合作伙伴解释哪些是我们的核心重点，并说服他们调整投入的方向，从而维护主导权。我们发现，坦诚地坚持我们的重点领域得到了回报。例如，卡特中心向我们提出，要大量投入支持被忽视的热带病项目。我们很赞赏他们对这些疾病的重视和关注，但是同时，我们也面临着购买大量抗疟蚊帐所需的资金严重短缺。我们同他们进行了坦诚的沟通，询问他们是否可以考虑从利用这些资金帮助我们购买更多的蚊帐开始。他们同意了，而事实上，卡特中心最终成为我们抗疟蚊帐采购和分发项目中的最大的投资机构。另外，卡特中心还参与了我们的创新型抗疟措施行动，并将此应用到其他虫媒热带病中，如类似的麦地那龙线虫病。

"艰难的爱"：我们所面临的最普遍的挑战是让我们的合同确实生效，并实现其最终目标。我们承诺的力度是我们取得进展的关键——从具有挑战性的国家协议谈判，到建立千年发展目标风险基金，再到现

在有越来越多合作伙伴参与的联合筹资协议的制定。然而，我们所看到的是，协议的签订并不意味着工作结束，将自动地实施。各个合作伙伴有广泛的兴趣，他们不会全力投入到国家主导的进程中。协调与一致需要经常性的对话，以及艰难与坦率的谈判。有些人称之为"艰难的爱"，指的就是，如果可获得的资源能通过最有效率、效益的方法得以使用，拯救生命并建立强大的卫生体系，那么政府和合作伙伴的真实行为必须要改变。我们最终的胜利将取决于我们是否能够保持现已建立的真诚的伙伴关系，以及我们所有各方是否愿意艰难地、不再"一如往常"地做事。我们所有各方的底线应该是结果。我们应当希望合作伙伴能严格地承担起责任，兑现对国家投入的回报，并在实施过程中完全信任国家。反过来，国家应当行使完全的主导权，密切地追踪合作伙伴，保证他们履行诺言。若要在2015年实现千年发展目标，发展中国家的政府应当落实真正的主导权，承诺彻底改变本国人民的健康状况。发展合作伙伴也必须以坦诚而真实的承诺精神，推进实现国家主导权。

第16章对在埃塞俄比亚国家卫生计划的背景下联合利益相关方作出了进一步的分析。下一章进一步讨论以结果为导向管理合作伙伴等议题。

鸣谢：作者感谢亲身参加埃塞俄比亚卫生部门和国家伙伴关系能力建设的专家，他们提供了很多评论和看法，他们是：Nejmudin Kedir Bilal 博士、Medhin Zewdu 博士、Marion Kelly 女士和Catorina Waddington 博士。

参考文献

Abebe A (2005) *Bilateral Donor Coordination Experience of the Federal Government of Ethiopia*. Ministry of Finance and Economic Development. Addis Ababa. January 11, 2005.

Accra Agenda for Action (2008) Toaccelerate and deepen implementation of the Paris Declaration on AID effectiveness. Accra. September 4, 2008.

FMOH (2005) Code of Conduct to Promote Harmonization in the Health Sector. Federal Ministry of Health, Addis Ababa. September, 2005.

FMOH (2007) The Health Sector Development Program (HSDP) Harmonization Manual (HHM). September, 2005 (EFY 1997). First Edition. Federal Ministry of Health, Addis Ababa.

MOFED (2006) Ethiopia: Building on Progress: A Plan for Accelerated and Sustained Development to End Poverty (PASDEP 2005/06–2009/10) Volume I: Main Text Ministry of Finance and Economic Development (MoFED), September 2006.

Paris Declaration on Aid Effectiveness (2005) Ownership; Harmonization; Alignment; Results & Mutual Accountability. February 28–March 2, 2005. Paris.

4

结果导向的管理：协调卫生发展的"通用货币"

Daniel Low-Beer[①]

概　述

　　将结果作为发展项目的中心并改进援助有效性是大势所趋。这体现在千年发展目标、全球项目的运营模式，以及"将结果导向的管理作为一个全面性的原则"以促进援助有效性的行动中（OECD，2005）。然而，合作伙伴衡量引人注目的发展结果的能力，以及管理并协调他们活动结果的能力，仍然受到怀疑。本章评估了结果议程的来源，以及创新型卫生伙伴关系的贡献。除了衡量结果以外，本章定义了更为基本的结果议程，以使用结果来管理多元化的合作伙伴，促进援助有效性。本文提供了一些案例和评论，描述了不同的创新型伙伴关系和国家在管理卫生发展结果方面不同的方法。最后一节明确了创新型卫生伙伴关系中结果议程的一些重要原则。

1. 引言——以结果为导向协调合作伙伴

　　2004 年，全球抗击艾滋病、结核病和疟疾基金以及美国总统艾滋病紧急救援计划成为埃塞俄比亚艾滋病规划两个最大的出资方。由于艾滋病规划每年的筹资从几百万到上亿美元不等，他们两者有各自的卫生发展模式。他们在埃塞俄比亚支持了各自的卫生中心（"美国总统艾滋病紧急救援计划"诊所和"全球基金"诊所），这些中心各自采购药物、实验室和测试设备，并各自报告结果。

　　2005 年，埃塞俄比亚政府决定以国家结果和一个国家路线图为参照，协调援助方。开始时，只是协调和统筹程序，之后增加了一个监测和评估框架。以结果为开始，明确了国家拟实现的结果。然后要求援助方协调其行动，以实现这些结果。几乎没有工作组，只有一张框架性的路线图，以及合作伙伴同意在 6 个月内达到明确的结果。

　　这个国家结果框架推动了援助方协调其各自项目，保持其相对优势，实现目标。合作伙伴有各自的程序，但是全球基金通过所有卫生中心支持成本较低的、普通的一线艾滋病治疗方案，而美国总统艾滋病紧急救援计划支持较昂贵的二线艾滋病专利药物。美国总统艾滋病紧急救援计划也给所有医疗点提供直接的技术援助，包括实验室和测试支持，而全球基金却没有提供。全球基金和美国总统艾滋病紧急救援计划在埃塞俄比亚相互独立的医疗点很快消失了。协调的效果很显著——用同样的钱，艾滋病患者的治疗人数增加了 50%，从 20,000 人增加到 30,000 人。各个组织的政治和程序要求都是不同的，但可以围绕结果这一"通用货币"进行协调。

　　在一些国家，结果不仅用来衡量，还用来管理多元化的卫生伙伴关系。在俄罗斯，非政府组织网络建立了一个以互联网为载体的联合结果系统，以分享信息、协调各种组织防控艾滋病的行动（见第 18

---

① 文中内容仅代表作者观点，与所属的机构无关。

章）。马拉维使用了一个共同的结果框架，协调合作伙伴的行动，这有助于在全领域方案（SWAp）之下的联合筹资（Low-Beer 等，2007）。在卢旺达，基于绩效的筹资模式被用来协调合作伙伴在诊所和社区的服务供给（Rusa 等，2009）。

然而，对此也有反对意见，有人认为对结果的关注会导致指标的泛滥，增加短期的、可测量的活动并产生"监测与评估的产业"（Attaran，2005；Fidler，2007）。在很多国家，一些来自全球基金、全球疫苗免疫联盟、美国总统艾滋病紧急救援计划和双边、多边机构的新型卫生行动要求独立的报告系统（OECD，2008）。卢旺达是一个能通过结果有效管理援助方的国家，该国保证了资金用于广泛的卫生结果（Binagwaho 和 Ratnayake，2009）。然而，该国声称需要报告上百个指标，产出大量报告，并协助多项考察。全球基金的 5 年独立评估发现更为普遍的是，"由于不同的援助方用跟踪收集各自的活动和服务信息，缺乏标准、透明和联合的报告体系，造成了信息的分散"（Macro，2009）。如果结果是促进援助有效性的重要基石，那么改善协调对结果议程的实现至关重要。

"结果导向的管理"是新型卫生伙伴关系的既定目标，盖茨基金会和帕卡德基金会（Packard Foundation）等私立基金会十分重视这一点，这也是全球疫苗免疫联盟、全球基金和美国总统艾滋病紧急救援计划运营模式的核心（Low-Beer 等，2007）。这些伙伴关系中有各种利益相关方——政府、公民社会、私立部门、多边和双边机构——他们并不能通过政治或程序的方法来协调，却可以基于他们对特定健康结果的承诺加以协调。

创新型卫生伙伴关系在运营模式中有多大程度能建立结果导向？对结果的关注能否成为协调并整合不同合作伙伴的"通用货币"？结果议程在多大程度上促进援助有效性，改善卫生治理？这三个问题是本章的核心。本章首先评估了结果议程的起源，列举了创新型伙伴关系将结果议程融入其运营模式的案例。之后，本章批判性地回顾了一项更彻底的结果议程，该议程使用结果协调各种卫生行为体，并较好地管理了援助。各种伙伴关系除了他们对健康结果的贡献之外，很少有相似点。

2. 结果议程的历史

一直以来，结果议程是技术性问题。在过去的十年内，这成为如何更好地管理援助的政治学和管理学话题。在衡量援助、管理援助项目，以及促进援助总体的有效性方面，结果变得至关重要。《巴黎宣言》在传统的"一致性和协调性"议题之外（如 2003 年《关于协调性的罗马宣言》），作出重要的承诺，要求"结果导向的管理"（OECD，2005）。监测结果是"管理"的重要部分。结果不仅仅是在项目结束时测量发展结局的监测问题，还是如何管理援助的重要投入和焦点。在 2008 年许多国家和合作伙伴签署的《阿克拉行动议程》中，结果导向的行动得到进一步的发展。《阿克拉行动议程》称："取得发展的结果——并对结果公开负责——必须是我们所从事事业的核心。所有国家的公民和纳税人都应当比以前更期望看到发展的切实结果"（OECD，2008）。

这句话有两方面的意思。其一，一些新的合作伙伴，尤其是私立基金会，正在将结果融入其运营模式和创新型伙伴关系的"核心"。这包括以绩效筹资的全球疫苗免疫联盟和全球基金。与此同时，这句话第二部分对"切实结果"的期望，是对发展质疑的回应。有些人质疑，社会投资和援助能否取得令国民、纳税人和急需服务的人们信服的结果（Moyo，2009）。本章将对这些质疑和批评给出回应。

2.1 衡量和管理结果

卫生领域的结果议程有较长的历史，是 2000 年起的发展运动（千年发展目标和关于援助有效性的《巴黎宣言》）的成果。结果的"测量"和"管理"议程在这一时期融为一体。

在卫生规划和新的发展措施中，测量和结果越来越重要。从 20 世纪 80 年代起，联合国儿童基金会就以结果为焦点，在疫苗和口服补液盐疗法中指导关键的卫生干预措施——这是联合国机构内的最早案例。联合国开发计划署在 20 世纪 90 年代的《人类发展报告》中追踪了减贫数据，并开发了将健康、教育和收入结合到一起的人类发展指数。此外，20 世纪 90 年代世界卫生组织和世界银行的合作，领导了对全球疾病负担的综合性测量，第一次"连贯地、有对比地描述了疾病负担和引发疾病的危险因素，这是对卫生决策的重要贡献"（Murray 和 Lopez，1997，1998）。

世界银行《投资于健康》（World Bank，1993）的报告中，特别指出了疾病负担的估计对健康和发展问题的整合具有重大意义（健康是经济发展的贡献和结果）。循证的结果支持了健康有益于发展的问题，也证明了健康是人类发展的一部分。正如 Sen 所说，"发展的各个水平有三项必备能力：长久而健康地生活、拥有知识，以及对适宜生活标准所需资源的可及"（Sen，1999）。测量的倡议行动促使健康和测量成为 1996 年国际发展目标和 2001 年千年发展目标的核心。

在发展的主流之外，"结果导向的管理"层面还有第二段历史，这主要是公共部门的创新，尤其是教育和卫生领域，以及私立基金会回馈的社会投资（Jongbloed 和 Vossensteyn，2001；Low-Beer 等，2007）。特别是在美国，从 20 世纪 70 年代起就开始在公共部门中引入基于绩效的筹资和奖励，起初是在田纳西州，后来在 20 世纪 90 年代扩展到教育和卫生领域。20 世纪 90 年代中期，结果导向管理的议程随着私立部门的慈善性风险投资和社会责任投资的显著增加而不断发展。这些趋势在 1999 年纳入道琼斯可持续性指数的主流财政指数中，2001 年的 FTSE4Good 指数也将其收纳。在发展领域，世界银行 1993 年的《世界发展报告——投资于健康》中推荐了基于

结果和绩效的筹资模式（World Bank，1993）。世界银行继续在其项目中增加绩效激励，并协助举办了 2002 和 2004 年结果导向管理的国际圆桌会议，直接推动了关于援助有效性的《巴黎宣言》。新型卫生伙伴关系将两个议程合二为一——技术型的伙伴关系从事结果的测量，而私立部门和私立基金会的合作伙伴推行新的管理方法。

2.2 千年发展目标——结果导向的全球运动

2000 年之后，千年发展目标和新型卫生伙伴关系带来了结果导向的测量议程和管理议程。在援助的总体水平上，千年发展目标是"史上得到最广泛支持的、综合的减贫目标"（千年项目 p.2.）。千年发展目标建立在 1996 年国际发展目标之上，并增加了特定的承诺、目的和目标。千年发展目标集中关注了 2000—2015 年的发展结果。

但也有人提出批评，虽然千年发展目标成为"全球发展事业的时代潮流"，但这些目标"恐怕会缺乏科学的有效数据"，尤其是在卫生领域（Attaran，2005）。除了筹集和使用资金，千年发展

发展结果导向管理的主要发展历程	
测量议程	管理议程
1993 年：《世界发展报告——投资于健康》（世界银行）描述了基于发展结果而投资健康的议程	20 世纪 70—80 年代：从 20 世纪 70 年代末到 80 年代，美国田纳西州开始在教育领域实施基于绩效的筹资模式，之后在 90 年代引入到卫生领域
1996 年：世界卫生组织和世界银行联合的全球疾病负担项目量化并比较了不同环境和原因下的疾病负担	20 世纪 90 年代：慈善性风险投资发展并纳入到财政指数的主流。1999 年纳入到道琼斯可持续性指数
2000 年：《世界卫生报告——卫生系统：改善绩效》测量所有国家的卫生体系绩效并进行排序	2000 年：新建私立基金会的影响，例如盖茨基金会关注全球健康，并帮助建立了创新型伙伴关系
发展结果为导向的管理	
2000—2001：根据 1996 年的国际发展目标，设定千年发展目标，其中千年发展目标 4、5 和 6 都与卫生问题有关	
在全球性项目中进行结果导向的管理	
2000 年：全球疫苗免疫联盟开始使用基于绩效的资金体系	
2001 年：全球基金建立并使用基于绩效的资金体系	
2004 年：千年挑战账户使用结果导向的管理	
结果导向管理的国际平台	
2002.4.7：发展结果导向的管理国际圆桌会议	
2005 年：《巴黎宣言》中的援助有效性五项原则之一就是"结果导向的管理"，2008 年在《阿克拉行动议程》中又得到了扩展和强调	
2007 年：国际卫生伙伴关系和卫生体系联合平台（2009）建立，是支持国家卫生结果的系统平台	

图1 发展结果导向管理的主要事件

目标的实现还有赖于确保资金的管理和测量的问责机制。Attaran 认为，全球目标背后的责任机制并没有受到足够的重视。最后，他的评论认为，这一缺陷不仅是一个技术测量的问题，而且是对世界上贫穷人口负责的伦理问题。

对千年发展目标结果的挑战有两个方面——在全球水平测量进展，以及保证发展基金是在项目中以结果为导向管理的。新型卫生伙伴关系聚集了许多合作伙伴（多边组织、基金会、私立部门和公民社会），在治理中将创新引入了结果导向议程。新的合作伙伴如盖茨基金会的影响力，在建立基于绩效的资助模式中十分重要，这融入了全球疫苗免疫联盟和全球基金的运营模式。他们不仅仅测量追踪千年发展目标的结果，而且在向国家提供资金的过程中还面临着将结果作为问责的挑战。另外，大多数全球性项目，如全球疫苗免疫联盟和全球基金，并没有国家办事处，完全依靠透明的信息获得结果，作为管理决策的基础。他们需要结果透明，才能进行远程的运作。

与此同时，世界银行大力投入基于结果的筹资，尤其关注卫生领域。世界银行所关注的结果和目标也体现在美国总统艾滋病紧急救援计划（治疗 200 万人口，预防 700 万人感染艾滋病，并为 1000 万成人和孤儿提供保健）、2004 年千年挑战账户、世界卫生组织的 3×5 艾滋病倡议行动（到 2005 年底治疗 300 万艾滋病患者）、控制结核和遏制疟疾伙伴关系的目标。从 2000 年到 2010 年，大部分这些组织分别设立了目标并测量结果。然而，在如何才能展现其对千年发展目标总体目标的贡献方面，他们逐渐遇到了挑战。这就需要对结果采用"股权"式的方法，每一个伙伴都是这些全球目标的一个贡献者。越来越接近的千年发展目标，在制定结果导向管理的通用方法中，已经是一股重要的力量。这是 2000 年以来结果议程的第二项挑战——制定合作伙伴通用的结果导向的方法，以清晰地显示其所做的贡献。

2.3 共同的挑战——援助有效性和"结果导向的管理"

"结果导向的管理"已成为广泛的援助有效性议程中越来越重要的一部分，合作伙伴之间的协调也同样在结果议程中越来越重要。每个合作伙伴都能展示其结果，但实现最终影响和千年发展目标需要共同的努力。随着以发展结果导向管理为主题的伙伴研讨会的连续召开（2002，2004，2007），对发展结果的国际

关注也迅速增多。然而，由于不同的机构追求各自的结果议程，对国家健康结果的通用测量方法就成为系统层面的紧迫问题。2004 年提出的协调艾滋病"三个一"原则反映了这一关注，这包含"一个各方同意的国家层面的监测和评估体系"（UNAIDS，2004）。2007 年建立的国际卫生伙伴关系（IHP）已经阐明对卫生系统层面平台的支持（WHO，2008）。它强调了"通过更好地使用现有资金改善结果"，以及在国家内使用"同一个结果监测框架"。"三个一"原则（基于艾滋病领域）正在扩展到三种主要传染病（艾滋病、结核病和疟疾），以及整个卫生领域。

国际卫生伙伴关系，包括全球疫苗免疫联盟和全球基金，努力制定通用框架，以监测绩效，评估较高健康水平的普及（WHO，2008）。这包括对"通用结果"的高度关注、与国家评估协调一致，以及国家测量能力建设，其基本原则如下：

- **共同行动**：首要的焦点应该集中在努力扩大各国对卫生领域的反应性方面。
- **与国家进程保持一致**：国家实施国家卫生领域计划时建立的评估和评价进展的进程，应该是绩效监督与评估的基础。
- **国家参与和独立性之间的平衡**：评估进程应当由国家需要推动，但在实际操作过程中要保持一定的独立性。
- **绩效评估的协调方案**：总体评估时应当使用通用的方法、标准的结果指标和测量工具，并根据国家情况和领导力有所调整，尽可能地减少单独对个别行动、拨款和项目的评估。
- **能力建设与加强卫生信息系统**：国家机构在绩效监督和评估时的系统性参与，对加强卫生信息系统并提高当地人员分析和应用信息及证据的能力很有必要。
- **充足的资金供给**：总的来说，总体资金的 5% ~ 10% 应当用于监督绩效、评估、实用性研究和加强卫生信息系统。

同样，"结果导向的管理"正式成为援助有效性的五大原则之一（《巴黎宣言》），也是三项主要挑战之一（《阿克拉行动议程》），这分别将在下文中详述（OECD，2005，2008）。测量和管理相结合的基本原则是"结果导向的管理意味着关注想要的结果，利用信息优化决策，管理并实施援助"，同时还要求"援助方将他们的监督同国家信息系统保持一致"。

2005 年《巴黎宣言》	2008 年《阿克拉行动议程》
结果导向的管理（五大原则之一） 以结果为导向，管理资源并改善决策 结果导向的管理意味着以关注必需的结果和使用信息的方式，管理和实施援助，改进决策 *伙伴国应承诺：* ● 加强国家发展战略同年度和跨年度的预算程序之间的联系 ● 尽力建立结果导向的报告和评估框架，监督国家和部门发展战略的关键指标的进展；这些框架应当追踪可管理的指标数量，保证数据是具有成本效益而可及的 *援助方承诺：* ● 将国家项目和资源同结果联系起来，并与伙伴国有效的绩效评估框架相互协调，而不是引入与伙伴国国家发展战略不一致的绩效指标 ● 同伙伴国合作，尽量依靠伙伴国的结果导向报告和监督框架 ● 协调援助方的监督和报告要求，直到他们能较大范围地依靠伙伴国的统计、监督和评估体系，而伙伴国应当尽最大可能以联合报告的形式进行阶段性的报告 *伙伴国和援助方共同承诺：* ● 以参与的形式共同努力，加强国家结果导向管理的能力和需求 **结果导向的管理：进展指标与 2010 年的目标** 结果导向的框架——有透明和可监督的绩效评估框架的国家数目，用以评估以下进展：（1）国家发展战略；（2）部门项目 用"三个一"原则减少差距——到 2010 年底，用"三个一"原则减少缺乏透明、可监督的绩效评估框架的国家数 **与结果导向管理相关的其他重要原则** 自主权原则："伙伴国承诺将国家发展战略转化为有重点的、结果导向的操作性项目" 一致性原则："援助方承诺在国家体系内采用经协调的绩效评估框架，以避免伙伴国内出现过量的相互间可能有冲突的目标"	**结果（三项主要挑战之一）** 证据表明，我们需要解决三项主要挑战，才能加速援助有效性的进程： 1. 国家自主权是关键。发展中国家的政府将对他们的发展政策有更强的领导力，并让议会和公民参与到政策形成的过程中。援助方应当支持这些国家，尊重国家的重点领域，在其人力和制度建设中增加投入，尽可能使用发展中国家的系统实施援助并增加援助资金的可预测性 2. 建立更加有效、包容的伙伴关系。最近几年，越来越多的发展行为体（中等收入国家、全球性基金、私立部门和公民社会组织）增加了援助，并带来了有价值的经验。这也增加了管理和协调的问题。所有的发展行为体将通过更加包容的伙伴关系开展合作，使我们所有的努力在减贫方面有更大的影响 3. 取得发展结果并公开对其负责应当是我们工作的核心。所有国家的公民和纳税人都前所未有地希望能看到切实的发展结果。我们需要证明我们的行动能转化为对人民生活的积极影响。对于这些结果，我们也要相互负责，并向我们各自的议会和行政机构负责 **我们将通过下列行动，改善结果导向的管理：** 1. 发展中国家将通过改良信息系统加强政策设计、实施和评估的质量，包括将数据按性别、地区和社会经济地位恰当分类 2. 发展中国家和援助方将开发具有成本效益的结果导向管理工具，评估发展政策的影响，并在必要的时候加以调整 3. 援助方使其监督体系与国家信息系统协调一致 我们将以结果为导向，对公众更负责、更透明 **有关结果的其他重要相关信息** 国家系统：援助方同意使用国家系统作为支持公共部门管理援助项目的首要选择 全球性基金：我们呼吁所有的全球性基金支持国家自主权，积极协调和统筹其援助，充分利用共同的问责框架，同时继续强调取得成果

图2　从《巴黎宣言》（2005）到《阿克拉行动议程》（2008）的"结果导向管理"（OECD，2005,2008）

基于结果的筹资方法的逐渐应用导致了一些严重的治理问题——如何将国家体系同卫生绩效的评估协调起来。另外，许多国家监督和评估体系的缺陷日益明显。这也印证了《阿克拉行动议程》对国家能力建设的关注。为了进一步推动这一技术议程，盖茨基金会资助了卫生矩阵网络（HMN），围绕商定的通用结果框架，协调国家的支持（HMN，2008）。

在这些突出的进展背后，结果已成为一个政治和技术的问题。结果成为国家卫生外交的焦点，包括谁明确定义、谁进行评估，以及如何开展基本调查和监测。一些国家成功地明确了他们的结果和目标，并采用这些结果和目标协调外部的合作伙伴和资金。其他国家则淹没于各种独立的报告和要求中。大量的报告甚至出现在边远的非洲卫生中心，这些报告最终都流向日内瓦或华盛顿，但只是名义上通过国家体系。这引发了在技术和政治上对基于结果筹资的批评，也导致了一项更直接的政治议程，就是将结果作为协调一个国家各种各样合作伙伴的基础。

3. 创新型卫生伙伴关系——将结果构筑于运营模式中

在创新型卫生伙伴关系中，结果导向管理产生的治理问题最为突出，如全球疫苗免疫联盟或全球基金。在最高层，这些伙伴关系成立于千年发展目标的框架内，新的伙伴合理性在于对千年发展目标的指标和目标的贡献。通常来说，创新型卫生伙伴关系并非以条约为建立的基础（如联合国机构）。正如全球基金的"筹资、投入、证明"模式所示，其"存在的理由"在于他们证明结果的能力。这些基金的增资焦点在于，他们所支持的项目能取得结果，以及项目对实现全球目标的促进作用。

其次，创新型伙伴关系在其治理中引入了一系列的新伙伴，他们代表了结果议程的不同部分。这些新伙伴包括私人基金会，如盖茨基金会，私立部门、公民社会和多边组织，尤其是世界卫生组织和世界银行。结果的测量和管理两部分融合到一起，并在这些创新型卫生伙伴关系的创建原则和构架中得以讨论。在关键时刻，私人基金会和私立部门坚持以"类似商业的方式"关注结果，公民社会则要求将责任扩展到国家项目之外，以保证真正意义上的人民能获得服务，而世界卫生组织和其他技术机构则提供测量的指导（例如，在制定艾滋病、结核病、疟疾和之后对卫生体系的监督与评估工具时，他们做出的早期贡献）。如果无法在关注标准、政治和商业的这些利益相关者之间达到平衡，那么就无法做出很多艰难的决定，例如停止全球基金的第一个项目，因为它没有达到预期的结果。

第三，这些创新型伙伴关系没有国家办事处，所以需要依靠绩效数据"远程"管理国家项目的资金。为此，目标的设定就必须明确，成果必须透明，这也是盖茨基金会一直强调的。这是与地区和国家代表者所支持的"国家存在"不同的发展模式。他们需要可测量的结果这一"看不见的手"来协调合作伙伴，而不是协调会议的结构。对结果的关注也是国家伙伴关系的基石，这使得一个国家引入各种创新型合作伙伴，他们之间除了承诺取得项目的结果（或签署具有法律效力的协议）之外，很少有共同点。筹资机构和他们所支持的规划之间存在差异，因此需要一种不同的运营模式，从根本上管理结果。全球疫苗免疫联盟和全球基金都开发了基于绩效的资金供给方式，但是最重要的是，通过结果测量和管理（Plowman，2008）。

基于绩效和结果的资金供给方式均使用结果作为资助决策的首要依据。两者将资助决策与产出和结果相联系，而与投入无关。基于结果的资金供给更为直接，即直接将结果作为资助的限制条件（或将产出作为援助的基础）。结果通常是以直接支付为形式的，例如，给所有在基线以上接受治疗的人支付10美元。基于绩效的资金供给则需对结果和目标进

	结果导向的方法	主要特点	挑战
全球疫苗免疫联盟	基于绩效的资金供给	对于优良的绩效使用激励和奖励的方式。使用合作伙伴的估计值和国家报告。设定援助的底线	激励对报告和数据质量问题的副作用。改进业绩不良的激励
全球基金	基于绩效的资金供给	每次资金拨付时都有精确的绩效等级评定。每一水平的绩效均有相应行动。所有国家均有透明的监督评估框架	五年评估指出了报告和国家数据质量的负担。在提供的众多服务中，保持影响与质量的平衡是一项挑战
美国总统艾滋病紧急救援计划	基于目标的筹资	制定并向国会汇报总体项目的目标。强力支持国家的监督和评估能力建设，报告关键的指标	将监督与评估同国家报告系统相协调。制定精准的政策，使用结果作为大规模筹资的基础。挑战在于展示艾滋病预防的影响
世界银行	基于结果的筹资和基于产出的援助	将绩效激励下放到地方和卫生工作人员的层面。在条件贷款的发放中加入结果因素	评估显示了项目实施中准确测量目标的需要。在一些项目中使用基于结果的筹资

图3　卫生合作伙伴中的一些结果导向管理的方法

行总体审核（绩效，而非仅仅结果），并分析产生偏差的原因（环境）。资助决策通常建立在绩效评级之上（例如 A- 良好，B- 及格，C- 不及格），而不是直接根据结果决定。绩效评级是确定资助数量的基础。基于结果的资金供给有更多直接的限制条件和激励措施，基于绩效的资金供给则充分考虑到环境，并激发各个层面改进绩效。Plowman（2008）描述了基于绩效的资金供给体系的六个共同特点：

1. 总体目标反映主要利益相关方的利益。
2. 绩效指标可测量，并与目标相关；这些指标包括投入、过程、产出、结果和影响。
3. 每个指标都为目标所设。
4. 测量成果的绩效数据与目标有关。
5. 资金的配置要根据普适的、易于理解的机制，并与完成的目标相关。
6. 对基于绩效的资金供给体系的目标改变作出反应，进行评估和调整，并在实际应用中完善或修正操作性的问题。

然而创新型卫生伙伴关系并不能避免发展和结果议程中的一些传统问题。他们若要使用结果，就需要投资于国家测量体系。对结果和影响的测量需要在部分合作伙伴之间进行协调（例如，资助人口统计学和卫生调查，或开展人口动态登记）。他们需要在每年两次资助决策时，使所需的结果信息与千年发展目标所关注的更长期的结果之间保持平衡。对国家规划的投入来自许多国内外机构，他们面临着如何将这些结果归于他们的投入的问题。获得资金的国家有一个伙伴关系或股份制的模式。

最后，由于他们的资金增长，并开发出各自的绩效系统，他们面临着共同的援助有效性问题。如果要控制国家的交易成本，并进行必要的系统能力建设（为了提高调查、疾病监测、人口动态登记、独立评估和国家分析能力，从而能产出健康和疾病审核报告），就需要使各自的报告体系相互一致。卫生伙伴关系在建立结果导向管理的国家通用体系方面，提出了很多创新和挑战。

3.1 全球疫苗免疫联盟：绩效激励的创新应用

全球疫苗免疫联盟已经引入了最具创新的基于绩效的资金供给模式。这是一种以结果为基础，积极使用激励，并且对国家技术伙伴要求不高的模式。

全球疫苗免疫联盟是一个与众不同的联盟，它由技术性组织（尤其是世界卫生组织和联合国儿童基金会）、私人基金会（其中盖茨基金会起领导作用）、双边组织和一些独立成员组成。盖茨基金会在全球疫苗免疫联盟的建立中十分重要，它推动全球疫苗免疫联盟在其运营模式中实施基于绩效的资金供给。

全球疫苗免疫联盟的指导原则包括结果和透明度："以结果为导向提供我们的资源是最重要的——我们寻求并分享这些结果的信息"（GAVI，2006）。与此同时，全球疫苗免疫联盟代表了采用一个伙伴关系的方法，测量和管理结果，这极大地反映了英国国际开发署、挪威、世界卫生组织和联合国儿童基金会在其理事会上的强力影响。这些伙伴关系的相互作用影响了众多的倡议行动，如挪威支持世界银行基于结果的筹资，英国国际开发署支持国际卫生伙伴关系及其对结果的关注。这种合作伙伴们的特殊平衡对全球疫苗免疫联盟基于绩效的资金供给模式影响很大。

全球疫苗免疫联盟在 1999 年为伙伴国家的免疫规划开发了基于结果的支持窗口，将一个时期可预测的支持投入同基于取得结果的奖励相结合。投入包括两年的灵活支持，以及在接下来的奖励中，国家在完成既定目标的基础上，每多接种一名儿童，就可获得 20 美元的奖励。奖励的支付形式是现金，而不是指定用途的项目成本。研究显示，结果导向的项目改善了免疫接种的覆盖率，尤其是在覆盖率基线较低的国家（Lu 等，2006）。结果通过合作伙伴和对额外的数据质量的审查得到了证实，尽管国家数据的质量还存在局限性（Lu 等，2006）。

最初阶段的"投入"为历时三年的资金提供，主要根据每个国家自己预测需要接种的儿童数所定。在此之后的"奖励"期内，在第一年的项目目标之上，每多接种一名儿童就可获得一笔奖励。奖励资金在要求增加接种儿童数目的同时，还要求独立的数据质量审查验证指标大于 80%。

激励和伙伴关系测量方法的有效使用是全球疫苗免疫联盟模式的两个创新点。激励的使用将援助方的利益同项目联系起来，而不去要求项目的微观管理或繁重的报告。国家在使用资金时有相当大的灵活性，而且在取得结果后能得到直接的奖励。正如全球疫苗免疫联盟首次评估得出的结论，"全球疫苗免疫联盟资金的灵活性和在国家水平最小的报告负担，是全球疫苗免疫联盟支持的重要优势"（Chee 等，2007）。

全球疫苗免疫联盟利用合作伙伴监督和报告结

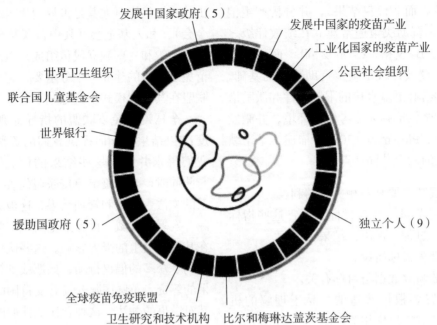

图4   全球疫苗免疫联盟的伙伴关系（数字表示理事会的席位数）

果，经费用于支持世界卫生组织和联合国儿童基金会的员工。这使得结果报告具有较大的一致性，并有可能促使合作伙伴根据目标和结果加大投入。国家的结果可以集中在一个指标上，可以是覆盖率的增长，或由于全球疫苗免疫联盟的支持，接种儿童数目的增加（将全球疫苗免疫联盟支持之前年份的数据作为基线进行比较）。这些都是世界卫生组织年度报告的指标。但是，在利用这些合作伙伴时，更加常规的结果认证一直有问题，合作伙伴不是独立于他们所支持的项目之外的。因此，全球疫苗免疫联盟也依赖独立的数据质量审查，他们不是这些合作伙伴的机构。

该方法已经使免疫接种覆盖率增大，也增加了受援国项目与目标的灵活性，但有可能导致一些问题。全球疫苗免疫联盟的首次评估发现，受到奖励的国家有较高的人口增长率（占接受奖励国家的76%）。当然还有全球疫苗免疫联盟意识到的数据质量问题；最初没有获得奖励的国家中（共有51个国家，其中15个国家没有获得奖励）2/3是因为没有通过其数据质量审核。全球疫苗免疫联盟的第一期评估也建议，有必要改进"给绩效欠佳的国家予以帮助支持"方法。给予激励的焦点是超额完成目标的国家，而不是对所有绩效档次的国家都予以激励。最近的评估（Lim 等，2008）也指出了官方报道和调查估计之间的差异，以及激励可能导致国家报告失真。

总的来说，全球疫苗免疫联盟是首先常规运用基于绩效的资金提供模式的创新型卫生伙伴关系。其最与众不同的方面是积极地使用激励、伙伴关系测量（通过世界卫生组织和联合国儿童基金会）和对国家优先领域及项目的灵活性支持。它也暴露了一些问题，包括激励扭曲，但确实能积极加强国家测量能力建设，以及制定新办法和激励措施，改善绩效较差的国家。

3.2 全球基金：基于绩效的决策

全球基金在管理决策和测量时，应用了一个最为综合性的方法，即以绩效为基础提供资金。它使用基于绩效的资金供给方式，为其在140个国家的所有项目资金配置作出决策（Low-Beer 等，2007）。这引发了在不同的环境下以结果为导向管理三种疾病和卫生系统时所面临的挑战。这些挑战包括使报告方法与国家和其他伙伴组织协调一致，使国家能力建设与短期服务的结果和千年发展目标之间协调一致。全球基金的特点是其决策的关注点——将每一个拨款期的供资决策建立在对绩效的评审和精确评级的基础上。基于绩效的资金供给需要在不同的环境下运作，不会处罚绩效表现不好和卫生体系较差的国家。

基于绩效的资金供给应用了全球基金的两大核心原则——关注结果和国家自主权。全球基金没有自己的指标，但已收集了其技术伙伴的监督和评估工具中所推荐的指标。国家在其项目申请中提出指标和目标，由技术评估小组开展独立、有竞争的审查。国家一般会安排5%～10%的项目资金用于加强测量结果的国家系统（在2009年，约占资金总数4.9%的2.8亿美元用于加强监督与评估）（Global Fund，2010）。

绩效测量是针对目标的，而这些是各国以本国情况为主导制定的、可行的目标。绩效无法进行绝对的比较，例如不能将俄罗斯同赞比亚比，或将中国同马拉维比。绩效同国情和目标相关，而与其他国家无关。国家对目标的自主权可能会导致目标的扭曲——例如设定较低的初始目标，或者是在实施的过程中改变目标。然而，灵活性确实很重要，尤其是要让基于绩效的资金供给在140多个国家的不同环境下起作用。使用这种方法后，在2009年底，全球基金支持的最贫穷的1/3国家，其绩效同平均值所差无几。在项目审核时，对这些国家扣除的资金也较少（Global Fund，2010）。

在每一个供资阶段，结果都用于管理决策。全球基金将所有的资金（按季度、半年、每年支付）按照结果进程分级支付。另外，也要评估项目进展中的影响和总体目标，以便每2～3年重新规划项目资金。全球基金已经在其所有项目中执行了《巴黎宣言》的"绩效评估框架的透明度和可监测性"指标。这些已在该基金网站上发布，同时发布的还有所有参与国的600多个项目的最新结果（http：//www.theglobalfund.org）。每笔拨款均会受到准确的绩效评级（A——超标，B1——达标，B2——不达标但有进展，C——不可接受的绩效），评级对筹资决策有指导作用。当地基金代表（由全球基金直接支付工资）在项目地区的每一年均要进行实地检测，核实结果。绩效评级考虑到实施者对绩效的解释，以及改善绩效的行动。无论绩效水平如何，改善绩效的行动是这一模式的核心。

可以根据各个实施阶段的进展和结果，决定调整经费。其目的是为了根据实施的评级调整资金，而不仅仅是根据进度表支付资金。如果已经超过目标，则可将项目加速——例如，埃塞俄比亚的疟疾项目将5年的预算缩短为3年。如果实施比预期的要慢，则削减资金，或者加强其他措施，改善结果。在极端情况下，终止资助，但仍保证延续挽救生命的服务（如艾滋病治疗）。资金不会为延迟的项目保留，目前已有约10亿美元的资金重新分配，用于支持新的项目。

另外，基于绩效的资金供给其目的在于通过激励，加速绩效较好的项目进程，对于绩效较差者采取改进行动，对于绩效极差者要求重新组建项目结构（带有相关的保险措施），以改善各个绩效阶段的项目，改进管理决策（见图5）。即使是中止的项目（建议不再进行），在之后的数年内也大多数产出更好的项目和绩效（例如塞内加尔的疟疾项目、尼日利亚的艾滋病项目和洪都拉斯的艾滋病项目）。总的来说，在项目审核（2年后）时，78%的项目均达到了目标（评级A或B1），而19%的项目则是未达标但显示将来可能达标（B2），只有3%的项目绩效不可接受（C）。

图5显示了"结果导向管理"和对各个绩效评级采取决策以改善项目的重要性的实例。尼日尔的疟疾项目实现了其指标，这是因为更有效地使用当地的合作伙伴，并将项目同国际红新月会项目联系到一起，指标得到很大改进。连续多次评为A级的项目可以不用通过新的申请程序，就能获得额外的项目拨款。基于绩效的资金供给也有益于改进绩效不太好的项目。马拉维的艾滋病项目在评审时只有B1级。在审核意见中提到，主要的瓶颈是人力资源。这一明确的绩效审核使得4000万美元的资金重新配置到人力资源的预算中（在原策略中没有这一部分），以改善绩效。由于这是透明的绩效审核，这些改变会同英国国际开发署支持的人力资源活动相协调。无独有偶，马里的艾滋病项目和埃塞俄比亚的疟疾项目的绩效审核报告均明确指出了问题，允许通过项目加强国家体系（通过联合国儿童基金会和联合国开发计划署的支持）。即使是像塞内加尔这样由于绩效问题（无进展的决策）被中止拨款的国家，也会促进其协调机制和监督评估系统的改革，迅速改善项目的绩效。绩效不良的评价是某种促进改进的最有效的推动力（在技术援助的支持下，并且有着急切的需求）。

在绩效评级较差的项目中都有许多有效的能力建设内容。最近，全球基金在已有项目批准资金的基础上，通过增加资金，以激励绩效最好的项目。这也是借鉴全球疫苗免疫联盟创新的一部分内容。

很多合作伙伴支持结果测量，但只有少数会将结果用于较为困难的管理和绩效决策。全球基金理事会的特殊伙伴关系对其大多数的艰难绩效决策很关键。全球基金作出的第一个建议中止提供项目资金的决定花费了6个多月的时间才在理事会获得通过。很多合作伙伴希望在（讨论指标和测量框架时）原则上采取以绩效为基础的供资方法，但不愿付诸实践

绩效	国家及项目	决策与调整
A	尼日尔　疟疾	利用了当地的合作伙伴和国际红新月会，进一步加速了浸药蚊帐的发放
B1	马拉维　艾滋病	艾滋病治疗——瓶颈为人力资源，在实施过程中，重新配置 4000 万美元用于支持人力资源建设。对绩效问题的透明定义可以让合作伙伴协调他们的支持
B2	马里　艾滋病	出现采购瓶颈。受到联合国开发计划署的支持，建设国家基层能力、改善绩效
	埃塞俄比亚　疟疾	评为 B2 级，在评审中指出了瓶颈。在 6 个月内要发放还未发放的 200 万顶浸药蚊帐。埃塞俄比亚邀请了联合国儿童基金会实施能力建设，修改治疗和预防疾病、发放浸药蚊帐的流程。现已评为 A 级
C	塞内加尔，尼日利亚	中止拨款，调整协调和监督评估。签订新的有效拨款

图5　国家项目的绩效评级和调整

（即基于绩效的决策）。来自疾病社区的理事会代表首先投票停止对其所代表人民无益的供资。对于其他合作伙伴而言，许多政治原因使得他们选择"睁一只眼闭一只眼"。可见，疾病社区改变了理事会的政治格局，将讨论的焦点直接转到关注获得服务的人群的需要。正如 Attaran 的评论，结果导向的管理最终不仅仅是一个技术或测量的问题，而是一个满足人民健康服务需要的责任伦理问题（Attanran，2005）。要实现结果导向的管理，需要克服许多测量、管理和伙伴关系方面的困难。

全球基金的五年独立评估强调了实施基于绩效的资金供给所面临的挑战（Macro，2009）。评估认为，基于绩效的资金供给是"全球基金第一个五年实施期的两大较大成就"之一，并指出"管理的收益和卫生系统的贡献使得全球基金能够兑现承诺"。与此同时，该评估和其他的一些评估也都指出了以下的一些挑战：

- 需要更系统的伙伴合作方法，以加强能力欠缺国家的卫生信息系统。
- 简化基于绩效的资金供给流程，尤其是在国家水平，增加一致性并减少交易成本。
- 更强调基于绩效的资金供给决策中关于影响和结果的指标，以及服务的质量。
- 加强交流，协调各个行为体，支持项目绩效，以更具针对性的方法，支持能力欠缺国家的监督和评估能力建设。

全球基金已经采取行动，对其项目管理进行改进。基金正在整合其援款，将每种疾病的项目合并为"一条资金链"，以简化和整合项目。基金也将正在进行中的服务报告分割为每 3 年一次的结果和影响评审，并引入服务质量的准确内涵（这将影响所有的评

级并成为后续资金供给的条件）。另外，全球基金减少了指标的数目，平均每个项目只有 14 个指标，同时在其 80% 的项目中引入同合作伙伴联合的监督评估强化系统。实施结果导向管理的成效和挑战在这些评估中显而易见。

评估展示了一系列的伙伴挑战，涉及在各国开发出综合性的结果导向方法，协调能力建设和测量影响。即使全球基金仅仅要求 14 个指标，但如果这些指标和报告周期同其他合作伙伴和本国的不一致，也会导致明显的报告负担。五年评估指出，全球基金应支持项目以外的行动："全球基金应当立即寻求更具协调性的方法，以及更系统的合作伙伴投资，以加强国家的卫生信息系统，这是监督总体进展、建立基于绩效的资金供给体系的基础，也是继续实施评估的需要"（Macro，2009）。由于越来越多的项目和合作伙伴使用基于绩效的资金供给方式，导致了国际和国内广泛的援助有效性挑战，也引发了一项更加彻底的结果议程。该议程中，可以通过通用的结果协调各合作方的筹资，这是一种基于结果的伙伴关系。

3.3　协调国家结果背后的合作伙伴

20 世纪是结果导向管理的创新期——这种方法在多种环境和卫生项目中得到发展和应用。在创新期之后，凸显整合并解决系统性问题的需要。主要的挑战就是从援助方项目转向国家规划，或者说从利益相关者的方法转向结果导向管理的方法。这就需要相当出色的国内和国际的外交手段。

（1）国家在以结果为导向、协调合作伙伴中的领导力

一些国家已经在采取强有力的行动，在一个共

同的平台上以结果为导向协调合作伙伴。例如，在本书的许多章节都提及埃塞俄比亚。埃塞俄比亚将政治领导力同以结果为导向、协调不同援助方相结合，这些援助方包括世界银行、全球疫苗免疫联盟、美国总统艾滋病紧急救援计划、全球基金和一些双边机构。这对强化卫生体系的行动十分有益。援助方们除了有各自的免疫接种、艾滋病、结核病、疟疾及其他健康目标，他们还共同支持聘用 30 000 名社区卫生工作人员和设立 1000 家卫生中心，以提供其服务。这是"纵横式的资金供给"，就是在针对特定疾病项目的同时，也为横向的卫生体系提供资金（Low-Beer 等，2007）。之前，艾滋病项目割裂了卫生工作者的目标和目的。这导致了社区中的人群觉得找"艾滋病卫生工作者"就诊是一种耻辱，因而不愿就诊。通用结果导向的方法将使卫生工作人员在完成其他卫生服务的同时，更有效地提供艾滋病、结核病和疟疾相关服务。不同的合作伙伴（有不同的目标疾病）对社区卫生工作者和卫生中心这个统一的目标提供了资金支持。他们对国家进展采取了"利益相关者报告"的形式。

埃塞俄比亚已经能利用不同援助方的资金，用于结果导向管理的能力建设。埃方将美国总统艾滋病紧急救援计划、世界银行、全球基金和国家内部的资金结合起来，支付综合性的调查，改进疾病的监测。最重要的是，埃塞俄比亚强化了其国家分析能力，从而有能力产出报告、分析结果，以管理项目（在某种程度上是管理其援助方）。埃塞俄比亚不再使用填写指标表格和报告表的形式，他们现在有强大的国家监督评估能力（超过 5000 多万美元的预算资金支持），能够进行他们自己的分析、解释和报告。地区和社区的系统也得到了强化，这样才能在各个层面上支持以结果为导向的管理和基本的卫生决策。他们已经建立了掌控国家结果议程的能力。国家可以逐渐收集到比他们的全球伙伴更好的数据（虽然这些国家一直没有意识到这一点），但他们还需要使这些数据收集同分析和使用结果的能力协调一致起来。

最近，埃塞俄比亚建立了千年发展目标基金。埃方采用国际卫生伙伴关系和援助有效性的议程，推动合作伙伴与国家结果相协调。埃方也保证了监督和评估是加强卫生系统中的重要部分。埃方最近向全球基金提交的加强卫生体系项目书尤其关注了所有卫生项目（不仅仅是艾滋病、结核病和疟疾）的强化监督和评估，预算超过 2000 万美元。虽然如此，这仍然是一项需要多年支持的工作。它需要国家强有力地承

诺提供结果，并建设国家自主管理结果的能力。他们已创造了一种结果导向的国家伙伴关系。

卢旺达最初是卫生援助不平衡的案例。卫生领域资金的一大部分来自艾滋病项目（尤其是美国总统艾滋病紧急救援计划、世界银行和全球基金）。卢旺达已经使用了通用的结果框架，以克服这些援助有效性和资源配置的问题。该国确定了一揽子基本卫生服务项目，保证提供这些服务是该国卫生系统的基石。从政府到卫生所和各地市长签订这些服务提供的合同，这使卢旺达能使用特定的资金，投入到实现广泛的卫生目标，包括千年发展目标 4、5 和 6 的进程中。

通过关注合作伙伴提供卫生服务的结果，卢旺达能更灵活地使用来自不同合作伙伴的资源。由于有一个关于艾滋病、结核病和疟疾服务的清晰结果框架，全球基金的资金能够直接用于医疗保险项目。这导致了国内艾滋病、结核病、疟疾和所有卫生服务的增长（对艾滋病资金的增加使得所有卫生服务的利用次数翻了一番）。同样，由于艾滋病资金支持预防母婴传播，产前服务得到了逐渐改善。这种结果导向的方法导致了所有与卫生相关的千年发展目标 4、5 和 6 的显著协同效应和改善。虽然投入时关注的是艾滋病，但结果却更加均衡地分布到所有健康状况方面。卢旺达提供了一个案例，说明关注结果如何能有效协调不同的合作伙伴。虽然如此，行政成本还是很高，卢旺达当局希望协调援助方所要求的指标和报告的数量。

另外两个案例进一步强调了这种更彻底的结果议程。首先，马拉维已经通过一项强化的程序，制定了一套各方认可的国家结果框架，用于统筹所有卫生合作伙伴的资金。这使得全领域方案（SWAp）中针对专项疾病的资金和统筹的卫生资金在实施中紧密协调。虽然问题依然存在，但关注结果已改善了全领域方案的功能，全领域方案也同时将一致和协调的益处带给关注特定疾病的卫生伙伴关系，如全球基金。如果全球卫生伙伴关系中关注结果和统筹筹资的长处能够结合起来，就能显著提高援助效果。

其次是俄罗斯非政府组织的联合，展示了透明结果在协调参与非政府组织应对的各种合作伙伴中的重要作用。虽然最初有所顾虑，但非政府组织已经接受全球基金基于绩效供资的挑战。他们已经能够建立报告结果的系统，在所有项目中，他们的绩效至少同政府行为体一样好（84% 评为绩效良好，而政府行为体仅 76%）。俄罗斯的非政府组织（见第 18 章）使用结果来协调国内各种非政府组织的行动。他们建

立了门户网页（http：//www.symona.mednet.ru），合作伙伴们可以在此浏览其他实施机构的行动和结果。网页上显示了从国家到地区水平每个非政府组织的行动、最近结果和绩效。这样的方法有助于显示非政府组织活动的结果透明，并在散落各地的多个伙伴（他们无法定期见面）之间协调项目的实施。这是一种基于结果而不是基于会议的协调。柬埔寨使用了类似的方法，展示了全国所有的发展项目，尽管仅仅关注了项目的财政投入（http：//cdc.khmer.biz）。

这些国家的案例已经多次强调。他们展现了更彻底的国家议程的可能性，在这些议程中，结果可以用于管理项目和不同的合作伙伴。结果议程要求领导力和国家能力（在调查、卫生监测、人口动态登记，特别是分析方面）的协调，还要求相当完善的卫生外交和透明度。

（2）以结果为导向协调合作伙伴中的国际领导力

一直以来，人们不断努力在国际层面协调国家结果背后的合作伙伴。《巴黎宣言》（OECD，2005）非常明确地指出，援助方承诺"将国家的项目和资源同结果联系起来，并与有效的伙伴国家绩效评估框架一致起来"。首先面临的挑战是在100多个国家内建立可操作的结果导向管理体系，其次是如何在国内协调援助方报告的结果。

世界银行开展了大量工作，首先支持"基于结果的管理"。世界银行一直关注给予国家资金援助所产生的结果情况（基于产出的援助）。最近，世界银行开发了基于结果的筹资方式，在从国家到卫生工作人员各个层次的项目中引入激励机制。世界银行在调查了国家或地方政府、经理、供应商、卫生服务的购买者或消费者完成事先设定的目标并通过验证之后，用现金支付给予这些非货币性援助以奖励。在挪威和英国的强力支持下，世界银行建立了一个特别信托基金，试点并引入这些方法。这些方法将激励同结果联系起来，已广泛应用于阿根廷、海地、莱索托和卢旺达。世界银行在更广泛的范围内开发出了一些更具创新性的方法，如支付提供者的激励、抵用券、目标承包、有附加条件的现金支付和家庭转移支付。

世界卫生组织在国际卫生伙伴关系和国家卫生体系监测 (CHESS) 的范畴内为监督评估开发出了全球通用的框架（WHO，2009）。世界卫生组织越来越关注其自身的技术作用，他们支持国家围绕通用结果框架协调合作伙伴。这需要依靠世界卫生组织在结核病、疟疾、艾滋病疾病项目中的重要作用，也需要联合国艾滋病规划署的努力（推动"三个一"协调原则，即统一的艾滋病防治规划、统一的协调领导机制、统一的监督与评估体系）。世界卫生组织逐渐将

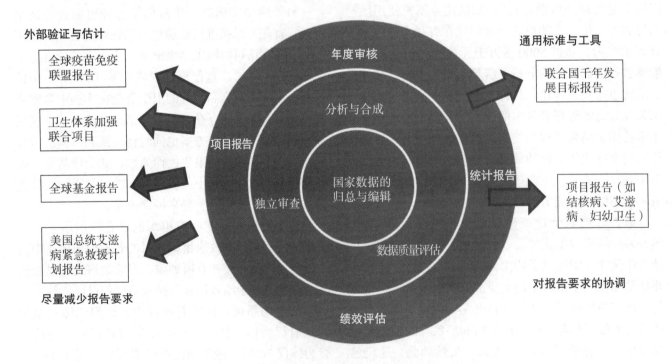

图6　国家卫生系统监测（CHESS）平台。来源：WHO，2009。

这些疾病归为一起，支持综合性的健康结果框架。各国都邀请世界卫生组织发挥围绕结果协调各合作伙伴的作用，尤其是最近在 2011 年的尼泊尔、莫桑比克、斯里兰卡和贝宁。

国家卫生系统监测的框架是"一个国家卫生系统监测平台，将结核病、艾滋病和免疫项目等特定疾病项目的监测和评估，与综合性的工作记录，如人力资源、后勤与采购，以及卫生服务供给结合到一起"。其目的是为了建立"次国家、国家和全球水平的报告平台，按照一个通用的方法，整合国家和全球层面的合作伙伴对国家的支持和报告要求"。图 6 对此进行了解释，就是使用国家结果、分析和评估平台，以协调各合作伙伴。这些方法将国家置于报告和分析的中心地位，而援助方则作为结果的利益相关者。

卫生矩阵网络也从背后推动了加强国家卫生信息系统建设的通用框架。虽然该组织设在世界卫生组织内部，但其目的在于动员全球项目、私立部门、私人基金会和国家参与的一个更加广泛的伙伴关系，以支持国家卫生信息系统。卫生矩阵网络框架关注了合作伙伴六个方面的行动内容：卫生信息系统资源、指标、数据来源、数据管理、信息生产、信息传播与使用。它支持国家和合作伙伴实施其框架，并向国家提供单一的结果导向管理平台。

卫生外交领域的另两项进步也推动了关注通用结果的健康平台的建立。加强国际卫生伙伴关系（IHP+）试图协调合作伙伴，支持一个通用的国家战略和绩效评估。该组织帮助开发了通用程序，比如评估国家卫生计划，以及监督和评估。在上述工作基础上，由全球疫苗免疫联盟、全球基金、世界银行、世界卫生组织和其他合作伙伴的负责人发起建立了加强卫生系统联合平台，以协调他们之间的行动。在磋商和卫生外交阶段之后，合作伙伴和各国达成共识，设立了结果导向管理的通用伙伴方案的标准：

1. 国家主导的报告和卫生评估包括：
——准确的指标和有时限的目标
——加强卫生系统通用指标的联合指南
——提供加强卫生系统的结果，以及计划免疫、艾滋病、结核病和疟疾的服务及结果
——测量的监督与评估计划，包括必要的投入

2. 准确、透明的绩效评级
——根据起初的国家绩效审核（作为卫生评价过程的一部分）

——必须包含对结果与目标偏离的解释，以及相应的追赶计划
——提供评级和应对环境因素作出调整的通用指南

3. 使用明确的绩效激励
——对支持的项目活动可以加速资金拨付
——对绩效不太好、但有提高潜力的加强卫生系统内容进行投资
——资金如未使用，则应削减，特殊情况下中止供资

4. 使合作伙伴和国家的报告周期一致
——使绩效审核同国家年度报告周期一致，如有需要，可从年中开始准备
——使各个合作伙伴关系的绩效审核协调到一个共同的时间点
——使绩效审核和供资决策的时间同基本的国家结果和预算周期一致
——协调绩效审核，将其作为伙伴继续供资的基础

5. 联合加强系统的绩效审核
——该方法需要投入，建设国家在报告、保证数据质量和分析等方面的能力，从而改善绩效审核
——合作伙伴同意将卫生资金的 5% ~ 10% 拨付给这些行动
——合作伙伴协调对数据质量的评估，保证定期、实地进行数据确证和抽样，并详细审查。其中包含了共同的工具，或双方均认可的认证和合作工具

现今的主要挑战是要建立共同的国家结果体系，该体系将援助方视为持股人或利益相关方。这种更彻底的结果议程的关注点不是围绕政治情况统筹和协调援助方，而是围绕结果。卫生领域合作伙伴的多样性要求健康结果这一"通用货币"成为协调的基础。为了实现健康结果，需要相当成熟的卫生外交，协调发展结果的利益、测量和管理。这是一项逐渐兴起的议程，得到了越来越多的疾病与健康合作伙伴和国家的联合支持，但也是一项尚未完成的议程。

4. 结论与评论——发展能否用结果来管理？

结果通常被视为一个技术问题，有着确定的指标、被认可的在项目实施后可以回过头监督和评价的框

架。"结果导向的管理"固然是援助有效性的核心原则之一，但重点还是在结果测量，而不是管理项目。合作伙伴成立工作组，试图协调实施过程中的各项内容（采购、筹资和管理）。国家常常被大量的协调和技术援助搞得不知所措。然而从 2000 年起，出现了一项更彻底的结果议程，该议程积极使用结果管理项目，在一些国家内甚至管理援助方。议程的目的是引导合作伙伴关注结果，并为国家创造空间自主实施项目。

这一更彻底的结果议程已在本章中列举的一些国家和非政府组织出现。然而除了像埃塞俄比亚、卢旺达和马拉维这些已经实施结果导向管理项目和援助方的国家，许多国家的结果是由别人确定的，报告也是支离破碎的。结果议程最初的挑战是将基于绩效的供资模式建立在各自的伙伴关系运营模式中，就像全球基金和全球疫苗免疫联盟。渐渐地，挑战变成协调一个通用的国家平台，向国家和所有援助方报告。这最终将利益相关者的全球项目转变为国家结果，而不是割裂其结果链或责任。

本章强调了结果导向的测量和管理的双重特点，以及各合作伙伴是如何将两者在创新型卫生伙伴关系中结合起来的。本章分析了将基于结果的筹资引入创新型伙伴关系运营模式的挑战。最初的筹资会遇到这些问题：指标没有达成共识，国家申请时没有特定的目标，以及报告和评估时缺乏足够的政策。然而，责任要求很高，新型卫生伙伴关系能够存在的理由就在于其展示和沟通结果的能力。全球项目的使命并不是达成共识的条约，他们需要用新的方法以结果证明自己。本章展示了一些伙伴关系所带来的创新——使用激励奖励绩效，基于结果的决策，并将这些方法引入到国家。问题很快就显而易见了，分离的、基于结果的筹资体系局限性就是一例。本章的最后一部分回顾了国家和国际行动，支持采用通用的国家平台管理项目结果。

通用的结果报告和决策可以总结为"TRAIN"（培训）原则：

- 透明（Transparency）：结果、目标、方法、数据和结果报告透明
- 基于结果的决策（Result-based decisions）：将结果作为供资和决策的根据，因此合作伙伴管理和测量结果
- 协调国家报告（Alignment with country reporting）：援助方的报告应当尽最大可能同国家系统、报告时间和通用指标之间保持一致
- 投资国家的结果系统（Investment in country results system）：投资于国家数据、结果系统和评估，以管理结果（建议是援助资金的 5%～10%）
- 是国家结果而非属于援助方（National results rather than attribute to donors）：援助方应当清楚地说明其资金和技术贡献以及构成比，但是项目结果要在最大限度上以国家结果和产出为基础

然而对结果议程一直有批评的声音——合作伙伴具有测量有说服力的发展结果的能力，以及以结果为导向管理和协调其活动的能力。另外，越来越多的来自"监督与评估产业"的外部报告和技术建议，可能增加国家的沉重负担。其他重要的批评意见是国家项目安排的结果和激励造成的扭曲。虽然一些重要的结果已经显示在与卫生相关的千年发展目标 4、5 和 6 中，但质疑的声音仍未消除。正如 Attaran 所述，结果包括千年发展目标对全世界贫穷人口应负的最基本责任（Attaran，2005）。

虽有上述质疑，结果议程依然是 2000 年以来发展领域最有创新性的内容之一。新的卫生伙伴关系将基于绩效的供资引入到其各自的模式中，表现卓著。现今卫生外交的主要挑战是在国家结果的基础上，转变为股份制的方法。这包括更为彻底的结果议程，结果提供了一种协调各合作方的"通用货币"。这将要求援助有效性原则与千年发展目标更紧密地结合——构建一个能测量和管理共同的健康结果的发展伙伴关系。

> 结果导向管理将在第 16 章埃塞俄比亚的案例，以及在第 10 章美国总统艾滋病紧急救援计划的案例中，做进一步的阐述。

参考文献

Attaran A (2005) "An Immeasurable Crisis? A Criticism of the Millennium Development Goals and Why They Cannot be Measured," *PLoS Med* 2(10):955–61.

Binagwaho A, Ratnayake N (2009) "The Role of Social Capital in Successful Adherence to Antiretroviral Therapy in Africa," *PLoS Medicine* 6(1):10–11.

Buse K, Hein W, Drager N eds (2009) *Making Sense of Global Health Governance*, Basingstoke, Palgrave.

Chee G, His N, Carlson K, Chankova S, Taylor P (2007) *Evaluation of the First Five Years of GAVI Immunization Services Support Funding*, Bethseda MD, Abt Associates Inc.

Eichler R, Levine R (2009) *Performance Incentives for Global Health: Potential and Pitfalls*, Centre for Global Development, Washington.

Fidler DP (2007) "Architecture Amidst Anarchy: Global Health's Quest for Governance", *Global Health Governance* 1(1):1–17.

GAVI (2006) *GAVI Alliance Strategy, 2007–10*, GAVI Alliance, Geneva (http://www.gavialliance.org).

Global Fund to Fight AIDS, Tuberculosis and Malaria (2007) *Partners in Impact: Results Report*, Global Fund, Geneva (http://www.theglobalfund.org).

Global Fund to Fight AIDS, Tuberculosis and Malaria (2010) *Innovation and Impact: Results Report*, Global Fund, Geneva (http://www.theglobalfund.org).

Health Metrics Framework (HMN) (2008) *Framework and Standards for Country Health Information Systems*, HMN, WHO, Geneva.

Jongbloed B, Vossensteyn H (2001) *"Keeping up Performances: An International Survey of Performance-Based Funding in Higher Education,"* *Journal of Higher Education Policy and Management* 23(2):127–45.

Lim S, Stein D, Charrow A, Murray C (2008) "Tracking Progress towards Universal Childhood Immunisation and the Impact of Global Initiatives: A Systematic Analysis of Three-Dose Diphtheria, Tetanus, and Pertussis Immunisation Coverage," *Lancet* 372(9655):2031–46.

Low-Beer D, Afkhami H, Komatsu R, Banati P, Sempala M, Katz I, Cutler J, Schumacher P, Tran-Ba-Huy R, Schwartlander B (2007) "Making Performance-Based Funding Work for Health," *PLoS Med* 4(8):1308–11.

Lu CL, Michaud CM, Gakidou E, Khan K, Murray CJL (2006) "Effect of the Global Alliance for Vaccines and Immunisation on Diphtheria, Tetanus, and Pertussis Vaccine Coverage: An Independent Assessment," *Lancet* 368:1088–95.

Murray C, Lopez A (1996) *The Global Burden of Disease*, Geneva, Switzerland: World Health Organisation.

Murray C, Lopez A (1997) "Mortality by Cause for Eight Regions of the World: Global Burden of Disease Study," *Lancet* 349:1269–76.

Macro (2009) "The Five-Year Evaluation of the Global Fund to Fight AIDS, Tuberculosis, and Malaria — Synthesis Report", Macro (accessible at http://www.theglobalfund.org).

Moyo D (2009) *Dead Aid: Why Aid Is Not Working and Why There Is Another Way for Africa*, Penguin, London, UK.

Murray C, Lopez A (1998) Health Dimensions of sex and reproduction, Harvard University Press, Cambridge.

OECD (2005) *Paris Declaration on Aid Effectiveness*, Paris, OECD.

OECD (2008) *Accra Action Agenda on Aid Effectiveness*, Paris, OECD.

Plowman B (2008) *How the Big Three AIDS Donors Define and Use Performance to Inform Funding Decisions*, Background Paper, Center for Global Development, Washington.

Rusa L, Schneidman M, Fritsche G, Musango L (2009) "Rwanda: Performance-Based Financing in the Public Sector" in Eichler R, Levine R *Performance Incentives for Global Health: Potential and Pitfalls*, Centre for Global Development, Washington.

Sen A (1999) *Development as Freedom*, Oxford, Oxford University Press

UNAIDS (2004) *The Three Ones: Key Principles*, UNAIDS, Geneva.

World Bank (1993) *Investing in Health: World Development Report 1993*, World Bank, Washington.

World Health Organisation (2008) *A Common Framework for Monitoring Performance and Evaluation of the Scale-Up for Better Health*, WHO, Geneva.

World Health Organisation (2009) *Monitoring and Evaluation of Health Systems Strengthening, an Operational Framework*, WHO, Geneva (http://www.who.int).

5

国家卫生体系与全球卫生伙伴关系：挑战是什么？如何应对挑战？如何改变？

Dean Shuey 和 *Rebecca Dodd*[①]

概　述

　　本章分析了全球卫生伙伴关系和国家卫生体系建设相关的机遇与挑战。第一部分综述了在全球卫生伙伴关系和卫生体系发展方面国家案例研究中的发现。这展示了现有的证据，即"我们所了解"的全球卫生伙伴关系的运作如何促进或阻碍卫生体系的建设。第二部分则从治理角度探讨这些挑战的可能原因。它分析了国家层面广义的卫生部门协调程序，讨论全球卫生伙伴关系的出现是如何影响这些工作的——全球卫生伙伴关系一般拥有大额的预算，但在实际层面却没有国家办事处。强有力的卫生部门协调程序能够加强部门规划和预算制定过程，最终形成一个相互强化的良性循环。这是全球卫生伙伴关系能够更加有效地支持卫生体系发展建设的基础，然而在实际操作中却挑战重重。我们仍需从国家层面参与卫生体系建设的工作人员那里获得更多关于全球卫生伙伴关系参与卫生体系建设的切入点和机制方面具有可操作性的意见和建议。这些具体建议构成了本章的最后一部分。

1. 引言

　　全球卫生伙伴关系经常被认为是国际卫生中的"新现象"。的确，在很多方面是这样：其资金规模史无前例；与民间社会的紧密联系使得单一主题行动的活力和能量渐渐成为社会主流的一部分，而且他们的伙伴关系方式将发达国家和发展中国家、私营机构和非政府组织在共同的愿景下紧密联系在一起。

　　然而，从一个国家，尤其是从提供卫生服务的国家角度来看，这种新鲜度却并没有那么明显。大多数情况下，全球卫生伙伴关系的资金都是根据项目计划具体到实施的各项活动中。当该项目计划在国家层面制定和批准时，广泛采用专家与政府高层次的项目

制定程序相结合的办法，这意味着在现实中，按项目框架实施的人们很少参与项目的制定，在制定过程中也通常很少考虑项目实施的整体过程。同样，尽管将投入经费多少与结果（或指标）挂钩经常被认为是一种创新，但这已经是过去30年大多数卫生发展项目通过逻辑框架等工具进行项目制定的特点。与以往不同的是支持的规模，尤其是全球抗击艾滋病、结核病和疟疾基金，这使得一个国家可以完全依靠一个单一的组织提供关键的干预，因而带来了高效率，但也会带来风险。

　　在本章，我们思考了全球卫生伙伴关系的影响，包括全球疫苗免疫联盟、全球基金、美国总统防治艾滋病紧急救援计划和其他在国家层面从事卫生、卫生

　　① Division of Health Services，Western Pacific Regional Office of the Word Health Organization：shueyd@wpro.who.int；doddr@wpro.who.int.

体系发展的组织——无论是支持政府工作，还是支持发展伙伴。我们的观点受到全球卫生伙伴关系在国家层面的第一手工作经验，以及与利益相关方讨论的影响；我们认识到，我们的观点可能不完整，并且有偏颇。

将全球卫生伙伴关系放在其历史背景上，我们发现，这些伙伴关系的工作方式、遇到的挑战，甚至外界对其运作方式的批评，都类似。这说明，全球卫生伙伴关系可以学习其他发展合作组织在卫生方面的相关经验。在讨论这些经验并思考其对全球卫生伙伴关系的可利用性时，我们希望能在全球卫生伙伴关系如何能够成为未来卫生体系更加有效的支持者方面提供启示。

2. 卫生发展援助——简史

20世纪下半叶对于大部分发展中国家来说并不平静。在20世纪50年代和60年代，这些国家的政治独立给人以无限鼓舞。人们希望以援助的形式所提供的新资金支持将促进一个新时代的出现：经济可持续增长，对包括卫生在内的公共服务发展提供资金，从而大幅度提高人民生活水平（更多的历史背景请见第1章）。

在20世纪70年代和80年代，现实却与理想背道而驰。全球滞胀，这往往伴随冲突和经济管理失当，导致在人口及其需求快速增长的同时公共卫生预算出现崩溃。公共部门的薪酬不断减少，使得许多公共部门雇员——包括卫生工作者——生活在贫困线以下。

一种新的发展模式——结构性调整——出现了，它主张优先投资"生产型"部门，而不是社会部门（Lundberg和Wang，2006）。同时，通过建立独立的私有的卫生部门，或者在公共机构中引入私有部门的做法引入并扩大私有化。虽然私有化通常难以监管，而且结果也未必符合预期，但如果没有其他资金来源的话，这被视为是必要的选择。

公共资金对卫生保健服务支持的优先排序降低，这使得许多人认为，1978年阿拉木图会议所提出的综合性初级卫生保健的想法已不再可行。"选择性"的初级卫生保健——在阿拉木图会议后不久迅速出现，成为一种备选模式。这缺乏抱负，却更为实用，适合低收入国家的实际情况——越来越成为一种主流模式。关于其成本效益的分析显示，其重要性与日俱增。值得注意的是，Walsh和Warren关于选择性初

级卫生保健的一篇具有深远影响的文章认为，它是资源短缺下的一种临时性策略，而综合性的初级卫生保健仍是最终目标（Walsh和Warren，1979）。

在20世纪90年代，伴随着经济增长，人类发展学受到社会的日益关注，人们的观念也再次改变。人们认识到，健康不仅仅是经济增长的结果，还是经济发展的先决条件，因此需要持续性的投资（World Bank，1993；WHO，2001）。新的国际共识，比如《联合国千年宣言》（United Nations，2000），显著提高了官方发展援助中的卫生投入比例（Piva和Dodd，2009）。而大部分卫生投入的增加都来自于/或者通过新的全球卫生伙伴关系取得，比如全球疫苗免疫联盟和全球基金（WHO，2008）。其他重要的资金来源包括美国总统防治艾滋病紧急救援计划（PEPFAR），该计划是美国双边援助计划的一部分，在国家层面设立工作人员，但其仍与全球卫生伙伴关系有许多相似之处。

卫生资金的增加是巨大的，但是新的资源仍旧无法满足需求。即便如此，遇到了资金的吸收能力问题。建立国家卫生体系的初衷在于应对资源极度短缺的问题，而现在则被要求应付大量的资金流入。本应处理溪流的系统结果面对的却是突然而来的洪流。因此，全球卫生伙伴关系很快遇到卫生体系的瓶颈，这就不令人吃惊了。

3. 全球卫生伙伴关系在国家层面的运作：新瓶装旧酒？

虽然全球卫生伙伴关系是一种新型的筹资形式，他们在国家层面的工作方式与深受"传统"捐款方喜欢的项目模式仍有大量的相似之处。标准的做法是具有项目特定目标、指标、逻辑框架和独立预算的专门项目计划——一些项目有些重要的例外。

同样，一些国家建立了专门的管理团队，采用传统的项目管理方式处理全球卫生伙伴关系的汇报和监督要求（即使这些并不是全球卫生伙伴关系的正式要求）。现在，与过去一样，推动建立项目管理方式的压力不仅来自于捐款方，也来自受援方的政府，他们将这种方式作为一种可以提高薪酬进而吸引更好员工的机制，从而绕开其自身运转不佳的行政体制。这种矛盾存在多年而无法解决，已伴随全球卫生伙伴关系的出现而长期存在。

全球卫生伙伴关系经常鼓励（或者要求）受援国成立新的管理机构，即使已存在许多捐款方的协调

机制，以在国家层面体现其利益，比如全球疫苗免疫联盟的机构间协调委员会（ICC）和全球基金的国家协调机制（CCM）。这些机制在很多方面不同于双边、多边资助项目所采用数十年的项目指导委员会。尽管如此，一个重要的差别是全球基金国家协调机制（特别是）更具有多样性。这既有积极影响，也有不利影响。一方面，先前被排除在政策讨论层面之外的民间社会现在占有一席之地；另一方面，多样性可能导致很难管理，从而使决策过程陷入僵局。

4. 全球卫生伙伴关系和卫生体系——基本问题

全球卫生伙伴关系对卫生体系的作用从最初便是讨论的热点（Olivera-Cruz 等，2003）。在相当长的时间里，大多数争论都集中在对"横向"与"纵向"的争论，这经常是加强卫生体系建设和初级卫生保健讨论的核心。观点差异很大：极端的一种观点是，全球卫生伙伴关系应当以特定的卫生问题为有效的突破口，以支持卫生体系建设；而另一方则认为全球卫生伙伴关系的出现"从根本上损害了建设一个有效、高质量、包容性的卫生体系的长期目标进程"（Bennett 和 Fairbank，2003；Marchal 等，2009）。

较为平和的评论认识到评判全球卫生伙伴关系"作用"的复杂性，以及各地情况的重要性。一点也不奇怪的是，许多关于全球卫生伙伴关系对卫生体系作用的研究发现，其积极和消极的影响皆有，取决于各地的现实情况和选择的实施方法。积极影响包括迅速扩大了干预范围，利益相关方的广泛参与，尤其是非政府的利益相关方，改进了（目标）疾病的数据质量，以及更广泛地推广了目标服务标准指南（TERG，2009）。消极影响包括扭曲了国家政策（Travis 等，2004；Caines，2005；Lane，2007），分散了加强卫生体系的协调努力，重蹈纵向计划、管理、监督与评价系统的覆辙（Biesma 等，2009）。

各国对全球卫生伙伴关系批评最多的是他们"一刀切"的方法：资金申请的提交截止日期不能根据国家计划和预算周期进行调整；全球预算和报告模板是全球标准化的，无法与当地系统对应等。但是这些批评由来已久：双边援助也曾（并且还）收到类似的投诉和抱怨，而如何解决这些问题已经困扰多年（Unger 等，2003；Buse 等，2007）。

在评价全球卫生伙伴关系对卫生体系的影响时，

重要的是强调，无论是纵向的资助，还是设立优先目标，这本身并没有任何错误。资源总是有限的——即使在充足的时候——所以设定优先领域总是必要的。问题在于优先领域如何确定、由谁确定，以及在此过程中如何保证公平、公正和平衡。建立全球卫生伙伴关系以解决某一个特定卫生问题，是从全球层面做出的决定，如艾滋病和计划免疫。这起初不是根据个别国家的资源需求和优先重点做出的技术决定。从服务提供的角度看——以及从需要保健服务的群体角度看——实际结果是与某些疾病相关的不适看起来比其他疾病的更为重要（比如同更可能预防或者治疗的疾病相比）。即使是被忽视的更为常见或者花费不多就可以解决的疾病，也是如此。因此，成功的艾滋病和儿童卫生社会运动为其他领域注入了活力，导致出现越来越多的特定卫生问题的资金和规划，提供国家层面的支持。

同样，以纵向或者项目方式提供资金（以支持全球公认的优先重点）本身并没有问题：所有的卫生体系都有纵向的疾病规划和横向的组成，比如人力资源，几乎没有一项干预措施是完全独立或者完全整合在一起的（Atun 等，2010）。问题是如何将纵向和横向的组成相互联系在一起，并在两者之间保持资源的平衡。的确，一个设计完善、目标明确的疾病项目同一个设计糟糕、实施不力的综合性干预项目相比，不仅不会扭曲整个系统，反而可以持续地带来更多的益处。

总之，问题不是出在全球卫生伙伴关系的优先重点上，而是在于为一些重点项目提供资源的同时忽视了其他项目，从而造成当地发展不平衡和不平等，破坏卫生体系的可靠性和完整性（管理学的意义）。值得赞扬的是，全球疫苗免疫联盟和全球基金都迅速认识到这些问题，正在力图改进工作，以更好地支持卫生体系（GAVI，2008；GFATM，2009）。然而，经验表明，说总比做容易：虽然全球卫生伙伴关系的意图已出现清晰而重要的转变，变得更为支持卫生体系，但是还没有明显地转化为各国实际工作方式的不同。"魔鬼在于细节"——在下一章节，我们试图梳理出一些明确的挑战，并为下一步行动提供建议。

5. 全球卫生伙伴关系和卫生体系——特定的问题和实例

本章节将分析全球卫生伙伴关系对卫生体系特殊方面的影响，并提出建议。众所周知，这方面同行评审的文献极为有限（WHO Positive Synergies Collaborative Group，2009），所以我们利用了多种资源，包括灰色文献以及我们自己对各国情况的了解。这并不是一项综合性分析：经验表明各国之间，甚至国家内部，情况千差万别，进行归纳非常困难。同样，我们提出的许多建议，以前其他援助方也提出过。我们希望可以弥补他们所缺乏的独创性。

卫生体系一直被描述为"在复杂体制下的动态复杂体系，它不断受到协商、抵制、适应、遗漏和引鉴、成功和失败的影响"（Pawson 等，2005）。这种相互关联性意味着对体系某部分的干预可能会在其他部分出现后续影响：有时这种结果是我们想要的，但多数时候却不是。举一个典型的例子，水利灌溉区域扩大，却缺乏对环境卫生足够的重视，因此需要加强对水源性疾病的防控。**因此，所有对卫生体系的干预都应分析其对整体系统可能的影响，而不仅仅分析需要直接解决的问题所产生的影响。**

目前已提出多种认识卫生体系复杂性的框架。世界卫生组织的框架确定了六大"组成模块"（服务提供、信息、人力资源、筹资、药物和技术，以及领导力和治理），这些构成了四种卫生体系的产出（健康水平、资金保障、反应性以及效率）（WHO，2008）。

其他框架涉及的内容相似。比如，世界银行的框架着重强调了筹资、支付、组织、规制和行为，称

为体系的五大"控制柄"（Robert 等，2003；World Bank HNP Strategy，2007）；而美国国际发展署资助的这个议题研究则强调因果路径，以及这些不同组成成分之间的相互作用（Bennett 和 Fairbank，2003）。其他框架使用类似世界卫生组织的模块分类，但是采取不同的方式结合，或者标签不同（Atun 等，2004；Atun 等，2010）。这里关键的问题不在于说明哪个框架比另一个好，而是说明大多数框架都有一些共同特征，并且都认为，即使我们关注干预措施对卫生体系的某些方面的影响——正如我们下面做的——但我们绝不能失去"整体观"。

信息

重新强调与全球卫生伙伴关系筹资相关、以结果为导向的筹资重点，提高了对信息系统的要求，而现有的信息系统往往负担过重、运转不灵。需求增加也意味着关注度增加，但 Boerma 和 Stansfield 注意到，强化监督和评估的工作一直缺乏协调，导致各种指标泛滥。他们认为，信息方面目标模糊和零散的投资并非有效地提高了数据质量，对千年发展目标（以及全球卫生伙伴关系）相关监测的专注已导致对诸如慢性病等重要问题的忽视。不仅如此，过多的家庭调查常常缺乏协调，也不具可比性，浪费了大量有价值的资源，包括资金和人力（Boerma

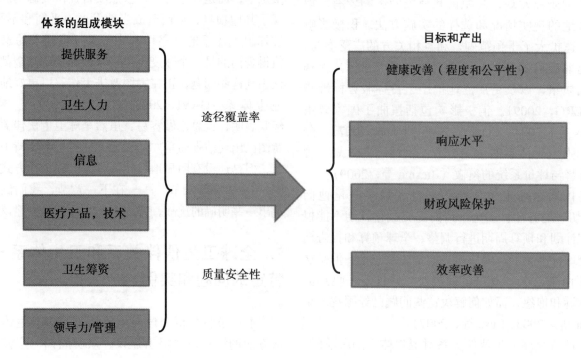

世界卫生组织卫生体系的框架

和 Stansfield，2007）。另外，一些国家的证据显示，强调以结果为导向的筹资可能正在扭曲数据报告的动机，导致卫生统计数据的精确性和充足性不确定（Lim 等，2008）。

面对"常规"系统所提供的少量数据，发展伙伴经常设计新的监督表格或者开展新的调查。从单个项目角度来说，这是一个合理的解决方案。然而，当多个项目都以这种方式应对时，重复、注意力分散和编造的风险则显而易见。

作为全球卫生伙伴关系，卫生计量系统网络正在鼓励各国制定国家卫生信息战略，它在一个框架内统一满足一个国家对卫生信息的所有需要（WHO，2010）。这并不是说所有数据都来自一个数据源，因为我们时刻需要多种数据获得方法，但是它的确尝试从宏观上对卫生信息需求做出规划，在整个系统的支持能力范围内对不同项目和计划的需求进行平衡。这并不是一个特别新的概念——差不多 15 年以前，世界卫生组织就出版了《卫生管理信息系统发展指南》，它强调了协调和整合卫生信息的重要性（WHO，1993）——但是，从国家角度来看，每隔数年都需要对这一内容再重新学习一次。

医疗产品和技术

大量的全球卫生伙伴关系资金用于购买医疗产品和日用品。全球基金报告称，药品、日用品和其他产品的支出占该组织总支出的 45% 以上，而在基础设施和设备上的花费只有 9%（GFATM，2010）。这样的资金规模已经远超很多糟糕并脆弱的采购配送系统的能力范围，而这些系统往往涉嫌管理不当、资金滥用，甚至腐败欺诈等。其结果是，一些全球卫生伙伴关系并不使用这些系统。这不是一种新现象：世界银行、联合国和一些双边援助方也习惯绕过国家采购系统。由此产生的一个问题是，全球卫生伙伴关系有时绕开国家程序，引入新药、新技术——据我们所知，亚太地区有 3 个国家出现过这种情况——这破坏了耗费多年建立起来的基本药物制度。

从一个系统的角度看，对满足卫生信息的需求而言，一个单一机构提供的比支离破碎的有意义。同一个村的卫生设施可能由多个不同的采购系统提供，这种情况并不鲜见（Global Health Forecasting Working Group，2007）。这既导致了资源短缺，也导致了资源浪费。不同援助方提供多台显微镜——或者有时同一援助方通过不同项目提供多台显微镜——这

类事情很常见。同样，某些日用品资金的迅速增加也造成了获得诊断服务，以及指南和药品可及性方面的不平衡（TERG，2009）。由于全球卫生伙伴关系定向使用资源的增加，艾滋病、结核病和疟疾的诊断迅速扩大，但是其他有效的药物依然无法获得。多国常见的现象是，艾滋病测试要比血红蛋白测量更加容易获得。

在这些趋势中也有些例外的情况，显示了未来的发展方向。比如，在柬埔寨，艾滋病规划正在项目地区试行与实验室和生殖健康服务更加协调的做法。

卫生人力

世界范围内缺乏熟练的卫生工作者，在疾病负担最重的欠发达地区最为紧迫（WHO，2006）。在发展中国家，这对农村和贫困地区影响最大，这些地区接受过培训的卫生工作人员绝对数量少、比例低。即使卫生机构拥有员工，他们可能接诊非常少的患者，因为缺乏基础设施、设备和供给。另外，这些工作人员因为薪酬有限以及（或者）缺乏监督和支持，工作积极性不高。

在这种情况下，卫生体系一直努力提供数量充足的卫生工作者，以快速实施推广全球卫生伙伴关系项目。在艾滋病造成大量卫生工作人员死亡或残疾的国家，情况更是如此。在一些国家具有较强能力的情况下，全球卫生伙伴关系行动开展得非常成功，而这又进一步加剧了当前公平性的问题（WHO Positive Synergies Collaborating Group，2009）。另一方面，全球卫生伙伴关系为许多 HIV 阳性的卫生工作者提供了治疗机会，这不仅对他们自身是一件好事，而且有益于整体系统，因为这降低了卫生工作人员因死亡或者疾病而造成的数量损耗。

针对卫生工作人员短缺问题，已采取了一些应对措施。其中一种是将传统上由医生完成的工作转移给接受过较低程度基础培训的卫生工作者。这不是一个新措施，但目前实施的规模也许是前所未有的。另一种是通过短期培训课程，更新或者改善卫生工作者的技能。这类培训有一个众所周知但很少被提及的副作用，就是出差补助和津贴会对这些卫生工作者产生错误的刺激，从而使他们乐于离开本职岗位（Dodd 等，2009）。在我们了解的一个国家中，援助方的卫生工作者短期课程预算超过了卫生部的整个薪酬预算。

类似的情况是，援助方资助的项目经常为执行这些项目的具体操作员工提供财务奖励（委婉点可以

称为"报酬"、"奖金"或者"绩效津贴")。这样做的理由是这些卫生工作者——或者在项目管理办公室工作的卫生部人员——已经增加了责任，并承担了更大的工作量。结果是从事类似工作的员工可能会收到差异明显的薪酬——比如在同一家医院工作的护士，一名护士在艾滋病病房工作，而另一位护士在普通病房工作；或者同一部门的公务员，但分别从事不同援助方的项目。这种做法对整个卫生部门产生一种扭曲影响，使得更多员工被吸引离开本职工作，转向援助方资助的项目，并使服务的提供更偏向于特定的治疗服务。这些问题一直存在，而且不止全球卫生伙伴关系有这样的问题，但是全球卫生伙伴关系带领的资源急剧增加以及数十年对卫生体系的忽视使得该问题的影响被放大。有一些全球卫生伙伴关系的资金用于解决整体卫生人力短缺的问题——例如全球基金支持了埃塞俄比亚 30 000 名社区卫生工作人员。目前，这些还属个别例子而不是主流，但提供了令人鼓舞的信号，说明这是可能的。

上述提及的许多工作致力于卫生人力的能力建设。实际上，他们可能仅仅抓住了能力。体系，尤其是依靠如卫生人力和机构等资源的体系，只能以获得这些资源的速度而发展。如果一种服务的推广速度超过新资源的能力，那就不可避免地意味着该体系存在过多的生产能力，或者存在某种方法可以快速提高能力而不影响该体系其余部分，或者——最有可能的是——这样的迅速推广占用了该体系的其他能力。尽管改善卫生人力的生产力是可能的（比如为 HIV 阳性的员工提供药物），但是许多卫生项目仅仅是抓住了能力，而非建设能力。投资于继续教育或者短期培训，却没有投资于基础就业前教育，或者为疾病特定活动提供补贴，这样做尤其危险。

卫生筹资

卫生体系深受数十年投入不足所导致的长期问题的困扰。重新建立体系——扩大卫生人力，改革计划和预算流程，强化监督系统——需要持续的、可以预测的、多年的支持。相比之下，发展援助经常表现出不稳定性和不可预测性，降低了加强卫生体系的效率（Lane 和 Glassman，2007）。

早期的分析表明，全球卫生伙伴关系比传统捐赠方更具灵活性，做出长期的承诺——例如全球疫苗免疫联盟长达 10 年，全球基金 5 年——因此具有积极支持体系建设的潜力（Dodd 和 Lane，2009）。目前，全球卫生伙伴关系资金主要是通过项目拨付，因此极少参与其他更可持续的卫生筹资机制，比如社会医疗保险 [全球基金支持卢旺达的社区医疗保险显然是一个例外（GFATM，2009）]。

一个相关问题是，全球卫生伙伴关系对非政府利益相关方的支持既不体现在国家支出框架中，也不反映在国家卫生费用上，因此削弱了政府部门有效规划的能力。同样，当规划得到外部合作方的足额资助时，就缺少参加国家规划过程的动力，其结果是这些规划对加强整个卫生体系的贡献可能是有限的。

另一个风险是，如果财政部认为"卫生问题由援助方负责"，他们可能就不愿意增加国家卫生预算，这会威胁到援助项目的可持续性。当某些项目可能需要长期资金支持时，这种风险就尤为严重，比如需要为患者提供终身支持的抗反转录病毒治疗。

政府工作人员经常提出的另一个资金问题是，全球卫生伙伴关系可能增加了国家发展工作的成本。小道消息显示，大量的资金流入到人力和物质资源相对较少的领域，已经导致了培训场地费用、差旅补贴、员工奖励甚至汽车数量的增加。

尽管存在这些局限性，只要项目计划和实施得当，短期资金能够有益于长期的体系加强。一项指导原则是，所有迎合短期目标的行为都不应该成为长期实施和维持可持续性的障碍。

服务提供

如果卫生体系的其他组成模块影响卫生产出的话，一定是通过服务提供影响的。全球卫生伙伴关系也正是通过提供服务——艾滋病治疗、提供蚊帐和免疫预防——产生影响的。因此，许多关于全球卫生伙伴关系对卫生体系影响的分析，都关注服务的提供。

从全球卫生伙伴关系的历史和任务看，将这些伙伴关系的资源简单地从一项卫生重点转移到另一项是不可能的——这些伙伴关系存在的理由就是为了解决特定的问题。但是，从一个国家的角度来看，这样的问题是合情合理的：为什么资金只能用于一种情况而不能用于另一种情况，尤其是如果后一种情况意味着更大的疾病负担而同样需要治疗，也许花费还更低？（尽管如此，记住这一点极为重要，即全球卫生伙伴关系刚刚建立时，其着手应对的疾病往往是资金匮乏的。）很明显，这里不仅存在伦理困境，还存在效率问题。大多数卫生体系框架都将效率作为卫生体系的目标。在一个层面上，这涉及金钱的价值：更好地利用资源就意味着挽救更多的生命。当然，这也涉及平等：其基本原则是，不管原因是什么，每一个可以挽救的生命都是等价的，因此某些疾病和情况不应该比其他疾病和情况拥有特权。

将全球卫生伙伴关系的支持融入一个综合、均衡的服务包中，并且要适应当地实际和疾病负担，这是一项挑战。这并不是要求全球卫生伙伴关系超出其原有工作范围或者放弃所关注的焦点，而是寻求与其他卫生规划的协调合作。大多数规划和项目都有一些共同点。这包括支持性的监督、管理技能的提高、实验室开发、继续教育、采购和供给等。联系并整合各种干预，以支持这些作用的发挥，不仅能够加强整个体系，且不会削弱单个规划，反而会强化单个规划。艾滋病与生殖健康、免疫与妇幼卫生、结核病与艾滋病，这些都是在多国实施服务提供成功整合的范例。然而，现实中，要采用全球卫生伙伴关系资金开展这类协作并非易事，除非全球卫生伙伴关系将此事主动列入议事日程，否则很可能保持原样。

领导力和治理

卫生体系的领导和治理功能可以说是最重要的，而且也是最难进行评估和影响的。国际上普遍认为，如果发展援助想要在强化领导力和改善治理方面发挥作用的话，它需要遵守"巴黎原则"，即协调、一致、国家主导、以结果为导向的管理和共同责任（OECD，2005）。全球几乎所有卫生组织和国家都原则上同意上述规定，这一规定应该作为官方发展援助的组织原则。毫不惊讶的是，行动往往落后于计划。当然，不管援助效果或者援助协作程度如何，都不能弥补资源不足所带来的缺陷。因此，从国家层面来说，全球卫生伙伴关系——以及拥有大量资源的组织——更易获得受援国的青睐，即使他们的资源完全不符合"巴黎标准"。

从国家角度来说，全球卫生伙伴关系在援助有效性方面的情况好坏参半。他们将非政府合作者纳入，帮助扩展了"国家主导"的概念，并在发展对话中引入了新的行为体。同样，因为全球卫生伙伴关系在国家层面没有自己的员工，因此相应的国家大都承担着项目运转的较大管理职责，这点不同于其他的援助——这是一种国家主导的体现。然而，项目实施过程中的复杂性——包括全球疫苗免疫联盟和全球基金——导致对外部技术援助的高度依赖。这又反过来创造了一个新的微型咨询产业，他们几乎专门从事全

球卫生伙伴关系的项目申请。

全球卫生伙伴关系也因不参与国家层面的协调机制而广受批评。他们在协调和联系方面存在局限性，因为他们的工作流程经常被全球截止日期所牵制，而无视当地的计划周期。例如，全球卫生伙伴关系在协议框架外的采购、报告、联合督导等可能破坏已建立的协调机制，拆散现有的、脆弱的合作协议（Martínez，2008）。

值得注意的是，全球卫生伙伴关系意识到这些批评并着手变革。但是，随着对援助有效性衡量标准的日益扩展（OECD，2008），全球和总部的打算并不总是能够落到基层，改变国家层面的行动。

6. 建议：全球卫生伙伴关系如何能够更好地支持各国的卫生体系

全球卫生伙伴关系是官方发展援助在卫生方面的一大特色，并很有可能继续如此。面临资源短缺的国家需要获得他们的援助。

全球卫生伙伴关系在各国开展活动所遇到的挑战愈来愈引起重视，这引发了其运作模式的演变——日益关注全球卫生伙伴关系如何能够更好地支持体系建设。我们认为，在目前的体制框架和筹资机制内，现在就可采取办法，这将改善全球卫生伙伴关系支持整个卫生体系发展的质量。采取这类办法需要有良好的愿景，承认其他卫生问题亟待关注，以及相信时间和耐心可以改变一切。

以下是我们归纳全球卫生伙伴关系的建议。其中许多观点并非新鲜——以前提出时的具体出处可见参考文献。之所以将这些建议一揽子提出，是因为我们认为，大多数对卫生体系的干预不是基于详细的证据或者"什么有用"的资料基础——考虑到卫生体系的复杂性和环境特异性，得出这类确切的结论极其困难（Mays 等，2005；Lavis，2009）。当然，我们呼吁合作各方行动起来，依靠其经验和当地知识，在必要时以更加团结、连贯的方式开展工作。

对全球卫生伙伴关系建议的总结

信息

- 支持各国制定统一的卫生信息战略，这不仅是全球卫生伙伴关系的需求，也包括其他利益相关方的需求。

- 制定联合监督和评价计划，不局限于某一个项目、某一种疾病或者某一个援助方。

医疗产品和技术

- 不到万不得已，不要绕过国家采购、供给和配送体系。如果这些体系不健全，则与其他相关方共同努力加强。
- 利用国家基本药物政策机制。
- 支持制定国家实验室和技术及其应用的战略。
- 尝试统一和整合不同项目的实验室干预活动，这点对全球基金尤其重要。

卫生人力

- 对工作人员的奖励应遵从政府和其他援助方（如果存在的话）达成的指导原则。
- 能力建设和培训应考虑安排在卫生工作者的非工作时间。
- 考虑共同培训和继续教育。许多培训最大的支出是离开工作岗位的交通和时间成本。这些可以共同承担。
- 对就业前教育也要进行投资。
- 避免将培训当做一种收入奖励。

卫生筹资

- 避免过度增加行政的成本。遵守与政府协商并共同达成的协议和标准。短期的受益常常使付出更多。
- 避免资金来源七零八落。尽可能统一资金构架。
- 支持加强资金管理，不仅是在项目内，也是在整个体系内——建立国家卫生账户和支出责任制。
- 保证全球卫生伙伴关系资金入账，以保证这些资金纳入国家卫生账户管理程序，即使项目实施机构是非政府组织。

服务提供

- 所有项目共同工作，确定一个各方认同的服务提供内容和服务提供模式。该模式应该承认其他情况的重要性。
- 考虑联合或者整合支持性的监督框架，以及联合监督和评价行动。监督的最大开销是交通花费。整合的意义重大。
- 积极寻找可以资源共享的活动——实验室、交通和基础设施——最初可在全球卫生伙伴关系资助的项目范围之内，而后扩展至整个领域。

领导力和治理

- 充分参与现有援助协调和援助有效性机制。在全球卫生伙伴关系没有国家办事处的地方，全球基金国家协调机制和全球疫苗免疫联盟的机构间协调小组需要在形式上与其他平台或援助协调机制建立联系。
- 全球卫生伙伴关系支持的活动需要成为国家卫生规划程序的一部分。得到外部资金充分支持的项目仍需纳入国家卫生规划的部分。
- 继续探索统一拨款，简化申请过程。
- 努力采用现有协调机制，不要依赖独立的全球基金国家协调机制和全球疫苗免疫联盟的机构间协调小组。在某些背景下，它们应该逐步退出。
- 采用现有的某种综合性框架，评估所有新项目和干预对卫生体系的影响。

7.　结论

　　教条地看待全球卫生伙伴关系的优缺点，可能在意识形态上很有吸引力，但实际上却没有太大现实意义。全球卫生伙伴关系是一个事实，国家卫生体系必须学会如何最大限度地优化其资源效益，正如全球卫生伙伴关系必须学会如何适应国家卫生体系的复杂性一样。

　　全球卫生伙伴关系是全球卫生中的一种新现象，并已为该领域带来了新的活力和伙伴。然而，他们在国家层次的运作方式以及由此产生的问题，与先前项目筹资所遇到的问题一样。全球卫生伙伴关系资源的规模意味着它所面临的挑战随之增加——但这些问题从根本上是一样的。从"良好的援助行动"和"有效援助"所汲取的教训，也适用于全球卫生伙伴关系。

　　重要的是要认识到，全球卫生伙伴关系正在不断地完善。如果我们继续梳理本章最开始描述的卫生援助简史，那么我们就会发现，全球卫生伙伴关系所关注的重点已发生重大转移。举个例子，全球疫苗免疫联盟和全球基金都认可《巴黎宣言》，并且将《巴黎宣言》中提及的目标作为自己的行动指南。重要的是，这些承诺正在落实到操作层面，调整全球卫生伙伴关系的资金工具更加具有适应性；全球疫苗免疫联盟现在设立了一个专门的卫生体系资金窗口，虽然这仍需与免疫接种覆盖率挂钩；全球基金已经启动了国家战略项目申请（NSA）程序，各国可以提交国家疾病策略的资金申请。这些改变是全球卫生外交行动的一个缩影，显示出全球卫生伙伴关系正在"倾听"批评——最重要的是——他们具有快速调整的灵活性。

除了全球疫苗免疫联盟之外，这些改变还没有在国家层次产生广泛的影响。在写作本文之时，获得资助的国家战略项目申请还很少，全球基金支持加强卫生体系的干预仅仅是目前主要工作方式之外的特例。克服这些困难是国家和援助方双方的责任。许多申请资金的国家不愿冒险申请加强体系的资金，他们相信专门的、以某种疾病为导向的项目申请更有可能获得成功。

在全球层面倡导体系与倡导项目之间的辩论非常活跃，现在需要考虑各国的实际环境。迄今为止，双方都更愿意各自独立工作，避免因整合协商而造成麻烦和耗费时间。但是，现在所有各方应该承担起更加密切合作的责任。不同的国家背景需要不同的行动，这给全球卫生伙伴关系的全球统一模式带来了一个挑战。尽管如此，如果全球卫生伙伴关系的活动致力于加强卫生体系和可持续性改善健康结果，那么赋予全球卫生伙伴关系一定的灵活性，根据当地情况采取有针对性的国家干预，这一点不可或缺。如果事情真能如期望的这样，那么就需要来自"基层"的国家行动，以及对国际公认准则的推动和建议。

参考文献

Atun R, de Jongh T, et al. (2010) "A Systematic Review of the Evidence on Integration of Targeted Health Interventions into Health Systems," *Health Policy and Planning* 25:1–14.

Atun R, Lennox-Chhugani N, et al. (2004) "A Framework and Toolkit for Capturing the Communicable Disease Programmes within Health Systems: Tuberculosis Control as an Illustrative Example," *Eur J Public Health* 14(3):267–73.

Bennett S, Fairbank A (2003) *The System-Wide Effects of The Global Fund to Fight AIDS, Tuberculosis and Malaria: A Conceptual Framework*, The Partners for Health Reformsplus Project, 031.

Biesma R, Brugha R, et al. (2009) "The Effects of Global Health Initiatives on Country Health Systems: A Review of the Evidence from HIV/AIDS Control," *Health Policy and Planning* 24(4):239–52.

Boerma J, Stansfield S (2007) "Health Statistics Now: Are We Making the Right Investments?" *Lancet* 369(9563):779–86.

Buse K, Harmer AM, et al. (2007) "Seven Habits of Highly Effective Global Public–Private Health Partnerships: Practice and Potential," *Social Science & Medicine* 64(2):259–71.

Caines K (2005) *Key Evidence from Major Studies of Selected Global Health Partnerships: Background Paper Prepared for the High-Level Forum on the Health MDGs*. London, DFID Health Resource Centre.

Dodd R, Hill PS, et al. (2009) "Paris on the Mekong: Using the Aid Effectiveness Agenda to Support Human Resources for Health in the Lao People's Democratic Republic," *Human Resources for Health* 7(16):1–7.

Dodd R, Lane C (2009) "Improving the Long-Term Sustainability of Health Aid — Are Global Health Partnerships Leading the Way?" *Health Policy and Planning* 25(5):363–71.

GAVI (2008) *Good Examples from Country Proposals to GAVI for HSS Support*. Geneva, Global Alliance for Vaccines and Immunisation.

GFATM (2009) *Technical Evaluation Reference Group Summary Paper Study Area 3: Health Impact of Scaling Up Against HIV, Tuberculosis and Malaria: Evaluation of the Current Situation and Trends in 18 Countries*, The Global Fund to Fight AIDS, TB and Malaria.

GFATM (2010) "The Global Fund to Fight AIDS, Tuberculosis and Malaria: Distribution of Funding After 7 Rounds." Retrieved 10 January 2010, from http://www.theglobalfund.org/en/distributionfunding/.

Global Health Forecasting Working Group (2007) *A Risky Business: Saving Money and Improving Global Health Through Better Demand Forecasts*. Washington DC, Center for Global Development.

Lane C (2007) *Scaling Up for Better Health in Cambodia WHO/HDS/2007.1*. Phnom Penh, World Health Organization & Ministry of Health, Cambodia.

Lane C, Glassman A (2007) "Bigger and Better? Scaling Up and Innovation in Health Aid," *Health Affairs* 26(4):935–48.

Lavis JN (2009) "How Can We Support the Use of Systematic Reviews in Policymaking?" *PLoS Med* 6(11):e1000141.

Lim S, Stein D, et al. (2008) "Tracking Progress Towards Universal Childhood Immunisation and the Impact of Global Initiatives: A Systematic Analysis of Three-Dose Diphtheria, Tetanus, and Pertussis Immunisation Coverage," *Lancet* 372(9655):2031–46.

Lundberg M, Wang L (2006) *Health Sector Reforms. Analyzing the Distributional Impact of Reforms: A Practitioner's Guide to Pension, Health, Labor Markets, Public Sector Downsizing, Taxation, Decentralization, and Macroeconomic Modeling*. A Coudouel, S Paternostro. Washington, DC 20433, USA, World Bank. 2:43–110.

Marchal B, Cavalli B, et al. (2009) "Global Health Actors Claim to Support Health System Strengthening — Is This Reality or Rhetoric," *PLOS Medicine* 6(4):1–5.

Martínez J (2008) *Sector Wide Approaches at Critical Times: The Case of Bangladesh* (Technial Approach Paper). London, HLSP Institute.

Mays N, Pope C, et al. (2005) "Systematically Reviewing Qualitative and Quantitative Evidence to Inform Management and Policy-Making in the Health Field," *Journal of Health Services & Research Policy* 10(Suppl 1):6–20.

OECD (2005) *Paris Declaration on Aid Effectiveness*. Paris, OECD.

OECD (2008) *Aid Effectiveness: A Progress Report on Implementation of the Paris Declaration. Third High-Level Forum on Aid Effectiveness*, 2–4 September 2008. Accra, OECD.

Oliveira-Cruz V, Kurowski C, et al. (2003) "Delivery of Priority Health Services: Searching for Synergies within the Vertical Versus Horizontal Debate," *Journal of International Development* 15(1):67–86.

Pawson R, Greenhalgh T, et al. (2005) "Realist Review — a New Method of Systematic Review Designed for Complex Policy Interventions," *Journal of Health Services & Research Policy* 10(Suppl 1):21–34.

Piva P, Dodd R (2009) "Where Did all the Aid Go? An In-Depth Analysis of Increased Health Aid Flows Over the Last 10 Years," *Bulletin of the World Health Organization* 87(12):930–9.

Roberts M, Hsiao W, et al. (2003) *Getting Health Reform Right: A Guide to Improving Performance and Equity*. USA, Oxford University Press.

Technical Evaluation Reference Group (TERG) (2009) TERG Summary Paper Study Area 3: Health Impact of Scaling Up Against HIV, Tuberculosis and Malaria: Evaluation of the Current Situation and Trends in 18 Countries, The Global Fund to Fight AIDS, Tuberculosis and Malaria.

Travis P, Bennett S, et al. (2004) "Overcoming Health-Systems Constraints to Achieve the Millennium Development Goals." *Lancet* 364(9437):900–6.

Unger J, De Paepe P, et al. (2003) "A Code of Best Practice for Disease Control Programmes to Avoid Damaging Health Care Services in Developing Countries." *Int J Health Plann Manage* 18(Suppl 1):S27–S39.

United Nations (2000) United Nations Millennium Declaration, General Assembly Resolution A/RES/55/2 New York, United Nations.

Walsh J, Warren K (1979) "Selective Primary Health Care: An Interim Strategy for Disease Control in Developing Countries." *The New England Journal Medicine* 301(18):967–74.

WHO (1978) *Alma Ata Declaration on Primary Health Care*. International Conference on Primary Health Care, USSR.

WHO (1993) *Guidelines for the Development of Health Management Information Systems*. Manila, WHO Regional Office for the Western Pacific.

WHO (2001) *Macroeconomics and Health: Investing in Health for Economic Development*. Report of the Commission on Macroeconomics and Health. Geneva, WHO.

WHO (2006) *The World Health Report: 2006: Working Together for Health*. Geneva, World Health Organization.

WHO (2008) *Effective Aid — Better Health. Report Prepared for the Accra High Level Forum on Aid Effectiveness*, 2–4 September 2008. Geneva, WHO.

WHO (2008) *Everybody's Business: Strengthening Health Systems to Improve Health Outcomes: WHO's Framework for Action*. Geneva, World Health Organization.

WHO (2010) "Health Metrics Network." Retrieved 3 February 2010, from http://www.who.int/healthmetrics/en/.

WHO Positive Synergies Collaborative Group (2009) "An Assessment of Interactions Between Global Health Initiatives and Country Health Systems." *The Lancet* 373(9681):2137–69, 20 June 2009.

World Bank (1993) *World Development Report: Investing in Health*. Washington, DC, The World Bank.

World Bank (2008) Strategy for Health, Nutrition, and Population Results, World Bank, Washington DC.

6

伙伴关系的局限性：向前推进议程

Margret Thalwitz

概　述

　　当今世界，全球卫生处于一个层层相连的伙伴关系系统中，从全球到国家层面都是如此。回溯数十年来卫生合作的发展情况，最初的伙伴关系主要关注科研结果，以及为应对特定疾病而提供关键性支持。过去十年间，伙伴关系的范围已经有所扩大，建立伙伴关系的关注点也从科研项目转向了有利于实现全球卫生目标的综合性卫生筹资项目。要想取得更好的项目结果，就需要评估"伙伴关系"这一概念，为此，本章讨论了"伙伴关系"概念的局限性，主要体现在机构职责的狭隘性和应对重点改变的灵活能力有限。筹资伙伴关系能否抓住机会，促进有效援助的关键要素得到落实，即在一个国家和区域的主导、相关政策框架下，将科研和知识、全球和当地、资金和实施支持相结合？是否还有其他重要的、可能有助于改善健康结果的伙伴关系模式、平台和网络？新的伙伴关系对传统的国际卫生的支持体系是一个挑战，从长远看，国际社会重新构建全球卫生方法的方式，将对伙伴关系的有效性产生积极的影响。在综述了现有伙伴关系的成绩和局限后，本章节将以改进建议作总结。

1. 简介

　　过去二十年间，由于人们普遍担心某些特定疾病会对人类发展造成毁灭性的后果，因此全球卫生备受关注。官方来源和私立部门提供的国际卫生援助经费不断走高，1990—2007年间，每年的相关费用从大约55亿美元增长到接近220亿美元[①]。为激励研发低收入国家可支付得起的药物和疫苗，人们开发出了新型融资机制，数以亿计的资金流向特定的疾病防控领域，特别是艾滋病、疟疾和结核[②]。卫生被列为千年发展目标的一个主要目标。

　　与这些进步相伴随的，是新的行动倡议和新型伙伴关系的涌现。卫生伙伴关系由来已久，成果斐然，如消灭天花和控制西非地区的河盲症。然而此前，发展中国家的卫生，特别是非洲国家，从来没有获得官方捐助国、非政府组织、慈善家、企业和多边机构如此青睐，迫切地希望构建新的架构并寻求新型筹资机制。如今，"创新型伙伴关系"已经成为发展中国家卫生项目的首选筹资机制。无论是公立部门还是私立部门，大多数卫生方面的捐款来源都是通过诸如"全球疫苗免疫联盟"（GAVI）、"全球抗击艾滋病、结核和疟疾基金"（以下统称为全球基金）和美国总统艾滋病紧急救援计划（PEPFAR）（美国的一个双边项目）等相对年轻的机构流向了相关领域。此

[①] N. ravishankar, P. Gibbins, R. Cooley, K. Leach-Kemon, C. Michaud, D. Jamison, C. Murray (June 2009) "Financing of Global Health: Tracking Development Assistance for Health From 1990-2007," *The Lancet*, 373 (9681): 2113-2124.

[②] 据估计，2007年艾滋病相关费用大约占所有卫生发展援助经费的25%，出处同上，pp. 2113.

前，卫生领域只是众多发展援助行动中的一个，考虑到全球公共政策，而将卫生从中分离出来，成立了上述机构。

2. 伙伴关系是否起作用？

既然"伙伴关系"在公共政策领域扮演的角色越来越重要，为了回答这一问题，我们首先要定义什么是"伙伴关系"，无论是从国家层面、区域层面，还是在全球范围内。本文所用的表述如"全球治理"、"全球规划"、"跨国的公－私伙伴关系"或"网络"所指的意思基本相近[③]。最广为人知的是，伙伴关系代表为了实现共同目标，同意与其他行为体联合行动。伙伴关系一般有某种意义上的"组织结构"，可以是专业性的或政治性的关系网络（例如国际性专业协会或 G20[④] 的财政部部长论坛），也可以是高度规制的治理结构，如详细规定了伙伴关系各个不同结构的角色和职能——董事会、指导委员会、技术和咨询小组、执行机构、财务信托机构等。本文中所讨论的伙伴关系属于后者。

有正式结构的伙伴关系可以分为三类：①以研究为主导的伙伴关系，加强并应用知识。热带病研究规划项目（TDR）、国际农业科研咨询小组（CGIAR）和特定药物研究创新行动属于这一类。②动员资源以完成某一共同目标而建立的伙伴关系。这一类伙伴关系的例子有国际艾滋病疫苗行动组织（IAVI）和疟疾药物风险投资（MMV），它们是为研发针对艾滋病、疟疾和其他重点疾病的疫苗而成立的，其主要功能是动员资源、筹集资金；另一个例子是全球环境基金组织（GEF），它是筹资应对环境威胁的伙伴关系。③为推广应用新知识而建立的伙伴关系。这一类关系里，全球基金和全球疫苗免疫联盟是规模最大的组织代表；但这类伙伴关系也包括规划制定型的组织，如采掘业透明度行动计划（EITI）、扶贫顾问小组（CGA）、全民普及教育/行动快车道（EFA/FTI）和其他主要机构等。理论上，在这三类方向各异的伙伴关系共同作用下，就可以把创新和知识送到最需要的地方去。只有这样，才可以实现从知识转化到公共

物品的供给，比如研发出可支付得起并在大范围内推广应用的新型疫苗。而且，从发展的角度来说，为不断提高创新和影响水平，如果将当地经验进行总结后再反馈到研究和政策，就可以不断改善人群健康，从而进一步改善以此为衡量指标的结果。

成功的伙伴关系充分考虑了这一循环，盘尾丝虫病项目就是一个例子。该项目由世界卫生组织、联合国机构、世界银行和美国国际开发署于 1974 年联合发起，旨在控制西非地区河盲症的跨国性传播。项目伊始，针对疾病实施本地化的干预；之后，来自政府和私立部门的新发现、治疗设备和资金支持使项目在各地区很快就铺开了；如今，持续的成功经验拓宽了项目的覆盖范围，所关注的问题也从西非地区的疾病控制扩展到了更多的问题上。在这些成绩的基础上，于 1975 年开始的热带病研究规划工作更重要，它针对既往被人们忽视、而与发展中国家联系极其密切的疾病，填补了流行病学的重要知识空白。

这些都是伙伴关系的典范，它们推动了世界范围内越来越多的行动倡议，以解决部分疾病的需要。所有这些伙伴关系的共同目标是，强化科学和商业知识，促进从治疗转向预防，若有可能的话，甚至实现根除。这些伙伴关系将科学研究、制药公司、发展机构和发展中国家召集在一起，把某一想法、某个发现和一个规划的启动联系在一起。若要把某一原创性想法最大规模地推广，这个链条中的每一环节都不可或缺。消灭天花是一个很好的案例，它关注每一个详细的环节，包括监测、社区参与、政治承诺、资金投入、科研，以及以问责为中心的制度[⑤]。

为上述成就贡献力量的行为主体来源十分多样，包括私营企业、慈善机构和专业性融资伙伴关系。如今，全球卫生建立于一个层层相连的伙伴关系系统之中，其中任何一个合作方都代表其自身利益，比如全球疫苗免疫联盟把疫苗和免疫的合作方联合起来，形成了联盟。

这些伙伴关系对于全球卫生的发展、战胜致贫的主要疾病，以及拥有全球性传播力至关重要。就最后一条而言，一个案例就是 2004—2005 年高致病性禽流感 H5N1 病毒流行时的应对，它展示了国际社会

③　Diane Stone（2009）"Global Pubic Policy, Transnational Policy Communities and the Shaping of Governance," in *Governance and the Depoliticisation of Development*, WilHout and Richard Robinson, eds., Routledge, p. 65.

④　Martinez Dias J, Woods N（eds）（2009）*Networks of Influence*, Oxford University Press.

⑤　Fenner F, Henderson DA, Arital, Jezek Z, Ladnyi ID "Smallpox and its Eradication," WHO 1988.

面临高度风险时是如何快速应对并形成统一行动的[6]。由于担心全球大流行，因此才可能组织起来一个机构性的构架，并动员了 10 亿美金，用于阻止病毒由动物向人类传播的协调方案。

抗击疾病已经占据了全球卫生议程和全球卫生治理相当长的时间。这提升了研究水平，并证明外部资金可以将科学、产品研发和新产品上市联系起来[7]；这证明，设计完善、实施顺利且受到广泛支持的全球性行动具有强大的影响力，展示出了当全球性疾病威胁成为现实时，全球治理系统所具有的应对能力。这些可观的成就证明，伙伴关系可以弥合知识、政策、筹资和实施的裂痕。

3. 卫生——一个全球性问题

尽管伙伴关系在早期取得了成功，但是在关于全球发展的讨论中，卫生并不总是一个中心议题。一直以来，世界卫生组织负责监测和维护全球卫生标准，联合国儿童基金会是儿童免疫的领导机构，联合国人口基金负责孕产妇保健。在多边开发银行中，世界银行于 20 世纪 80 年代早期首先创建了卫生部门[8]。

1982 年，G8 集团在里昂峰会上首次提出，健康是人类福祉的一个主要因素。这仅仅是一个开始[9]，直到 1996 年艾滋病成为一个公众关注的焦点时，G8 集团从总体上给予了卫生越来越多的关注，特别是发展中国家的卫生问题。当意识到解决这些问题必须跳出具体的疾病，并解决健康的社会经济决定因素时，2000 年召开的冲绳峰会提出了"新型全球伙伴关系"的倡议。然而，所有 G8 集团的发言所关注的共同威胁是艾滋病，这在 2001 年热那亚峰会上以创立全球抗击艾滋病、结核和疟疾基金而达到顶峰。随之出现

了一股开展新活动的风潮，在某种程度上，慷慨的慈善捐助方的出现起到了推波助澜的作用。针对这些优先重点疾病的免疫科研得以加快发展，美国总统艾滋病紧急救援计划成为一个重要的参与者，人们要求开发银行提供更多的卫生贷款以实现千年发展目标。与此同时，又一个大型的、针对发展中国家的、全球性的免疫专业组织全球疫苗免疫联盟也于 2000 年初正式成立。毫无疑问，当今时代，政治性因素的作用越来越重要，影响着全球卫生行动的进程、治理的构建和成果的取得。这既是 G8 集团成员国的利益所在，也是体现了外部公民社会的压力。

3.1 新型筹资伙伴关系

随着全球疫苗免疫联盟和全球基金的成立，卫生资源的动员成为卫生伙伴关系关注的一个焦点。截至目前，仅这两个机构所控制的资金加起来已经超过了 400 亿美元（含 2011 年的承诺金额），2010 年两机构拨付金额约为 60 亿美元，大致相当于 2010 年官方发展援助资金总额的 5%。由于两机构都仅提供赠款，所以上述资金全部是净支出。

由于多边开发银行和其他国际组织不能满足应对日益严重的艾滋病和其他卫生问题的需要，在上述机构之外建立这类新型卫生伙伴关系是一个自觉的行动。全球疫苗免疫联盟和全球基金的出资方期望建立快速行动和资源调配的能力：两个机构都是向其指定目的拨付资金，依靠当地政府、其他多边机构、非政府组织和私营部门提供补充性服务。机构的上游取决于学界专家、智囊团、联合国系统、布雷顿森林机构等，以实现研究、政策咨询、资源动员和资金管理的功能；通过公立和私立部门的下游机构在国家层面实施项目。

---

⑥　该项伙伴关系有其自身特点，它是在美国政府和欧盟的整体资助下开展活动的。它利用两大经济体的多边系统（粮农组织、世界卫生组织、国际动物卫生组织和发展银行）作为主要的筹资、监管和协调机构，在全球层面和国家层面开展活动。包括受累国家和双边援助机构在内的全体参与方都同意在规定时间里遵循合作框架协议。

⑦　示例见 BIO 的全球卫生风险投资项目："Global Health Innovators-A Collection of Case Studies"，2009。

⑧　Robert McNamara 在诺特丹大学做演讲，内容是关于人口增长为世界银行制定卫生领域的条约创造了条件，演讲首次从"多部门里的再生产"角度出发，阐述了如何应对该类问题。地区性发展银行纷纷效仿，但在其提出的整套方案里，卫生问题所占篇幅并不大。

⑨　关于 G8 集团在影响全球卫生论战过程中所起的作用，请参考 Kirton，John and Jenevieve Mannell（2007）"Explaining G8 Health Governance，"in Cooper，Andrew F.，John J.Kirton，and Ted Schrecker，eds（2007）*Governing Global Health*：*Challenge*，*Response*，*Innovation*.Aldershot：Ashgate.，also Kitron，John（2006）"The G8 and Global Health Governance：The Case for aEurasian AIDS Extension，"Paper per-pared for presentation at the International Parliamentary Conference in Conjunction with Russia's G8Presidency，on "HIV/AIDS in Eurasia and the Role of the G8，"sponsored by the Transatlantic Partners Against AIDS，at the State Duma of the Federal Assembly of the Russian Federation，Moscow，Russia，June 8.

它们的管理结构包括全球卫生领域所有参与方的代表（其他章节有详细的叙述）：知识（研究、政策和私立部门）、筹资（私立和公立捐款方）和实施（政府、私立部门和非政府组织）。组织的政策问责制取决于执行委员会和首席执行官。执委会（董事会）由选举产生的执委主持，首席执行官负责执行委员会的决策并管理组织。经双重多数这一竞争性的程序产生人选后，才会任命首席执行官。董事会成员的选票权分布与组织出资额度的分布并不一致。这些伙伴关系部分展示了现代化的多边机构是如何管理的。卫生领域的主要支持群体已经内化于机构的管理之中，当然这也对有效决策产生了一定的限制（第7章和第9章分别阐述了全球规划和全球疫苗免疫联盟的管理）。

尽管各方积极参与大型卫生筹资伙伴关系的构建，但最终而言，活动和资金的风险分担依然落在公共部门上（盖茨基金会的主要作用属于特例）。这些新机构活动所产生的风险，最终由开展活动的国家和以捐赠或债券形式承诺的捐助方共同承担，这和传统的多边援助系统一样。

3.2　创新的资源动员和伙伴关系

为实现其作为融资机制的功能，全球基金和全球疫苗免疫联盟都依赖于动员大量资源。两者的模式并不一样。全球基金采取了传统的增资模式，并将其当做主要模式，而全球疫苗免疫联盟的模式更具"创新性"，由第三方来执行。从一开始，它们给予第三方相当大的灵活性，以满足资金的需求，而且能够依赖私立的和类似公立的资源。这跨度极大，包括私立基金，专业性的国际机构如国际免疫接种融资机制（IFFIm）、高端市场委员会（AMC）、全球基金-红色产品运动、卫生债务互换，以及其他还在探索的想法。

对于这些资源动员的创新活动，有以下几种解释：①为达成某特定目的，利用市场工具，以国家主权为保证，扩展筹资范围，充分挖掘全球储蓄（比如国际免疫接种融资机制）。②极其富裕的私人基金会的出现，以前所未有的规模将慈善带入了发展领域。③公民社会倡议下的社会合作责任制，为私立部门参与援助打开了新的大门。④最后一点，也是相当重要

的一点，智库呼吁非政府组织和富人关注贫困人口的处境，成为促成某些更大规模的联合援助行动倡议的核心因素，如国际药品采购机制。这种特殊目的的形式，也得到越来越多的发展中国家的支持。越来越多的人认识到，卫生以一种不同于农业、教育或基础建设的方式，将富国和穷国联系在一起。随着捐助方和其他外部援助利益范围的扩大，支持伙伴关系的网络也在不断扩展。

在所有的这些行动倡议和理由中，很难找出一条共同的思路，归纳出一个解决全球卫生及其长期筹资要求和机制的系统性方法。Brooking的一项关于创新型筹资的研究很好地总结了这项挑战。研究指出："虽然我们不能说已经在研究中找到了答案，但我们确实认为，无论是在卫生还是在其他领域，关于发展的创新型筹资工具的讨论可以从结构性的方法中受益。这一方法首先要定义问题的本质，系统性地寻求可能解决该问题的工具，最后根据有助于优先排序的合理化标准，评价这些工具。"[10]

以前从未有过像全球基金和全球疫苗免疫联盟这样的伙伴关系或全球行动计划，获得如此快速增长的资源，而只在一个有限的目标和狭隘的议程内运作。捐助方对取得的成果和结果有着较高的期待，这对两个机构来说，如果仅仅关注药物、蚊帐或疫苗，而不考虑服务提供过程中潜在的约束条件，要想实现这些目标就变得越来越困难。目前，"纵向"干预活动不断增加，然而许多因素都提示其有效性可能会打折扣，因为部门内存在结构性问题。专项资金的比例一直在增加，而使用者的消化能力有限；政府面临财政困难，难以维持这些靠外部力量推动的活动。无论这些伙伴关系的建立是为了"扩大规模"，还是为了在有限的义务范围内取得实效，利用公立和私立组织建立的合作关系是否正在成为，或者不应该成为真正覆盖所有卫生服务的全球卫生机构，包括系统与疾病、预防与治疗，这一问题迟早都要解决。

4.　是否有变革的案例？

变革已经发生了。全球疫苗免疫联盟将相当大的经费用于卫生体系的发展，以及全球基金对SWAPs的早期贡献，标志着全球卫生转向更大的议

---

⑩　Brookings Global Development Program，Working Paper 2，August 2008，Global Health Initiative.

程，从而使"专项"资金和"国家层面资金"之间的区别越来越模糊。与此同时，机构要依靠其他机构满足上、下游合作方的需求，这成为这些提供方和获得援助的国家一种日益沉重的负担。因为"老的"和"新的"多边机构有着越来越相似的目标和活动，但各自的责权范围和机构政策并不完全匹配，而在很大程度上依然保持原样，因此伙伴关系模式变得有些紧张。在管理上的根本性差别进一步使得众多参与者在操作层面上出现破碎和重叠，这降低了效率和援助有效性。

许多人都认为在国家层面上的伙伴关系应该实现一致性，尽管发展援助的机构设置具有多面性。然而，如果卫生领域的全球管理体系是错综复杂的，并不能有效运行，那么该系统怎么可能在国家层面上运行得很好？正是在方法和重点选择上的如此明确的根本性差异，使得国内重点、资源可及性和外部重点之间的潜在冲突变得极为明显。如果所有的大型发展机构，包括全球基金、全球疫苗免疫联盟和美国总统艾滋病紧急救援计划，将其活动纳入国家主导的整体经济优先重点框架，那么国家层面的伙伴关系前景可能会更加乐观。《巴黎宣言》的"国家所有权"和"问责"两项原则应该按照上述思路来理解。

然而，在最贫穷的国家中，并非所有的国家已经或者正在着手发挥引领作用，向捐助方提出使用其援款的清晰参数。外部力量的过度干预使得这成为一项极其困难的任务。阿克拉峰会在多个议题中都讨论了这个问题，然而仅仅靠更严格地遵守《援助有效性巴黎宣言》，可能无助于解决当前的问题[11]。

4.1　扩大的国际卫生伙伴关系（IHP+）

扩大的国际卫生伙伴关系于 2007 年秋季创立，对于支持发展中国家卫生事业的众多机构来说，这是迈向更有效多边合作的一步。早先加强多边卫生系统之间互补性的努力都失败了[12]。

扩大的国际卫生伙伴关系是一个伞形的伙伴关系，它将主要捐助方和部分非洲国家联系在一起。正如《巴黎宣言》一样，它要求机构本身调整运行方式，并在国家层面合作；它同一些国家和参与的捐助方签订了一批协议，支持各方认可的长期卫生战略，而这些战略是以捐助方之间以及捐助方与国家之间的密切合作为基础的。虽然扩大的国际卫生伙伴关系不提供资金，但它同"普及教育/快速通道行动计划"有类似的特点，该行动计划是为了快速提高小学入学率而建立的伙伴关系。关于 2008 年对扩大的国际卫生伙伴关系的独立评估，尽管现在评价结果为时过早，但是通过回顾我们发现，包括世界银行和全球基金在内的主要参与者，调整其运作规程，兑现在扩大的国际卫生伙伴关系会议上签署协议时的承诺方面，行动迟缓。这个发现并不奇怪，因为从宣布需要合作到有效的合作，这之间有很长的路要走；需要相差迥异的各个管理系统和主要利益参与者的认可，以及大型机构的实施。全球基金、全球疫苗免疫联盟、世界银行、世界卫生组织和其他合作伙伴最近参与搭建了卫生体系的联合平台，进一步加快共同资助的步伐。总是有倡导者呼吁快速行动，但是整个系统还没有准备好以轻便、有效的方式去运作。

5.　卫生伙伴关系如何演变？

最近一些研究质疑全球卫生援助在国家层面的影响和长期结果导向。2008 年，由世界银行牵头，联合几家大型全球伙伴关系，与发展中国家进行了密切磋商，共同筹备了阿克拉峰会。会议强调了资源配置扭曲的风险，就是当某些确定的项目很窄，其获得的资金总额占该国此领域预算相当大的比例时，可能会吸纳其他同样重要的发展规划的资金和人力资源[13]。发展中国家已经表达了统一的观点，要求提供预算内的外部援助，以此作为跟踪追踪和评价项目影响、潜在财政负担以及整体工作进展的一个重要工具[14]。

2009 年刊发于《柳叶刀》[15]上的文章已经回应了这些发现。文章强调，增加数据收集的投入十分紧迫，以加强国家层面上的监督和评估系统，更好地追

⑪　关于援助的破碎和扩展，以及《巴黎宣言》的局限性，请参考由 JM Severino 和 Olivier Ray 撰写的综述：*The End of ODA（Ⅱ）：The Birth of Hypercollective Action*. Center for Global Development，Working Paper 218，June 2010.

⑫　Shakow A（2006）：*Golbal Fund—Word Bank HIV/AIDS Programs*：*Comparative Advantage Study*，The Global Fund.

⑬　"Global Program Funds—What Have we Learned" at www.worldbank.org/cfp.

⑭　see www.CDG.com.

⑮　"An Assessment of Interactions between Global Health Initiatives and Country Health Systems"，prepared by Synergies Collaborative Group，published in *The Lancet*，Vol.373，June 2009，pp.2137-69.The World Health Organization Maximizing Positive.

踪过去十多年的影响，并发现国内卫生体系的关键差距。如今，数据的严重缺乏已经成为有效评估过去十年全球卫生治理的一个主要障碍[16]。

人们普遍认为，全球卫生正处于紧要关头，根据过去 10 年的经验，以下步骤特别重要：

- 首先，卫生与其他部门相比，有着明显的不同。只有把科学家、企业家、地方机构、社区和多边机构的力量以一种广泛的伙伴关系凝聚在一起，富于创新、推广并使之可持续，才能战胜疾病。战胜疾病的知识，提供基本服务的体系，以及实现可及性的基础设施，都是可持续性的内容。
- 其次，对于实现较好的健康水平，尽管全球关注，但这的确是一个地方的问题，与一个国家和地区的经济社会情况无法分开。
- 再次，当地社区、非政府组织和国内私营部门参与。

要进一步提升伙伴关系的水平，国际社会需要致力于更好地管理多方利益相关者和多学科知识，这些是实现共同目标所需要的。不同于其他全球性挑战，如防止气候变化的议题，关于卫生领域的国际社会争论，在总体目标上没有根本性的分歧。所有的分歧都在于实现这些目标的方法，以及是选择防治疾病还是建设体系的问题。如果能搭建一个平台，囊括所有利益相关方关于这一争论所涉及的知识，就可以将这些知识融合在一起，并通过研究、政策分析和实践经验来加强这一平台，关于全球卫生方面的讨论就会从倡导和更多的援助，转到减少可避免的和 / 或过早的发病率和死亡率的长期策略上。

搭建这样一个综合性的平台可能催生一些重要的观点，思考全球卫生领域尚未理解的或有争议的问题。这样的平台是一群定义明确的、多元化的利益相关者之间的合作框架，以解决全球卫生长期性、具有转型意义的问题。为实现这些卓越的目标，此平台应该满足几个特殊要求：

- 在全球层面建立全球卫生相关的政治决策体系，并且不仅仅是针对某种特定疾病，例如 G20、G24 和 G77。
- 在多学科的背景下运行，最为相关的知识利益相关方的代表要参与。

- 产出被广泛认可的可靠信息。
- 采用基本公正的过程，过程要依照具有策略性的途径，并对国际社会公开负责。
- 有前瞻性，关注长期效应。
- 保证可见度，在最需要并且最难实现集体行动时，提出联合的选择方案。
- 采用一个轻便、灵活的伙伴关系框架。

6. 可能出现什么？

这些原则的要素存在于卫生伙伴关系的多样性中，但是这些伙伴关系各自为政、运作重叠和间隔，未能建立管理有效的构架或工具，这些可以通过国际协调、形成共同的目标而实现。在各自的特定领域之外，现有的伙伴关系远不能加强全球卫生治理。现有的体系是被动的，因为它缺乏愿景，而且也没有一个配套的、具有广泛基础的运作策略。扩大的国际卫生伙伴关系（IHP+）、国际卫生八大机构（H8，译者注：包括世界卫生组织、联合国艾滋病规划署、联合国儿童基金会、联合国人口基金、世界银行、全球基金、全球疫苗免疫联盟、盖茨基金会）和其他机构试图在一定程度上能弥补这些缺陷，但是并没有证据能表明这些行动是有助于进一步的分散，还是进一步的合并。那么，另一种体系可能是什么样的呢？

在卫生方面形成一个共同的全球愿景，需要众多利益相关方就"进展"的定义和构成内容、追踪进展的指标达成共识。传统上来说，人群健康状况用期望寿命和婴儿死亡率来测量，千年发展目标扩展了健康的定义范畴，在原有基础上又特别关注了传染性疾病和妇幼健康。在干预实施时以具体干预措施的成效来测量进展程度，包括免疫、获得药品或其他预防措施。这强调的是短期结果，对完善卫生体系、提升服务能力、获得清洁饮水或食品安全这些具有长期影响的因素则强调得较少。

世界卫生组织是负责制定和监测全球卫生标准的机构。设立标准时，它能利用大量的、全球范围的知识，可是对于那些依靠外部支持才能执行这些标准的国家来说，它们要面对众多的机构，而且还很难描述清楚各自分别发挥什么样的作用，如世界卫生组织、联合国儿童基金会、联合国人口基金、联合国艾滋病

---

[16]　see also Severino/Ray. op. cit. p.26.

规划署、国际药品采购机制、全球疫苗免疫联盟、全球基金、多边开发银行、非政府组织、私营企业等。首先至少要搞清那些公共治理机构的作用，这些机构的多边政策和行动基本上由同一批成员所控制。因此，虽然《巴黎宣言》重点关注了援助的有效性，但明确核心使命是比协调步骤和政策更为重要的挑战。

当前大型多边机构的行为特点是以短期效应为导向，并呈相互竞争的态势，正式的伙伴关系或非正式的网络可以改变这种情况。非正式网络可以在全球范围内加速科研进展的广泛知识交流；可以促成处了不同发展水平的国家之间开展政策交流；可以为卫生专业人员搭建一个交流的平台，讨论基本组织框架、培训和人才流失等特定的卫生体系问题。这些网络可以是临时性的，也可以是正式的或虚拟的，规模可大可小。

正式的伙伴关系可能适合于主要全球卫生机构之间的合作。这些机构依靠同一群成员的支持，设定不同的优先重点，在优先解决某些疾病方面具有相对优势，并且有些机构在特定地区和／或某些知识方面，具有其他机构所没有的专业性，例如金融产品方面的专长。占有这些特殊优势可以导致这些"巨头"间的另外一种"分工"。"压力测试"可以充分地显示出在知识和覆盖面上的主要差距，比如引起多方讨论的问题——"谁为卫生体系提供援助"。解决这一关键问题不能靠援助方的临时决策、默许行动以及缺乏问责制。需要分工，以解决援助方和各机构间的既得利益。

在这些争论背后，是对建立一个全球卫生筹资组织的需要，即建立一个协助世界卫生组织实现其目标的组织，一个可以将研究、科学、标准和指标转化成为国家层面行动的组织。它可以是一个伞形结构的组织，上游合作方是大学和开发银行等专业化机构，下游合作方是实施的国家和地区。全球基金和全球疫苗免疫联盟在其构成中已经具备了这种愿景的要素：全球疫苗免疫联盟的上游连接着卫生创新筹资，全球基金则通过其网络延伸到实施机构。合并这两个机构，再从根本上改变各自的职责，就可能将两个机构整合成为一个全球卫生机构。

这种合并在制度上涉及的范围很大，需要广泛的支持，以维护其合法性和可操作性。当然合并也可能产生弊端，比如资金集中于一个机构而不是充分动员其他合作方的积极性。然而，该机构拥有的平台和召集功能，以及对全球卫生的指导作用，至少可以抵消部分阵痛，而这种阵痛是全球卫生治理重大重建过程中所不可避免的。可能需要十年的时间才能理顺这个问题，这个时间也大约是当今世界经历分崩离析和各自为政的过程。

对于世界卫生组织而言，出现了一个新的角色，这是事关全球卫生联合行动成功的关键：通过独立的、基于数据的评估工作来追踪和记录各项改革。现在普遍认为，数据的缺乏是主要不足之一[17]，这使得客观评价和过程管理变得比较危险[18]。

如果伙伴关系能以某一关键的、合法的、面向实际操作的全球卫生机构为中心，那么可以有两种重要的方法来解决全球卫生治理中的不足：

要赋予所有国家、捐款方和私立部门共同的责任，以转变想法并以此为指导。

要搭建将研究、政策、实施和评估联系在一起的平台，以尽可能地将发展中国家的健康"产出职能"与捐款方的"促进职能"整合起来。

7. 结论

过去几十年间，卫生领域变化巨大。创立了新的大型筹资机制，以加速对发展中国家的专业卫生服务的投入。早期创立的"伙伴关系"依靠上、下游合作方履行其职责，这些机构的发展速度之快、规模之壮大，使得"伙伴关系"模式在处理全球卫生问题时，已不再被视为万能的了。基于知识分享的伙伴关系在深入理解疾病的流行、预防和治疗等方面发挥着并且将继续发挥着重要的作用。同时，在控制和消除疾病的管理中，伙伴关系的原则也依然适用。然而，在大规模的卫生筹资方面，《巴黎宣言》关于所有权和问责制的原则反映了大型国际机构作用的重新调整，从而向发展中国家的决策者提供了一个更整体、更透明、更连贯的备选模式。"创新型伙伴关系"已经跻身于独立的多边卫生机构之列。需要在这个层面运作起来。

第9章深入分析了创新型筹资问题，第5章讨论了卫生体系的问题。

⑰　*Lancet* study, op.cit.

⑱　Severino/Ray, op.cit., p.26.

第二篇
在全球层面整合新型伙伴关系

7

全球卫生规划：通过协商援助有效性构建新型伙伴关系

Prerna Banati 和 *Daniel Low-Beer*

概　述

　　本章评估了全球规划与伙伴关系的演化，讨论了其角色、基本原理以及与援助有效性的逐步结合，强调全球规划对援助有效性挑战的反应以及如何在全球规划中协商援助有效性。本章将为读者展示协商的各个阶段：对话、评估、整合和结合。全球规划的学习和同行网络产生的行动为伙伴关系及变革提供了一个创新型模式。这种管理网络模式具有一些关键特征，包括广泛的成员资格，关注内部对话、评价、监督，并且以学习和同行压力为中心。在《巴黎宣言》的背景之下，很容易低估建立集体行动所需的协商和外交。本章的最后一部分总结了在多样性全球规划中，援助有效性的双向协商的进展和局限性。

简介

　　2005 年，人们在很大程度上认为全球卫生规划，如全球疫苗免疫联盟和全球基金组织，属于援助结构之外[①]。许多传统的多边和双边组织认为，这些全球卫生规划至多可以在本国国内被接受。在最坏的情况下，它们干扰了既定的援助提供方式，动摇了可靠的协调路径，使"常规做事"变得复杂化。关十援助有效性的《巴黎宣言》将全球规划与腐败和国家制度不健全一起视为援助面临的一个主要挑战。然而同时，《巴黎宣言》确定了一些广泛的原则，为全球规划与其他伙伴的协商提供了框架。这些原则符合全球规划模式的重要元素，包括成果管理和更为广泛的国家所有权，后者包含民间团体和私营部门。与此同时，

《巴黎宣言》还制定了全球规划伙伴间的协商框架，以应对国家层面一些联合和协调的挑战。

　　《巴黎宣言》并未提供具体的解决方案，而是为解决方案提供原则框架，方案有赖于伙伴协商。然而，《巴黎宣言》试图将逐国协商和条件限制的方法，转变为参照所有权和激励的一般原则的方法，并且能够以监督与评价和问责的结构进行通报。这使得协商和外交在总体规则框架中成为了援助有效性的必需条件。对这个新方法所面临的挑战和机遇的一个重要测试，是其提供吸纳新伙伴框架的能力。因此，在制定改善援助有效性的协商框架中，全球规划是《巴黎宣言》优势和劣势的重要"示踪物"。

　　在过去十年中，经历了一个密集地从经验、协商和外交中学习的过程，以及全球规划、双边和多

[①]　正如《巴黎宣言》(2005) 中所反映的内容一样。

边组织、各国调整过程（例如 World Bank，2004[②]；Mokinsey，2004[③]）的。这改变了全球规划和其他利益相关者的运作方式，从总体上对援助管理产生了重大影响。在对援助有效性的讨论和协商中，工作已经在全球展开，贯穿了从基层、增资过程和董事会议的评估及经验中学习的过程。在国家层面，国家规划、SWAps 和其他协调机制正逐步融入全球规划。核心是伙伴关系的概念——开放双边援助，为支持各国伙伴关系做出努力，调整多边伙伴的角色，引导坦诚的评价并在全球规划中学习。在协调能力建设和国家规划的同时，这个学习和协商的过程也包含了各国作为这种伙伴关系领航者的新角色（Accra Agenda for Action，2008）。

全球规划是多样性的组织，在结构和组织上不同。然而，它们有一些共同点，并且根据规划的不同，所遵循内容的适用程度不同。全球规划是以成果为导向的组织，提供与政治条件无关的资金，以特定的千年发展目标为主题组织起来，在各国没有办事处。与双边机构相比，全球规划不受相关国家的政治或经济利益的支配，其国家覆盖范围和项目数量由国际程序和国家的直接项目申请决定。没有国家办事处意味着它们必须通过其他伙伴运作，并且依赖于有效发展的伙伴关系。全球规划的模式及其缺乏有效伙伴关系时的脆弱性比较接近《巴黎原则》。设立全球规划董事会的目的是，赋予发展中国家和民间团体举足轻重的发言权。从另一个更加深入的层面上来说，任何一套管理和运作安排都是"政治性的"。但是，所取得的成果是引入了一种较少受到单个捐助者或捐助团体支配的新型管理形式。最起码，在一种平衡的投票结构下，捐助者必须与受援者、民间团体及私营部门协商融资和发展的规则。全球规划还在各国提出了一个共同的目标，即改进先前规划所取得的成果。然而，全球规划的许多特征仅仅在与这一目标结合并提高其有效性的挑战中得到了发展，包括与援助系统或"架构"其他部分的互动。这种协商、调整和学习过程是本章的重点内容。

本章强调了全球规划如何应对援助有效性，并与其他伙伴协商迎接挑战和机遇的过程。在应对援助有效性方面，全球规划已经较好地明确了其附加价值，分享其广泛的管理网络模式，展示了与其他发展融资者互补的证据。然而，这项工作目前尚在进行中，并且《巴黎宣言》在支持整个体系的规则和协商方面的局限性也很明显，这种局限能够改变国家层面的行为。随着最新重组的援助有效性工作小组将自身的角色清晰地定位为设置一个更广泛的全球发展议题，以及全球规划学会成为更好的伙伴桥梁，围绕将全球规划完全纳入援助架构的协商讨论仍在继续。

本章向读者展示了全球规划参与援助架构所经历的四个阶段，着重强调伙伴关系面临的挑战、调整和核心角色。

第一节提供了援助有效性议程的背景，探讨了《巴黎宣言》和《阿克拉行动议程》之间的重大转变，描述了援助架构的扩展、吸纳新行为体以及向以原则为导向发展伙伴关系的方法转变。

第二节着眼于全球规划的演化及其对现存援助管理的附加价值。本节回顾了全球规划模式的优点和缺点，以及这些新型全球治理模式是如何增加建立伙伴关系机会的。本节评估了通过更有效的伙伴关系，援助有效性协商在多大程度上弥补或者扩展了其独特的特点。

第三节回顾了《巴黎宣言》框架协商进程，讨论了全球规划学习小组的范围和扩展，并将其放在更广阔的发展背景之中。本节明确了协商的对话、评估、整合和结合阶段中，全球规划是如何纳入到全球讨论的。全球规划的学习和同行网络产生的行动，为伙伴关系及变革提供了一个创新型模式。这种管理网络模式具有一些关键特征，包括广泛的成员，强调内部对话、评价与监督，并且以学习和共享为中心。

本章的最后一节总结了将全球规划与援助有效性双向协商和对话融合的进展和对挑战的认识——以审慎乐观的态度看待未来伙伴关系发展的方向。

1. 援助有效性运动的发展：走向包容性和伙伴关系

2005 年的《巴黎宣言》是十年来正反两方面经验的积累，目的是在伙伴间建立关于提高援助有效性的协商原则。这个进程开始于经济合作与发展组织

---

②　World Bank（2004）Addressing *the Challenges of Globalization：An Independent Evaluation of the World Bank's Approach to Global Programs.*

③　McKinsey（2004）*Global Health Partnerships—Assessing Country Consequences A report for the Bill and Melinda Cates Foundation.*

时间	事件	关键成果
2000	千年发展目标	全球社会就 2015 年千年发展目标达成了八项共识
2002	《蒙特雷共识》	成功为发展筹集到额外资金，呼吁共同努力提高援助有效性
2003	《罗马宣言》	将协调、所有权和联合确定为主要原则
2004	《马拉喀什备忘录》	达成一致的捐助方第一次强调发展成果
2005	《巴黎宣言》	在《罗马宣言》基础上，重新承诺将所有权、联合和协调的原则，以及成果管理和责任制作为一揽子承诺的一部分
2008	《阿拉克行动议程》	加强按照所有原则行动的必要性，强调成果、透明度和可预测性、民间团体和议会，以及对全球项目更具建设性的观点
	《多哈发展融资》	进一步呼吁增加援助，提高援助的有效性
	关于千年发展目标的联合国高级别会议	再次确认支持千年发展目标的重大意义
2010	联合国发展合作论坛；联合国千年峰会	强调相互问责制和管理；千年峰会评估了千年发展目标取得的全球进展
2011	韩国釜山高层论坛	即将到来的高层论坛
2015	千年发展目标的目标	千年发展目标截止日期和制定发展援助方面的下一步工作

图1　援助有效性重要事件年表（OECD2006；United Nations，2009）

的发展援助委员会，接着向发展中国家和国际组织开放，并且与民间组织和全球规划相互交流。这促成一百多个捐助方和伙伴国之间协商，并制定出一套援助有效性原则，并承诺在 2010 年衡量所取得的进展。其中，原则包括以所有权、联合、协调、成果管理和相互问责为重点的目标。随后，这些原则经总结成为 12 个指标，其中 11 个有定量目标。

这正值千年发展目标相关援助融资增加和期望提高的关键时刻（图1）。在这世纪之交，重点是将千年发展目标的援助和国家优先领域进行整合的方法。发展援助的数量大量增加，同时伴随着如何在提高质量方面做出努力——以便取得可持续的发展成果。国家所有权和问责制成为了改革议程不可缺少的部分，2008 年《巴黎宣言》将这些转变作为自愿行为准则的新规范包括进去。

然而，《巴黎宣言》没有将一些新的参与者和机会完全融入援助架构。尤其是，民间团体和全球规划的融合最初是有限的。人们在很大程度上认为全球规划属于援助架构之外，需要特殊的规则和指南，极少投入精力以利用全球规划的潜在创新和对援助有效性的贡献。全球规划与腐败和缺乏透明度等，被认为是援助架构面临的五大挑战。2005 年，《巴黎宣言》强调"……全球规划和行动计划与伙伴国家更广泛的发展议程没有进行充分的整合，包括一些关键的领域，如艾滋病"。其次，原则之间的分歧（例如联合和成果之间）以及如何将原则一揽子实施尚未得到充分解决，这就使得一些利益相关者挑选出最适合其现存模式的原则。

起初，《巴黎宣言》在国家层面的认可度低于在全球层面，其行动晚于发展援助委员会主办的辩论，并且在很大程度上落后于由捐助方支配的援助有效性工作小组。工作小组采取成员自愿参加的"俱乐部"方法。开始，工作小组不愿意寻找新的伙伴。另外，工作小组并不总能证明，对发展中国家高级政府的能力给予惊人的投资是物有所值的，原因部分归结于工作小组的各国参与者缺少发言权。再者，对扎实的评价以及提高援助有效性所需的根本性调整和学习过程缺乏足够的重视。最后，工作小组的原则是自愿性的，这导致了参与和变化的增加，并且缺乏援助提供过程作出更根本改变所需的问责制和有约束力的决策。然而，在制定一个全系统的议程，从而改革以目标和衡量过程为支持的援助中，工作小组取得了重大成绩，同时关注正式和开放的学习机会，这在许多其他部门很缺乏，如金融业和银行业。

尽管《巴黎宣言》原则的本质是全面性的，早期的实施和衡量倾向于强调传统的联合和协调原则，而非国家所有权、成果管理和相互问责制原则。这一点在《巴黎宣言》指标框架中很明显，12 个指标中有 9 个关注于联合和协调两项原则。发展伙伴能够关注于适合他们的原则，而弱化那些更具挑战性的原则。

然而，当国家和捐助方为筹备 2008 年阿克拉会议而采取行动时，一种更具包容性并且以成果为导向的援助架构也同样得到了发展。尤其是，在传统援助者关注联合和协调的同时，民间团体和全球规划对成果管理、更广泛的国家所有权和问责制做出了贡献。有必要加强国家体系和政策环境，以提高新型融资工作的有效性，同时也要重视各国联合全球规划所面临的挑战。

巴黎原则设计了伙伴之间的协商过程，但还存在许多局限。首先，《巴黎宣言》的原则是为提高援助有效性而一同提出的。这些原则必须一揽子实施，不能仅仅依据"联合和协调"或"取得成果"而有选择性地做出援助安排。其次，衡量框架对联合和协调的重视程度不同（12 个指标中有 9 个），较少关注成果管理（仅由监督与评估框架象征性地代表，但其只对成果进行衡量而不是成果管理）。同样在国家层面，在保证这个一般框架能够完全融合一系列伙伴时出现了分歧，例如在 SWAp 背景下，全球规划、私营部门和民间团体的融合。尽管存在分歧，援助有效性要求改善所有的援助有效性原则。最后，如前所述，援助有效性原则是自愿性的，在本质上依赖于捐助方的善意，因为同行压力是有限的（例如发展援助委员会同行评审、援助有效性工作小组和联合国发展合作论坛）。

从《巴黎宣言》到《阿克拉行动议程》，援助有效性开始了一个方向性的调整，变成更具包容性、以成果为导向的议程，包括以下从《阿克拉行动议程》摘录的内容：

加强对成果的关注，将其作为援助有效性的一个首要的核心原则："取得发展成果——并公开对这些成果负责——必须是我们所有工作的核心""评价我们的标准将是，我们的共同努力对贫困人口的生活产生的影响""我们将关注提供成果""对于我们的公众成果，我们将更负责任、更透明""如果所有国家都要达到千年发展目标，我们需要取得更多的成果"。

为发展建立包容性的伙伴关系："援助即是为发展建立伙伴关系。当伙伴关系充分驾驭了所有发展行为体——双边和多边捐助者、全球性的基金、民间社会组织和私营部门的能量、技能和经验时，这样的伙伴关系是最有效的""我们欢迎并将与所有的发展行为体合作""我们将加深与民间社会组织的合作""我们将参与公开、包容性的发展政策对话"。

与新的参与者所带来的挑战与机遇更积极地结合，包括全球规划："全球性的基金和规划对发展做出重要贡献。它们资助的规划与改进政策环境和加强规划运作所在部门的机构能力相结合时，最为有效。我们呼吁，在继续强调取得成果的同时，所有的全球性基金支持国家所有权，主动联合并协调其援助，并且充分利用相互问责制框架。"

以《阿克拉行动议程》为标志的发展过程与所有《巴黎原则》的持续承诺是一致的，并且在某种程度上，《阿克拉行动议程》与原始《巴黎宣言》精神的一致程度比原始《巴黎宣言》的早期应用和衡量与其自身精神的一致程度更高。《阿克拉行动议程》也强调了提高国家能力应该做出的努力，同时认识到卫生部门为援助有效性的示踪部门。《阿拉克行动议程》还强调重视伙伴关系网络模式，在援助有效性工作小组正式讨论的基础上，吸引了许多组织。

在阿克拉会议之后，这个转变的后续进程得到延续，对于未来经济合作与发展组织围绕援助有效性的讨论，采用了更加主动的扩大网络的方法而非捐助方俱乐部的模式。民间团体、私营部门、新兴的捐助方如中国和南非，以及全球规划学习小组[④]的全球项目已经较为正式地加入了援助有效性运动。韩国于 1996 年加入经济合作与发展组织，该国的发展援助委员会在 2009 年时决定于 2011 年举办三年一次的"援助有效性高层论坛"。作为 G20 集团的成员之一，韩国也为全球治理带来了新观点，对南非、巴西、印度、中国和韩国等国具有较强的作用。人们也越来越意识到，各国必须现在行动起来，在所有伙伴和捐助方的帮助下，才能提前实现千年发展目标。这提供了一个越来越多地从内到外关注援助有效性成果的机会。

2. 全球规划的发展

随着重申承诺，在世纪之交，发展界制定了一系列的新决议、宣言和机制，旨在更有效地提供援助。包括总体承诺千年发展目标，创立全球疫苗免疫联盟、全球基金、美国总统防治艾滋病紧急救援计划和快车道行动计划。这些通过调动大量资金以及一系列全球和国家伙伴共同努力以取得成果（发展援助委员会和

---

④　全球规划学习小组包括全球环境基金，全球疫苗免疫联盟，全球抗击艾滋病、结核病和疟疾基金，全民教育——快车道行动计划，国际农业调查咨询小组和卫生计量网络连接，美国总统防治艾滋病紧急救援计划和盖茨基金会。

新捐助者、基金会、民间团体、私营部门和全球规划）。同时，这在提供援助的系统或架构层面引起了关于需要更多的组织保证提供援助有效性的分歧。在千年承诺中，大家认识到这一点，捐助方大幅度增加捐助的基础，以明显地改进援助有效性以及全球发展伙伴关系（千年发展目标的指标8）。然而，这一全系统的宣言在应用时通常是采用自愿的原则和机制。

人们越来越多地将全球规划视为一种创新型模式，这种模式为援助引入了的新伙伴和原则，但是也面临着许多发展挑战，其中一些是一般援助的也会面对的"传统"挑战，而另外一些是全球规划所面临的特定挑战。通常，全球规划的设计旨在精简，没有或只有有限的国家代表处，并且强调资助国家规划。这通常假定，这些国家规划和战略是存在的，国际伙伴关系给予融资的支持。自2000年起，全球规划的数量和范围一直在增加，并且在过去十年里，将全球规划整合入这个更广泛的发展伙伴关系所面临的挑战也很显著⑤。通过这个渠道，全球规划的快速发展促进了额外资金的增加，以及在筹资和援助提供方面的创新，其特点是对发展的包容性所有权和重视千年发展目标成果。同样，由于全球规划在已经很复杂的发展局势中加入了垂直项目的做法，致使其备受批评，因为垂直项目关注的是特定主题领域，与国家发展计划缺乏足够的整合。通常，全球规划对这些批评进行了认真对待，包括其自身的独立评价。

全球规划，如全球疫苗免疫联盟以及全球抗击艾滋病、结核病和疟疾基金，是过去十年里，为了满足额外的、更多的、以成果为导向的筹资要求而建立的伙伴关系。在没有国家办事处的情况下，这些组织旨在与伙伴共同努力，改进所有权和透明度，同时强调取得健康成果。这些组织的目的还包括动员更加广泛的伙伴，不仅是国家政府，还延伸到民间社会、私营部门和其他伙伴。在采纳相同的方法和对国家发展进程关注不足两方面，全球规划同样受到了批评⑤。尽管这些组织通常建立在现有援助机制之外，但事实上它们对国际发展伙伴关系的有效运作的依赖性很强，这种伙伴关系包含了双边组织、多边组织和受援国。

2005年，全球基金和全球疫苗免疫联盟开始探索改善这两个卫生机构之间协调关系的方法，开展了联合考察以评估国家协调情况和改善共有的计划安排，尤其是在共同支持加强卫生体系方面。早期阶段的非正式尝试出现在一次机构间信息共享时，并且关注探索一种协调的方法，这与全球疫苗免疫联盟和全球基金均参与签署的扩大的国际卫生伙伴关系（IHP+）的理念相一致。

同时，2005年对《巴黎宣言》的讨论也强调，在国家层面上，全球规划与总体援助规划的整合不够。为此，在2006年，卫生、农业、环境、教育和城市事务领域的全球规划代表在经济合作与发展组织援助有效性工作小组的努力下碰面，商讨如何在全球讨论的范围内最好地应对和更好地整合。商讨存在保留意见：对于此次论坛是否适合全球规划的独特形态，一些全球规划代表表示了担忧；捐助小组是否可以表达有实质意义的担忧，在国家决策过程中存在是否足以充分体现全球规划项目。

讨论之后，小组商定了一种创新型独立网络结构，这一结构与援助有效性工作小组密切相关，由经济合作与发展组织发展援助委员会主办，目的是保证良好地交流想法和信息，保持了对全球进程的问责制，但也保证了捐助方控制的独立性或发展援助委员会进程的独立性。这个想法旨在寻求一个中间地带，在这里，全球规划作为同行小组可以讨论共同的议题——它们自身以及与其他捐助方的关系，以及它们如何融入总体援助结构。尽管"软"问责制是一种同行网络，并且每年向工作小组报告，但人们还是将这个网络视为各个全球规划自身政策和问责制结构的相互补充。

全球规划学习小组强调将全球规划及其伙伴的内部和整体，与更广泛的发展社会相结合的重要性。随后，全球规划学习小组合并，并联合制定和出版了一个工作计划（图2），其与经济合作与发展组织发展援助委员会的援助有效性工作小组的关系也更加清晰。与经济合作与发展组织发展援助委员会的援助有效性工作小组直接联系提供了这样一个机会，即对参与者回应进展和相关问题，同时可以提出要求——尤其是在更好地整合和改善协调方面。这开创了一个同行学习和适应的重要阶段，促使全球规划内部，以及与援助有效性工作小组和学习小组之间的双向讨论。然而，事实证明，对国家和全球规划而言，调整援助体系以适应全球规划筹资，既有交易成本，也有转型的成本。

⑤　World Bank（2006）*Integration Global Partnership Programs with Cpuntry-led National Programs：Synthesis and Findings*.Presented at the Policy Workshop on "Global Programs and the Paris Agenda" December 2006.

5 个优先重点	行动
1．提高透明度及可预测性	1. 向经济合作与发展组织提供透明报告，包括各国的全球规划资金，并且提高可预测性
	2. 对提高可预测性的、透明的融资所采取的行动进行简要报告
2．监督	3. 改进《巴黎宣言》监督调查，扩大覆盖面和提升质量
	4. 通过联合会议和双边讨论，在全球规划和其他规划中提供共同学习援助有效性的论坛
	5. 将援助有效性整合为全球规划的常规监督和评价的一部分
3．成果和影响	6. 交换信息并记录发展成果管理的创新之处，包括与管理发展成果部门的联系
	7. 加强《巴黎宣言》进程中的成果管理案例
4．拓宽所有权并改善联合	8. 加强对国家战略及规划的支持和改善与之的联系
	9. 通过将民间社会组织、私营部门和脆弱的国家整合入全球规划中，逐步增加所有权的包容性
	10. 协调全球规划资金与国家报告和财政的周期
5．创新	11. 交流创新型融资信息，包括为创新型融资任务团队提供最佳实践

图2　2009—2010年联合全球规划学习小组工作计划的优先重点和行动概要[⑥]

3．通过网络模式协商援助有效性并培养伙伴关系

如上所述，在《巴黎宣言》时期，人们将全球规划视为现有援助架构的重大挑战，导致了援助架构碎片化并且在现有发展策略之外运作。全球规划对自身机构改革的监督和承诺，以及同行学习和分享，从本质上改变了国际社会对全球规划的理解和认可。《阿克拉行动议程》对全球规划的描述是"为发展做出了重大贡献"并且确定了未来的挑战。随之而来的是做出变革和适应挑战的责任——基于双向对话和协商以改善总体援助伙伴关系。

在全球层面，这标志着围绕这些援助有效性项目和援助架构的一次观念的转变。积极纳入民间团体作为董事会成员、实施者和决策者，这一创新反映了一种拓宽的卫生与发展所有权。正如一些行动倡议所阐述的，全球规划是新发展方向上的领先机制，如具有创新性的国际免疫接种融资机制（IFFIm）、可负担抗疟药采购机制（AMFm），以及航空公司征税和产品（红色产品 RED），这个项目是私人公司将特定产品收入的一部分捐献给全球基金。

全球规划建立学习小组所采用的网络模式是为了满足全球规划与更广泛的援助结构之间相互调整的需要，随着这些发展援助新模式的产生，目的是提高两者的有效性。这些全球规划通过吸纳民间团体、私营部门、发展中国家和发达国家、捐助方和非政府组织进入其董事会和委员会，树立了包容性网络管理的榜样。全球规划学习小组在全球发展讨论中提供了发言权，为在更广泛的发展框架下进行协商创造了机会。这个"全球行动网络"[⑦]与国际结构进行了整合和联合，成为参与全球规划内部管理安排的补充和扩展（图3）[⑧]。

全球规划中全球卫生成员的多样性使得各种不同的观点、决策和政见都能摆上台面讨论。观点是凌乱的，达成一致是具有挑战性的。这些成员争取到和拥有了这些讨论的结果，并通过更独立的网络传播。人们可以从全球卫生规划董事会中发现一个关键的案例，例如全球基金或全球疫苗免疫联盟。这些机构有

---

⑥　更多信息请登录：http://www.oecd.org/dataoecd/32/6/4/43947784.pdf.

⑦　Sridhar, Khagram and Pang（2008）"Are Existing Governance Structures Equipped to Deal with Today's Global Health Challenges？ Towards Systemic Coherence and Scaling Up," *Global Health Governance* Ⅱ（2）.

⑧　美国总统防治艾滋病紧急救援计划是一个特殊授权的双边非全球项目。尽管许多援助国都有这种类型的特定项目，但总统防治艾滋病紧急救援计划在其总体规模和国家水平的操作范围上都是独一无二的。它的治理和问责制反映了双边机构的特点。"美国全球艾滋病协调员"的职位由总统任命，要求任命得到参议院的批准，并且直接报告给国务卿。总统防治艾滋病紧急救援计划的第一项授权通过一种"统一政府"应答，巩固了美国的双边和多边活动以及艾滋病项目资源。在美国，总统防治艾滋病紧急救援计划、政府和国家内伙伴间的协议形成了伙伴关系框架，设计了一项五年国家战略和实施计划。

全球疫苗免疫联盟 创建于2000年，旨在提高发展中国家疫苗产品和免疫服务的可及性	■ 全球疫苗免疫联盟是发展中国家、捐助方、疫苗行业、盖茨基金会、世界卫生组织、联合国儿童基金会、民间团体和私人个体的联盟 ■ 由以上成员组成的全球疫苗免疫联盟董事会监控并监督所有项目的政策制定和实施 ■ 除全球疫苗免疫联盟董事会之外，全球疫苗免疫联盟还依靠其他两个董事会——国际免疫接种融资机制董事会和全球疫苗免疫联盟基金会附属董事会——这两个董事会负责管理国际免疫接种融资机制，即一种为全球疫苗免疫联盟项目提供资金的创新型融资机制 ■ 向董事会推荐的工作由独立审查委员会执行 ■ 全球疫苗免疫联盟秘书处在日内瓦和华盛顿都有办事处，负责日常工作。工作内容包括：资源调动，协调项目审批和支付，制定政策并实施战略性行动方案，监督和评价，全球疫苗免疫联盟联盟董事会和委员会的法律、财政管理与行政。地区工作小组通过世界卫生组织地区办事处进行运作，通常是协调技术援助与审查地区提案 ■ 免疫接种协调委员会负责国家层面的管理工作
全球抗击艾滋病、结核病和疟疾基金 全球抗击艾滋病、结核病和疟疾基金创建于2002年，旨在增加欠发达国家防治这三种疾病的资源	■ 全球基金理事会由捐助方和受援国的政府、民间团体、私营部门、私立基金会和患有疾病或受疾病影响的群体组成。理事会负责管理组织，制定战略和政策，制定筹资决策和设定预算，并且倡导筹集资源 ■ 关键伙伴包括世界卫生组织、联合国艾滋病规划署和公 - 私伙伴关系，如遏制疟疾、防治结核病和国际药品采购机制，以及世界银行 ■ 在各个国家，国家协调机制是一种伙伴关系，由该国应对这三类疾病的所有关键利益相关方组成 ■ 日内瓦秘书处管理项目，筛选项目申请，发放资金，并实施以绩效为基础的拨款资助。它们也执行理事会政策并承担资源调动，提供策略、政策、融资、法律和行政支持并审查监督和评价 ■ 技术评审专家组是一个独立的国际专家小组，负责从技术角度审查提案，并向理事会提供筹资建议
全球环境基金 创建于1991年，是当今改善全球环境计划的最大筹资组织。有10 000项小额拨款直接拨给非政府组织和群体组织	■ 全球环境基金由182个成员国政府、国际机构、非政府机构和私营部门组成 ■ 全球环境基金委员会是该基金的主要管理机构，另外还有32个支持机构——其中16个来自发展中国家，14个来自发达国家，2个来自转型经济国家。全球环境基金委员会作为独立董事会，责任是设立、采纳并评价基金项目 ■ 所有成员国家都参加全球环境基金大会，大会每3～4年举办一次，负责审查和评价基金的一般政策、基金的运作和成员资格 ■ 全球环境基金伙伴关系包括10个机构：联合国开发计划署、联合国环境规划署、世界银行、粮农组织、联合国工业发展组织、非洲开发银行、亚洲开发银行、欧洲复兴开发银行、泛美开发银行和国际农业发展基金会 ■ 科学和技术咨询专家组为全球环境基金的政策和计划提供技术性和科学性建议。专家组由6名成员组成，他们都是国际知名专家
全民教育（EFA）——快车道行动计划（FTI） 这是援助者与发展中国家间的全球性伙伴关系，目的是加快进步速度，确保在2015年前实现全民初等教育	■ 在两年一度的伙伴关系会议上做出快车道行动计划的战略性决策。伙伴关系批准行动计划的基本政策、目的、原则和工作方式，并且审查和审批反映快车道行动计划目的的项目 ■ 董事会为伙伴关系提供总体政策指导，为秘书处提供方向，监控不同任务团队和工作小组的工作，帮助确保总体的协调性。董事会包括捐助方、多边机构、发展中国家和民间团体代表 ■ 秘书处负责行动计划的技术和行政支持。秘书处由来自不同伙伴的人员组成，负责代表捐助伙伴管理快车道行动计划信托基金 ■ 围绕一个国家的教育部门计划的讨论和决策在当地利益相关者所在国家进行（政府、双边和多边机构、民间团体） ■ 协调机构在当地捐助代表中指派。该协调机构在该国教育部门计划的制订和签署过程中具有决定性地位，在计划的实施过程中同样具有决定性地位 ■ 通过倡议及与政府和当地援助小组对话的方式，民间团体组织促进全民教育目的的实现

图3   全球规划在卫生、环境和教育领域的主要管理安排⑨

---

⑨   所有信息都来自各个全球项目网站，包括：www.theglobalfund.org；www.educationfasttrack.org；www.gavialliance.org；www.thegef.org.

来自发展中国家、捐助方和民间团体，包括南部国家非政府组织的代表。

在发展领域，公认的"良政"要素包括更大的透明度、战略性的眼光、资源的平等分配、利益相关者的广泛参与，以及可持续性和有效的运作[⑩]。以全球基金为例，在全球基金理事会中，这些原则可以用于支持加强卫生体系和国家战略的直接筹资。其他要素可能包括成果管理、发展援助的规范化规则和标准、不同成员机构管理之间裁定的条件（例如，通过国际刑事法庭解决侵犯人权或通过世界贸易组织上诉机构解决贸易冲突）。至今为止，在卫生文献中，尚未对后者这些广泛的管理原则进行研究，并且将其纳入成员机构的协商中（图4）。

该网络促进了各国改进对援助有效性的实践和监督。例如，这些全球规划的资金没有按常规反映在国家层面的经济合作与发展组织官方援助统计中（仅显示了全球层面捐助方对全球规划的赠款情况）。同样，全球规划筹资没有按常规纳入政府预算或国际货币基金组织使用的融资上限中。尽管如此，这个网络促成了全球规划、其广泛的成员机构，以及双边和多边伙伴间的对话，讨论如何提高援助有效性和调整援助架构，以更好地合并为一个融资新模式。这说明

了作为拓宽全球发展援助治理的一部分，这一网络方法是如何促进援助有效性和提高成果的。

通过对话、合并和双向结合的方式创造援助有效性网络的过程可以描述为以下四个步骤。这些阶段按照成员们遵守的《巴黎宣言》的原则设计，并且包括对组织的一系列评估和评价。

1. 对话——始于全球基金和全球疫苗免疫联盟的首次对话过程，并得到了扩展，强调全球规划及其他伙伴内部和外部结合的重要性，包括捐助方，以及更广泛的发展领域。这个首次互动提供了一个构造全球规划网络的机会，并且双边和集体讨论如何将援助有效性纳入其政策和实践。

2. 评估——通过监督和评价关注学习和共享，这是其包容性的关键部分。目前，世界银行对一些全球规划项目进行了外部评价，在国家层面进行了案例研究。全球规划关于援助有效性的联合评估明确了优势与不足，并且提供了改进建议。为此，全球规划制定了一项 2009—2010 年联合工作计划和改进行动。

3. 整合——随后是合并全球规划学习小组，制定联合工作计划以及界定与援助有效性工作小组的关系。这为工作小组和学习小组间的讨论留出了空间（图5）。

4. 结合——名为全球规划学习小组的网络，反

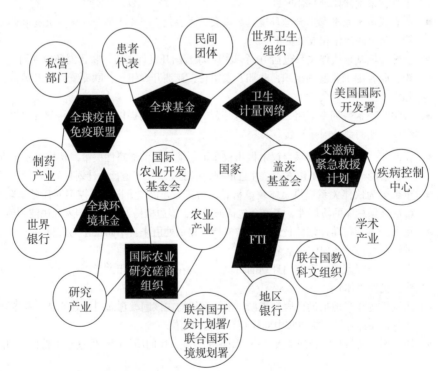

图4　全球规划网络的构成（图表提示了交互作用的广度和多样性）

⑩　UNDP（1997）*Five Principles of Good Governance*；Kaufman（1999）*Governance Measures*，The World Bank.

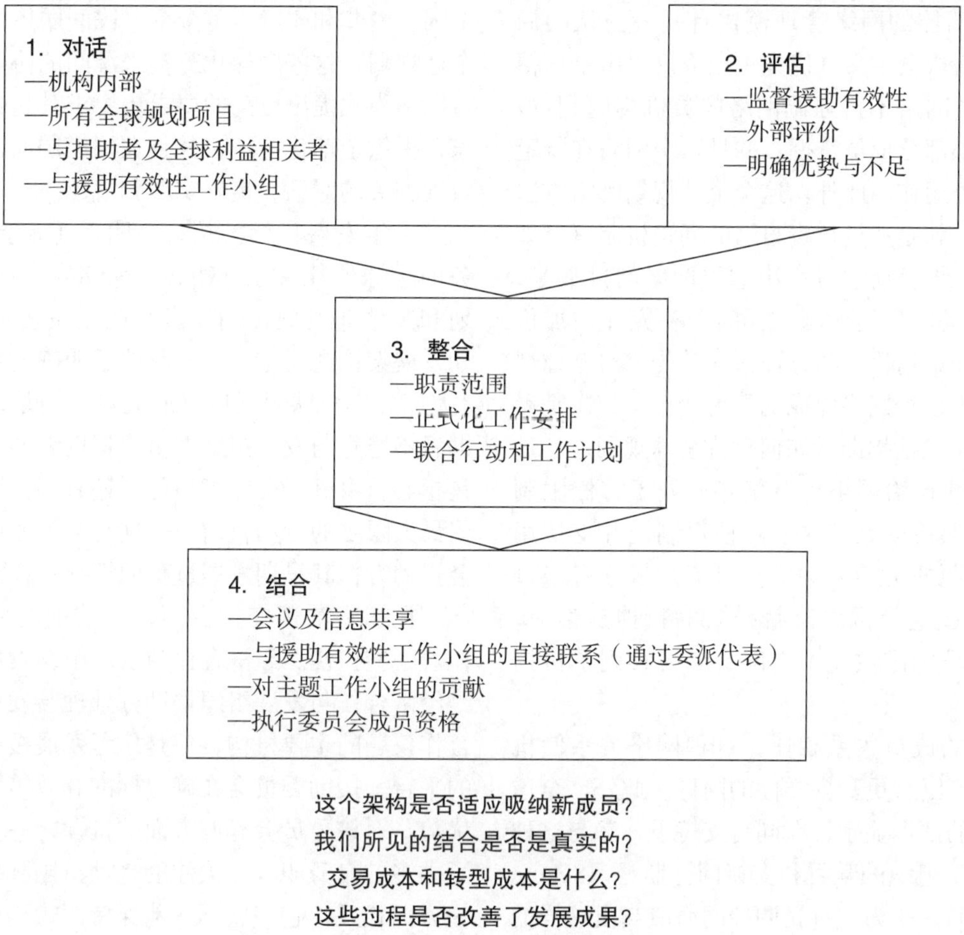

```
┌─────────────────────────────┐         ┌─────────────────────────────┐
│ 1．对话                      │         │ 2．评估                      │
│ ─机构内部                    │         │ ─监督援助有效性              │
│ ─所有全球规划项目            │         │ ─外部评价                    │
│ ─与捐助者及全球利益相关者    │         │ ─明确优势与不足              │
│ ─与援助有效性工作小组        │         │                             │
└─────────────────────────────┘         └─────────────────────────────┘

              ┌─────────────────────────────┐
              │ 3．整合                      │
              │ ─职责范围                    │
              │ ─正式化工作安排              │
              │ ─联合行动和工作计划          │
              └─────────────────────────────┘

        ┌───────────────────────────────────────────────┐
        │ 4．结合                                        │
        │ ─会议及信息共享                                │
        │ ─与援助有效性工作小组的直接联系（通过委派代表）│
        │ ─对主题工作小组的贡献                          │
        │ ─执行委员会成员资格                            │
        └───────────────────────────────────────────────┘
```

这个架构是否适应吸纳新成员？

我们所见的结合是否是真实的？

交易成本和转型成本是什么？

这些过程是否改善了发展成果？

图5　创建一个全球规划网络

映了继续学习的精神和共享最佳实践和经验的努力。网络与经济合作与发展组织发展援助委员会援助有效性工作小组有直接联系，可以与援助伙伴正式结合，报告进展并讨论改进发展伙伴关系所需的行动。

Dedeurwaerdere（2005）[11]认为，网络管理的目的是"在不同的能力和知识来源之间，创造一个协同作用，以应对复杂或相互关联的问题"。这个管理模式通常是通过与国家、国际或地区机构保持联系的公共或私人成员分权的网络完成。这些联系为信息共享和同行学习提供了渠道，保证问责制以及与网络外更广泛议程的一致性。这些联系也使得正式机构可以跨越自身的边界，建立更广泛的联系。

网络的合法性通过同行监督和一个解决问题的共同框架而获得。Sridar 等（2008—2009）认为，全球行动网络"是创新之举，其合法性通过优化民主规则（透明度、参与和问责制）和有效性（适应性、效率和可扩展性）保证"[12]。对于这些机制间关系的管理，以及这些机制如何协助扩展成果，值得进一步研究。

这个模式是自我调控的，这既是其长处也是其不足。欧盟在其一些有关发展的文件中支持这个方法[13]。这允许将更广泛行动（超越现有的授权和能力）的全球代表委托给自我调控的参与者网络，即使是在其问责制的结构限制下。这些自我调控的参与者有权协商其自己的一般解决方案，以全球规划为例，这包括全球规划的董事会及资助这些全球规划的捐助者。

---

⑪　Dedeurwaerdere（2005）The contribution of network governance to sustainable devel-opment. Les séminaires de l'Iddri，No13，Feb 2005.

⑫　Sridhar, Khagram and Pang（2008—2009）"Are Existing Governance Structures Equipped to Deal With Today's Global Health Challenges？ Towards Systemic Coherence and Scaling Up，" *Global Health Governance* Ⅱ（2）.

⑬　European Commission White paper on governance 2001.

这种自我调控的网络管理模式有一些公认的局限性，包括网络机会主义（优先重点或议程由全球精英设定）；这个网络不再强调网络成员机构的利益，或是由其中的小部分成员掌握；并且这个网络在既定规范和标准之外运作。此外，这个全球规划网络方法还有一个局限，就是成员负责自己的问责机制（例如董事会）。对全球规划学习小组这类网络的挑战是，在尊重每个组织自身问责制的同时，补充并增加价值。在这里，变革适用于两方面——首先，对全球规划自身而言，是这个网络促成的行为变革；其次是援助架构的变革，包括捐助者如何对待全球规划。

自我调控的自治网络也有优势。处于官僚限制之外而又与其保持联系，这一点使得制定并支持用于解决复杂问题的灵活方案成为可能。尽管有来自同行的压力，但这个网络监督模式的精神是学习，而非评判。比较标准放宽了，问责制转移到了机构内部。

与更正式的成员关系相比，这种网络关系使机构可以引导更广泛且更具多样性的同行。此外，全球规划学习小组的证据显示，在同行支持下，参与这种网络模式有助于组织的学习和支持同行监督。Schout和Jordan（2003）认为，自我调控网络应当由这样的机构指导，该机构能够促进网络的设计、审计、管理实践和协调，并且保证目标贯穿于全网络，最终达到目标。但目前仍然存在一些问题：发展援助委员会工作小组是否足以满足了以上条件，联合国或G20是否可以提供一个更适合的论坛。

通过将网络方法应用于全球规划，以拓宽全球发展治理，这方面的工作尚存在问题：我们所见的结合是否真实？这个架构是否适应吸纳新的成员？交易成本和转型成本是什么？与此同时，这些过程在多大程度上改善了发展成果？在更广泛的问责制系统和推动全球规划行为的激励下，需要考虑这些问题。正如大多数网络一样，对这个网络的期望不应当设定得太高。在一开始，全球规划学习小组的定位就是那些更广泛系统的一个补充部分。

纳入新型和创新型成员，拓展全球治理，已遭遇了不同程度的反对和挑战。主要原因不是伙伴数量的增加。例如，在某种程度上艾滋病、疟疾和疫苗的筹资前所未有地集中到了个别伙伴，包括全球疫苗免疫联盟、美国总统防治艾滋病紧急救援计划和全球基金。然而，捐助者的类型超出了正常的伙伴俱乐部范围，现在包括重要的非发展援助委员会的捐助者，如

中国、南非和印度，基金会、民间团体、私营部门和全球规划。这些多样化筹资来源间的协调和相互学习对网络模式提出更高的要求，要求其超越单一民族国家，提供全球化论坛，并且在国家层面促进与援助有效性相关的对话、良好实践和规范。

千年发展目标的指标8明确了需要履行发展义务的全球伙伴关系（United Nation，2008）。全球规划和其他非发展援助委员会的出资者如何融入卫生和发展架构尚无定论，并且缺乏明确的结合规则。与（大部分）全球规划项目形成对照的是，其他新的捐助者不愿意与发展援助委员会捐助者共事，部分原因是担心自身处于受支配地位，还有部分原因是为了保留最大限度的行动自由——这与今天的发展援助委员会捐助者在其早期发展过程的情况一样。

在拓宽治理安排方面，对结构的局限性一直存在着一些担忧。经济合作与发展组织发展援助委员会是经济合作与发展组织捐助方处理与发展中国家相关合作议题的主要机构，也是思考发展援助问题最完善的平台。援助委员会在确定标准和政策方针方面具有优势。对该委员会有两方面的批评，一方面是它超越了太多的自身职权，关注的是动员国际发展合作；另一方面相反，它一成不变地保持双边捐助者俱乐部的形式。援助有效性工作小组是一个关键的中介载体，把这些议题摆上了桌面。援助有效性工作小组是一个具有广泛代表性的咨询小组，包括捐助者、国家和民间团体。新的成员逐渐加入，但是对议程由捐助者主导的本质、最近民间团体的结合以及伙伴国家的代表性是否有意义方面的担忧仍旧存在。

最后，近期的金融危机使得全球更加关注整个系统的政治和融资风险。全球卫生界需要寻找创新方式，以合并和吸引新捐助方和资金来源。各国希望避免援助的中断，因为其交易成本高。各国也希望寻找一种可管理的捐助方多样性以抵御风险，而不是仅仅依赖于单一的资金来源或资金统筹方式。援助有效性的必然改进可能要求超越《巴黎宣言》的自愿承诺和自我调控，制定更具约束力的"游戏规则"，设定结合参数。

总之，全球规划学习小组发起了联合实施行动。同行网络方法所提供的合法性和灵活性使小组改善执行不力的成果管理原则，并且共享其在监督和评价、透明度和问责制、扩大国家所有权方面的经验。

网络管理模式有一些关键驱动因素，集中在学习和共享方面，包括：①关注监督和评价，②支持内部对话和改革。

（1）监督和评价

全球规划项目已经积极地参与到《巴黎宣言》指标的监督进程中，一些全球规划项目已经将这些指标内化为总体绩效的测量指标（例如全球基金和全球疫苗免疫联盟），而其他全球规划项目则修改了这些测量指标，以适应所在领域的实际情况（例如全民教育——快车道行动计划）。《巴黎宣言》的监督实践显示，与传统双边和多边伙伴在国家层面的运作相比，全球规划在国家层面的运作不同。尽管将国家系统用于报告和记录成果面临着显而易见的挑战，人们

	优势	不足	可行的建议
所有权	国家主导项目建议和实施，通常包含了民间团体和私营部门	整体归政府所有，尤其是财政部——是可持续性的保证	主动的方法——直接或通过主要中介——让财政部参与；在可持续性方面的收获超过了增加的交易成本
联盟	在分部门层面上的不同程度联盟	倾向于使用全球规划项目在比较各国之间时有意义的系统（例如时机、审计）。需要关注国家系统的使用和加强	各项目的步骤不同，包括：对国家战略的支持，汇集资金，前摄性地对筹资做出预算，积极地跟踪国家而非全球规划项目、体系和预算周期。捐援助者应当：提供更具可持续性和创新性的融资（例如航空公司机票税）；为了全球规划项目更好地联盟，对全球规划董事会和国家层面给予更大的支持力度；相对特定捐助，增加核心筹资的份额；启动新的全球规划项目前要"三思而后行"；在制定周密的部门"架构"之下，将联合和协调纳入规划设计
协调	全球规划的捐助者融资是一种上游的协调形式	少数国家参与限制了与其他捐助者的合作	直接或通过委派代表的形式参与国家层面的协调和统筹。更充分地利用现有的灵活性，并且从董事会和管理中获取更大的灵活性
成果管理	适当的成果框架。基于绩效的筹资和激励。从一开始便形成的内部和外部评价氛围	对成果的重视程度不同，包括成果框架质量的不同。使用自有的成果和监督与评价框架，而非政府的成果和监督与评价框架	更多地关注使用和加强国家监督和评估系统。要一贯关注成果管理，合理平衡结果、中间产出和实施过程。监督《巴黎宣言》中每个全球规划项目的实施。对成果的重视可能成为全球规划项目对 SWAps 和国家项目做出的重大贡献
相互问责制	民间社会组织和私营部门参与的国际成员机构问责制以及当地问责制。文件和过程的透明度	国家层面的问责制	直接或通过委派代表参与国家层面的问责制，包括年度部门相互审查。鼓励改良地方问责制系统（例如受益者的角色或支出的跟踪）
跨领域议题	对《巴黎宣言》的广泛支持	大部分不是《巴黎宣言》的签署方。缺乏重视《巴黎宣言》的动力，尤其是超人员负荷的协调和联盟。全球规划项目间沟通不足以及全球规划项目和以国家为基础的援助之间的"文化差距"	向发展援助委员会主席寄信。在董事会的支持下清楚设定管理优先重点和激励，并且将这些优先重点和激励有效地传达给国家中介组织和实施机构。在上层的支持下为对话和联合学习搭桥铺路。关注并监督各个全球规划项目的行为变革

图6　对旨在提高援助有效性的全球规划项目的联合评价，2008年[14]

---

[14]　这个对良好实践、调整和学习的综合是对不同项目的广泛总结，所包含的条款适用于许多项目，但不是所有的项目。The Learning Group of Global Programs—Actions for Aid Effectiveness，2008. 更多详细信息，请登录 http://www.theglobalfund.org/documents/aideffectiveness/2008_Global_Programs_Learning_Group_Actions_for_Aid_Effectiveness.pdf.

更多关注的还是加强国家监督与评价系统，通过开发国家工具和系统支持，建设报告能力。监督和评价的正式进程对于确保网络管理模式的问责制很重要（图6）。

(2) 内部对话和改革

持续学习和适应是发展模式的关键组成部分。偶尔，全球规划模式固有的分歧限制了调整的快速或完全内化作用。在某些领域（例如捐助国协调），考虑到全球规划项目适应性的差异，改革是缓慢的。尽管如此，在发展的框架下，还是存在关于全球规划项目如何调整的内部和更广泛的对话，并且取得了一些有前景的进展。以上对话使得最佳实践得到分享，有助于制定联合议程，并且支持各个机构所需的变革管理过程。

4. 结论——适应和变革，前进的方式

全球规划已在发展中发挥着日益重要的作用，为此，全球规划必须适应其他伙伴和《巴黎宣言》一致达成的原则。本章描述了这个适应和变革的进程，还评估了《巴黎宣言》原则为不同的全球规划项目在适应以及一个共同的结合安排方面有多大价值。本章展示了结合的各个阶段和用于促进全球规划项目之间学习的网络模式，也强调了全球规划项目之间的变革，以及《巴黎宣言》所预见的更广泛变革过程的部分局限性。目前存在可观的进展，但是为发展（千年发展目标指标8）建立的有效全球伙伴关系仍是一项未完成的议程。作为千年发展目标的一个重大影响因素和结果，在全球规划项目和其他伙伴中，这应该成为实现2015年目标的一个重大优先重点。

本章强调了《巴黎宣言》框架下的一些变革和适应形式。全球规划董事会也已经在目前积极提供卫生援助的不同伙伴中开启了正式的政策结合（包括中国、南非和巴西）。然而，参与全球卫生治理的成员机构数量逐渐增加，现在需要制定战略并在这些成员机构中贯彻下去。可能需要更多更具约束力的规则（超越了巴黎原则的自愿主义），以提升这种网络管理的一致性。

此外，这些成员机构中有很大一部分需要与更多的伙伴合作，以确保有效的商议、代表性和合法性。促进这促进了本章所描述的网络管理形式，该形式的目的不是代替现有的正式管理，但目前已经用于扩大传统机制的范围和影响力。因此，在这些新的网络中，经济合作与发展组织已将援助有效性议程延伸至民间团体、私营部门和全球规划。正如《巴黎宣言》中指标的结果所显示的，这样将正式管理与网络管理结合起来以系统性地增强援助有效性的能力是有限的。

在《巴黎宣言》及其原则、正式测量的背景下，很容易低估协商和民主的作用，后者对于建立提高援助有效性的全系统方法和网络而言是必需的。网络管理并不是无中生有，而是来源于广泛的联盟、结合和协商。这涉及通过全球规划董事会达成一致目标，并找到共同的利益（例如，全球基金和全球疫苗免疫联盟对于加强卫生体系有共同的利益）。如果没有这样一个方法，正式管理对具有多样性的伙伴就缺乏足够的掌控能力，因为这种多样性已经超出了其更为严格限制的"俱乐部成员"范围——即使这种超出的程度是有限的。本章说明了更广泛的适应过程，以及《巴黎宣言》发起的网络管理，也强调了其部分局限性。

就全球规划项目而言，网络模式及其动员众多伙伴的能力为应对发展挑战创造了空间。重要的是，这些全球规划项目以监督、同行学习和独立评价的实证为基础，试图监督并推动变革管理。对全球基金的五年评价和对全球疫苗免疫联盟的评价就援助有效性和伙伴关系进行了广泛描述，这为全球规划学习小组的运作提供了重要的实证基础。这个小组是回应这类实证的论坛，采用的方式是构建同行学习的框架，以及在巴黎原则及其原则产生的实证基础下的间接协商。这些变革管理、协商和民主的内部进程在原则的一致性、监督及其指标内容之外，因而通常在有关管理的论述中被忽视性。要获得这个模式的所有益处，下一步就要将正式的《巴黎宣言》进程与更强大的网络模式联系起来，以促进加速变革所需的学习、适应和协商。

全球规划项目之外还有更大的挑战，即发展伙伴如何以一个系统的形式整合创新并应对集体风险。这些伙伴中，有很多在全球规划董事会有代表，因此无论是在设立全球规划项目时，还是在审议全球规划政策时，这些伙伴在设计它们活动方面更具一致性。这些可以应对新伙伴的出现，例如，全球规划中的新捐助国，如中国或印度，或者可以应对新的卫生问题和风险。没有这些变革和创新的应对，以上提及的建立新型伙伴关系的千年发展目标就不可能实现。

本章强调了更广泛的协商和协调行动，这些需

要遵守类似《巴黎宣言》的管理规则和原则。这些原则有助于设计变革的协商，并且可能需要强化这些原则，以提供解决争议、审查问责制和更新这些"游戏规则"的论坛。通常更开放的管理形式可以提升和拓展全系统的规则。创新型伙伴关系将要求创造性的管理，这种管理结合了传统和新的伙伴、G8 和 G20、新老捐助者，关键是将伙伴国作为管理的中心。本章所阐明的变革提示，我们可以审慎乐观地得出以下结论：在《巴黎宣言》原则框架下的全球规划项目中，实质的变革进程已经开始。在 20 世纪 90 年代，也就是当前金融危机的十年前，援助已遭遇了某种程度的危机。因此制定了新型伙伴关系和规则，以提高全系统的有效性。这些和所有伙伴的适应实证是乐观的基础。审慎是由于，如果我们要在 2000—2015 年这一短时期内开展更多更好的援助，我们需要加强并加深这类结合、学习和协商，以影响国家层面的实践活动。

在上一个十年，援助行业关注新的提供模式和援助组织，已经结合新的机遇，制定了共同的行动管理风险。新的蓝图有更专注的参与者，他们有着共同的目标和共同的利益。在达成一致的《巴黎宣言》原则基础上，广泛的变革和协商进程已经启动，这涉及正式的董事会和网络管理，网络管理能够将变革拓展到更广泛的成员机构群体中。随着 2015 年千年发展目标截止日期的到来，在有效发展的共同原则基础上，各方通过伙伴关系和协商应对重大挑战，进一步协调向重视成果的转变。全球规划及其建立的学习小组提供了一个成功的例子，以及协商、评价和学习如何提高援助有效性的未完成的议程。这项未完成的议程应当为坚定推进新型全球发展伙伴关系提供基础，这是到 2015 年实现千年发展目标进程中的一个重大贡献和重要目标（见千年发展目标指标 8）。

第 2 章进一步评估了全球规划项目中有关援助有效性的协商。第 15 章和第 16 章提供了越南和埃塞俄比亚两个国家的实例。

8

疟疾：控制疟疾中的伙伴关系

Bernard L. Nahlen* 和 Richard W. Steketee[+]

[*] 美国总统疟疾行动，美国国际开发署，华盛顿哥伦比亚特区

[+] 非洲疟疾控制和评价伙伴关系，适宜卫生技术组织，法国

概　述

在所有重大卫生问题中，疟疾曾是一个在融资方面被忽视的疾病，但现在已经引起了注意并吸引了各式各样的伙伴：多边组织、全球卫生项目、私营部门、非政府组织、基金会和捐助者。对这些伙伴的协调和管理同样发展迅速，其关注点是对千年发展目标中关于降低儿童死亡率有贡献的目标和追踪有意义的成果。本章描述了防治疟疾的伙伴关系历史，接着分析了伙伴关系是怎样从科学的疾病调查模式发展并转变为疾病干预和控制模式的。这个转变并不简单，不同潜在伙伴之间的沟通和协调是其成功的关键。

1. 简介

当我们走完新千年的第一个十年时，当前的公共卫生普遍强调伙伴关系，但过去并不总是如此。过去的疾病防治项目通常是集中进行的，并且产生了好的成果：根除天花项目可能是其中最著名的例子，但还有其他许多例子，其中一些不如天花项目成功。20世纪70年代中期的初级卫生保健运动以及"人人享有卫生保健"[1] 显而易见是对集中管理和单一疾病控制路径的抗争，但是对如何做认识不清，资源有限，以及几乎没有记录在案的影响，导致人们对这条路径有一些失望。20世纪70年代末开始了"疾病控制优先重点"[2] 的讨论，并且一直持续并不停重复到现在[3,4]。全球公共卫生界最近特别关注的是免疫接种规划、艾滋病、结核病和疟疾。对此有一种观点是，在过去几十年，全球公共卫生界转为关注一些疾病控制项目，这可以构建广泛的伙伴关系，然后利用这些伙伴关系将科学转变为项目，宣传并证明项目运作所需的资源。

要真正体现一项"疾病控制项目"，参与者的思考和工作必须从疾病科学调查模式（在这种模式下，疾病负担和致病机制是首先要考虑的）演化为疾病干预和控制模式（在这种模式下，减少负担、控制传播和跟踪进展是首要的）。这种转变从来不是容易的。某一领域的才能并不总能转化到另一个领域，不同潜在伙伴之间的沟通和协调对成功至关重要。

从试点调查项目向疾病控制伙伴关系的转变一定能实现。疟疾控制领域的一个极好例子，就是对杀虫剂处理蚊帐的一系列随机对照试验[5]，这些试验导致了全球政策的调整，随后这些调整得到各方采纳，包括国家政府、全球捐助者、科学和技术机构、非政府组织的实施支持机构和杀虫剂及蚊帐制造商等私营部门。尽管对于最好的项目方法尚无不同观点[6,7]，但随着时间的推移，对于全球疟疾地方性流行地区的农村家庭，尤其是非洲难以到达的地区，这些伙伴制定了极其有效的干预措施，倡导大量的国内和全球资源，提供了空前（至少对疟疾防控来说）数量的产品。更广泛全球伙伴关系的形成，在所需的规模上支

持了从一种调查模式向一种伙伴关系的转变，其目标是实现足够的覆盖面，以影响人群水平的疾病趋势。

　　疟疾的控制并不总是以伙伴关系为特征的。在关于疟疾的关键性科学发现（例如识别了寄生虫和蚊虫媒介及其关键交互作用的特征）的大约 50 年后 [8-10]，世界卫生组织制定了消灭疟疾规划 [11]。这个规划依靠杀虫剂（长效杀虫剂室内滞留喷雾）和病例治疗（使用氯喹和当时其他的有效药物）。人们更多地把这个规划描述为 [12] 具有集中管理和决策以及有限"伙伴关系"的军事行动方法。尽管消灭疟疾规划取得了一些成功，但是此规划在 20 世纪 70 年代中期被放弃了。当时是一个资源极度有限的时期（20 世纪 70 年代中期到 20 世纪 90 年代末期），这开辟了向科学调查而非疾病控制项目的转变。20 世纪 90 年代末期，当疟疾界再一次开始重大疾病防治项目时（遏制疟疾行动）[13]，公共卫生界越来越重视伙伴关系，将其作为明确疾病控制项目的多方责任以及吸引必要的全球承诺和融资的方式。不断发展的遏制疟疾行动（RBM）伙伴关系因此成为一个疟疾地方性流行国家、捐助方、科学界、非政府机构和公私关系间的伙伴关系。财务资源落后于决策；事实上，资源的大量增加在伙伴关系进程的相对晚期才出现。2000—2010 年的十年见证了一个真正复杂的伙伴网络引领疟疾控制规划不断成功的事实。

　　我们当前处于新千年的开始，这代表了一个"富有创造性的时期"。这个时期的疟疾控制成了承诺国家所有权和成果的一个引人注目的成功领域。它也创造了针对某一疾病问题的一个强有力和多元化的伙伴关系。在这里，我们总结了疟疾伙伴关系的成立时机、事件和内容。我们采用了按时间顺序的方法，因为这可以显示什么随时间变化或什么没随时间变化，并且使读者有机会比较和对比不同时间的变化（见图 1）。

2.　早期疟疾

　　可以说，疟疾的记录有数千年历史，早期是口头的，后来是书面记录 [15]。然而，在 19 世纪 90 年代末和 20 世纪初，关于疟原虫 [8]、蚊虫媒介 [9] 与寄生虫、蚊虫媒介和人类宿主之间的生物交互作用 [15,16] 的发现，代表了一个科学探索和进步的分水岭。与许多这类科学突破一样，在合作和竞争中存在阴谋和信任。最终，在 20 世纪 40 年代的二战期间及之后，

发现了疟疾的预防措施，包括使用便宜而又高度有效的二氯二苯三氯乙烷（滴滴涕）滞留喷雾，以及认识到氨基喹啉药物（氯喹、阿莫地喹、伯氨喹及其他药物）治疗有效，带来了对疟疾发动"进攻"的机会。

　　这次进攻具体体现为世界卫生组织自 20 世纪 50 年代起的消灭疟疾规划，这已有详细描述，其细节无法在这里一一叙述。相关的考虑是，在当时的时间和背景下（第二次世界大战刚结束，公共卫生设施在战争时期得到了重要发展），疾病控制的措施具备类似"进攻"的质量以及高度集中的指挥结构、管理风格和调度方法。消灭疟疾有了书面指南，也明确了标准操作程序。这些比现在的方法更"垂直"，在各国建立了半政府单位，根据标准职责范围在全球挑选其工作人员。然而，这些都没有较多考虑到今天称为"伙伴关系"的问题。"伙伴关系"由不同组织和实体组成，以不同的专长来解决一个共同的问题。人们将洛克菲勒基金会和国家联盟称为消灭疟疾规划的"教父"，联合国儿童基金会因为认识到疟疾控制投资将为母亲和儿童带来特殊的益处而闻名。然而，世界卫生组织根据其章程，即应当"充当国际卫生工作指导和协调的权威"，领导了这场"进攻"。各国和世界卫生组织地区办事处具有关键作用，但是相对很少提及其他伙伴（捐助者、研究者、非政府组织、私营部门等）。技术和规范性机构在控制之下，而其他伙伴在带来更多适合区域和地方经验的同时，也可能带来广泛的管理问题，做好这两方面的平衡非常困难。集中式的疾病控制方法与发展初级卫生保健之间的天然对立变得越来越明显，几乎毫不吃惊的是，消灭疟疾规划的结束与"初级卫生保健"和"人人享有卫生保健"的兴起恰好重合。不过，对疟疾的进攻还是取得了重大成果，许多国家消灭了疟疾，虽然这与之后几十年的情况并不一样。然而，进攻已经达到了政治、技术和卫生伙伴关系的重要极限。

　　20 世纪 70 年代中期，消灭疟疾规划的结束没有使人们意识到伙伴关系的建立。相反，它是一种相对利落的中止，是一次对科学的正确修订，从而明确了更好的干预措施，解决了杀虫剂和抗药性问题，这些问题可能是导致之前未采取疟疾消灭措施的原因。

3.　消灭疟疾规划之后与 20 世纪 80 年代

　　到 20 世纪 80 年代，消灭疟疾运动的乐观主义已经被另一个想法所取代，这就是，疟疾无法消灭，

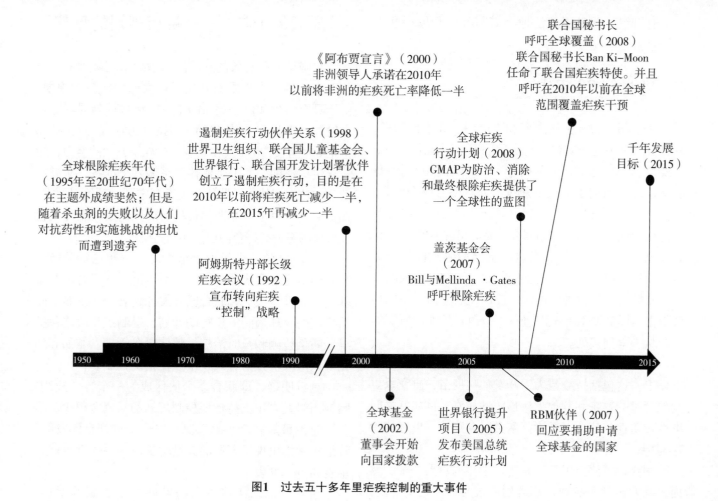

图1　过去五十多年里疟疾控制的重大事件

尤其是在高度地方性流行的非洲，但是有可能控制。为消灭疟疾所建立的体系，以及集中组织和指导的领导力失去了权威性。尽管人们认为疟疾控制应当融入总体的卫生体系，而不是作为一个垂直性的项目，但是人们却忽略了这样做的手段。

在20世纪70年代末期，随着人们越来越重视初级卫生保健（《阿拉木图宣言》ª），疟疾控制措施开始在儿童生存行动中发挥作用，该行动是关注免疫接种、腹泻疾病、呼吸系统疾病和疟疾的联合规划[17]。重点的改变带来了伙伴关系的转变，且联合国儿童基金会发挥的作用越来越大。这个时期，重新评估了疟疾负担，重新构思疟疾控制干预措施的研究，包括关于现有的和可能的新方法，或者改进的方法。相对小的疟疾学科界得到了适度的支持，项目通常是试点性质的，没有在一个全国范围内推广。这十年的特征是：

- 许多高负担国家，其中以撒哈拉以南非洲最为突出；几乎没有一个国家开展系统性全方位的预

防措施；极其依赖发热疾病的治疗；糟糕的卫生体系通常缺乏提供有效管理病例的能力。

- 全球恶性疟原虫氯喹抗药性的出现和传播，尤其是在非洲地区。

- 大量研究进一步证明了疟疾对妇幼健康的巨大负面影响。

- 大多数外部筹资用于研究，支持规划的资金很少——每个人都在"等待疫苗"[18]。

- 尽管疟疾的负担巨大，态度仍然冷漠——在非洲，国家疟疾控制规划极少能得到了本国政府或是融资伙伴的充分支持；面对抗药性疟疾和恶化的卫生体系，"一如往常"仍是应对的方式。

- 由于疟疾大量存在，是研究疟疾的好时机，因此科学界很忙。

- 尽管疟疾的负担是巨大的，但仍未被列入流行国家或全球公共卫生支持方的优先考虑范围；其他方面的伙伴关系掩盖了疟疾问题，如艾滋病，这些伙伴关系动员了民间团体、私营部门和其

他组织，并且更广泛地将其与经济和发展联系起来。

4. 20 世纪 90 年代

在 20 世纪 80 年代末期和 20 世纪 90 年代初期，世界卫生组织与所有流行疟疾的国家一同制定了一个疟疾控制全球战略。此战略于 1992 年在阿姆斯特丹的全球部长级疟疾会议上通过。此战略有四个要素：①提供早期诊断和及时治疗；②计划并实施选择性和可持续性预防措施，包括媒介防治；③早期检测，控制并预防流行；④加强当地的基础和应用性研究能力。此战略得到了广泛的支持，致力于实施此战略成了大多数疟疾流行国家的疟疾控制发展方向。不同地区根据实际需要对此战略进行了修改；然而，所需的资金从未落到实处。

重点放到了寻找新的、更好的干预措施的研究工作上。这包括持续致力于开发疟疾疫苗，研究杀虫剂处理过的蚊帐和其他疟疾预防性战略，例如妊娠间歇性预防性治疗，以及青蒿素类联合疗法等更好的治疗药物。

很难说"伙伴关系"是这个十年的重要特征。然而，确实出现了少数疟疾规划通过与扩大免疫规划、腹泻疾病控制和儿童疾病综合管理联系起来，共同实施的情况。在腹泻疾病控制和儿童疾病综合管理的幼儿发热性疾病管理指南中，突出了疟疾治疗的作用[19]。人们越来越认识到，疾病控制规划必须建立在坚实的科学基础上，同时具备有效的干预措施，并且与公共卫生界其他类似的团体建立合理的伙伴关系。

同时努力建立一个有效的全球性艾滋病预防项目为疟疾控制提供了机会。由于艾滋病是一种正在扩散的致命性传染病，在应对艾滋病危险人群和艾滋病感染者面临的一系列问题方面，不乏有兴趣的伙伴。此外，全球社会正在投入资源，积极应对。艾滋病控制伙伴关系的势头很有可能对疟疾控制有重大影响，尽管没有足够的证据。艾滋病和疟疾之间存在已知的生物学关联性[20-22]。然而，人们对这两种带来重大卫生负担的传染性疾病之间的相似之处兴趣更大，较小的和较无组织的疟疾界正在努力理解和模仿艾滋病所引发的关注。

5. 最近的十年①——疟疾规划的复苏

在确认证明有效的新预防和治疗措施基础上，公共卫生的领导者们重新开始了扩大的疟疾控制规划。由于具有科学和伙伴关系的基础，疾病控制规划得到了发展。20 世纪 70 年代的《阿拉木图宣言》，以及 20 世纪 80 年代、90 年代在儿童生存规划方面的努力，为建立更广泛的公共卫生伙伴关系做好了准备。艾滋病预防和控制团体为这些伙伴关系制定了一项绝对要求。在当时的背景下，非洲部长将疟疾控制放在全球议程上所做的努力，符合同道伙伴们的要求。

在 1998 年，世界卫生组织总干事布伦特兰博士联合四个联合国伙伴——世界卫生组织、联合国儿童基金会、世界银行和联合国开发计划署——发布了防治疟疾的全球遏制疟疾行动计划。遏制疟疾战略包括早期病例检测和及时治疗、整体媒介管理、孕妇和幼儿等风险人群预防，以及重点疫情的控制。

重点明确，即联合多个伙伴成为一个统一战线，因为当时，真正支持疟疾控制规划的新资金很少。尽管当时不可能完全了解情况，但这个进程是偶发的，若干年后才出现了资源的大量增长。一些关键事件的年表如下（见表 1）。

在一方面，伙伴关系的发展先于资源的增加，但是资源的增加也使得伙伴关系更加明确要做的工作。例如，早期的口号"筹集、花费、证明"将伙伴组织团结在一个简单的口号周围并关注于资源、行动和证据。重视捐助者对国家行动的支持导致国家内部能力的大幅提升（例如疟疾项目增加了许多国家的工作人员，将疟疾工作扩展到了地区和社区），以及提供援助的组织（国家内部和外部）在数量上的增加和在规模上的扩大。越来越多的捐助方加大力度，联合支持国家申请和有效利用全球基金赠款，以及美国政府总统疟疾行动和世界银行的支持。最近，一份遏制疟疾伙伴关系的报告描述了资金的增加及其有效利用[23]。

6. 遏制疟疾行动伙伴和伙伴关系

最初，早在 2000 年，人们将遏制疟疾行动的"伙伴关系"描述为一个"协调行动的承诺"和一项

---

① 本节描述了从 1998 年末遏制疟疾行动伙伴关系的建立到 2010 年本著作出版的这段时间间隔内的事件（实际上超过了 10 年，但说明了这个较短时间间隔内发生的戏剧性变化）。

表1	遏制疟疾的第一个十年完成的关键行动
1998 年	• 非洲部长的倡议努力促成了 1998 年遏制疟疾伙伴关系的启动（世界卫生组织、联合国儿童基金会、世界银行和联合国开发计划署是四大"创始"国际伙伴）
	• 遏制疟疾伙伴关系创始者鼓励采取行动并调动资源，但最初疟疾控制的资金没有大量增加
2000 年	• 非洲国家元首承诺在 2010 年前将疟疾死亡率降低一半（《阿布贾宣言》）
	• 比尔与梅林达·盖茨基金会成立——引发了对疟疾研究和开发资金的大量增加
2001 年	• 发布报告。Macroeconomics and health：Investing in health for economic development report of the Commission on Macroeconomics and Health，Jeffrey D.Sachs 等——将疟疾定位为即是卫生问题，也是发展问题
	• 联合国成员国采纳千年发展目标——包括针对疟疾的特定目标和指标
2002 年	• G8 会议：创立全球抗击艾滋病、结核病和疟疾基金
2003 年	• 对遏制疟疾伙伴关系的首次外部评价——确定有进步，但伙伴关系和工作的许多方面有待改进
	• 全球基金签署了第一笔疟疾赠款——各个国家开始增加外部筹资以扩大疟疾预防与治疗规模
2005 年	• 世界银行启动疟疾强化项目
	• 美国政府启动总统疟疾行动计划
2005—2009 年	• 赤道几内亚（比奥科岛）、厄立特里亚国、埃塞俄比亚、冈比亚、（斯威士兰的）卢邦博地区空间发展行动计划（莫桑比克、斯威士兰和南非）、卢旺达、圣多美和普林西比民主共和国、赞比亚、桑给巴尔开始向人们展示，资金增加是如何转化为覆盖规模扩大和负担减少的。相关成功因素包括可靠的计划、寻找资源（通常是多个伙伴资源）、实施"一揽子"多种干预措施、记录进展
	• 2007 年 10 月——盖茨基金会疟疾论坛：呼吁消除/消灭疟疾
	• 2008 年 4 月——联合国秘书长呼吁在 2010 年以前实现疟疾有效干预的普遍覆盖

"全球运动"，以证据为基础，关注所设定的目标和指标方面的进步[24]。这既认识到了需要资源和全球捐助方的承诺，也理解了实际进展有赖于本国的行动。尽管在开始时没有完全表达清楚，但遏制疟疾行动伙伴关系已经预料到了《巴黎宣言》[25]和《阿拉克行动议程》[26]的内容。尤其是，伙伴关系本身并不是一个目标——其目标集中在通过实现有效干预的高覆盖率来减少疾病和拯救生命；并且要求伙伴们团结在这些目标周围。

早期的伙伴关系强调以下共识：①优先考虑最高疟疾风险人群；②一揽子被证明有效的干预措施；③解决疾病负担和提供干预措施所需全球筹资的优先重点。这些导致对非洲、对幼儿和育龄妇女，以及对农村和贫困社会的强烈关注。一揽子干预措施强调关键的、业已证明的预防干预措施（经杀虫剂处理的蚊帐和室内滞留喷雾进行媒介控制，采用间歇性预防性治疗对孕妇开展预防）和快速、有效的病例管理[27]。

遏制疟疾行动伙伴关系也可以迅速回应其他全球卫生伙伴关系的好想法。2004 年 4 月，为了达到对资源的最有效果、最有效率的利用，也为了确保快

速行动和以结果为导向的管理，艾滋病伙伴关系签署了"三个一"原则[28]：

• 一个统一的行动框架，为协调所有伙伴的工作提供基础。
• 一个国家协调当局，具备广泛的多部门授权。
• 一个统一的国家层面的监督和评价体系。

不久后，在 2005 年 9 月的巴黎会议上，遏制疟疾行动伙伴关系从中汲取了经验，采纳了疟疾"三个一"原则。这具体体现了前面提及的承诺协调行动，尽管让伙伴在每一点上都达成共识并不容易，但"三个一"原则允许每个伙伴鼓励其同行寻求一个共同的方法。

近期的全球疟疾行动计划（RBM，2008）[29]对遏制疟疾行动伙伴关系的角色和职责进行了详细描述，其关注的是为确保国家扩大控制规模、维持控制和最终消除疟疾，国家和国际社会能够做什么。这些行动支持倡导、资源调动、政策和监管事务、计划、融资、采购和供给管理、沟通和行为改变、监督和评价，以及报告当前工作并寻求新方法的适宜研究。

伙伴的角色和职责

捐助机构

1998 年，支持疟疾控制工作的资金很少，遏制疟疾行动伙伴关系创立的重点是与捐助机构合作，筹集国家行动所需资源。在这些创始者中，没有预料到世界卫生组织、联合国儿童基金会和联合国开发计划署会成为"捐助者"；尽管世界银行对参与资助有明确的职责，但其机制定位是借款，并且在直接支持疟疾控制方面的经验相对有限。与 G8（以及全球抗击艾滋病、结核病和疟疾基金的全面启动）、主要双边捐助者和基金会的合作促成了资源的快速增加。来自比尔与梅林达·盖茨基金会（2000 年），全球抗击艾滋病、结核病和疟疾基金（2002 年），世界银行疟疾强化项目（2005 年）和美国总统疟疾行动计划（2005 年）的融资发展和互补是迅速且空前的（表1）。尽管 2000 年度的可用疟疾控制资金已接近 1 亿美元，从 2005 年起，资金开始迅速增长，到 2009 年达到每年约 15 亿美元[23]。

技术援助伙伴

许多多边、政府和非政府组织的伙伴对国家工作提供了一系列的支持，包括技术指导、项目行动、追踪进展和协助继续筹集资源，并确保充分利用这些资源。这些伙伴越来越多地协调起来工作，对国家提供支持。遏制疟疾伙伴关系利用工作小组和次地区网络，作为正式伙伴关系的手段，在这些技术和项目支持活动中进行协调和交流。遏制疟疾伙伴关系目前在以下领域有工作小组：媒介控制、病例管理、妊娠期疟疾、采购和供给管理、监督和评价、倡导和沟通、资源调动和协调。次地区网络在非洲有四个（东、南、中、西）；此外，在湄公河地区以及美国南部和中部地区也有网络。遏制疟疾伙伴关系网站对其工作有进一步描述[30]。

国内伙伴

无论是通过国家协调机制，还是个体捐助者和卫生部之间的直接联系，都存在着一致承诺，即伙伴将尊重国家政府协调疟疾预防和控制的职责。对于卫生部而言，这不是一项简单的任务。原则上，伙伴请求卫生部与其他部门（农业、教育、社会发展等部门）协调，与非政府组织协调（本土和国外非政府组织），以及与公立和私营部门协调。在一些业已证明进展迅速的小国家（例如桑吉巴尔[31]、圣多美和普林西比[32]、厄立特里亚[33]、赤道几内亚—比奥科岛[34]、冈比亚[35]、卢旺达[36]），协调对它们而言可能较为简单，因为其国家人口较少、部门较小、非政府组织和私营部门伙伴较少。然而，对于较大（国土面积和人口）国家，协调众多、多元化的国内伙伴可能是一项重大任务。

对伙伴的技能要求可能很多，即使是一项单一的干预措施。例如，为了达到杀虫剂处理蚊帐的全国高覆盖率和广泛使用，政府单独或任何单一伙伴极少能够完成所要求的所有工作。必须筹集资金，并且将资金用于能够有效利用的地方。必须对招标、投标和订单进行管理。对国家的配送必须有时间计划，被接受并进一步管理。必须以一种及时的方式，并且通过能够真正送到所有危险人群的机制，将杀虫剂处理蚊帐发送到各家各户，并支持鼓励其规律使用。此外，还要求监督和评价的其结果。众多的伙伴必须联合起来做这件事，之后还要准备不断重复这项工作，努力改进以保持覆盖率并取得效率。

伙伴关系模式在不同国家可能有极大差异。在赞比亚，全国疟疾控制规划得到发展，并且被指定为全国疟疾控制的"中心"，在这里许多伙伴能够直接参与日常工作；由于在过去五年里取得了长足进步，该合作工作受到赞许[37,38]。在坦桑尼亚这样一个人口众多的国家，有许多国内外的研究小组，以及全球基金、美国总统疟疾行动计划、世界银行和其他双边捐助机构都支持这里的疟疾控制活动，其协调工作要求卫生部付出坚定的努力，该国目前正在取得进步[39]。在埃塞俄比亚，其国家层面的工作在于支持地区采取广泛的公共卫生措施，即使是开展对疟疾和疟疾防控的评价，也要求许多伙伴参与[40]。在肯尼亚，美国驻肯尼亚大使 Ranneberger 先生在 2010 年世界疟疾日所作的报告指出：

"与肯尼亚政府、非政府组织和私营部门一起，我们决心阻止疟疾，阻止其导致许多肯尼亚人从疾病到贫困再到死亡的循环过程。今年肯尼亚的世界疟疾日主题是通过伙伴关系创造无疟疾的肯尼亚。对此我们表示完全支持。如果我们想战胜这种疾病，就必须联合起来。这不是一场卫生工作者单打独斗的战争。肯尼亚的所有经济和社会部门都必须积极参与到这场战斗中来。这将是许多伙伴共同的胜利。"

此外，在塞内加尔[42]，伙伴关系包括娱乐行业的领导者。Youssou N'dour、Angelique Kidjo、消灭疟疾组织、联合国基金会、遏制疟疾行动伙伴关系及其他项目伙伴支持了 2008 年 3 月在达喀尔联合国办事处举办的音乐会和有震撼力的影片"Africa Live：The Roll Back Malaria Concert"。该影片在美国公共广播电台播放，向全球观众展示——这证实了伙伴关系的影响范围。

7. 未来的机遇与挑战

疟疾界已经见证了前所未有的成功，尤其是在非洲这个疟疾肆虐的地区。伙伴关系建立在坚实的基础上，包括：

1．在支持国家疟疾规划方面，有共同的伙伴关系和规划目标

2．经证实的一套干预措施具有强有力的科学基础

3．提供干预措施的标准合理且灵活

4．有记录成果的共同衡量标准

5．伙伴们愿意主动承担，做出贡献，其并且不要求所有的成果都归功于其贡献

遏制疟疾行动伙伴关系最终将与消灭疟疾规划和最近的形成伙伴关系（扩大免疫接种规划、全球疫苗免疫联盟、联合国艾滋病规划署及其他伙伴关系）一样，面临许多同样的压力。成功是否将持续并扩展到更多其他国家和地区？成功是否足以获得持续的关注？当捐助方需要参与新的、变化的经济和政治优先领域时，是否还有稳定持久的资金？

疟疾界愿意在成功的基础上倡导持续性的融资，这与过去仅以负担为基础的倡导相反。然而，许多伙伴现在面临的真正挑战是，这个想法是否能以一个共同的、引人注目的方式实现。此外，经济困难时期各方对疟疾的应对是否足够支持未来的持续性改进并保持热情，这一点有待观察。

也许对将来的最后一个问题是："在疾病控制规划中，例如疟疾，全球伙伴关系是启动项目以及之后维持项目成功所必需的吗？"正如开始提到的，人们从来没将消灭疟疾规划描述为伙伴关系的成就；这个规划中止的部分原因可能是伙伴关系没有多种选择，缺乏某些灵活性。如果建立伙伴关系的方法是决定性的，那么重要的是要清楚地记住这其中的原因是伙伴关系的原则——成为伙伴本身并不是目标。乐于接受新观点以及一起学习的共同愿望将是伙伴关系成功的基础。

8. 结论

维持疾病控制伙伴关系绝不会是轻而易举的事情。遏制疟疾行动伙伴已经就核心战略问题进行了争论，如经杀虫剂处理的蚊帐配送方式[6,7]（例如补助、担保、免费以及以上几项的组合，或通过社区外展服务、固定机构、活动等提供）。通常伙伴间有不同观点和优先领域，寸土必争。然而，如果在伙伴关系中能够置入某些原则（例如同意：受益者是遭受疾病折磨的国家和人民；项目必须以成果为导向；所有捐助方和受益方可以共享项目的进步和成果），伙伴关系就能够带来所需的经验和倡导的多样性，以获得政治意愿和通常所需的巨大资源。然而，在我们所处的时代，人们的注意力持续时间很短暂，一个普遍的概念是，"新和不同"总是比之前的好。公共卫生界还年轻，现在正努力理解伙伴关系的根本价值，我们最大的挑战是应对时间的考验，以及获得真正的、持续性成果所需的长期关注。

卫生伙伴关系的详细历史概述请见第 1 章。第 16 章描述了国家层面的疟疾控制伙伴关系。

参考文献

1. *Declaration of Alma-Ata*. International Conference on Primary Health Care, Alma-Ata, USSR, 6–12 September, 1978. *www.who.int/hpr/NPH/docs/declaration_almaata.pdf*.

2. Walsh JA, Warren KS (1979) Selective Primary Health Care: An Interim Strategy for Disease Control in Developing Countries. *N Engl J Med* 301:967–74.

3. *Global Burden of Disease and Risk Factors*. Eds. Lopez AD, Mathers CD, Ezzati M, Jamison DT, Murray CJL (2006) The World Bank and Oxford University Press.

4. *Disease Control Priorities in Developing Countries*. Second Edition. Eds. Jamison DT, Breman JG, Measham AR, Alleyne G, Claeson M, Evans DB, Jha P, Mills A, Musgrove P (2006) Oxford University Press and The World Bank.

5. Lengeler C (2004) Insecticide-Treated Bet Nets and Curtains for Preventing Malaria. *Cochrane Database of Systematic Reviews* Issue 2:CD000363.

6. Curtis C, Maxwell C, Lemnge M, Kilama WL, Steketee RW, Hawley WA, Børgevin Y, Campbell CC, Sachs J, Teklehaimanot A, Ochola S, Guyatt H, Snow RW (2003) Scaling-Up Coverage with Insecticide-Treated Nets Against Malaria in Africa: who should pay? *Lancet Infect Dis* 3(5):304–7.

7. Lines J, Lengeler C, Cham K, de Savigny D, Chimumbwa J, Langi P, Carroll D, Mills A, Hanson K, Webster J, Lynch M, Addington W, Hill J, Rowland M, Worrall E, MacDonald M, Kilian A (2003) Scaling-up and Sustaining Iinsecticide-Treated Net Coverage. *Lancet Infect Dis* 3(8):465–6; discussion 467–8.

8. Laveran A (1880) A New Parasite Found in the Blood of Malarial Patients. Parasitic Origin of Malarial Attacks. *Bull MemSoc Med Hosp Paris* 17:158–64.

9. Ross R (1910) *The Prevention of Malaria*. New York.

10. Markham CR (1880) *Peruvian Bark*. London.

11. World Health Organization (1957) Expert Committee on Malaria, Sixth

Report, *Techn Rep Ser* 123.

12. Pampana E (1963) *A Textbook of Malaria Eradication.* Oxford University Press.

13. Nabarro D (1999) Roll Back Malaria. *Parassitologia* 41(1–3):501–4.

14. Low-Beer D *et al.* (2011) *Innovative Health Partnerships.* World Scientific Press.

15. Marchiafava E, Bignami A (1901) Malaria, in *Twentieth Century Practice.* vol. 6. New York.

16. Boyd MF (1930). *An Introduction to Malariology.* Harvard University Press, Cambridge Massachusetts.

17. Gove S (1997) Integrated Management of Childhood Illness by Outpatient Health Workers: Technical Basis and Overview. The WHO Working Group on Guidelines for Integrated Management of the Sick Child. *Bull World Health Organ* 75(Suppl 1): 7–24.

18. *Malaria, Waiting for the Vaccine.* Ed. Targett GAT. (1991) John Wiley & Sons, England.

19. WHO and UNICEF. Model IMCI Handbook: Integrated Management of Childhood Illness. (2005) WHO/FCH/CAH/00.12 http://www.who.int/child_adolescent_health/documents/9241546441/en/index.html (accessed July 2010).

20. Greenberg AE (1992) HIV and Malaria: Interactions of HIV and Other Diseases. Eds. Mann J, Tarantola DJM, Netter TW. *AIDS in the World: A Global Report.* Cambridge, MA: Harvard University Press. pp. 143–8.

21. Steketee RW, Wirima JJ, Bloland PB, Chilima B, Mermin JH, Chitsulo L, Breman JG (1996) Impairment of a Pregnant Woman's Acquired Ability to Limit *Plasmodium falciparum* by Infection with Human Immunodeficiencyvirus type 1. *Am J Trop Med Hyg* 55(10):42–9.

22. Kuile FO, Parise ME, Verhoeff FH, Udhayakumar V, Newman RD, van Eijk AM, Rogerson SJ, Steketee RW (2004) The Burden of Co-Infection with Human Immunodeficiency Virus Type 1 and Malaria in Pregnant Women in Sub-Saharan Africa. *Am J Trop Med Hyg* 71(2 Suppl):41–54.

23. RBM Progress and Impact Series (2011) *A Decade of Partnership and Results* Vol 8

24. RBM. Promise for Progress (2000) WHO/CDS/RBM/2000.16 http://rollbackmalaria.org/cmc_upload/0/000/015/146/p4p.pdf (accessed July 2010).

25. OECD (2005) The Paris Declaration for AID Effectiveness http://www.oecd.org/document/18/0,2340,en_2649_3236398_35401554_1_1_1_1,00.html (accessed July 2010).

26. OECD (2008) Accra Agenda for Action at http://www.oecd.org/document/18/0,2340,en_2649_3236398_35401554_1_1_1_1,00.html (accessed July 2010).

27. http://rollbackmalaria.org/cmc_upload/0/000/014/813/malaria_at_a_glance.pdf (accessed July 2010).

28. UNAIDS declaration of the "Three Ones": http://www.unaids.org/en/CountryResponses/MakingTheMoneyWork/ThreeOnes/default.asp (accessed July 2010).

29. Roll Back Malaria (RBM) (2008) *Global Malaria Action Plan.* Geneva, RBM, (http://www.rollbackmalaria.org/gmap) (accessed July 2010).

30. RBM Mechanisms. http://rollbackmalaria.org/mechanisms/index.html (accessed July 2010).

31. Bhattarai A, Ali AS, Kachur SP, Martensson A, Abbas AK, Khatib R, Al-mafazy A-w, Ramsan M, Rotllant G, Gerstenmaier JF, Molteni F, Abdulla S, Montgomery SM, Kaneko A, Bjorkman A (2007) Impact of Artemisinin-Based Combination Therapy and Insecticide-Treated Nets on Malaria Burden in Zanzibar. *PLoS Medicine* 4:e309:1784–90.

32. Teklehaimanot HD, Teklehaimanot A, Kiszewski A, Rampao HS, Sachs JD (2009) Malaria in Sao Tome and Principe: On the Brink of Elimination After Three Years of Effective Antimalarial Measures. *Am J Trop Med Hyg* 80:133–40.

33. Nyarango PM, Gebremeskel T, Mebrahtu G, *et al.* (2006) A Steep Decline of Malaria Morbidity and Mortality Trends in Eritrea Between 2000 and 2004: The Effect of Combination of Control Methods. *Malar J* 5:e33.

34. Kleinschmidt I, Schwabe C, Benavente L, *et al.* (2009) Marked Increase in Child Survival After Four Years of Intensive Malaria Control. *Am J Trop Med Hyg* 80:882–8.

35. Ceesay SJ, Casals-Pascual C, Erskine J, *et al.* (2008) Changes in Malaria Indices Between 1999 and 2007 in The Gambia: A Retrospective Analysis. *Lancet* 372:1545–54.

36. Sievers AC, Lewey J, Musafiri P, Franke MF, Bucyibaruta BJ, Stulac SN, Rich ML, Karema C, Daily JP (2008) Reduced Paediatric Hospitalizations for Malaria and Febrile Illness Patterns Following Implementation of Community-Based Malaria Control Programme in Rural Rwanda. *Malaria Journal* 7:167. doi:10.1186/1475-2875-7-167.

37. Steketee RW, Sipilanyambe N, Chimumbwa J, Banda JJ, Mohamed A, Miller J, Basu S, Miti SK, Campbell CC (2008) National Malaria Control and Scaling up for Impact: The Zambia Experience Through 2006. *Am J Trop Med Hyg* 79(1):45–52.

38. Chizema-Kawesha E. Miller JM, Steketee RW, Mukonka VM, Mukuka C, Mohamed AD, Miti SK, Campbell CC (2010) Scaling up Malaria Control in Zambia: Progress and Impact 2005–2008. *Am J Trop Med Hyg* 83(3): 480–8.

39. Smithson P. Down but not out. The Impact of Malaria Control in Tanzania. Ifakara Health Institute Spotlight May 2009, Issue 2. http://www.ihi.or.tz/docs/Spotlight%20Issue%20No2%20-%20Down%20but%20not%20out.pdf (accessed July 2010).

40. Jima D, Getachew A, Bilak H, Steketee RW, Emerson PM, Graves PM, Gebre T, Reithinger R, Hwang J (2010) Malaria Indicator Survey Working Group Ethiopia. Malaria Indicator Survey 2007, Ethiopia: Coverage and Use of Major Malaria Prevention and Control Interventions. *Malar J* 9(1):58.

41. Daily Nation Web News. Kenya: Partnerships Key in Fighting Disease 24 April 2010 Ref: http://allafrica.com/stories/201004260814.html (accessed July 2010).

42. "Africa Live: The Roll Back Malaria Concert" http://www.afropop.org/multi/feature/ID/587 (accessed July 2010).

9

融资发展的创新型方法：全球疫苗免疫联盟（GAVI）

Bjorg Sandkjaer
全球疫苗免疫联盟公共政策高级项目官员
b.sandkjaer@gmail.com[①]

概　述

建立公－私伙伴关系的一大重要吸引力是创新型融资。人们认为，公－私伙伴关系贡献了新的融资资源，并且在如何调动和安排资金方面贡献了创新型方法。公共部门的资源调动存在局限性，并依赖于预算资金周期。全球疫苗免疫联盟（GAVI）是一种新型公－私伙伴关系，它以其伙伴为基础，为创新型融资做出了重大贡献。本章描述了全球疫苗免疫联盟及其对创新型融资的贡献，以及当前融资不确定性背景下的挑战。本章评估了创新型融资方面的经验、创新型伙伴关系的作用，以及公－私模式的局限性。

1. 简介

全球疫苗免疫联盟于 2000 年在瑞士达沃斯世界经济论坛上成立。作为一个发展中国家、国际发展和融资机构、慈善团体、民间团体、疫苗企业和其他机构组成的伙伴关系，全球疫苗免疫联盟从一开始便关注创新型融资。2009 年底，全球疫苗免疫联盟承诺在 2015 年以前为最贫困国家的免疫接种和卫生项目筹资 40 亿美元。这代表了为重新解决发展中国家的儿童不公平问题将做出重要贡献（儿童不公平问题指发展中国家儿童以前仅接种了 6 种抗原，而发达国家儿童的疫苗接种种类至少是前者的两倍）[②]。

对于发展中国家而言，疫苗是最具成本效益的卫生干预措施之一（WHO/UNICEF/World Bank，2009）。

在 20 世纪 90 年代，免疫接种的覆盖率下降，因此建立了全球疫苗免疫联盟以满足"通过提高贫困国家的免疫接种可及性，拯救儿童生命，保护人民健康"的紧急需要。联合国将伙伴关系定义为"各方（包括国家和非国家）之间的自愿、协作的关系，在这种关系下所有参与者同意合作以达到一个共同的目标或承担一项特定的任务，并且同意分担风险和责任，分享资源和利益。"（UN General Assembly，2005，p.4）。本着同样的精神，建立全球疫苗免疫联盟的目的不是竞争，相反，在创立新的行动计划方面，全球疫苗免疫联盟伙伴们选择了一种联盟模式，因为它们认识到，将新的和未充分利用的疫苗分配到最贫困国家需要依靠强有力的伙伴关系。在将全球疫苗免疫联盟建立为一种伙伴关系的过程中，联盟伙伴创造了一个空

---

① 感谢帮助我完成本文的几位同事。我尤其要感谢 Geoff Adlide，他帮助我确定了本文的概念和结构。本文所表述的观点为作者所有。

② 因各国的免疫接种安排不同，抗原的具体数量不同；若需更多国家的免疫接种概述信息，请登录 http://www.who.int/immunization_monitoring/data/data_subject/en/index.html。

间，在这个空间里，捐助者和实施国、技术和学术机构、私人基金会、民间团体和疫苗企业可以协商如何最好地保证救命疫苗的充足供给，以满足需求。因此，全球疫苗免疫联盟称得上代表了一个新的卫生外交模式，在这种模式下，"外交家不仅需要与其他外交家谈话——他们还需要与私营部门、非政府组织、科学家、积极分子和媒体互动，这里就不一一列举了，因为所有这些行为体都是协商进程中的重要部分"（Kickbush 等，2007，p.161）。

2. 工作中的全球疫苗免疫联盟：成果、挑战和学习

从创立伊始到 2009 年，WHO 估计，通过在各国实施常规免疫接种计划，全球疫苗免疫联盟资金为额外的 2.57 亿名儿童提供了疫苗接种，预防了 400 万例过早死亡。估计有 2.332 亿名儿童接种了乙肝病毒疫苗，5970 万名儿童接种了流感嗜血杆菌疫苗（Hib），4160 万名儿童接种了黄热病疫苗（WHO，2009）。五合一的五价疫苗是流感嗜血杆菌疫苗和乙肝病毒疫苗加上标准的白喉、破伤风、百日咳疫苗的联合制剂。五价疫苗的数量正在逐步增加，这有助于提高流感嗜血杆菌和乙肝病毒的免疫接种覆盖率，同时不会增加儿童的打针次数。此外，通过抗击麻疹、产妇和新生儿破伤风、黄热病和脊髓灰质炎的特定疾病行动计划，全球疫苗免疫联盟资金预防了超过 100 万例过早死亡，使全球疫苗免疫联盟资助疫苗预防的死亡总数在第一个 10 年里达到了 540 万例。

全球疫苗免疫联盟模式也试图促进现有国家项目并保持灵活性。2002 年—2007 年的"中国卫生部 / 全球疫苗免疫联盟乙肝病毒疫苗接种计划"支持在选定的省份引入乙肝病毒疫苗。这项 7600 万美元的计划由全球疫苗免疫联盟和中国政府各出资一半，由世界卫生组织和联合国儿童基金会提供技术支持，使目标省份的乙肝病毒疫苗覆盖率增加了 60%——可换算为额外的 1110 万名儿童接种了疫苗。随着额外需求的产生，中国疫苗制造商加大了疫苗生产。此计划的另外一个组成部分是注射安全，因此本计划范围内的所有疫苗都使用安全自毁型注射器进行注射。全球疫苗免疫联盟资金在以下方面发挥了促进作用，即中央和省政府准备好在计划结束时承担儿童乙肝病毒疫苗接种费用，并且通过与中国疫苗制造商的合作加强疫苗供给（GAVI Alliance，2006）。

同时也存在挑战。在全球疫苗免疫联盟成立之初，伙伴们预测，对疫苗需求的增加（尤其是五合一五价疫苗）将快速降低疫苗价格至某一水平，对于这个水平，发展中国家有能力自付费用。然而，当时仅有一个五价疫苗制造商具备了世界卫生组织预审资格[③]。疫苗需求增加了，但供给仍然有限，这导致疫苗价格开始上升，最终的结果与预期截然相反（Lydon et al，2008）。然而，随着时间的推移，更多的供应商投资五价疫苗的生产。目前共有四个具备预审资格的五价疫苗供应商，其中两个在北部国家，另外两个在新兴市场。由于竞争的日益激烈，五价疫苗的价格从每剂 3.65 美元降到了 2010 年的每剂 2.94 美元。预期价格还会进一步下降（UNICEF，2010）。

疫苗需求的增加是国家层面疫苗覆盖率上升的结果。从一开始，全球疫苗免疫联盟试图增加需求的一个方式就是提供疫苗接种服务支持，这是一个以激励为基础的支持项目，即国家每增加一个疫苗接种儿童，该国就会得到一定的奖励，这之前是初始投资阶段。为了使独立审查委员会审查并审批到期的奖励，国家对疫苗接种儿童的数量进行了逐年报告。采用这个方法不仅是为了增加免疫接种覆盖率，也是为了"加强政府信息系统的能力，并且不增加类似的程序"（Lob-Levyt，2008）。此外，在 2000 年 3 月采纳疫苗接种服务支持模式时，董事会成员评论道"百白破三价疫苗覆盖率可用于测量疫苗的接种率；尽管这不是一个完美的测量指标，但人们普遍认为它是目前可用的最好工具。人们将指标的改善视为实施的进步"（GAVI Alliance Board，2000）。

近年来，疫苗接种服务支持模式由于激励国家夸大疫苗接种儿童的数量而受到批评，这意味着疫苗接种儿童的实际数量可能比报告的数量要低得多（Lim 等，2008）。尽管 Lim 等使用的方法受到了 WHO 和 UNICEF 的批评，但这些关键的全球疫苗免疫联盟伙伴同意，有必要"继续与伙伴、国家项目和独立评论者合作，从全球、国家和地方层面加强疫苗接种的监督和报告系统"（Burton 等，2008）。先

---

③　若要将全球疫苗免疫联盟资金用于采购某种疫苗，这种疫苗首先必须得到世界卫生组织的"预审资格"，这样确保了全球疫苗免疫联盟资金所采购的疫苗具备最高的质量。

前的研究显示，以绩效为基础的体系对免疫接种覆盖率有正向作用（Lu等，2006；Chee等，2007）。然而，正如2008年的研究所显示的，"以成果为基础的融资行动在发达国家、发展中国家仍有争议并且受到数据问题的困扰。现在可能是修订疫苗接种服务支持的时候了，以实现不同的目的，加强检查与平衡"（Lob-Levyt，2009，p.209）。最终，为了阐述新的以业绩为基础的筹资机制，全球疫苗免疫联盟董事会在2010年采取了措施。

另一个挑战是找到一种向各国提供支持的方式，将获得支持的交易成本保持在最低水平。联盟试图利用不同伙伴的比较优势，履行联盟"通过增加贫困国家的免疫接种可及性，拯救儿童生命，保护人民健康"的使命。例如，这意味着全球疫苗免疫联盟在地区或国家级不设立新的办事机构，而是通过其伙伴在国家或地区层面设立代表，如世界卫生组织和联合国儿童基金会。尽管这代表了一个发展合作伙伴关系的方法，但是通过早期经验，全球疫苗免疫联盟董事会认识到，这种方式在国家层面仍面临挑战。早在2003年，董事会已经发现"各国目前已经淹没在全球行动中。在各国，通常是同一拨少数人从事这些行动计划并参与跨部门协调委员会会议④"。作为相同讨论的一部分，"许多董事会成员注意到，只有更大的体系问题在卫生部门内部和外部得到解决，才有可能在免疫接种覆盖率低的大国提高免疫接种覆盖率"（GAVI Alliance Board，2003）。一些不同层次的研究和咨询形成了全球疫苗免疫联盟政策后续变革的基础。与各国自身的卫生和免疫接种计划联系起来后，支持就变得更好了，并且从2006年开始的证据和协商过程也为全球疫苗免疫联盟支持加强卫生体系奠定了基础。与世界银行以及全球抗击艾滋病、结核病和疟疾基金一同建立的卫生体系筹资平台于2010—2011年在第一批国家铺开。

随着全球疫苗免疫联盟不断提高加强国家体系的现金支持，联盟董事会的伙伴们也认识到有加强现金管理的必要性，为此从2009年起制定了透明度和问责制政策。在2008年10月的董事会议上，透明度和问责制政策实施计划得到了采纳，董事会认为"本实施计划将对捐助者发出一个强烈的信号，即全球疫苗免疫联盟正在以积极主动的方式应对风险，而不会损害联盟项目的有效性"。董事会也强调，利用

国家自身的系统进行资金管理是"至关重要的"，并且声明"将根据联盟为支持《巴黎宣言》和《阿克拉行动议程》许下的承诺来判断这项政策的成功与否"（GAVI Alliance Board，2008）。由于伙伴们试图加强对贫困国家的支持，因此，全球发展团体协商并同意的援助有效性原则成为全球疫苗免疫联盟政策制定的另一个重要指导性原则。

3. 新型疫苗——加速新型疫苗的引进

有潜力做更多的事。每年，有近2400万名儿童未接种疫苗，超过200万名儿童死于可用疫苗预防的疾病（WHO，2009）。肺炎是最大的儿童杀手，占全部儿童死亡的近1/4（Williams等，2002）。腹泻性疾病是5岁以下儿童死亡的第二大主要原因。轮状病毒是幼儿严重腹泻的最常见原因，每年造成50多万例儿童死亡（Atherly等，2009）。现在，新的肺炎球菌和轮状病毒疫苗有可能预防大部分这类疾病导致死亡。全球疫苗免疫联盟支持在贫困国家引进这两类疫苗，第一批国家在2007年引进了轮状病毒疫苗，在2008年引进了肺炎球菌疫苗。由于这两类疫苗都很新，这意味着世界贫富地区之间疫苗可及性的时间差——传统为10～20年——缩短这一时间方面的目标很快就可以实现。结合起来看，这两种疫苗有可能降低儿童死亡率并为实现千年发展目标指标4的全球进程做出贡献：到2015年，儿童死亡率降低2/3。然而，随着国家层面免疫接种规划融资可持续性的增加，显著增加的资金要求必须扩大新型疫苗在最贫困国家的可及性。

4. 创新型融资

本章关注的是通过全球疫苗免疫联盟伙伴工作引入的创新型融资机制或方法。下面将详细介绍三个案例——所有例子都是与不同行为体合作，并且在追求联盟通过在贫困国家扩大疫苗接种服务，挽救儿童生命，保护人民健康的总体使命中，实现特定的目标。所有案例都讲求创新，并根植于在公-私部门之间以及发展中国家和全球行为体之间，构建新型的伙伴关系——以汲取私营部门中的商业实践技能和经验，克服发展援助资金的历史局限，减少推广的风险。

④ 跨部门协调委员会是卫生部下属委员会，目的是将一国的免疫接种行动者集合起来。

（1）从资本市场补充公共资金：国际免疫接种融资机制

传统上，每年的捐助者资金数量相对不可预测。作为一项实现疫苗高水平覆盖的重要前期投资，倘若这类支持可以是"前置的"，又会出现什么情况？2002年"发展融资"会议之后，英国财政大臣戈登·布朗和国际发展大臣克莱尔（Clare Short）于2003年发布了建立一个可"前置"发展资金的国际融资机构的想法（UK HM Treaswry，2003）。然而，人们对前置一般发展资金的价值以及发展中国家使用这些额外资金的能力提出了担忧（Moss，2005）。想法发布后，进一步开展了细致的研究，并寻找有效使用这些前置资金的适宜方式。

分析显示，前置疫苗接种资金将增加10%的资金价值，更具可预测性的资金使得各国可以提前计划，这使得每增加1生命年的成本降低了11%（Barder和Yeh，2006）。同时，在符合全球疫苗免疫联盟要求的国家，其疫苗需求增加了。以英国首相托尼·布莱尔为首的非洲委员会于2005年3月在题为"我们的共同利益"的报告中建议，应当建立国际免疫接种融资机制（IFFIm）。同年后期，出席格伦伊格尔斯G8峰会的政府，在"让贫困成为历史"的峰会总体主题下，许诺支持国际免疫接种融资机制。

国际免疫接种融资机制于2006年正式成立。英国最开始得到了法国、意大利、挪威、南非、西班牙和瑞典的支持。后来芬兰也成为该机制捐助国。这些捐助国承诺在20年内出资53亿美元，这是一段相当长的时间，足以使捐助国对发展援助做出具有法律约束力的承诺。机制利用这些长期政府承诺在国际资本市场筹集资金。机制债券由评级良好的政府抵押金支持，惠誉国际评级有限公司、穆迪投资者服务公司、标准普尔评级服务机构对国际免疫接种融资机制债券的评级为AAA/Aaa/AAA，这使其成为具有吸引力的投资。

国际免疫接种融资机制的首批债券于2006年11月14日在伦敦发行，共筹集到10亿美元。债券通过与其他主权/超国家债券对比后定价，有广泛的投资者购买——无论是地理上，还是投资者类型上——包括一些中央银行、养老基金、基金管理公司和保险公司。德意志银行和高盛集团负责管理首批债券的发行，结果很快就订购超额。此后，在日本发行了四次债券（一次在2008年，另外三次在2009年），2009年5月在英国再次发行了债券。国际免疫接种融资机制在债券发行的头3年共筹集到23亿美元，而同期的捐助者资金仅为3.93亿美元，这展示了前置的能力。在当时的全球金融气候下，这个成绩尤其令人瞩目；然而，在动荡的金融市场，这个三A评级国际免疫接种融资机制债券似乎为投资者提供了他们所寻求的某种安全保障。在英国的第二次债券发行由汇丰银行管理，债券采用了合乎道德规范的投资营销方式，吸引了信托基金、慈善组织和个人的投资，这些投资者希望他们的投资能够得到良好的利用。

两个机构负责运作国际免疫接种融资机制：在英国注册的国际免疫接种融资机构公司和全球疫苗免疫联盟基金分部。这两个机构都各自接受董事会的监督。国际免疫接种融资机制由其董事会管理，没有雇员。主要活动采取外包形式：所有的行政支持功能都由全球疫苗免疫联盟秘书处提供，所有的财务功能和相关会计服务都由世界银行提供，世界银行相当于国际免疫接种融资机制的财务经理。

全球疫苗免疫联盟负责免疫接种、卫生体系建设和疫苗采购项目相关的业务活动，这些业务活动由国际免疫接种融资机制提供资金。从2006年到2009年，通过全球疫苗免疫联盟，国际免疫接种融资机制下6.34亿美元的资金用于支持发展中国家的新型疫苗。为给儿童接种传统百白破疫苗、乙肝病毒疫苗和流感嗜血杆菌疫苗，融资机制下筹集的资金一直用于采购五合一疫苗。在机制的支持下，全球疫苗免疫联盟才能够做出长期采购五价疫苗的承诺，到2009年共支出了1.774亿美元。

国际免疫接种融资机制资金到2015年仍可用，这保障了未来的供给。这类保障需求引导制造商进入市场，供给世界卫生组织预审批准的五价疫苗制造商数量从2006年的一个发展到现在的四个。由于竞争的日益激烈，五价疫苗的价格从每剂3.65美元跌到了2010年的每剂2.94美元。预期价格还会进一步下降（UNICEF，2010）。

无论是在全球疫苗免疫联盟董事会内部还是外部，都面临着一个重要且具有争议的话题，即更广泛的卫生体系问题限制了目前儿童接种疫苗的能力，这需要额外的支持。尽管一些投资者认为，解决这些问题可能削弱全球疫苗免疫联盟的资金和重点，但是这些投资对提供疫苗而言是必要的。此外，倘若没有大量伙伴广泛开展合作，资助疫苗、特定疾病和更一般的卫生人力和治理问题，一个全球项目不可能"加强卫生体系"。

2009年全年，国际免疫接种融资机制下共有1.983亿美元的资金流向全球疫苗免疫联盟的卫生体系建设项目，支持免疫接种的提供和覆盖。这占了全球疫苗免疫联盟初始资金的很大部分——接近39%——估计从2006年到2015年，将有共计5亿美元用于加强卫生体系。国际免疫接种融资机制资金分配也从一次性策略投资，转为推动防治特定疾病的进程，支持的行动计划有：

- 麻疹行动
- 黄热病行动
- 全球消灭脊髓灰质炎运动
- 消除产妇和新生儿破伤风运动

2009年卫生体系创新型国际融资高级别工作小组的报告，就如何"为健康筹集更多资金，资金促进更多的健康"提出了许多建议。该工作小组由世界银行行长Robert Zoellick担任共同主席，英国首相戈登·布朗接任。他们认为，国际免疫接种融资机制通过筹集大量的可预测资金，将资金用于一次性服务和提供基础设施投资，有助于提高可获得的发展资金的使用质量。工作小组（Task Force, 2009）建议，应当扩大国际免疫接种融资机制，尤其是用于加强卫生体系（尽

管也指出这仅仅是加强卫生体系的一个组成部分，薪水的支持等日常成本较大的组成部分需要其他资源）。随后，英国、挪威和澳大利亚三个国家于2009年9月在纽约召开的联合国大会上宣布，他们提供资金支持"扩大国际免疫接种融资机制"（GAVI Alliance, 2009）。宣布后，同时也根据卫生系统创新型国际融资高级别工作小组的建议，各方展开讨论，以确定这些资金如何能够通过一个由全球疫苗免疫联盟，全球抗击艾滋病、结核病和疟疾基金，世界银行和其他伙伴组成的共同卫生体系筹资平台流向各国（图1）。

（2）塑造市场：推动市场承诺（AMC）

推动市场承诺是一种公共卫生筹资的新方式，旨在刺激发展中国家的疫苗开发和制造。这个想法曾在不同的背景下提出，2005年全球发展中心报告《创造疫苗市场》对此概念进行了阐述。这份报告是由Alice Albright（全球疫苗免疫联盟）、Michael Kremer（哈佛大学）和Ruth Levine（全球发展中心）联合担任主席的专家工作小组的成果[5]。此外，2005年，意大利财政部部长Gulio Tremonti在一份提交给G7财政部部长的报告中陈述了这个概念[6]。这份报告的总结详细说明了推动市场承诺的基本原理是以下

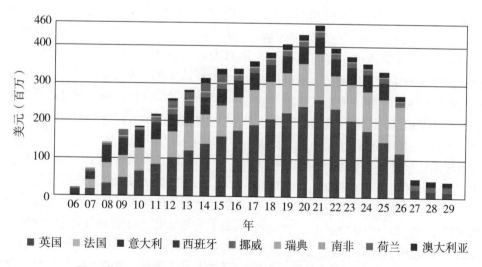

图1　截至2009年11月捐助方对国际免疫接种融资机制的全部承诺
资料来源：GAVI Alliance, 2010。

---

⑤　更多报告信息请登录：http://www.cgdev.org/doc/books/vaccine/MakingMarketscomplete.pdf.
⑥　更多报告信息请登录：http://www.vaccineamc.org/files/AMC_Tremonti%20Report.pdf.

两者的结合，即疫苗是一种具有成本效益的发展援助形式，贫困国家缺乏疾病疫苗开发的私人投资，这导致以下两个关键问题：第一，主要影响贫困国家的疾病疫苗没有得到研发；第二，富裕国家的疾病疫苗在贫困国家没有变得迅速可及并且支付得起。

"两次市场失灵导致了这些问题。第一，研发是一种**全球公共行为**。这表示在缺乏协调的政策干预措施时，要么创新很少，要么产品很贵。第二，政策制定者的激励**在各个时间不一致**——一旦开发了某种疫苗，保证疫苗的可支付性和广泛可及性就取代了政策制定者对激励研发的兴趣。由于公司知道政策制定者的激励将来会改变，因此它们现在投资的积极性很小"（Tremonti，2005，p.1）。

其他工作进程和报告也推荐推动市场承诺方法，包括世界卫生组织知识产权、创新和公共卫生委员会的报告（WHO，2006）以及卫生体系创新型国际融资高级别工作小组 2009 年的报告。

G7 部长对特雷蒙蒂部长关于推动市场承诺的报告表示欢迎，随后他们要求全球疫苗免疫联盟和世界银行召集专家进行必要的分析工作，为试行推动市场承诺制订方案，供他们在世界银行春季会议上考虑。为了评估特雷蒙蒂报告中的六个疫苗哪一个最适合试行推动市场承诺，召集了一个独立专家委员会，由马拉维卫生部部长 Ntaba 博士担任主席，委员会包括发展中国家和工业化国家在公共卫生、流行病学、产业经济、疫苗开发和法律领域的专家。经过仔细评估，在 2006 年 2 月的报告中，专家小组建议肺炎球菌疫苗是最适合进行推动市场承诺试点的疫苗，其最低花费为 15 亿美元。对于如何构建推动市场承诺以达到既定目标，该委员会还草拟了一个框架文件[7]。

2007 年 2 月，约旦王后 Rania Al-Abdullah 以及世界银行和推动市场承诺捐助国（如下）的高级代表在意大利罗马宣布启动此项目。在发布会上，世界银行行长 Paul Wolfowitz 说："这一项目的主要目的是加速生产在最贫困国家可行的、急需的疫苗，在那里每天有成千上万的儿童死于可预防的疾病。"[8]

捐助国宣布了对此项目的承诺（见表1）。

表1	
国家	对推动市场承诺项目的捐款（美元）
意大利	6.35 亿
英国	4.85 亿
加拿大	2.00 亿
俄罗斯	0.80 亿
挪威	0.50 亿
比尔与梅林达·盖茨基金会	0.50 亿
总计	15 亿

为了进一步发展概念，召集了一个经济专家小组，利用可获得的新信息，包括行业咨询、需求预测以及不同需求和价格情况下的行业回报模型，为推动市场承诺捐助者的关键设计决策提供意见。2008 年 4 月的报告可以取得的关键成果是：推动市场承诺应当结合全球疫苗免疫联盟结构进行融资、采购和疫苗引进；所承诺的 15 亿美元足够实现推动市场承诺的目标；引进供给承诺将增加扩大制造能力的可能性；从公司获得供给承诺可能要求捐助方减轻需求方风险，方式可能是额外预先奖励、购买特定的数量，或两种方法的结合；应当考虑价格上限（硬或软）。小组也评价了之前提出的框架文件[9]。事实证明对这些改变进行商讨是困难的，但小组成员认为改变很重要，值得花时间得到一个好的推动市场承诺结构。主要的改变是修订条款，以确保没有任何制造商可以得到推动市场承诺的全部资金（Alliance for Case Studies in Global Health, 2009）。

捐助国、发展中国家、多边组织、民间团体组织和产业也参加了磋商。在进程的每一步，捐助方都仔细评估提供的意见。经济专家小组的报告发布后，组建了实施工作小组，该小组在 2008 年 7 月的报告中为推动市场承诺的实施提出了建议[10]。2009 年 6 月，在意大利、英国、加拿大、俄罗斯、挪威和比尔与梅

---

⑦ 更多专家小组的报告信息，请登录：http://www.vaccineamc.org/files/iec_rec_pilot.pdf。

⑧ 更多全球疫苗免疫联盟新闻稿信息，请登录：http://www.gavialliance.org/media_centre/press_releases/2007_02_09_en_pr_amc.php。

⑨ 更多经济专家小组报告信息，请登录：http://www.vaccineamc.org/timeline_media/Expert_Group_Report.pdf。

⑩ 更多信息请登录：http://www.vaccineamc.org/files/AMC_IWG10JULY08_2_.pdf。

林达·盖茨基金会，以及全球疫苗免疫联盟伙伴世界银行、联合国儿童基金会和世界卫生组织签署法律文件后，推动市场承诺的肺炎球菌疫苗试点正式启动。

该试点的目的有：

- 加快疫苗开发，满足发展中国家的需要。
- 将有效肺炎球菌疫苗的可及性提前——通过扩大产能。
- 加快疫苗接种——通过对于国家和制造商而言可预测的疫苗定价。
- 为未来可能的应用，检测推动市场承诺的概念。

2009 年 4 月，全球疫苗免疫联盟网站公布了战略性需求预测。UNICEF 每年两次呼吁制造商对符合规格的疫苗进行竞价：疫苗必须覆盖目标地区流行疾病菌株的至少 60%，且必须包含血清型 1、5 和 14，即在符合全球疫苗免疫联盟要求的国家最常见的类型。第一次呼吁疫苗竞价的时间是 2009 年 9 月，有 4 个制造商响应。尽管参与竞价的制造商的身份是保密的，但其中两家制造商还是公布了其价格。这两家制造商都来自发展中国家。

在实践中，推动市场承诺通过制造商运作，这些制造商参加了推动市场承诺具有法律约束力文件的签署，以不高于每剂 3.50 美元的价格提供疫苗，为期 10 年。全球疫苗免疫联盟常规资金和国家共同筹资，联合支付这笔费用，这个价格也称为"尾价"。

此外，公司所提供剂量的约 20% 将得到追加支付，这将其每剂的总费用增加到 7 美元。用捐助者承诺的推动市场承诺资金支付追加费用（见图 2）。这个额外的费用是为了激励行业进行扩大产能的初始投资，为发展中国家提供适宜的肺炎球菌疫苗。

联合国儿童基金会是推动市场承诺试点的采购代理，并评估每次的供给。联合国儿童基金会只能与获得世界卫生组织预审资格并且独立评估委员会认为其符合推动市场承诺资助条件的制造商签订供给合同。联合国儿童基金会也可与正在接受世界卫生组织资格预审的公司签订临时供应合同。一旦该疫苗获得世界卫生组织预审资格并且独立评估委员会认为其符合推动市场承诺资助条件，该临时供应合同将自动转为供给合同。

推动市场承诺方法并非没有受到批评。主要的批评者之一是民间团体组织无国界医生组织，这个组织在批评最初的设计后，参与到推动市场承诺的重新设计中，以确保单一制造商不能获得推动市场承诺的全部资金（Alliance for Case Studies for Global Health，2009）。对推动市场承诺最根本的批评包括疫苗太贵，更青睐跨国公司而非新兴供应商，以及不鼓励向发展中国家制造商进行技术转移（例如 Light，2007）。该机制的支持者们反驳了这些说法（Levine，2009；Schwalbe 和 El-Ziq，2010），新兴供应商参与到初始竞价"环节"也用事实验斥了这些说法。推动

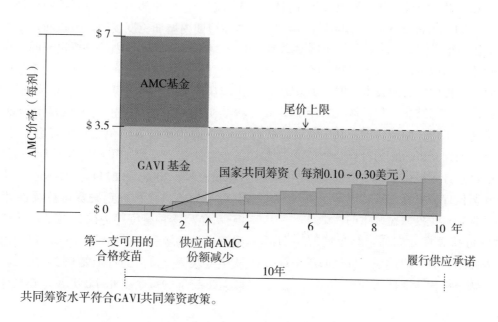

共同筹资水平符合GAVI共同筹资政策。

图2 全球疫苗免疫联盟、推动市场承诺和国家共同筹资的推动市场承诺支持项目
资料来源：GAVI Alliance，2009.

市场承诺的肺炎球菌疫苗试点首开先河，由于合约已经授权，其推广也在继续，但是这样一个创新型资金融筹机制将来如何发挥作用，仍有待研究。

（3）共同融资：使各国有能力承担免疫接种规划的费用

为了国家规划周期的持续，全球疫苗免疫联盟为符合要求的国家卫生和免疫接种规划提供支持。这使得国家能够做出长期计划，将全球疫苗免疫联盟资金用于国家规划框架规定的优先重点。全球疫苗免疫联盟的支持也代表其所需的创新性，并且为可靠的融资规划提供支持，旨在让各国能够逐渐承担起免疫接种规划的费用。

从一开始，全球疫苗免疫联盟伙伴将各国免疫接种规划的融资可持续性明确为联盟支持的关键目标。为此，联盟董事会1999年开会，建立了一个包含伙伴和专家的融资工作小组，以解决国家免疫接种规划融资可持续性能力的问题（Milstien等，2008）。融资工作小组讨论了如何对国家免疫接种规划的计划和编制预算进行协商、计划和实施支持。第一个成就是对"融资可持续性"的定义达成了共识，这使指南的制定和最终实施成为可能。随后经过伙伴间——包括实施国家——激烈的辩论和广泛的磋商，融资工作小组同意且全球疫苗免疫联盟董事会批准以下内容，"即虽然自给自足是最终目标，但短期内可持续性融资是一个国家在可靠的基础上，调动和有效利用国内和补充性外部资源，以达到目前和将来免疫接种目标水平的能力"（GAVI Alliance Board，2001）。接着，伙伴们在融资工作小组里同心协力，起草了国家层面的融资可持续性计划的指南，要求各国制定融资可持续性计划，并向该国提供所需的技术援助。世界卫生组织的协调员将伙伴们团结在一起，地区工作小组在地区和国家推进这项工作。期望各国在其融资可持续性计划中说明，资助期结束后它们打算如何持续为规划融资。提交的这些计划提供了有价值的信息，帮助全球疫苗免疫联盟伙伴们更好地理解国家层面的融资计划问题，并且告知对免疫联盟政策的评论。

然而，融资可持续性计划通常与总体的规划框架没有联系，因此随着时间的推移，现行的多年费用统筹计划取代了融资可持续性计划[11]。

由于全球疫苗免疫联盟的市场塑造作用使价格下降，不论计划的工具是什么，免疫联盟政策是让各国逐渐承担起免疫接种项目的费用。因此，联盟要求国家为疫苗的花费出资一部分。从2008年起这类共同融资变成强制性要求，在第一个五年疫苗支持（完全资助）完成后，或是在2008年或之后引进一种新疫苗时，国家必须共同融资。共同融资的水平取决于该国的预期支付能力，并且随着时间的推移，符合全球疫苗免疫联盟要求的最不贫困国家必须逐渐增加其共同融资金额。

为了履行共同融资的承诺，在指定的某一年之内，国家必须使用非全球疫苗免疫联盟的资金采购一部分疫苗，并且向免疫联盟报告采购情况。在年底仍未满足共同融资要求的国家视为失职，这引发了一系列干预措施以了解未能共同支付的原因，帮助该国克服困难，最终可能暂停免疫联盟的支持。2008年，预期有27个国家对免疫联盟支持的疫苗采用了共同融资。2009年，预期49个国家共同融资。这些国家当中，有4个国家在2010年初失职，这表明全世界最贫困国家中超过40个国家有能力对全球疫苗免疫联盟支持的疫苗进行共同融资。

共同融资要求国家对免疫接种支出制定预算，确保总体卫生规划包含免疫接种。这加强了规划的可持续性，促进了免疫接种覆盖范围的稳固提升。全球疫苗免疫联盟伙伴们认为，现有方法使国家有能力承担免疫接种规划，并为新疫苗的后续引进创造了坚实基础，这与外部驱动的免疫接种规划不同，后者可能在短期内增加免疫接种的覆盖面，但不能持久。对国家融资可持续性计划的分析也表明，全球疫苗免疫联盟资金确实有酶促作用，表现为来自国家政府、多边组织、双边组织和其他来源的资金在免疫联盟支持的头几年增加了，没有迹象显示全球疫苗免疫联盟资金取代了现有的免疫接种资金；"相反，全球疫苗免疫联盟资金增加了国家和其他外部来源的资金"（Lydon等，2008，p.6711）。Lydon等（2008）从国家自身的免疫接种规划融资可持续性计划数据中发现，"免疫接种融资趋势的特点是，常规免疫接种的国家和外部融资均增加了"（p.6711）。国家政府融资从免疫联盟支持前的每个婴儿3.4美元，增加到免疫联盟支持下的每个婴儿4.0美元，并且计划进一步增

---

[11]　融资任务小组的历史在以下报告中有记录："Financial sustainabil-ity for immunisation in the poorest countries：lessons from GAVI 2000-2006，"该报告在世界卫生组织的指导下完成，更多信息请登录：http://www.gavialliance.org/media_centre/publications/FTF_Task_Force_Report.php。

加。来自免疫联盟捐助者之外的资金，从免疫联盟支持前的每个婴儿2.6美元，增加到免疫联盟支持下的每个婴儿3.0美元。然而这些创新型融资方法仍然面临挑战。在金融危机之下，捐助者和国家都承受了巨大压力，未来几年维持疫苗和免疫接种的创新型和长期支持至关重要。

5. 结论

全球疫苗免疫联盟至今已建立十年，它是全球卫生新方法的一个案例，为伙伴讨论和推出发展融资以及维持项目可持续性的创新方法提供了思路。这个进程存在很多挑战，伙伴汲取了工作的经验教训。例如，正如本章开头所述，疫苗制造企业对全球疫苗免疫联盟资金引起的需求增加的反应速度没有预期的快。企业对话清楚表明，由于疫苗生产工艺复杂，需要大量的设备和专业技能投入，制造商不愿意开始生产疫苗，并且供给一定数量的疫苗还需要两年的提前期。因此，需要努力改进需求预测的质量，目前联合国儿童基金会供应部门[12]在全球疫苗免疫联盟伙伴关系的背景下与各国合作，提供可靠的需求预测。反过来，需求预测有助于企业测算其投资。

然而，新疫苗的供给仍有局限性。各国也对新疫苗的包装表示了不满，举例来说，目前可用的轮状病毒疫苗包装要求国家大幅度增加存储量和配送的基础设施（冷链）。2007年，全球疫苗免疫联盟在联盟伙伴关系的背景下成立了一个工作小组，成员来自世界卫生组织、联合国儿童基金会和疫苗企业，正在致力于解决这个问题[13]。

协商与合作也使本章讨论的三种融资发展方法的制定和实施成为可能：国际免疫接种融资机制、推动市场承诺和国家共同融资。这三种方法是发展的新方式，三者的目的和路径不同。国际免疫接种融资机制通过政府担保发行债券，证明获取前置发展资金是一个有效的方式。捐助者认识到，发展中国家的卫生体系提供免疫接种和其他重要服务需要大量的前期投资，因此它们现在很有兴趣利用这种模式吸引前置资金用于加强卫生体系的部分领域。然而，目前承诺的

资金可能仅够支持加强卫生体系的个别领域，同时这种方法是否与支持工资等日常开支有关仍存在问题。在另一方面，推动市场承诺的肺炎球菌试点旨在激励企业制造这类疫苗并以可支付的价格出售，促进贫困国家的肺炎球菌疫苗的可及性。相对于有限的、重点疫苗支持，将这类资金用于长期、日常开支仍是一个重要的、颇具争议的话题。

国家共同融资关注的是国家达到免疫接种规划可持续性的能力，随着时间的推移，国家就不再需要全球疫苗免疫联盟的支持了。本章还强调了在伙伴间达到平衡所面临的挑战和所需要的学习过程。取得现有的共同融资模式并非易事，在伙伴和国家认同已找到一个合理的方法前，还测试了一些其他方法。早期采纳政策（政策随后有改变）的国家对这样的学习方法表达了不满——这导致了一些变化和调整，这些变化和调整反过来要求国家层面改变程序。与此同时，各国也对全球疫苗免疫联盟愿意边学边改表达了感谢，即使这些方法没有预想的那么有效。新的证据显示，现有的共同融资方法促使各国能够加强融资计划并进一步承担本国的免疫接种规划。2010年对这项政策进行了评估，经验教训用以改善支持国家免疫接种规划融资可持续性的方法。然而，创新需要相当的灵活性，以及与各国、各种公 - 私伙伴学习和协商的过程。这诠释了本书"多元化外交"的创新和挑战。

本章讨论的三种方法都在使用，关键是伙伴们应仔细评估和学习每种方法。有必要将正式评估和学习融入伙伴及其创新之中，这样它们能在清晰的证据基础上进行调整。此外，为疫苗和卫生体系筹集前期资金，提高在贫困国家较为流行疾病疫苗的可及性，进一步增强国家层面的融资可持续性，所有这些都有可能加速改善发展中国家的人民健康。这些都需要多元化、有适应能力的伙伴关系，这种伙伴关系是创新型的，并且能够从这些创新带来的挑战和收获中评价和学习。

第12章也评估了私营部门的创新型融资实例。第7章评估了全球疫苗免疫联盟相关的援助有效性问题。

---

[12] 联合国儿童基金会供应部门采购了大部分使用全球疫苗免疫联盟资金采购的疫苗。这类批量采购和集中需求使得与疫苗行业进行更有效的协商成为可能。

[13] 这个小组的名称为疫苗描述和包装咨询小组（Vaccine Presentation and Packaging Advisory Group）。由于小组的授权扩展到了非全球疫苗免疫联盟疫苗，世界卫生组织在2008年接管了这个小组。更多信息请登录：http://sites.google.com/site/vppagp/.

参考文献

Alliance for Case Studies for Global Health (2009) *A Marriage of Divergent Interests: Partnership in the Making of the World's First Advance Market Commitment*. Alliance for Case Studies for Global Health.

Atherly D, Dreibelbis R, Parashar UD, Levin C, Wecker J, Rheingans RD (2009) "Rotavirus Vaccination: Cost-Effectiveness and Impact on Child Mortality in Developing Countries," *The Journal of Infectious Diseases* 200:S28–38.

Barder O, Yeh O (2006) *The Costs and Benefits of Front-loading and Predictability of Immunization*. Working Paper Number 80. Washington DC: Centre for Global Development.

Burton T, Neil M, Okwo-Bele J-M, Salama P, Wardlaw T (2008) "Measurement of Immunisation Coverage," *Lancet* 373:210–11.

Chee G, Hsi N, Carlson K, Chankova S, Taylor P (2007) *Evaluation of the First Five Years of GAVI Immunization Services Support Funding*. Bethesda, MD: Abt Associates Inc. Available at: http://www.gavialliance.org/resources/GAVI_Consolidated_Report_FINAL_to_SC_Sep28.pdf (accessed 9 May 2010).

Commission for Africa (2005) *Our Common Interest*. London: Commission for Africa.

GAVI Alliance (2006) *China Immunises Millions of Children Against Hepatitis B in Historic Collaboration between Government and GAVI Alliance. Press release*. Geneva: GAVI Alliance.

———— (2009) *GAVI Alliance Welcomes New Funding to Strengthen Health Systems. Innovative Health Financing Taskforce Set Up by World Leaders Announces Financial Measures Worth US$5.3 Billion. Press release*. Geneva: GAVI Alliance.

GAVI Alliance Board (2000) *GAVI Board Teleconference 31 March 2000*. Geneva, GAVI Alliance. Available at: http://www.gavialliance.org/about/governance/boards/reports/Teleconference_31_March_2000.php (accessed 3 May 2010).

———— (2001) *Report, 5th GAVI Board Meeting*. Geneva, GAVI Alliance. Available at: http://www.gavialliance.org/about/governance/boards/reports/5th_Board_fifth_boardmeeting.php (accessed 10 January 2010).

———— (2003) *Report 10th GAVI Board Meeting*. Geneva, GAVI Alliance. Available at: http://www.gavialliance.org/about/governance/boards/reports/10_board.php (accessed 30th April 2010).

———— (2008) *Report, GAVI Alliance Board Meeting 29&30 October 2008*. Geneva, GAVI Alliance. Available at: http://www.gavialliance.org/about/governance/boards/reports/2008_10_29_gavi_alliance_board_meeting.php (accessed 9 May 2010).

Kickbush I, Silberschmidt G, Buss P (2007) "Global Health Diplomacy: The Need for New Perspectives, Strategic Approaches and Skills in Global Health," *Bulletin of the World Health Organization* 85:230–2.

Levine R, Kremer M, Albright A (2005) *Making Markets for Vaccines. Ideas to action. The Report of the Center for Global Development Advance Market Commitment Group*. Washington DC: Center for Global Development.

Levine R (2009) *Dispute over Penumococcal Vaccine Initiative: A Response*. Washington DC: Center for Global Development (online) (updated 18 December, 2009), available at: http://blogs.cgdev.org/globalhealth/2009/12/dispute-over-pneumococcal-vaccine-initiative-a-response.php (accessed 27 February 2010).

Light D (2007) "Is G8 Putting Profits before the World's Poorest Children?" *The Lancet* 370(9584):297–8.

Lim SS, Stein DB, Charrow A, Murray CJL (2008) "Tracking Progress Towards Universal Childhood Immunisation and the Impact of Global Initiatives: A Systematic Analysis of Three-Dose Diphtheria, Tetanus, and Pertussis Immunisation Coverage," *Lancet* 372:2031–46.

Lob-Levyt (2008) "Tracking Progress in Maternal, Newborn & Child Survival, the 2008 Report," GAVI, Geneva.

Lob-Levyt (2009) Press release "GAVI welcomes WHO report on women and health," GAVI, Geneva.

Lu C, Michaud CM, Gakidou E, Khan K, Murray CJL (2006) "Effect of the Global Alliance for Vaccines and Immunisation on Diphtheria, Tetanus, and Pertussis Vaccine Coverage: An Independent Assessment." *Lancet* 368:1088–95.

Lydon P, Levine R, Makinen M, Brenzel L, Mitchell V, Milstien JB, Kamara L, Landry S (2008) "Introducing New Vaccines in the Poorest Countries: What did we Learn from the GAVI Experience with Financial Sustainability?" *Vaccine* 26:6706–16.

Milstien JB, Kamara L, Lydon P, Mitchell V, Landry S (2008) "The GAVI Financing Task Force: One Model of Partners Collaboration," *Vaccine* 26:6699–705.

Moss TJ (2005) *Ten Myths of the International Finance Facility*. Working Paper Number 60. Washington DC: Center for Global Development.

Schwalbe N, El-Ziq I (2010) "GAVI's Advance Market Commitment," *The Lancet* 375(9715):638–9.

Task Force on Innovative International Financing for Health Systems (2009) *More Money for Health and More Health for the Money*. London/Washington DC: Task Force on Innovative International Financing for Health Systems.

Tremonti G (2005) *Background Papers to Advanced Market Commitments for Vaccines. A New Tool in the Fight Against Disease and Poverty. Report to the G8 Finance Ministers*. London: Italian Ministry of Finance and Economics.

UK HM Treasury (2003) *International Finance Facility. Press release* (online) (updated 14 February 2003), available at: http://www.hm-treasury.gov.uk/press_21_03.htm (accessed 27 February 2010).

UNICEF (2010). Product Menu for Vaccines Supplied by UNICEF for the GAVI Alliance (online) (updated 1 February 2010), Available at: http://www.unicef.org/supply/index_gavi.html (accessed 27 February 2010).

United Nations General Assembly (2005) "The UN and Partnerships: taking stock and sketching a way forward," United Nations, New York. (UN General Assembly 2005, p. 4.)

Williams BG, Gouwe E, Boschi-Pinto C, Bryce J, Dye C (2002) "Estimates of World-wide Distribution of Child Deaths from Acute Respiratory Infections," *Lancet Infect Dis* 2:25–32.

World Health Organization (2006) *Public Health, Innovation and Intellectual Property Rights. Report of the Commission on Intellectual Property Rights, Innovation and Public Health*. Geneva: World Health Organization.

———— (2009) *WHO-UNICEF Coverage Estimates for 1980–2008, as at August 2009*. Geneva: World Health Organization.

World Health Organization, GAVI Alliance (2008) *Financial Sustainability for Immunisation in the Poorest Countries: Lessons from GAVI 2000–2006*. Geneva: WHO/GAVI.

World Health Organization/UNICEF/World Bank (2009) *State of the World's Vaccines and Immunization*. 3rd edition. Geneva: World Health Organization.

美国总统防治艾滋病紧急救援计划：国际艾滋病支持的成果驱动方法 [1]

Katherine Marconi，*Paul Bouey* 和 *Mark Dybul*

概　述

自 1947 年发起马歇尔计划与 1961 年通过《对外援助法》起，美国政府对外援助的参与逐渐发展、改变。得到两党联合支持并由美国国会通过的《2003 年美国领导防治艾滋病、结核病和疟疾法案》为开创一个全新、协调的多边和双边对外援助方法打下了基础。这项法案成了创新型国际伙伴关系家庭中的第一个成员，如今还包括千年挑战集团和总统疟疾行动计划。在本章中，我们分析了美国总统防治艾滋病紧急救援计划（PEPFAR）的新型协调模式和成果驱动框架。这项法案呼吁建立一个具有筹资权力的新型政府协调办公室，负责将美国机构的艾滋病活动集合起来。此外，该办公室还确保政府、非政府组织、以信仰为基础的组织与私营部门之间的现场协调。本章描述并评价了美国总统防治艾滋病紧急救援计划的形成和实施，该计划从前 5 年内形成的以成果为导向的伙伴关系中得到的经验，以及下一个 5 年将面临的挑战。

简介

自 1947 年发起马歇尔计划与 1961 年通过《对外援助法》起，美国政府对外援助的参与逐渐发展、改变（USAID，2009a）。尽管千年发展目标不包括艾滋病治疗，但是 2001 年联合国关于艾滋病的承诺宣言（UN，2001）和千年发展目标为应对艾滋病的流行设定了高水平目标。当时对治疗艾滋病是否可能，以及艾滋病治疗在低、中收入国家是否太昂贵，尚缺乏共识。然而，到 2003 年，由于艾滋病及其他传染性疾病缩短了全世界大量人口的寿命（UNAIDS，2004），需要重新关注美国的对外卫生援助。进一步

的发展要求美国机构内部以及美国与其他重视成果的国家建立起创新型伙伴关系。

美国国际开发署（USAID）在美国的对外援助中占据主导地位，但是一些美国政府机构参与了产生不同成果的卫生项目，尤其是义滋病外义。这些机构支持双边项目如美国国际母婴与儿童艾滋病预防行动计划（PEPFAR，2005a）以及多边项目如对联合国机构的艾滋病支持（PEPFAR，2005a）。每个美国政府年度筹资周期中，资源水平甚至当时的国际艾滋病项目都有所不同。美国需要做出系统的和具有可持续性的承诺。

2003 年，布什总统在国情咨文演讲中提议，美

---

① 本文的发现和结论均为本文作者所有，不一定代表美国国务院的观点。

国国会应当在五年内拨款 150 亿美元用于应对艾滋病，使之成为针对单一疾病的最大国际卫生行动计划（Bush，2003）。布什总统也呼吁可问责、可测量的成果。与此同时，如果使用根据后续修正调整过的覆盖率，预计重点国家有 1.9% 或 50000 人将得到治疗（USAID et al.，2004，pp.65-66）。根据以往的趋势，发病率将上升（UNAIDS，2004）。意识到高患病率和缺乏治疗需要一种紧急援助方法，在这种情况下，美国国会引入并通过了《2003 年美国领导防治艾滋病、结核病和疟疾法案》（《2003 年美国领导法》）。令人惊讶的是，在美国党派国会政治的时代背景下，参议院口头表决竟然通过了该法案，众议院也以 375 票对 41 票通过了该法案（Govtrack.us，2004）。

该法案同意在 5 年内拨款 150 亿美元（年度经费分配待定），通过多边和双边的渠道，支持多国抗击艾滋病、结核病和疟疾（《2003 年美国领导法》第 401 节）。该法案呼吁不同的美国机构之间、公 - 私部门之间，与信仰组织和国际组织建立伙伴关系，以减轻艾滋病的影响。2003 年的这项法案成为美国发起的一系列创新型国际伙伴关系中的一个组成部分。到 2005 年，该创新型国际伙伴包括千年挑战集团（Millennium Challenge Corporation，2010）和总统疟疾行动计划（USAID，2009b）。

2008 年，该法案经授权更名为《汤姆·兰托斯和亨利·J·海德美国全球领导防治艾滋病、结核病和疟疾再授权法案》（《2008 年汤姆·兰托斯和亨利·海德全球领导法》），呼吁在 5 年内拨款 480 亿美元，其中 390 亿美元用于艾滋病，50 亿美元用于疟疾，40 亿美元用于治疗。2008 年的法案建立在第一个 5 年发展的创新型伙伴关系上，同时强调国家系统的建立和相关努力。该法案旨在进一步增加美国对艾滋病预防、治疗和保健的支持，同时从紧急援助模式向可持续性应对模式转变。对此项目的再授权显示，该项目幸免于政府的政治变化，同时适应了维持第一个 5 年成果的长期需要。

本章分析了《美国领导法》作为一种构建了国际卫生支持的系统性、创新型美国伙伴关系在 2003—2009 年的实施情况。本章在简要回顾该授权法案后，讨论了后来被人们称为美国总统艾滋病紧急救援计划的四个特点：①在联邦政府内部，与各国和多边援助者，尤其是全球基金建立新型卫生伙伴关

系；②实施过程使用共同的计划和成果驱动框架；③标准化的成果报告；以及④项目的持续转化。本章的最后一部分内容为经验教训，以及这样空前的美国卫生伙伴关系的未来发展方向。

1. 成果驱动伙伴关系的立法权

《2003 年美国领导法》基于以下假设，即"美国有能力领导并增强国际社会应对艾滋病的有效性"[2003 年，第 2 节第（22）条]。这项法案强调了伙伴关系，例如与各国、私营部门及国际社会的伙伴关系，从而使得资源最大化并推动创新。该法案包含一系列推动双边项目的规划和融资要求。每年，至少有 55% 的紧急援助计划拨款资金用于治疗，15% 用于姑息护理，20% 用于预防，其中包括 33% 的禁欲性预防和忠诚性项目。分配给预防、治疗和保健的所有资金的 10% 用于支持感染艾滋病病毒（HIV）以及受艾滋病病毒影响的孤儿和弱势儿童（《2003 年美国领导法》标题Ⅳ）。项目也需要考虑法案视为高风险的特定人群。该法案将孤儿和易受伤害儿童、妇女尤其是孕妇、青少年视为高优先级人群。该法案强调整合结核病防治和艾滋病服务中的营养支持，以及卫生专业人员的培养（《2003 年美国领导法》第 302 节第 104B 条和第 304 节），以加强国家长期能力。

通过积极参与全球抗击艾滋病、结核病和疟疾基金（全球基金），国际疫苗基金会，以及法案提及的其他地方和国际组织，比如联合国艾滋病规划署、联合国儿童基金会、世界卫生组织和联合国开发计划署[《2003 年美国领导法》标题Ⅱ和标题Ⅲ副标题 A 第 104A 节第（C）（3）条]，该法案支持创新型多边项目。全球基金要求向国会报告，报告内容包括总审计长的报告以及美国资金向全球基金转移的限制。因为美国资金的目的是动员其他的捐助方，因此美国的捐助不能超过捐助总额的 33%（《2003 年美国领导法》标题Ⅱ第 202 节）②。一个美国跨机构审查专家组将作为赠款的"影子"审查，积极支持美国参与该基金（《2003 年美国领导法》标题Ⅱ第 202 节）。

法案的一些条款引起了争议。此法案和全球艾滋病协调员发布的初始政策均强调预防艾滋病性传播的多种途径：禁欲，尤其是延迟首次发生性行为的时间；通过忠诚减少性伴侣和伴侣的数量；并且在适当

---

② 国际复兴与开发银行以及国际货币基金组织对全球基金的捐款不计入 33%。

的情况下支持使用安全套（PEPFAR，2005b）。这种预防方式和对禁欲干预措施的资助要求受到争议，因为批评者认为此法案并不规范（《2003 年美国领导法》第 402 节，以及《2004 年开始的结束》）。法案禁止资助不反对卖淫政策的组织，这引发了抗议之声，即认为这项新项目"降低了我们对外援助的有效性，断送了我们的名誉，疏远了我们在非洲具有科学头脑的公共卫生同盟"（Tavrow，2005）。

美国总统艾滋病紧急救援计划新方法的一个独特之处在于强调成果和问责制，其中问责制不仅仅是财务问责制，还包括社会或项目问责制。布什总统的呼吁，以及艾滋病紧急救援计划法案得到签署，开始了以成果为驱动的项目。接着项目采用了布什总统设立的目标。确立了五年治疗和保健目标，以及 2010 年预防目标：

- 支持 200 万名男性、女性和儿童挽救生命的抗反转录病毒治疗
- 预防 700 万 HIV 感染
- 为 1 000 万名感染 HIV 并受艾滋病影响的成年人和孤儿提供保健

因此，美国总统艾滋病紧急救援计划成为通过成果驱动伙伴关系，支持国际艾滋病预防、治疗和保健的一个创新型美国方法。

2. 新型伙伴关系模式的发展

2003 年 10 月，国会确认兰达尔·托拜厄斯（Randall Tobias）大使为第一任艾滋病协调员。托拜厄斯大使之前在私营部门取得了巨大成功，加入美国总统艾滋病紧急救援计划时为该项目带来了有益的商业实践经验。由于美国国务院内部新成立了美国全球艾滋病协调员办公室（OGAC），它负责协调并监督全球艾滋病投资，设定政策和管理方向，并且分配预防、保健和治疗的年度预算资金。托拜厄斯大使带给协调员办公室的哲学理念贯穿于总统艾滋病紧急救援计划的第一阶段：保持专注并以共同的理念联盟，制定能够转化为具体项目的战略，并且强调员工参与创造组织的未来。例如，他通过仅支持与艾滋病预防、治疗和保健项目相关的结核和疟疾服务，保持了对艾滋病的关注。他所专注的伙伴关系包括美国政府机构内部、美国政府与其他国家以及与国际社会的伙伴关系。表 1 总结了实施美国总统艾滋病紧急救援计划的关键里程碑，代表了美国卫生支持中的独特伙伴关系。

表1   2004—2009年美国总统艾滋病紧急救援计划的重大里程碑

日期	美国总统艾滋病紧急救援计划里程碑
2003 年 5 月 27 日	签署 P.L.108-125，即《2003 年美国领导抗击艾滋病、结核病和疟疾法案》
2003 年 10 月	国会确认托拜厄斯为第一任艾滋病大使和全球艾滋病协调员
2004 年 1 月	布什总统签署了艾滋病紧急救援计划首个年度预算，艾滋病协调员对服务资金的分批负有责任
2004 年春季	发放首批艾滋病紧急救援计划双边资金
2004 年 12 月	全球基金的 1/3 来自美国捐款
2004 年 2 月	发表 5 年战略
2004 年 3 月	提交第一批国家运行计划（COPs）
	支持南非和其他地区艾滋病治疗诊所
2005 年 1 月	提交 5 年关注国战略
	收到首批国家运行计划
2004 年 12 月	收到第一批年度成果报告
2005 年 3 月	《建立勇敢的领导力：对国会的第一次年度报告》
2008 年 7 月 30 日	签署《汤姆·兰托斯和亨利·J·海德美国全球领导防治艾滋病、结核病和疟疾再授权法案》
2008 年 9 月 30 日	在 2008 年 12 月以前实现了治疗目标和保健目标
2009 年 5 月	在马拉维签署了第一个国家伙伴关系框架
2009 年 8 月	发表新一代指标

由于法案的规定和几乎所有的资源都由艾滋病协调员直接控制，所以协调员有能力在这个重大卫生援助领域授权某种美国政府国际合作方式。作为总统亲自参与的美国总统行动计划，这个新项目的可信度和权威性也因此增加。尽管托拜厄斯大使和之后的马克·达布（Mark Dybul）大使都在美国国务院内，但是他们能够直接与白宫交流，这一点强化了他们的立法权威性。

美国国际开发署、卫生与公众服务部，包括疾病预防控制中心和卫生资源与服务管理局，国防部和美国和平部队，以及国务院在这个项目的实施中担任了重要角色。其他政府机构中，劳动部、人口统计

表2　美国政府总统艾滋病紧急救援计划实施机构

机构	国际使命
国务院	为了美国人民和国际社会的利益而推进自由，方式是建立并维持一个更民主、更安全、更繁荣的世界，这个世界由良好治理的国家组成，这些国家回应其国民的需要，降低贫困，在国际体系内负责任地履行行为。资料来源：http：//www.state.gov/s/d/rm/index.htm
美国国际开发署	通过以下方式支持长期和公平的经济增长，推进美国的对外政策目标： ● 经济增长、农业和贸易 ● 全球卫生 ● 民主、冲突预防和人道援助 资料来源：http：//www.usaid.gov/about_usaid/
国防部、艾滋病预防项目	艾滋病预防项目按照以下过程，与某个国家及其军事计划合作： ● 与该国关键伙伴会面，确定临时重大项目领域和其他技术协助需要 ● 基于现有计划和评估，根据该国对艾滋病预防的需要调整艾滋病预防项目的支持力度 ● 加强所有权和长期行为改变的军事能力 ● 尽可能与具有成功预防经验的其他国家伙伴建立项目 ● 通过制定国家实施计划来关注预防活动的影响 ● 实施并监督项目，以确保项目的可持续性 资料来源：http：//www.med.navy.mil/sites/nhrc/dhapp/proposals/pages/overviewofdhappstrategy.aspx
商务部、统计局	商务部一直以来持续为艾滋病紧急救援计划提供实物资源，旨在通过培养公 - 私伙伴关系进一步加强私营部门的结合。在商务部内部，统计局的国际项目中心开展了人口统计学和社会经济学研究，并且通过技术援助、培训和软件产品，加强世界各地的统计发展。其工作由联邦机构、国际组织、非政府组织、私营企业和其他政府授权并出资。 资料来源：http：//www.pepfar.gov/agencies/c19398.htm 和 http：//www.censu.gov/ipc/www/aboutintl.html
劳动部	劳动部的国际劳动事务局通过以工作场所为基础的预防和教育项目降低艾滋病感染率，并且致力于改善 HIV 感染者和艾滋病患者的工作环境。 资料来源：http：//www.dol.gov/ilab/prpgrams/intlcoop/hivaids/main.htm
卫生与公众服务部的疾病预防控制中心	疾病预防控制中心的全球艾滋病项目为资源匮乏的国家抗击艾滋病提供了决定性领导，它协助加强实验室、流行病学、监测、公共卫生评价和劳动能力——这些是公共卫生体系可持续性发展的基本要素。 资料来源：http：//www.cdc.gov/globalaids/about/
卫生与公众服务部的卫生资源和服务管理局	卫生资源和服务管理局的艾滋病局全球艾滋病战略关注的是支持加强卫生体系，包括加强临床、质量和行政体系，致力于建立综合性艾滋病保健和治疗，以及卫生人力资源网络，支持培训活动和伙伴关系，发展人力和组织能力。 资料来源：http：//hab.hrsa/gov/special/global.htm
卫生与公众服务部的国立卫生研究院	国立卫生研究院支持一项包含了关于艾滋病感染及其相关机会性感染、共同感染以及恶性肿瘤的基础、临床和行为研究的综合性项目。这项研究将帮助人们更好地理解艾滋病的基本生物学机制和有效疗法的进展。这项研究也将有助于设计出预防新型感染的更好措施，包括疫苗和抗反转录病毒预防法。 资料来源：http：//www.pepfar.gov/agencies/c19401.htm

续表

机构	国际使命
卫生与公众服务部的食物药品管理局	食物药品管理局的国际项目办公室确保能够快速审核全世界制造商生产的抗反转录病毒药物，评估其质量，批准同意使用艾滋病紧急救援计划资金进行采购。该机构以美国本土上市产品的标准审查新药申请，并且授权"暂时批准"。 资料来源：http：//www.fda.gov/ForConsumers/ConsumerUpdates/ucm048558.htm
卫生与公众服务部的物质滥用与精神健康服务管理局	物质滥用与精神健康服务管理局作为总统艾滋病紧急救援计划国家小组的一部分最初在越南开展工作，关注的是药物滥用者。资料来源：http：//www.pepfar.gov/agencies/c19401.htm
财政部	2008年的总统艾滋病紧急救援计划法案授权财政部为各国提供咨询和技术援助，以加强艾滋病项目的管理和财务功能。 资料来源：http：//www.treas.gov/offices/international-affairs/
和平部队	和平部队是向受艾滋病影响最大的国家提供援助的关键伙伴。和平部队志愿者通过在公共卫生教育、社区和非政府组织等领域工作，以及通过商业咨询，帮助受艾滋病影响的人群。 资料来源：http：//www.peacecorps.gov/teens/ready/takeaction/hivaids.cfm

局、卫生与公众服务部的药物滥用和心理健康管理局以及国立卫生研究院也参与其中。美国国际开发署和疾病预防控制中心获取了大部分的卫生资源；国立卫生研究院主导研究议程，在很大程度上独立于美国艾滋病协调员。表2总结了美国政府部门在总统艾滋病紧急救援计划中的职责。由于该项目的权力点落在大多数实施机构之外，因此这种机构之间的模式对于联邦政府而言是一个非同寻常的模式。

2003年，受到艾滋病严重影响的14个国家成为双边努力的"关注国"。2004年，由于授权立法这一要求，越南成为第十五个关注国（图1）。这15个关注国一共收到了超过90%的艾滋病紧急救援计划的双边资金，覆盖全世界HIV感染病例的50%以上（PEPFAR，2005b）。大多数多边资金用于支持全球基金，覆盖了大批国家。

创新型美国机构伙伴关系

Lasker等人将治理定义为"伙伴关系发挥作用

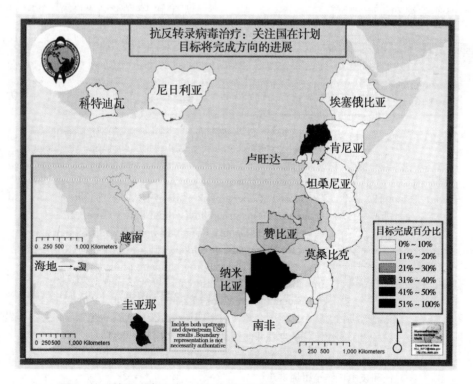

图1　抗反转录病毒治疗：关注国实现计划目标的进展，2004财政年

的关键"(2001，p.179)。政策和任务总部的跨机构团队成了艾滋病紧急救援计划制定工作规则和治理的工具。政策团队（负责人）由内阁高级别政治任命的官员组成，为艾滋病协调员提供与关键政策问题相关的建议。对机构间工作流程至关重要的是副负责人小组，该小组由各个实施机构的顶级职业官员组成。小组成员通过他们的机构支持艾滋病紧急救援计划，帮助负责人设定政策议程，并且确立项目优先级别。其他团队类型多样，包括围绕特定项目以及监督和评价领域组织起来的技术工作小组，也包括国家支援团队及管理和预算团队。总统艾滋病紧急救援计划治理和运作团队概要见表3。首批跨机构技术团队关注的一个问题就是确保以成果为基础的报告制度，以测量立法目标。这些成果用以推动其他跨机构小组的决策。

由于每个参与总统艾滋病紧急救援计划的美国政府机构都将自身过去的工作模式带入项目中，因此制定艾滋病紧急救援计划的国际艾滋病和卫生援助方法成为一个学习过程。举例来说，和平部队志愿者支持社区工作，而疾病预防控制中心将其工作人员安排在东道国政府项目中，包括监测和治疗。美国国际开发署通过自身的许多国际和本土的项目承包机构提供现场支持，并且这些机构在采购中的优势很重要。一些美国政府机构不参与现场工作。了解这些结构性差异并且在美国政府机构中形成持续的现场和总部伙伴关系，这些必须得到重视和协商。

在最理想的情况下，为了关注成果，这种团队方法允许各机构表达不同意见并最终达成共识。在最糟糕的情况下，达成共识花费的时间比个人决策的时间更长。在美国国务院内，考虑到艾滋病协调员的立法权威，艾滋病协调员可以制定政策并做出资助的决定，尤其是在缺乏共识的情况下。

形成国家伙伴关系

鉴于国家伙伴关系需要迅速分配提供服务所需的大量双边资金以产生成果，强化美国政府在关注国艾滋病现场的参与程度势在必行。挑选关注国的一项关键指标是在该国的美国政府从事艾滋病防控的工作人员情况。然而，人员配置只占扩大治疗和其他项目所需资源与规划的十分之一，急需增加人员。

Lasker等人认为，建立关系是形成成功的伙伴关系中最耗时的一项任务（2001，p.192）。在15个国家工作的美国政府团队充分利用了美国的技术和科技，为这些国家政府和非政府机构提供了多种形式的支持。然而，大多数美国大使馆花费了几年时间，才将人员和技术合同支持增加到适当水平。作为驻在国唯一管辖美国人的美国权力机构，大使办公室可以为不同的机构项目和人员带来任务和进行协调。然而，大使办公室也必须保证新来的机构人员的住房、工作和保障。

为了指导在驻在国境内美国对艾滋病相关工作

表3　2004—2009年总统艾滋病紧急救援计划美国跨机构治理和运作团队

跨机构美国政府团队	功能
政策小组	成员包括主要实施机构负责人和其他关键执行部门的利益相关者。该小组为美国艾滋病协调员提供建议并且提供政策领导。小组成员根据需要会面
副负责人	成员包括各个机构内部的负责艾滋病的业务领导。该小组为政策小组提供建议。小组成员每周会面一次。副负责人协助负责人设定政策议程，在本机构内为总统艾滋病紧急救援计划提供支持，并且确立项目优先重点
现场咨询小组	最初，艾滋病协调员每季度与美国驻外使馆领导会晤。到2008年，改为由艾滋病紧急救援计划现场主管组成的现场咨询小组为副负责人提供政策和操作上的建议
科学咨询委员会	由国立卫生研究院和其他机构科学家领导，该小组确保艾滋病紧急救援计划项目有坚实的科学基础。该委员会下属的公共卫生评价委员会负责指导现场和总部评价，以及操作性研究
技术咨询小组	技术和操作工作小组，由美国全球艾滋病协调员办公室和机构人员共同领导，在总部和现场都有代表。该小组制定现场的技术指南，支持现场实施
总部的国家核心团队	总部跨机构团队，由美国全球艾滋病协调员办公室工作人员领导，为各国提供该办公室政策和项目相关的建议，来自总部的信息通过这些国家小组传播
国家协调和技术咨询团队	根据该国美国工作人员的数量，各国组织跨机构国家协调团队，为艾滋病紧急救援计划国家主任和技术工作小组提供建议

部分资料来源：(美国总统艾滋病紧急救援计划2006年度报告第8章) http：//www.pepfar.gov/press/81042.htm

的支持，分配给每个美国国家团队五年治疗和保健目标。此外，这些团队必须为自己制定年度目标，包括艾滋病和其他关键服务目标，如预防 HIV 母婴传播和孤儿保健。将分配资源来支持这些目标。缺乏直接测量 700 万例免于感染的方法，这意味着数学模型是估计免于感染例数的唯一方法，包括估计通过预防 HIV 母婴传播干预措施避免感染的例数（PEPFAR，2007）。预防服务的提供机构也发现，很难设定和测量预防目标。

美国支持各国的五年目标和年度目标以及预算要求有助于在这 15 个国家开展双边合作。然而，美国设定的目标使得与各国政府协商如何将美国支持融入其本国目标和计划时变得更加困难。2004 年，美国政府国家办事处开始与各国政府合作，为美国在各个关注国的投资确定五年艾滋病预防、治疗和控制战略。这些战略上的努力，以及愈加重视参与国家内部的国际项目，如全球基金项目，开始将美国目标融入了国家计划。

随着改进与其他国家政府的协调，基于各国独特的背景和疾病不同的流行模式，出现了不同的美国战略和提供模式。在博茨瓦纳和乌干达艾滋病是普遍流行的，应这两个国家政府的要求，美国政府资金迅速拨付给这两个国家现有的政府、非政府组织和研究机构，用于快速扩大艾滋病的治疗和保健范围（PEPFAR，2005b，p.47）。次要效应是这些服务对改进健康和加强卫生体系的影响。在其他国家，如埃塞俄比亚，这是一个艾滋病流行更为严重的国家，政府战略首先强调的是最需要建设卫生系统的能力，例如翻修诊所和培训卫生人员。之后，艾滋病服务可以通过改善的卫生系统提供。

例如，在埃塞俄比亚，估计每 34,000 人有一名医生，每 4,900 人有一名护士（PEPFAR，2005b，p.67）。美国与该国政府的伙伴关系开始通过新型和扩展培训项目，进行临床能力建设。此外，在埃塞俄比亚，该国政府联合全球基金和总统艾滋病紧急救援计划签订了正式协调双边和多边服务的协议。这项协议成为其他国家的样板。

在"国家元首和其他政府官员参与"之外，2003 年的法案呼吁"在政府和私营部门的组织之间建立创新型伙伴关系"（《美国领导法》标题 II 第 201 节）。2004 年，美国开始直接资助非政府组织和以宗教信仰为基础的组织。在一些国家，如纳米比亚和赞比亚，这些小组对于成功的预防而言至关重要

（PEPFAR，2006）。在许多国家，非政府组织工作使得艾滋病群体接受了艾滋病服务。然而，在所有国家，直接资助非政府组织必须与政府战略相协调。

《2008—2009 年总统艾滋病紧急救援计划伙伴关系框架指南》表明，整合总统艾滋病紧急救援计划在国家内部的艾滋病战略是一个长期过程（PEPFAR，2009b）。这些框架（之前的《伙伴关系合同》）是与国家和多边伙伴更紧密合作的手段，旨在将美国政府的努力整合为单一的、国家指导的战略，以解决艾滋病项目和卫生系统的广度问题。这些框架，例如与马拉维、肯尼亚、斯威士兰的框架，指导美国政府机构从直接提供服务转化为支持以国家为主导的模式。在 2009—2010 年度，33 个国家里每个国家的美国团队每年接受超过 500 万美元的双边艾滋病项目资金，以鼓励这些团队与这些国家政府和援助者合作，一起制定伙伴关系框架。

3. 多边伙伴关系

为"积极参与多边论坛尤其是全球抗击艾滋病、结核病和疟疾基金"（《美国领导法》标题 II 第 202 节），美国再次使用了一种跨机构团队的方法，这个方法强调详细的报告和拨款审查要求，并且从美国的立场向协调员提供关于全球基金政策和理事会决议的建议。总统艾滋病紧急救援计划领导参与理事会和委员会。2003 年，美国卫生与公众服务部部长当选为理事会主席。美国政府代表在不同时期担任了全球基金理事会财务和审计委员会以及理事会政策和战略委员会主席（PEPFAR，2009a）。在总部，继 2003 年法案授权后，美国建立了平行审查小组，为提交至全球基金的赠款提供建议，并且和全球基金共同支持了监督和评价行动计划，包括其五年评价框架。在 2010 财政年度，美国成为全球基金最大的捐助国（PEPFAR，2009a）。

随着总统艾滋病紧急救援计划的发展，在协调双边资助项目与全球基金赠款和其他援助者支持方面，对美国现场团队的政策指导变得更具指导性。对国会的第三次年度报告引用了对全球基金项目的支持，用于升级财务管理系统，加强管理和透明度，改善监督和评价系统（PEPFAR，2007，p.1929b）。2008 年和 2009 年伙伴关系框架指南进一步阐明了全球基金支持，包括一国物流和商品方法、加强和参与全球基金国家协调机制（CCM）、通过全球基

金赠款加强和实施服务（PEPFAR，2009b）。每年，约有 1000 万美元用于对全球基金受援者的技术援助（PEPFAR，2008）。这些技术援助资金提供给非洲的联合国艾滋病规划署技术支持机构、遏制疟疾组织和耐多药结核病项目，以支持国家的全球基金项目。

除了参与全球基金之外，增加了对多边协调的支持。2004 年，由联合国艾滋病规划署、世界卫生组织、世界银行、英国和美国共同举办的国际会议制定了"三个一"原则。"一项国家艾滋病计划、一个国家协调当局、一套监督和评价体系"原则在总统艾滋病紧急救援计划的第一个五年里指导了捐助者的艾滋病支援战略（PEPFAR，2004，p.84）。2006—2007 年，总统艾滋病紧急救援计划开始将其年度会议转换为共同支持国际艾滋病执行方会议。

在制定总统艾滋病紧急救援计划期间，双边和多边艾滋病支持的运作框架从紧急协调转变为美国项目融入国家行动。艾滋病紧急救援计划关注支持维持服务（该服务是通过最初的紧急治疗方法创立的），参与全球基金的程度也随之增加。

4.　建立规划和成果驱动框架

总统艾滋病紧急救援计划的成功取决于国家驱动的伙伴关系。然而，法案也强调问责制；结果必须向美国国会报告，政策决定必须以证据为基础（PEPFAR，2004，p.8）。对这项国际艾滋病计划的未来投资取决于报告的成果。托拜厄斯大使通过六项衡量伙伴关系是否成功的测量指标，权衡了国家驱动伙伴关系的方法和成果报告制度：

- "知道谁是总统艾滋病紧急救援计划筹资伙伴和辅助伙伴
- 他们将如何处理得到的资金
- 用这笔资金实现什么目标
- 测量资金使用是否成功
- 计划的活动如何清楚地与总统艾滋病紧急救援计划战略建立联系
- 国家团队的资助方案是否足以引入新的伙伴和以信仰为基础的伙伴"（Tobias，2004）

医学博士马克·达布（Mark Dybul）在 2006 年 3 月成为代理大使，同年 8 月 11 日永久代替托拜厄斯大使成为新任大使，他延续并扩展了这些测量原则。

2004 年，与政府、国会和全球基金磋商后，总

统艾滋病紧急救援计划现场和总部机构人员一起设计了基于网络的国家操作规划和报告系统，该系统建立在改良的美国国际开发署项目报告软件系统上。每年，各关注国的美国政府团队通过美国大使向全球艾滋病协调员递交一项艾滋病项目操作计划，计划内容包括对各关注国的预算提案。在美国财务系统中，总统艾滋病紧急救援计划多边和双边资金是 10 月 1 日—次年 9 月 30 日年度预算周期的一部分。首先，国会分配资金，接着由协调员审批并分配给美国政府机构，主要通过操作计划程序进行。当伙伴与美国政府机构签署赠款或合同时，合同义务相伴而生。当伙伴向某机构递交费用记录时，该机构进行给付。

图 2 总结了年度操作计划的规划和报告周期。这个周期是对外援助的重大创新，因为以前分开的计划由各个机构的现场团队向各自总部提交，资金也分开。这种以特定机构进行规划所产生的意想不到的结果是，每个国家有多个美国政府机构的计划。

操作计划的 2010 财政年度，美国现场团队提出了年度目标、活动、潜在伙伴和预算水平，以及对迄今为止取得的进步、面对的挑战和未来计划的总体陈述。各个国家跨机构核心小组和技术工作小组向国家团队提供了对这个规划和报告过程的重要支持。操作计划围绕预防、治疗和关爱这三个艾滋病领域组织项目内容。接着这些领域细划为分领域，由技术工作小组提出，如咨询和测试、预防母婴传播和实验室基础设施建设。随着总统艾滋病紧急救援计划的演化，这些项目分领域也发生了改变，并且伴有管理和预算信息。完成操作计划或较小版本操作计划的国家团队数量，也从最初的 15 个关注国团队变为 2010 年的 33 个美国国家和区域团队。

早期伙伴关系从操作计划的规划周期中得到的经验是，美国政府团队的资助计划和成果必须获得政府批准。然而，长达 12 个月的操作计划周期对团队、国家和伙伴而言都是旷日持久的，这使得国家协商变得困难。所需的信息量和缩短周期使国家伙伴关系充满挑战，但是这远比其他政府内在的程序要简单得多，如合同监督和实施。然而，当与某一国家政府未能协调成功时，国家所有权的问题就会变得非常棘手。至少有一次，政府迅速将报告的结果缺乏透明度公布于众，引起了公众对这一问题的注意（Timberg，2005）。

在各个国家自身的政治和计划体系内，确定最好的计划和报告方式，这需要大量的实验和学习。例如，在卢旺达，美国工作人员可以将以艾滋病为重点

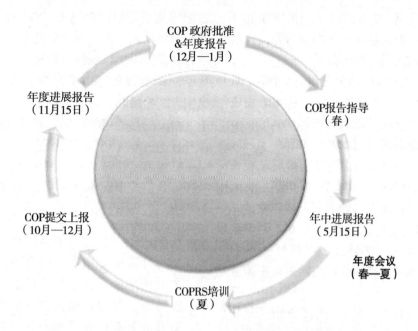

图2　年度操作计划的规划和报告周期

的国家规划作为一个指南，用于经费的协商和申请：卢旺达国家艾滋病战略计划、艾滋病治疗和保健计划，以及国家预防计划（PEPFAR，2009c）。卢旺达以采用新的报告技术，以及将初级卫生保健的测量方法与融资问责制挂钩而著称（RUSA 等，2009）。

越南政府也为其筹资伙伴设定了特定的优先重点和指标，并且组织了艾滋病和卫生数据收集系统。相反，在艾滋病成为南非政府的优先重点以前，美国很难从政府资助的地点获取成果信息。除国家关系有差异外，伙伴的规划、成果报告和资金追踪能力也不同。一系列美国政府总监察长的报告显示出伙伴收集数据的不足，以及美国团队对伙伴的监督不够（USAID，2005，2006）。

与操作计划的设计类似，在美国政府机构之间就一套共同的报告指标、相关定义、报告周期和报告系统达成一致也需要相当长时间。2003 年，各个参与机构收集了一套自身的业绩指标。每个机构使用的艾滋病工作指标的数据千差万别，最少的只有规定的艾滋病相关业绩指标（USAID，2009b，p.57-59），最多为一百多个报告指标（CDC，Global AIDS Program，2004）。在国际上，相同艾滋病服务有不同指标，并且联合国大会艾滋病特别会议测量指标没有涵盖所有的总统艾滋病紧急救援计划优先重点，例如目前正在接受治疗的儿童和妇女的数量。

2004 年初，在资金开始向各国拨付六个月后，托拜厄斯大使要求提交初始的国家操作计划和成果。

随着时间的推移，指标得到改良和简化，并且关于指标的报告不断得到改进，例如减少了年中成果报告数量。2008 年初，总统艾滋病紧急救援计划联合其他国家、国内和国际伙伴对操作计划和指标进行了重大修订。2009 年的新一代指标便是这次修订的成果（PEPFAR，2009g）。

现在，总统艾滋病紧急救援计划网站按常规公布获批的操作计划文件（去掉合同敏感信息）和成果（http：//www.pepfar.gov）。高级别预算信息也可以在网站上找到，但由于美国机构财务报告系统不同，目前花费资金的细节尚无法获得。

5. 国际协调

全球艾滋病协调员办公室建立后不久，来自全球基金和总统艾滋病紧急救援计划的工作人员开始共同协调报告测量指标。随后，联合国艾滋病规划署的监督与评价咨询小组牵头，将艾滋病报告指标标准化（UNAIDS，2009a）。然而，报告的差异仍然存在，尤其是在非临床领域，例如社区外展和卫生体系支持。国家政府和捐助方衡量的优先重点不同，也使得测量指标的标准化变得复杂。

目前，总统艾滋病紧急救援计划正在与全球基金和其他组织合作，进一步定义一些更为复杂但重要的计划和报告领域，例如在加强卫生体系方面。卫生体系目标的设定和测量将需要考虑许多不同类型的支持，例如毕业生项目培训、卫生工作人员的维系和补偿、设施和辅助性服务的充足程度（例如营养、供给链的维持和技术），以及人群健康结果。

人所共知的这类国际合作的例子是 2005 年 1 月在达沃斯世界经济论坛上联合宣布的艾滋病防控成果。世界卫生组织、联合国艾滋病规划署、全球基金和美国总统艾滋病紧急救援计划联合发布了一套国际治疗数据，并认可了全球基金和总统艾滋病紧急救援计划对这些国家成果的贡献。预计 70 万艾滋病患者得到了治疗。在撒哈拉沙漠以南的非洲地区，估计从 2003 年 6 月以来，接受治疗的人数从 50,000 上升到 325,000（Africa Renewal，2005）。这次国际社会早期协调的成果报告，奠定了随后开展大规模推广服务的部分基础。

另一个国际合作的例子是联合国艾滋病规划署赞助的对国际艾滋病应对和其他国家支持活动的联合评估（UNAIDS，2008）。总统艾滋病紧急救援计划第一阶段的最后几年以及当前阶段的最初几年中，国家联合评估改进了降低艾滋病疫情的国家战略规划。这使得美国更加依赖国家规划。

6. 美国成果报告的组成部分

2004 年 4 月，《艾滋病指标、报告要求和指导方针》详细说明了总统艾滋病紧急救援计划第一阶段的

数据收集情况（PEPFAR，2004）。该指导方针每年或每两年更新一次，内容包括相关的联合国艾滋病规划署和世界卫生组织测量指标。这些指标构成了估计免于感染例数和健康状况改变的基础，例如死亡和出生。战略信息，即相关数据的总称，强调信息的利用，而非仅是成果的收集，并且战略信息包括项目监督和评价、监测以建立流行模型和估计服务覆盖面，以及卫生信息管理系统。图 3 总结了总统艾滋病紧急救援计划第一个五年（阶段 1）的数据收集框架。

这些数据来自：

- 国家成果。包含五个高级别艾滋病指标的一组指标（后来又加入了两个指标）强调提供治疗方面的进展，包括抗反转录病毒治疗和预防母婴传播、保健和孤儿援助。初始国家计数分为直接（下游）成果和间接（上游）总数，前者是赞助者提供服务并且能够真实地计算项目中的客户数量，后者是总统艾滋病紧急救援计划可能会提供支持性和技术援助，但不是提供直接服务。在 2009 年的新一代指标中，仅仅依靠在国际上发布的国家数据。

- 直接项目成果。以接受资助的伙伴数量、提供地点、服务人口和接受培训 / 再次接受培训人口数量为基础，每年由美国政府资助的服务提供机构收集一组包含约 40 个预防、治疗和保健额

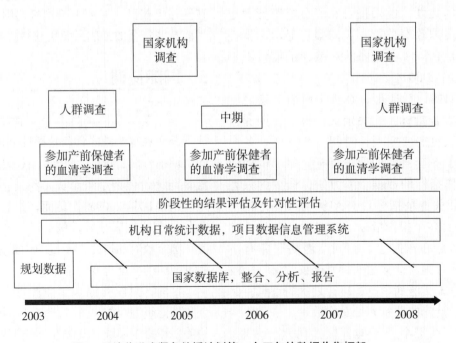

图3　总统艾滋病紧急救援计划第一个五年的数据收集框架

外指标的数据。不能在国家系统中收集到的结果，可以通过这些更详细的项目成果进行测量，如按性别使用的服务和儿童参与治疗的情况。

- 对于由美国筹资供应给各国的特定药物追踪系统，由主要供应链承包商、供给链管理服务商维持，并且每年向总统艾滋病紧急救援计划报告。
- 用于测量艾滋病相关影响和结果的监测和调查，并且这些数据来自政府的人口和卫生调查、艾滋病指标调查、其他人群调查，以及年度或多年度产前中心监测系统。近年来，国家调查已将艾滋病检测包括在内。在艾滋病高度流行的国家，行为监测调查（和一些生物监测调查）用于测量艾滋病流行和相关行为。调查和监测为建立国家艾滋病流行模型、计算免于感染例数以及估计服务需要提供了数据。
- 评价和应用性研究。2004年，少量由总部和国家驱动的评价得到了资助。2005年，在总统艾滋病紧急救援计划工作的美国现场人员的第二次聚会——艾滋病执行方会议——关注评价的最佳实践，这为将来的所有年度会议开了先例。2007年，艾滋病紧急救援计划人员设计了一个总部驱动的多国公共卫生评价计划（PEPFAR，2009d），以提供更为严格的最佳实践信息。
- 通过尼日利亚、埃塞俄比亚、乌干达、博茨瓦纳和越南等国的机构预算报告和费用研究，可以追踪了解资金的流向（CDC，2009）。由于美国政府机构的会计系统不同，按国家收集标准预算信息颇具挑战性。通过使用联合国艾滋病规划署的国家艾滋病支出账目（UNAIDS，2009b）和国家卫生账户（WHO，2009），正在实现国家艾滋病预算的国际协调。

至少每年一次，副负责人和总统艾滋病紧急救援计划内部的其他跨机构团队审查各国艾滋病疫情、治疗和保健覆盖面，以及国际和美国资金来源的变化情况。这种审查使得下一年的预算分配到了国家。在国家层面，马拉维和乌干达的美国团队已经使用地理测绘技术，指导额外的服务覆盖面，而其他国家的团队分析实现的人均花费（CDC，2009）。由于以上大部分信息的趋势数据是公开的，因此现在有大量的数据可供数据挖掘，并用于改进项目。

7. 总统艾滋病紧急救援计划成果

五年后，美国对总统艾滋病紧急救援计划的最后一次投资为188亿美元（2009年年度报告），这仍是针对单一疾病的最大资助卫生行动。美国捐款占全球国际伙伴所承诺的艾滋病资金的55%。这五年期间所报告的成果显示了取得的成绩以及尚待解决的问题（2009年年度报告）。表4总结了美国从2004年到2010年的年度投入情况。

在美国2008财政年度结束前，美国对15个关注国的贡献为：

- 2,007,800人接受抗反转录病毒治疗，估计覆盖率为总需要的38%。直接受总统艾滋病紧急救援计划资助的服务中，所有接受治疗的人约63%为女性。治疗覆盖的变化见表4（2007和2009年度报告）。
- 9,693,800人接受保健服务，预计到2008年年底这个数字将达到1,000万。
- 400万孤儿和弱势儿童接受保健服务。
- 5,859,100名孕妇接受艾滋病咨询和检测服务，

表4　2004年至2010年美国年度投入情况

项目*	2004财政年已颁布	2005财政年已颁布	2006财政年已颁布	2007财政年已颁布	2008财政年已颁布	2009财政年已颁布	2010财政年已颁布
双边艾滋病项目	1,677	2,278	2,654	3,699	4,979	5,415	5,542
全球基金	547	347	545	724	840	900	1,000
双边结核项目	87	94	91	95	162	175	251
总统艾滋病紧急救援计划（无疟疾）	2,311	2,719	3,290	4,518	5,981	6,490	6,991

资料来源：Making Difference：Funding.

http://www.pepfar.gov/documents/organisation/80161.p-df.

* 双边艾滋病项目包括对双边国家/地区项目、联合国艾滋病规划署、IAVI、杀微生物剂以及国立卫生研究院艾滋病研究的资助

在关注国的覆盖率约为32%。

- 23,751,500人接受过咨询和检测。
- 422,800名妇女接受抗反转录病毒预防性治疗。

图4总结了15个关注国艾滋病治疗的国家进展。此外，由其他伙伴支持的国家项目扩大了艾滋病服务范围，这产生的结果超出了艾滋病预防、治疗和保健本身。1998年到2008年间，15个国家中有13个国家的婴儿死亡率下降，12个国家同期的预期寿命上升（表5）。预防母婴传播覆盖成功率的不同显示了关注国之间扩大规模的差异（表6）。对单个国家的研究，如卢旺达，也显示了总体卫生服务的改善（Price等，2009），但是每个国家的效果似乎各有不同（Biesma等，2009）

在预防新发HIV感染方面已经取得了一些进展（UNAIDS，2008，第2章），但落后于在保健和治疗方面取得的成功，在有限的资源下，这个问题必须得到解决。尽管国际社会在第一个五年输送了22亿个安全套支持国家项目以预防性传播（PEPFAR，2009e，p.8），但各国之间和国家内部艾滋病发生率降低的情况不同。然而，联合国艾滋病规划署关于全球艾滋病流行的报告估计，到2007年在撒哈拉沙漠以南非洲地区的大多数国家流行已经下降或疫情得到稳定（UNAIDS，2008）。最近的一项评价显示，与

对照相比，总统艾滋病紧急救援计划对某些关注国的发病率下降产生了影响（Montaner等，2010）。

美国国家科学院医学研究院（IOM）2007年发布的《总统艾滋病紧急救援计划实施：进展和前景》是一个对该紧急救援计划双边活动的多年度评价报告，报告证实了艾滋病紧急救援计划支持的国际艾滋病项目的成功，但是这项报告也指出需要不断地学习和改变。报告称，应当增加使用影响指标，例如艾滋病发病率，用以追踪进展，尤其是预防方面的进展。撰写这份报告的医学研究院研究委员会也呼吁，增加总统艾滋病紧急救援计划对各国资助计划的透明度，宣传最佳实践、成果和项目评价，尤其是在预防方面（IOM，2007）。

8. 未来的方向——发展中的伙伴关系

对于总统艾滋病紧急救援计划的第一个五年，应当将其视为既是一次紧急应对，也是美国政府跨机构全球卫生干预实施的一次实验。创新的基础是国家领导力、成果驱动的项目规划和伙伴关系（Dybul，2009）。总统艾滋病紧急救援计划的国际成果就在于支持美国政府在国际艾滋病防控中的领导角色。布什总统在2007年5月呼吁对总统艾滋病紧急救援计划

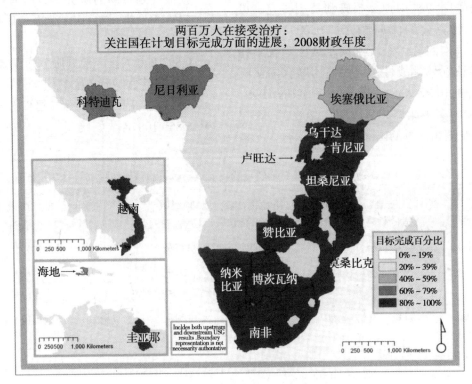

图4 15个关注国艾滋病治疗的国家进展

表5　总统艾滋病紧急救援计划关注国1998—2008年的婴儿死亡率和预期寿命

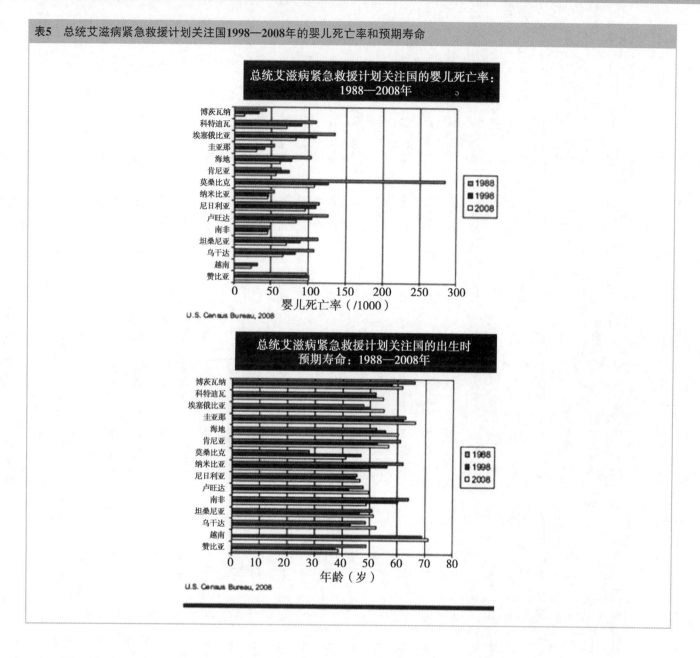

重新授权时强调了推动该计划初始阶段的下半阶段，将更多的国家所有权纳入其哲学思想，进一步努力从"父权主义"时代向"伙伴关系发展时代"转化，并且通过伙伴契约，将发展的各个要素联系起来，整合为一个卫生服务提供的方法。通过新五年的艾滋病治疗、保健和预防目标，相同的成果驱动战略在2008年的再授权中得到巩固。

奥巴马总统的全球卫生行动计划为艾滋病紧急救援计划提供了更为广阔的卫生前景，该计划建立在过去工作的基础上，旨在使美国政府能够更协调和持续地参与到全球卫生中（Obama，2009）。这个方法仍然强调艾滋病紧急救援计划的跨机构模式，集合了以往在艾滋病、结核、疟疾、妇幼卫生、生殖健康和被忽视的热带病方面的努力。这次行动计划的目的是促进女性健康、国家所有权、卫生和相关支持系统的可持续性，以及多边参与。

2009年6月新任命的美国全球艾滋病协调员古斯比（Goosby）大使给总统艾滋病紧急救援计划带来了新的重点，即强调高影响力的干预措施，以及更多地参与到伙伴国家的工作中以建设当地支持和扩展其卫生体系的能力（PEPFAR，2009f）。他的重点是确保当地对卫生系统长期、持续性的领导和控制，而不是在这些国家增加美国政府或非本土的项目。这进一步强调利用双边活动支持多边努力，尤其是全球基金的工作。这个方向与布什总统构想的伙伴关系契约目标是一致的，但是它在联合国家能力上的步伐迈得

表6 预防：2006—2007财政年美国政府支持的预防母婴传播项目

| 国家 | 为预防母婴传播接受艾滋病咨询检测并且收到检测结果的孕妇数量 (2006 年财年) | 出生人数 (2006 年) | 为预防母婴传播接受艾滋病咨询检测并且收到检测结果的孕妇数量 (2007 年财年) | 出生人数 (2007 年) | 接受艾滋病咨询和检测的孕妇覆盖率估计值覆盖百分比 | | 女性人数 | 出生人数 (2008 年) | 2008 财政年 |
					2006 财政年	2007 财政年			
博茨瓦纳	43,800	46,000	38,777	42,065	95%	92%	38,849	45,268	86%
科特迪瓦	60,600	661,000	80,832	624,885	9%	13%	154,317	660,478	23%
埃塞俄比亚	47,600	3,064,000	111,513	2,860,779	2%	4%	214,160	3,629,497	6%
圭亚那	11,000	16,000	11,367	13,913	69%	82%	12,039	13,759	87%
海地	75,200	253,000	106,477	312,302	30%	34%	138,880	261,796	53%
肯尼亚	549,500	1,322,000	785,840	1,437,420	42%	55%	988,798	1,438,071	69%
莫桑比克	132,100	769,000	223,591	805,701	17%	28%	453,822	813,288	56%
纳米比亚	31,900	56,000	36,458	48,335	57%	75%	36,984	48,436	76%
尼日利亚	125,800	5,323,000	226,415	5,428,253	2%	4%	637,330	5,445,085	12%
卢旺达	222,000	365,000	243,637	397,886	61%	61%	239,583	407,137	59%
南非	563,300	1,093,000	626,863	789,321	52%	79%	834,396	986,875	85%
坦桑尼亚	366,500	1,403,000	535,849	1,415,863	26%	38%	749,993	1,412,286	53%
乌干达	300,000	1,412,000	565,170	1,456,237	21%	39%	830,023	1,510,368	55%
越南	130,600	468,000	159,582	1,417,913	28%	11%	247,202	1,418,340	17%
赞比亚	154,800	1,644,000	259,532	468,050	9%	55%	276,738	472,850	59%

Source：Fifth Annual Report to Congress onPEPFAR，2009.

更加雄心勃勃。目前与国家政府的伙伴关系框架被视为发展整合战略和国家所有权的方法。

向国家所有权和可持续性转变始于布什总统执政时期，在奥巴马总统执政时期得到发展，从而促成了新型问责制和衡量所追踪到的全球卫生成果，这包括整合、国家所有权和可持续性。美国政府国家规划和成果报告都要完全与国家系统整合，并且将在国家背景下测量进展。应当将新一代指标视为美国及其国际伙伴进行这种测量过程的开始。总统艾滋病紧急救援计划和全球基金也在扩大评价和研究的议程，以增强对项目有效性和效率的理解。

卫生领域的成功协调和建立伙伴关系不是一项简单的任务，这不仅限于艾滋病、结核和疟疾。随着伙伴类型及伙伴目标的拓展和异化，成功合作的能力可能受到威胁。将艾滋病服务纳入全球卫生保健，必须保持艾滋病服务问责制或不会减少成果。奥巴马总统呼吁全球卫生行动计划的讲话认可了布什总统开始的艾滋病工作，并将其视为美国参与下一阶段全球卫生的一个关键基石。他的讲话称，总统艾滋病紧急救援计划必须不断发展，满足日益变化的国际需要。全球卫生行动计划建立在总统艾滋病紧急救援计划开始的成果驱动伙伴关系上，为 80 个国家的美国援助设定了支持艾滋病预防及艾滋病和结核治疗、降低儿童和妇女死亡率及儿童营养不良数量的目标，并且要降低疟疾和被忽视的热带病患病率，预防意外怀孕。（摘自 http：//www.ghi.gov/documents/organization/15789.pdf）。继续强调通过伙伴关系实现这些目标的。

第 14 章和第 16 章提供了国家实例，包括总统艾滋病紧急救援计划及总统艾滋病紧急救援计划融入国家计划。第 5 章进一步探讨了卫生体系的挑战。

感谢

感谢总统艾滋病紧急救援计划的所有人员，尤其是美国政府工作人员及其伙伴，是他们让总统艾滋病紧急救援计划取得成功。

参考文献

Africa Renewal (2005) *Global AIDS Treatment Drive Takes Off*. Available at: http://www.un.org/ecosocdev/geninfo/afrec/vol19no1/191aids.htm [Accessed 20 January 2010].

Biesma RG, Brugha R, Harmer A, Walsh A, Spicer N, Walt G (July 2009) "The Effects of Global Health Initiatives on Country Health Systems: A Review of the Evidence from HIV/AIDS Control," *Health Policy and Planning* 24(4):239–52.

Bush G (2003) *State of the Union Speech*. Available at: http://georgewbush-whitehouse.archives.gov/news/releases/2003/01/20030128-19.html [Accessed 20 January 2010].

Bush G (2007) *Fact Sheet: President Bush Announces Five-Year, $30 Billion HIV/AIDS Plan*. Available at: http://georgewbush-whitehouse.archives.gov/news/releases/2007/05/20070530-5.html [Accessed 4 March 2010].

CDC, Global AIDS Program (2004) *Annual Report Template FY2004 and Country Assistance Plan FY2004*. Available at: http://74.125.113.132/search?q=ache:5zB4sj_Mce8J:www.globalhivmeinfo.org/DigitalLibrary/Digital%2520Library/Country%2520Assistance%2520Plan%2520Template.doc+www.cdc.gol-bal+aids+program+2004+reporting&cd=3&hl=en&ct=clnk&gl=us [Accessed 20 January 2009].

CDC, Global AIDS Program (2009) *Costing Study Helps Ensure Sustainability of Global HIV Care and Treatment Programs*. Available at: http://www.cdc.gov/washington/EGlobalHealthEditions/eGlobalHealth3rd0909.htm#four.

Dybul M (November 2009) "Lessons learned from PEPFAR," *Journal of Acquired Immune Deficiency Syndromes* 52(1):S12–S13.

The End of the Beginning? (Anonymous, 17 July 2004) *Economist* 272(8384): 76–7.

Govtrack.us, 2004. 2003–2004 HR198. Available at: http://www.govtrack.us/congress/bill.xpd?bill=h108-1298 [Accessed 20 January 2010].

Institute of Medicine (IOM) (2007) *PEPFAR Implementation: Progress, and Promise* (30 March 2007). Available at: http://www.iom.edu/Reports/2007/PEPFAR-Implementation-Progress-and-Promise.aspx [Accessed 20 January 2010].

Lasker R, Weiss ES, Miller R (2001) "Partnership Synergy: A Practical Framework for Studying and Strengthening the Collaborative Advantage," *The Milbank Quarterly* 79(2):179–204.

Montaner JSG, Lima BD, Williams BG (2010) 19 January. "Evaluating Outcomes of the President's Emergency Plan for AIDS Relief in Africa," *Annals of Internal Medicine* 152:131–2.

Millennium Challenge Corporation (2010) Available at: http://www.mcc.gov/ [Accessed 20 January 2010].

Obama B (2009) *Statement by the President on Global Health Initiative*. 5 May 2009. Available at: http://www.whitehouse.gov/the_press_office/Statement-by-the-President-on-Global-Health-Initiative [Accessed 20 January 2010].

PEPFAR (2004) *Indicators, Reporting Requirements, and Guidelines* [Guidance issued 6 April 2004].

PEPFAR (2005a) *U.S. International Mother and Child HIV Prevention Initiative*. Available at: http://www.pepfar.gov/progress/76906.htm [Accessed 10 October 2009].

PEPFAR (2005b) *Engendering Bold Leadership: The President's Emergency Plan for AIDS Relief First Annual Report to Congress*. Available at: http://www.pepfar.gov/press/c19573.htm [Accessed 20 January 2010].

PEPFAR (2006) *Action Today, a Foundation for Tomorrow, the Second Annual Report to Congress on PEPFAR*. Available at: http://www.pepfar.gov/press/c19573.htm [Accessed 20 January 2010].

PEPFAR (2007) *The Power of Partnerships, The Third Annual Report to Congress*. Available at: http://www.pepfar.gov/press/c19573.htm [Accessed 20 January 2010].

PEPFAR (2008) *Summary Financial Status as of December 31, 2008* (1st Quarter, FY 2009) http://www.pepfar.gov/documents/organization/123761.pdf [Accessed 20 January 2009].

PEPFAR (2009a) *Support for the Global Fund*. Available at: http://www.pepfar.gov/coop/c18962.htm [Accessed 20 January 2010].

PEPFAR (2009b) *PEPFAR Partnership Framework Guidance*. Available at: http://www.pepfar.gov/documents/organization/120510.pdf [Accessed 26 October 2009].

PEPFAR (2009c) *Partnership to Fight HIV/AIDS in Rwanda*. Available at: http://www.pepfar.gov/countries/rwanda/ [Accessed 20 January 2010].

PEPFAR (2009d) *Update on Public Health Evaluations*. Available at: http://www.pepfar.gov/guidance/107686.htm [Accessed 20 January 2010].

PEPFAR (2009e) *Celebrating Life: Fifth Annual Report to Congress on PEPFAR*

(2009). Available at: http://www.pepfar.gov/press/c19573.htm [Accessed 20 January 2010].

PEPFAR (2009f) *The US President's Emergency Plan for AIDS Relief Five Year Strategy* (December 2009). Available at: http://www.pepfar.gov/strategy/document/index.htm [Accessed 20 January 2010].

PEPFAR (2009g) *Next Generation Indicators Reference Guide.* August, 2009. Available at: http://www.pepfar.gov/documents/organization/81097.pdf [Accessed 20 January 2010].

Price JE, Leslie JA, Welsh M, *et al.* (2009) "Integrating HIV Clinical Services into Primary Health Care in Rwanda: A Measure of Quantitative Effects," *AIDS Care* 21:608–14.

Rusa L, Schneidman M, Fritsche G, Musango L (2009) *Rwanda: Performance Based Financing in the Public Sector.* Center for Global Development. Available at: http://www.cgdev.org/doc/books/PBI/10_CGD_Eichler_Levine-Ch10.pdf [Accessed 20 January 2010].

Tavrow P (2005) "Bush Administration's Global HIV/AIDS Policies are Undermining Fight Against Pandemic," *Baltimore Sun* 18 October 2005, p. 15A.

Timberg C (2005) "Botswana's Claims Against AIDS Put U.S. Claims to Test," *Washington Post* 1 July 2005. Available at: http://www.washingtonpost.com/wp-dyn/content/article/2005/06/30/AR2005063002158.html [Accessed 20 January 2010].

Tobias R (2004) *Threshold Measures.* [Note] (Personal communication 2004).

The Tom Lantos and Henry J. Hyde United States Global Leadership Against HIV, Tuberculosis, and Malaria Act of 2008 (Tom Lantos and Henry Hyde Global Leadership Act). Pub.L. 110–293 (30 July 2008). Available at: http://www.govtrack.us/congress/billtext.xpd?bill=h110-5501 [Accessed 20 January 2010].

UNAIDS (2001) *2001 Declaration of Commitment on HIV/AIDS.* Available at: http://www.unaids.org/en/AboutUNAIDS/Goals/UNGASS/ [Accessed 20 January 2010].

UNAIDS 2004. *Overcoming AIDS: The 'Next Agenda,' 2004 Report on the Global AIDS Epidemic.* Available at: http://www.unaids.org/bangkok2004/GAR2004_pdf/UNAIDSGlobalReport2004_en.pdf [Accessed 20 January 2010].

UNAIDS (2008) *2008 Report on the Global AIDS Epidemic.* Available at: http://www.unaids.org/en/KnowledgeCentre/HIVData/GlobalReport/2008/2008_Global_report.asp [Accessed 20 January 2010].

UNAIDS (2009a) *New HIV Indicator Registry Improves Access to High Quality Indicators.* Available at: http://www.unaids.org/en/KnowledgeCentre/Resources/FeatureStories/archive/2009/20090313_Propertyright_UNDP.asp [Accessed 20 January 2010].

UNAIDS (2009b) *Guide to Produce National AIDS Spending Accounts (NASA).* Available at: http://data.unaids.org/pub/BaseDocument/2009/20090406_nasa_notebook_en.pdf [Accessed 20 January 20010).

UNDP (2006) *Millennium Development Goals.* Available at: http://www.undp.org/mdg/ [Accessed 20 January 2010].

USAID, UNAIDS, WHO, UNICEF, & The Policy Project (2004) *Coverage of Selected Services for HIV/AIDS Prevention, Care and Support in Low and Middle Income Countries in 2003.* Washington, DC: Policy Project.

USAID (2004) *FY 2004 Performance and Accountability Report.* Accessed at: http://www.usaid.gov/policy/par04/performance.pdf [Accessed 20 January 20=10].

USAID (2005) *Audit of USAID/Uganda's Implementation of the President's Emergency Plan for AIDS Relief 4-617-05-006-P.* 1 August 2005. Available at: http://www.usaid.gov/oig/public/fy05rpts/4-617-05-006-p.pdf [Accessed 20 January 2010].

USAID (2006) *Audit of USAID/Nigeria's Progress in Implementing the President's Emergency Plan for AIDS Relief 7-620-06-004-P.* 31 August 2006. Available at: http://www.usaid.gov/oig/public/fy06rpts/7-620-06-004-p.pdf [Accessed 20 January, 2010].

USAID (2009a) *USAID History.* Available at: http://www.usaid.gov/about_usaid/usaidhist.html [Accessed 10 October 2009].

USAID (2009b). *The President's Malaria Initiative.* Available at: http://www/.fightingmalaria.gov/index.html [Accessed 20 January 2010].

The United States Leadership Against Global HIV/AIDS, Tuberculosis and Malaria Act of 2003 (The US Leadership Act) P.L. 108-25 (27 May 2003). Available at: http://frwebgate.access.gpo.gov/cgi-in/getdoc.cgi?dbname=108_cong_public_laws&docid=f:publ025.108.pdf [Accessed 20 January 2010].

World Health Organisation (WHO) (2009) *National Health Accounts (NHA).* Available at: http://www.who.int/nha/en/ [Accessed 20 January 2010].

11 私人基金会：在融资和卫生治理中的角色

Nina Ingenkamp 和 *Daniel Low-Beer*

概　述

　　从 19 世纪初开始，私人基金会的活动范围已经超出了国界。洛克菲勒基金会和福特基金会比联合国的历史还要悠久。私人基金会在融资方面的影响与日俱增。这些基金会也可以用灵活与创新的方式使用资金，加速卫生治理变革。这个角色包括早期对世界卫生组织的支持，以及创立全球疫苗免疫联盟和全球抗击艾滋病、结核病和疟疾基金等全球项目的关键作用。近期，盖茨基金会的大量资金显著增加了私人基金会对全球卫生的影响力。然而，它们在全球治理中的角色并不总能跟上其卫生参与度的步伐。

　　本章的总体目标是概括私人基金会自本世纪初以来对全球卫生的贡献。本章开头给出了私人基金会的定义，并且概括了这些基金会的融资贡献。接着进一步描述了一些关键的基金会、传统基金会、近期 21 世纪基金会，以及一些新兴的基金会，如墨西哥的卡洛斯·史林姆基金会。最后，本章从更宽广的角度审视私人基金会，展示其优势与不足，讨论私人基金会以怎样的方式为全球卫生带来增值和创新。

简介

　　"富人们是否意识到 60 亿人中的 40 亿人是怎样生活的？如果我们知道了，我们将愿意提供帮助，我们将愿意参与其中。" （比尔·盖茨）[1]

　　"帮助有需要的人可能不是一项不牢靠的融资策略。" （梅琳达·盖茨）[2]

　　如果没有私人基金会，今日的全球公共卫生将是另外一番景象。世界卫生组织规划，如消灭脊髓灰质炎，有可能会资金不足，几乎无人幻想得到疟疾疫苗和新技术。同样，卫生治理也将不同。世界卫生组织的早期疾病项目可能得不到支持，一些重要的行动计划，如全球疫苗免疫联盟或全球抗击艾滋病、结核病和疟疾基金可能不复存在。随着 20 世纪 90 年代建立的盖茨基金会，以及近期建立的卡洛斯·史林姆基金会的作用日益增强，新的基金会不断出现。自 20 世纪初期，尽管与其他融资来源相比，私人基金会的总体融资仍然有限，但私人基金会是创新的关键来源。

　　尽管私人基金会，尤其是总部在美国的私人基金会，总体上得到了广泛的研究[3]，但关于私人基金会参与全球卫生和国际发展的系统评估很少[4]。通过对不同基金会的案例进行研究，本章分析了私人基金会对全球卫生的贡献、其催化剂作用以及优势与不足。

①　http://news.bbc.co.uk/2/hi/business/4524046.stm.

②　http://seattletimes.nwsource.com/html/localnews/2003687791_webmgates30.html.

③　实例见 Fleischmann，2007；Berndtson，2007（书评）；Vogel，2006 和 Nielson，1985。

④　见前面陈述的参考文献目录。

1. 私人基金会概述

私人基金会是一群多样化的组织

鉴于私人基金会的数量巨大，这种多样性并不意外。在美国注册的私人基金会数量从 2000 年的 50,000 个上升到 2007 年的 67,000 个（Foundation Centre，2008a）。欧洲基金会中心在 2007 年列出了 95,000 个公益基金会（European Foundation Centre，2008）。

私人基金会的常用定义由美国基金会中心创建（文本框 1）[5]。由于美国基金会有力地塑造了今天的全球慈善事业，本章全文都采用这个定义。从这个定义中我们可以读出两方面重要内容：基金会主要是筹资实体，而不是实施实体；筹集的款项用于慈善目的，而不是累积私人财富。另外两方面说明私人基金会在某种程度上是公共和私营部门的混合体：私人基金会是参与达到公共目标的私人实体；正如其名，私人基金会是私人机构。私人基金会在分配资金上有很大的自由，而在公共报告的要求和问责方面很有限[6]。

> **文本框 1：基金会的定义**
>
> "基金会是法律承认的非营利性公司或慈善信托实体，首要目的是对不相关组织或机构或个人进行科学、教育、文化、宗教或其他慈善资助"（http://foundationcenter.org/getstarted/faqs/html/foundfun.html）。此外，基金会通常由董事会和章程管制。

在基金会内部，必须对私人基金会和公共筹资慈善机构进行区分。私人基金会通常有自己的筹资来源，如家庭、个体或公司。公共筹资慈善机构，有时也称为公共或社区基金会，没有自己的筹资来源。它们从其他渠道如公共部门获得资金。本章关注从家庭或个人筹集资金的私人基金会，不涉及从公司、企业筹集资金的私人基金会或公共慈善机构。

私人基金会的历史

我们所知道的第一批私人基金会建立于 19 世纪初。历史上，基金会一直以来是其创立年代的镜子。基金会的财富来源反映了当时什么行业赚钱或带来更多的利润（Nielsen，1985，p.11）：19 世纪初期的基金会以石油（例如洛克菲勒公司）、煤或钢铁为基础。在 20 世纪初期，基金的财富来源于汽车（福特）的规模生产、烟草、玉米片（凯洛格）和连锁商店，其次为制药、建筑（凯撒）、房地产和大众传媒。在 21 世纪初，财富来源从制造业转向计算机电子领域（盖茨）、投资银行（索罗斯）和电信（史林姆）。最近，名人们也开始投身慈善事业（Wyclef Jean），财富来源的地理范围也扩大了，如墨西哥的卡洛斯·史林姆基金会。

建立私人基金会的原因

富人们决定建立基金会的原因有很多。事实上，个人建立基金会的原因各不相同，并且随着时间的推移而改变。19 世纪的早期，基金会通常在当事人死前才决定建立（Nielsen，1985，p.15）。这个模式已经得到改变。对于一些人，如比尔·盖茨、卡洛斯·史林姆或乔治·索罗斯等在商界取得卓越成就的人，建立基金会犹如他们的第二事业，用他们的技能促进公共福利事业（Fleischmann，2007，p.40）。因此，今天的基金会正将创始人的技能带到他们所关心的议题中。建立基金会也有经济动机。例如在美国，私人基金会满足一定的条件就可以免税。在一些政府发挥更大作用并且不提供类似税收福利的国家，例如北欧，私人基金会的作用就没那么显著[7]。

2. 全球卫生中的私人基金会

"因此，问题在于基金会的小额捐款能否发挥作用。我认为答案是肯定的。如果基金会筹资者有想法，仔细寻找机会，如果他们愿意承担一些有难度的或者有风险的项目，他们就可以发挥很大的作用。"（Interview with Elaine Gallin, Program Director for Medical Research at the Doris Duke Charitable Foundation

---

[5] 在美国，"基金会"一词不是法律术语。http://foundationcenter.org/getstarted/faqs/html/foundfun.html.

[6] 关于私人基金会透明度和问责制的更多详细信息，请见讨论部分。

[7] http://foundationcenter.org/getstarted/faqs/html/np_pro_con.html.

inJ Investig Med.2005 Sep；53（6）：275-278）.

私人基金会是国际行动者

从 19 世纪初，私人基金会的活动范围已经超出了国界。洛克菲勒基金会和福特基金会比联合国的历史还要悠久。随着人们日益认识到公共基金需要其他的资金来源，私人基金会的重要性也日益增加。私营部门，包括私人基金会，有很大的潜力筹集额外资金。那么，如何将私人基金会置入国际援助架构内？其融资贡献是什么？

私营部门对国际发展的贡献

来自私营部门的发展资金变得越来越重要（OECD，2010；Murray，2009；Marten 和 Witte，2008）。其中一个原因是当前的全球衰退影响了来自援助国政府的资金，当然也会影响私人资金来源。前述 1980—2000 年的经济快速增长期间，创造了可观的私人捐助。尽管一部分捐赠依赖于证券市场估价，这些捐赠仍然代表了接下来几年的主要筹资来源。此外，私人资金规模（大于公共援助资金）也得到了越来越多的认可。表 1 展示了经济合作与开发组织对 2007 年非政府援助资金的估计值，突出了基金会的数据。

表1　经济合作与开发组织对2007年非政府援助资金的估计值（OECD，2010）	
1 　年度发展基金：	50 亿美元
—美国基金会（国际赠款）	30 亿美元
—欧洲基金会（国际赠款）	6 亿美元
—亚洲基金会（包括当地活动）	4 亿美元
2 　市场条件下的私人资金 [8]	3,120 亿美元
3 　官方海外发展援助 [9]	1,030 亿美元

根据经济合作与开发组织的信息，由于私人援助资金的多样性、缺乏共同的定义以及获取数据的机制，因此目前尚无法获得私人援助资金相关数据。自愿机构、私人资金和通过非政府组织而来的官方发展援助资金数据很可能没有充分报告。尽管这些数据不准确，这些估计值表明，非政府援助资金是重要的资源。估计基金会在 2007 年提供了 50 亿美元资金，其中大部分来自美国基金会。尽管基金会的援助资金份额在增加，但与市场条件下的私人基金或估计的 1,030 亿美元官方海外发展援助相比，它们 2007 年总计 50 亿美元的捐助仍然有限。对于未来，它们具有在国际发展方面尚未开发的重大潜力。在美国，估计基金会的总资产达到 9,500 亿美元，每年提供赠款为 300 亿美元。然而，这些赠款中仅有 10% 用于支持国际活动（World Bank，2007）。

私人基金会对全球卫生的贡献约为 10%

2007 年全部发展援助中，估计 218 亿美元用于卫生（Murray，2009）。这个估计值包括公共和私人来源的资金。同年，美国基金会中心估计，美国私人基金会对全球卫生的贡献约为 20 亿美元，这表示美国私人基金会的份额为 9% ~ 10%。同年，仅比尔与梅林达·盖茨基金会一家就贡献了 218 亿美元中的 3.9%，因此影响其他私人基金会将资金投向全球卫生。

2008 年，美国私人基金会对全球卫生的援助总额约为 24 亿美元（表 2）。盖茨基金会的贡献超过总数的一半，位居榜首。总体上，在全球卫生领域，美国家庭基金会的捐助明显超过公司基金会；排在首位的公司基金会是第七大基金会（埃克森美孚）。

私人基金会受援者

给发展中国家的赠款似乎是例外：84 个国家在 2008 年接受了大约 7.32 亿美元。接受最多资金的三个国家是印度（104 笔赠款，价值 1.65 亿美元）、越南（26 笔赠款，价值 0.88 亿美元）和孟加拉国（6 笔赠款，价值 0.77 亿美元）。对各国的直接赠款平均为 870 万美元（不包括高、中等收入国家）。剩下的资金用于非特定国家的发展，以及拨给全球项目，如全球疫苗免疫联盟或全球基金（美国基金会中心）。

---

[8]　私人资金包括从私营部门筹集的资金（即报告国家的居民持有的私人长期资产的股份改变）以及私人赠款（即非政府组织和其他私人机构的拨款、官方部门的补助）（见 OECD，2010a，p.274）。

[9]　官方发展援助（ODA）是对 ODA 的 DAC 清单上的国家和地域的拨款或贷款。由官方部门在特许条件下（即具有至少 25% 的拨款）同意的，并且以促进发展中国家经济发展和福利为主要目标的受援者和多边机构组成。除资金流之外，技术合作也纳入援助。不包括用于军事的拨款、贷款和借款（OECD，2010a，p.273）。

表2　国际赠款用于资助卫生的前10名美国基金会，2008年

基金会	美元（百万）
1．比尔与梅林达·盖茨基金会	1,985
2．苏珊·汤普森·巴菲特基金会	168
3．福特基金会	63
4．威廉与佛洛拉·休利特基金会	38
5．大卫与露西·派克德基金会	36
6．洛克菲勒基金会	23
7．埃克森美孚基金会	18
8．约翰·D和凯瑟琳·T·麦克阿瑟基金会	14
9．雅培基金会	13
10．百时美施贵宝基金会	12
前10名总计	**24亿**

资料来源：Foundation Centre（2008）。

私人基金会带给公共卫生的关键创新

　　私人基金会对发展的融资贡献日益重要，并且关注卫生。然而，它们也做出了一些其他重要贡献。私人基金会协助培养研发创新，引入创新管理方式，并且通过其直接影响和发现其他重要行动者，创新全球卫生治理。这些创新的实例和挑战将在后面的部分论述。

3．私人基金会增加的价值

　　"基金会不仅有承担风险的自由，人们更是期待它们这样做。"

（Bell，1971，p.472）

　　本节更详细地探讨了私人基金会：它们发挥作用的方式，它们的作用如何取决于运作环境，它们特定的优势与不足。我们旨在发现私人基金会间的差异，同时展示其为卫生部门带来的创新实例。案例研究描绘了三个基金会，选择这三个基金会是因为它们代表了以下不同类型的私人基金会[10]：

1．传统基金会，如洛克菲勒基金会或福特基金会；
2．21世纪基金会，如索罗斯基金会或比尔与梅林达·盖茨基金；
3．新兴基金会，如卡洛斯·斯林姆基金会和卡洛斯·斯林姆卫生研究所。

4．传统与创新：洛克菲勒基金会

　　福特、洛克菲勒和卡内基基金会位居美国最古老的基金会之列，人们通常称其为美国私人基金会的原型（Nielsen，1985）[11]或三巨头（Arnove，2007）。这里对洛克菲勒基金会进行了更详细的描述，因为早在世界卫生组织之前，它就为全球公共卫生做出了重大贡献。通常，人们将洛克菲勒基金会描述为通向慈善事业的现代化、科学路径的化身：治本不治标，推进基础知识，培训领导者，创建所需的新型科学和教育机构（Nielsen，1985，p.83）。然而，必须注意的是，目前福特基金会对卫生的总支出超过了洛克菲勒基金会的卫生总支出（表3），这与福特基金会是美国第三大基金会这一事实相关[12]。卡内基不关注卫生领域。

　　"……几乎没有基金会能够与它（洛克菲勒基金会）通过资助医学、公共卫生、生物遗传学、农业研究、生殖技术和环境研究领域最负盛名的科学家和机构所创造的声望和信誉相提并论。"（Arnove，2007，p.404）

洛克菲勒家族的慈善利益

　　洛克菲勒基金会由约翰·D·洛克菲勒与约翰·D·洛克菲勒二世于1913年前后建立，其财富来源于标准石油公司的利润。洛克菲勒基金会自建立之初就极大地参与到公共卫生事业中。在1913年5月22日的董事会议上，当约翰·D·洛克菲勒一世的长期顾问Frederick Gates声明"疾病是人类生活最大的不幸"时（http：//www.rockefellerfoundation.org/who-we-are/our-history/1913-1919），卫生就成了优先领域。不久后的1913年6月，基金会创立了国

---

[10]　这个分类法关注的是描绘当今最重要的三类私人基金会。此分类法有一个不足，即洛克菲勒基金会和盖茨基金会存在一定的时间差。同时期建立的其他重要基金会有麦克阿瑟基金会、凯瑟家庭基金会或休利特基金会。

[11]　Nielsen仅将福特基金会和洛克菲勒基金会视为原型，而把卡内基基金会视为慷慨的积极分子（Nielsen，1985）。

[12]　此外，福特基金会与洛克菲勒基金会的卫生路径有所不同。它不是一个分离的项目领域，而是成为主流，促进授权、民主和平等。然而，应当注意它们资助了一项特殊的全球HIV/AIDS行动计划。关于福特基金会的更多信息，见Bell，1971；Arnove，2007和Nielsen，1985。

际卫生委员会（后来更名为董事会），负责基金会的国际公共卫生服务。

20 世纪 20 年代末，洛克菲勒基金会在全世界获得了极大声誉，几乎同一时期，单独的慈善机构，如洛克菲勒卫生设施委员会，加入了基金会。早期，洛克菲勒基金会关注的是对抗三种疾病：钩虫病、疟疾和黄热病（文本框 2）。这些相当成功的项目可能是最早的垂直国际卫生行动计划之一，早在全球项目之前。洛克菲勒对这些行动计划采取了一种独特的路径。洛克菲勒基金会在某一时间关注的是控制一种疾病，以科学作为基础，同时极其关注成果。这条路径本身可能是洛克菲勒基金会为卫生部门带来的主要创新之一，在那个时期政府支持的全球公共卫生项目非常有限或并不存在。

文本框 2：洛克菲勒基金会的早期成就（基于 Stapleton，P.206ff；Nielsen，1985）

- 钩虫病：1909 年国家运动，随后是 1913 年国际运动。遍布各大洲 62 个国家的项目。成功根除了美国南部各州的钩虫病。
- 黄热病：1915 年拉丁美洲和非洲的运动。支持研发疫苗的研究。20 世纪 30 年代，洛克菲勒研究所的南非微生物学家 Max Theiler 最终成功研制了疫苗。
- 疟疾：在黄热病运动的同期开始。在 20 世纪 20 年代以后得到了进一步重视。世界范围的控制疟疾运动，建立在拉丁美洲和其他地区广泛使用滴滴涕杀虫剂（DDT）的基础上。面临这样的批评：疟疾干预措施只出现在与洛克菲勒相关公司有战略性利益的地区（Agueldo，1983）。

洛克菲勒基金会最近的行动

现在，洛克菲勒基金会有五个主要议题领域，全球卫生是其中一个。其他四个领域为：基本生存保护、气候和环境、城市化、社会和经济保障（洛克菲勒基金会网站）。2008 年，洛克菲勒基金会对全球卫生的赠款为 81 笔，总计 2,300 万美元，世界排名第六。没有找到全球卫生投资占其总投资份额的信息。

洛克菲勒基金会全球卫生项目的目标是创造"可及、可支付、公平的卫生服务和系统"，关注点明显落在技术、传染病和私营部门的参与上[13]。洛克菲勒基金会另一个重要领域是性传播疾病，包括艾滋病。在艾滋病方面，洛克菲勒基金会为新行动计划提供了催化性资金，一些实例如下：

- 1990 年前后，洛克菲勒联合一些主要援助机构和国际组织成立了**国际艾滋病联盟**。国际艾滋病联盟建立于 1993 年，初始目标是让援助者转移更多资金到发展中国家的非政府组织，用于艾滋病预防和关爱（Arnove，2007，p.407ff）。该联盟成为国际艾滋病非政府组织运动发展的焦点。
- 此外，1990 年前后，洛克菲勒召集艾滋病专家在意大利 Bellagio 中心会晤，讨论如何推进艾滋病疫苗的研发进程。这些努力最终在 1996 年转化为**国际艾滋病疫苗行动计划（IVAI）**，以及研发针对艾滋病及其他热带病的安全、有效、可支付疗法的伙伴关系。今天，这个行动计划由主要援助机构以及公司和私人基金会共同资助，包括洛克菲勒基金会（洛克菲勒和 IAVI 网站）。
- 自 2002 年起，洛克菲勒基金会成为支持**母婴传播附加行动计划**的一员。这项由哥伦比亚大学发起的行动计划，通过将预防母婴传播疾病与关注母亲及其家人健康的综合项目联系起来，转变了预防母婴传播疾病的传统方法（ICAP 和洛克菲勒网站）。

除疾病特定干预措施外，洛克菲勒还影响了全球卫生治理。例如，在 1998 年，洛克菲勒基金会向世界卫生组织赠款 250 万美元，用于全球卫生领导力基金（Arnove 等，2007，p.409；WHO/56 新闻发布会）。那时，世界卫生组织的总干事是布伦特兰夫人，她最主要的任务之一是对组织管理进行改革[14]。全球卫生领导力基金旨在支持这一改革进程。该基金给予布伦特兰夫人招募各领域顶级专家的财务自由，用两年的转型期为组织找到应对全球卫生挑战的新途

---

[13] 洛克菲勒基金会支持改善农作物的研究，如水稻、麦子、高粱和玉米。这些改善食品安全的努力与福特基金会协作实施（Arnove，2007，p.406；Fleischmann，2007，p.115ff）。

[14] 有关管理改革的信息见 Lerer 和 Matzopoulos，2001 与 Yamey，2003。

径（1998 年）。没有找到全球卫生领导力基金成败的信息，然而，这些促进活动支持了改革的重要时期，以及世界卫生组织向卫生和发展方面的关键转变。

总之，洛克菲勒基金会在早期宣布卫生为优先领域之一，是一个充满科学创造力基金会的优秀典范。此外，通过其科学的目标设定，洛克菲勒基金会在 20 世纪上半叶取得了重要成果。不仅如此，如上面的实例所示，通过启动并支持新的全球卫生行动，洛克菲勒基金会在卫生治理中也起到了催化作用。

5. 21 世纪基金会：私人对公共目标的思考

本节内容探讨了在 20 世纪末期兴起的基金会。现代基金会不是继承过去创始人的传统，而是因其创始人积极参与管理而富有个性化色彩。索罗斯和盖茨基金会就是两个典型的实例。

开放社会研究所

投资银行家乔治·索罗斯的开放社会研究所建立于 1994 年，是索罗斯基金会网络的中心，由在全球 60 多个国家运作的 33 个不同的私人基金会组成（Fleischmann，2007，p.134）。开放社会研究所在某种程度上与本章所描绘的其他基金会不同。尽管它是一个美国基金会，但开放社会研究所与欧洲有许多紧密的联系。索罗斯基金会建于匈牙利，东欧是基金会开展干预活动的首要地区。此外，开放社会研究所代表了政治性基金会。索罗斯基金会受到了奥地利-英国哲学家 Karl Popper 的开放社会概念的影响。它的使命是建立充满活力的、宽容的民主国家，其政府对其公民负有责任。这一理念延伸到了卫生领域，作为建立多元化、赋权的开放社会总体目标的一个因素。就这个层面而言，对于索罗斯基金会，卫生是实现更大目标的一个手段。尽管开放社会研究所在东欧支持了许多重要的公共卫生干预措施，如吸毒者的针具交换项目，但由于盖茨基金会对全球卫生的参与相对更多，因此这里没有进一步阐述。

"尽管全球卫生的私人慈善资助历史很长——尤其是洛克菲勒基金会和福特基金会——但盖茨基金会的影响是另外一种情形"（McCoy 等，2009，p.1645）。

洛克菲勒 2.0 版

比尔盖茨，微软的拥有者，从 1994 年起通过威廉·H·盖茨基金会投身慈善事业。他与妻子于 2010 年一起创立了比尔与梅琳达·盖茨基金会。2009 年末，比尔·盖茨从微软退休，全身心投入到基金会中。有趣的是，盖茨基金会与洛克菲勒基金会有许多重要的相似点：他们都强烈关注卫生领域，并主要将其视为科学技术问题（他们的指导原则显示）。事实上，当比尔·盖茨宣布他将退休时，微软全国广播公司节目发表了一篇文章，题为"洛克菲勒 2.0 版——比尔·盖茨重新发起慈善事业"（MSNBC，2008）。

与索罗斯基金会类似，盖茨基金会由其创始人比尔与梅琳达·盖茨的信念造就。基金会的使命宣言称："每个生命都有同等的价值，在这一信念的引导下，比尔与梅琳达·盖茨基金会致力于帮助所有人过上健康、富有创造性的生活。在发展中国家，它关注的是改善人们的健康并给予他们脱离饥饿和极度贫困的机会。在美国，它力图确保所有人——尤其是拥有最少资源的人——有机会取得学业和生活上的成就。"（http://www.gatesfoundation.org/about/Pages/foundation-fact-sheet.aspx）。因此，盖茨基金会认定卫生是其在发展中国家的首要资助领域。除去基金会的大量财务资产外，基金会的结构很精简，目前有三个主要的项目领域：全球卫生、全球发展与美国，以及一些特殊行动计划，如紧急救援。

盖茨基金会不是池塘里的大鱼，而是一条鲸鱼

在 2008 财政年，基金会的资产估计值为 300 亿美元，成为最大的美国基金会。事实上，盖茨基金会的规模是排名第二的吉·保罗·盖提信托基金的三倍，后者的总资产约为 100 亿美元。盖茨基金会对全球卫生的影响更加显著；2008 年，盖茨基金会的赠款金额价值 20 亿美元。这个数额是全球卫生第二大私人基金会苏珊·托马斯·巴菲特基金会的 11 倍（见表 3）。将来，通过自身以及其他机构的捐助，盖茨基金会的资助将持续上涨。2006 年，沃伦·巴菲特，当时全世界最富有的人，给盖茨基金会捐赠了约 1,000 万美元，用于未来几年的支出。据报道，他选择盖茨基金会的原因是盖茨基金会迄今为止取得的成果，及其创始人的管理能力[15]。

---

⑮　http://news.cnet.com/Buffett-donates-his-billions-to-Gates-foundation/2100-1022_3-6087682.html。

盖茨基金会资助的活动和组织

由于盖茨基金会规模巨大，我们尝试对其资助项目进行概述，而不是介绍一些特定的行动计划。这个概述是基于 1998 年到 2007 年间的一项分析（McCoy 等，2009）。该分析结果显示，大多数资金用于研发和科学（36%）。例如，它支持了"全球卫生重大挑战"行动计划，为热带病提供了研究资金。剩下的资金用于卫生保健提供（24%）、促进供给和购买（18%），以及应用卫生研究（11%）。资金分配反映出基金会卫生方面的理念是技术性问题，给"市场"带来了创新，同时试图加强卫生服务的提供。

盖茨基金会的大部分资金流向了其他组织。由于其灵活性，基金会在全球卫生中能够发挥某种"风险资本"作用。大多数受援者为非政府组织，如适宜卫生技术组织（PATH）；全球卫生伙伴关系，如全球疫苗免疫联盟或全球抗击艾滋病、结核病和疟疾基金；大学，如哥伦比亚大学；政府间组织，如世界卫生组织（以此排序）。再次，对组织的选择应该符合盖茨基金会重视科学和技术的指导原则。例如，适宜卫生技术组织以技术为基础，改善健康结果。与许多其他基金会类似，盖茨基金会的作用就像催化剂，资助与其发展理念一致的机构。事实上，盖茨基金会密切关注其赠款（资金上和管理上）。此外，据说盖茨基金会的卫生管理理念非常商业化，很多高级职员来自私营部门。

净影响

由于盖茨基金会的大部分资金流向了其他组织，除自身管理之外，它对全球卫生治理具有显著影响。它不仅通过协助建立新型全球卫生行动来塑造全球公共卫生，也资助完善的组织，如世界卫生组织（McCoy 等，2009，p.1650）。例如，盖茨基金会为世界卫生组织的消灭脊髓灰质炎行动提供了大量资金，加速其进程。它在全球卫生行动的管理机构中派有代表，如全球疫苗免疫联盟和全球基金的理事会，并且有可能公正地直接影响战略决策。由于盖茨基金会也参与了其他倡议和媒体行动计划，全球卫生观察甚至写道"盖茨基金会已成为设定全球卫生政策参考框架的主导行为体"（Global Health Watch，2008，p.251）。这可能有些夸张了，但盖茨基金会对全球卫生治理和创新的影响远超过其提供的资金。

对全球公共卫生的贡献

盖茨基金会对全球公共卫生的贡献已经得到了广泛认可：盖茨基金会"提升了全球卫生的形象"（Global Health Watch，2008，p.256），"重新发动对被忽视疾病的资助和研究"，并且"给卫生带来了新鲜和深刻的政治承诺"。一些人甚至认为盖茨基金会是其他基金会的榜样（Lancet，2003）。然而，盖茨基金会不仅为全球卫生带来了前所未有的好处，也因为参与而受到了严厉批评，尤其是其自身的独特管理（文本框 3）。

文本框 3　对盖茨基金会的批评（基于 MaCoy 等，2009；Black 等，2009；
Global Health Watch，2008）

- 管理结构和透明度缺乏：盖茨家族最终做出所有资助决策（指导原则）。赠款的依据是什么不清楚，无法使用赠款产出的成果，尽管这是一个日益重要的问题。

- 资金的分配：盖茨基金会按照标准分配资金，而非疾病负担，这可能导致卫生部门的扭曲。此外，有批评者认为盖茨基金会没有确定卫生干预措施优先重点所需的专家。然而，这些批评者认为，基金会的资助是富有创新性的，具有催化作用。

- 卫生理念：盖茨基金会采取一种非常科学、技术性的卫生方法，首要目标是找到技术解决方案。有批评者认为，盖茨基金会既没有充分探索卫生的社会维度，也没有探索如何让现有的成本 - 效益干预措施更具可及性。

- 协作模式：盖茨基金会在全球援助协调努力中没有良好的代表，大部分在政府结构外运作。大多数资金流向了美国和欧洲组织，这表明盖茨基金会的控制主要在北部国家。这可能导致将南部国家的受益者排除在关乎其自身公共卫生的决策过程之外。

与洛克菲勒、福特或索罗斯基金会相比，盖茨基金会是一个更活跃的基金会。它是变革的驱动者。盖茨基金会通过其资金数量为全球公共卫生带来变革，通过支持创建新型、杰出的行为体改变全球卫生治理，而非直接干预。然而，它最重要的贡献可能是激发了全球卫生辩论：盖茨基金会迫使其他行为体像它那样思考，提出像它那样具有创意的解决方案，找到反驳盖茨基金会的观点，例如，为什么盖茨基金会的卫生科学技术理念不完善。在盖茨基金会参与全球卫生领域的情况下，一成不变已是很困难了。

6. 新行为体和新资金：卡洛斯·斯林姆·贺鲁

慈善事业的版图正在改变

2010年3月，福布斯杂志发布了年度亿万富翁排行榜（Forbes，2010）。这个排行榜包含来自55个国家的1,011名亿万富翁，这个数字在上一年为793[16]。越来越多的亿万富翁来自美国和欧洲以外的国家。中国的亿万富翁数量第一次仅次于美国而超过其他所有国家。与前一年相比，印度的亿万富翁数量从24人上升到50人。非洲在排行榜上有4名亿万富翁，其中来自南非和埃及的各有两名。超出美国和欧洲传统地理限制的私人财富不断累积也给全球慈善事业带来了启示。目前卡洛斯·斯林姆·贺鲁正在引领其墨西哥基金会的发展。

卡洛斯·斯林姆·贺鲁[17]

卡洛斯·斯林姆·贺鲁在拉丁美洲之外可能不太出名，但在2010年，他是世界上最富有的人。他是墨西哥国籍的黎巴嫩后裔，净资产达到535亿美元。据报道，他的财富超出比尔·盖茨5亿美元。2011年，金融危机后，与北部国家相比，卡洛斯·斯林姆的财富进一步增加，已达到740亿美元，远超过比尔·盖茨的560亿美元。他拥有电信公司，如美国移动、墨西哥电信公司和墨西哥国际电信公司，对墨西哥通信行业和拉丁美洲有举足轻重的影响（www.dnaindia.com 新闻发布会）。近年来，他将公司的日常事务交给了他的三个儿子，自己通过卡洛斯·斯林姆基金会投身于慈善事业。与近期的基金会类似，这位创始人提供其一生的管理和领导力，而非仅仅资金。

表3　卡洛斯·斯林姆·贺鲁的慈善行动		
行动名称	领域	捐款
卡洛斯·斯林姆基金会	教育、卫生、公平，以及个人和社区发展	35亿美元
卡洛斯·斯林姆卫生研究所	卫生	5亿美元
援助拉丁美洲（ALAS）	各种各样，一些资金用于早期儿童教育	40亿美元
墨西哥电信公司基金会	教育、卫生、文化、公平和社会福利	15亿美元
Casa TELMEX	教育	无法获得
Ciudad Jardin TELMEX Bicentenario	运动	无法获得
墨西哥城历史中心基金会	文化	无法获得
索玛雅博物馆	文化	无法获得
墨西哥卡索历史研究中心	文化	无法获得
社会责任公司奖励	社会发展	无法获得
Asociación de Superación por México, A.C.	人类发展	无法获得

[16]　尽管亿万富翁的数量有所上升，但2010年的这个数字仍然低于金融危机前（2008年为1,125人）。见 http://www.dnaindia.com/world/report_carlos-slim-tops-annual-list-of-billionaires_1358163.

[17]　采访卡洛斯·斯林姆卫生研究所代表，2010年5月12日。

斯林姆的社会投资网络

卡洛斯·斯林姆·贺鲁广泛参与社会活动，然而他并未将自己视为捐钱给穷人的慈善家。实际上，他将自己的行为视为"社会投资"，因为他在人身上投资，将受益者的数量视为投资的社会回报（采访 Saucedo）。斯林姆的社会投资开始于1986年，当时叫做 Asociación Carso A.C.，后更名为卡洛斯·斯林姆基金会。从那时起，斯林姆开创了一些社会投资行动计划。他的网站显示，行动计划的总数不少于11项（见表3）[18]。大多数行动计划集中在墨西哥，并且覆盖了广泛的领域。由于近期墨西哥法律的改动，斯林姆现在能够将活动扩大到其他国家。鉴于拉丁美洲的慈善行动计划很少，这些行动计划及其成果都显得更加重要（Alleyne 等，2008）。

卡洛斯·斯林姆卫生研究所

公共卫生领域的主要组织之一是卡洛斯·斯林姆卫生研究所（ICSS），它是卡洛斯·斯林姆基金会的一项行动计划，与基金会有资金联系。卡洛斯·斯林姆卫生研究所于2008年在墨西哥城创立，获得5亿美元捐款，由卡洛斯·斯林姆的儿子马尔科·安东尼奥·斯林姆捐赠，他现在是该董事会主席。卡洛斯·斯林姆卫生研究所目前正在研究不同领域，如妇女儿童健康、慢性疾病、减少室内污染、使用无线卫生技术和卫生教育，以及加强人力资源。这些研究的总体重点是改善墨西哥和拉丁美洲人群的公共卫生状况。卫生优先领域和干预决策由卫生研究所的领导决定（采访 Saucedo）。有趣的是，卡洛斯·斯林姆卫生研究所在建立之初受到了墨西哥国内的怀疑：它是卡洛斯·斯林姆赚钱的另一种方式吗？

斯林姆运作方式

卡洛斯·斯林姆卫生研究所有其独特的运作方式。作为来自新兴市场经济体的基金会，主要在本国内部运行，因此该研究所与该国政府有密切关系。卡洛斯·斯林姆卫生研究所通常利用6～24个月时间试点并改善干预措施，之后请求联邦和州政府为干预措施拨款，并融入政府的公共卫生项目。作为政府的

非营利服务提供者，卡洛斯·斯林姆卫生研究所旨在加强政府的能力。这种协作模式很可能是其自身的一种创新。卡洛斯·斯林姆卫生研究所也公开报告了其成果。例如，2009年年度报告表明，在过去3年里，他们的干预措施覆盖了630,265人。其他基金会的类似数据更难获得。干预措施的实例包括[19]：

无线卫生

无线卫生行动计划通过整合移动电话、网络和固定电话，支持人们自我卫生管理。目前，有三个项目关注艾滋病、糖尿病和心血管疾病。患者可以在网上和通过手机免费注册，并且能够在系统上得到个性化教育方案，接受预约、实验室和服药提醒，并且他们还能注册他们的生物标志物并进行在线监测。无线卫生服务与卡洛斯·斯林姆名下的电信移动公司Telcel协作运行。

中美洲2015年卫生行动计划

中美洲卫生行动计划于2010年启动，目标是缩小居住在中美洲和墨西哥南部最贫困的20%人口所面临的卫生公平差距。这项行动计划是由卡洛斯·斯林姆基金会、比尔与梅琳达·盖茨基金会以及西班牙政府联合发起的。各方在五年时间内提供5,000万美元。

卡洛斯·斯林姆卫生研究所是一个新兴市场经济体的新兴基金会，仍然需要克服年轻基金会面临的障碍。与洛克菲勒在拉丁美洲的干预措施一样，公众正在学习理解卡洛斯·斯林姆卫生研究所的目标是公益性的。很明显，创新在研究所的工作中占有关键地位。当被问及创新的作用时，卡洛斯·斯林姆卫生研究所的代表回答："对于没有创新的事物，我们为什么还要参与呢？"[20]

7. 私人基金会对全球卫生的贡献

私人基金会实验并投资了后来成为公共干预范畴的领域（洛克菲勒基金会），对新的行动计划发挥了催化作用（盖茨基金会），并且形成了南-南资金流动（卡洛斯·斯林姆基金会）。首先，我们看看私

---

[18]　http://www.carlosslim.com/responsabilidad_ing.html#tmx，见表3。

[19]　这些实例基于 Saucedo，2010；Feder，2010；Lanval News，2010；Tapia-Conyer，2009；Instituto Carlos Slim de Salus，2009。

[20]　采访卡洛斯·斯林姆卫生研究所代表，2010年5月12日。

人基金会对全球公共卫生的积极贡献。其次，我们将用批判性的眼光进行讨论。

（1）私人基金会的积极贡献

引入创新型管理

社会企业家精神、企业慈善事业和公益资本主义都是用来描述私人基金会的商业导向管理风格的词语。私人基金会的管理风格有时会受到批评，但它也是解决公共卫生问题一个创新型方法。私人基金会通常受到创始人领导和管理角色，以及在提供资金方面所扮演的角色的影响。

由于企业慈善事业和公益资本主义有一些负面的涵义，并且强调援助者个人充分参与到受援者决策过程中（Fleischmann，2007，p.271），社会企业家精神可能是描述私人基金会管理和方法的最中性词汇。社会企业家精神也可以定义为"个人、团队或组织做出创造性的努力，以改革或变革调动和配置私营部门资源关系的模式，从而影响社会的变革"（Dees，Fleischmann，2007，p.181）。社会企业家精神也表示私人基金会"拥抱营利性部门的策略和战术"（Fleischmann，2007，p.181），包括极度重视成果、影响、有效性和效率[21]。其假设是，对成果的重视将引起快速、切实的改进（ebd.）。

举例来说，私人基金会通过资助能够提供快速成果的非传统受援者来实施商业想法，如公-私伙伴关系、全球行动计划、智囊团或学术小组。另一个例子是小额信贷，福特基金会等基金会一直在推动此事。小额信贷严格按照商业思路，向普通村民提供小额贷款，因此应视这些基金会为企业家。私人基金会也倾向于雇佣私营部门的人员，这些人员可以把他们的技能应用于基金会的公共目标中，如盖茨基金会的现任首席执行官曾是微软高层领导团队的成员。

社会企业家精神通常与新出现的基金会相提并论。然而，它可以追溯到洛克菲勒基金会（Fleischmann，2007，p.181）。事实上，企业慈善事业一词最早由约翰·D·洛克菲勒三世在1969年国会听证会上提出，其简单但令人瞩目的含义是"对不流行事业的冒险资助"（John，Edwards，2008，p.22）。

如前所述，社会企业家精神不仅是私人基金会的一大优点，也是私人基金会一个常受批评的特征。一个缺点是很少关注取得成果的过程和管理。这也许意味着，对引入广泛的利益相关者参与决策过程这一点的重视不够，这可能危及可持续性。

支持创新方法

研究和开发可能是私人基金会最传统的支持领域了。它们的独立决策为其提供了比较优势，可以支持非常规项目和经费不足领域（Aschwanden，2007）。对被忽视疾病的研发资助也是如此[22]，由于预期商业回报低，制药行业对这些疾病的兴趣很小（Matter 和 Keller，2008）。

在支持研究和开发方面，私人基金会比公共行为体的行动速度更快，更愿意承担风险。由于私人基金会只有一些利益相关者，不需要对公众解释其决策，所以它们更容易做出不受欢迎的决定。这里，研究者的信誉是资助的最重要标准。

有几个私人基金会成功支持医学研究的著名例子，例如洛克菲勒基金会资助黄热病疫苗的开发，或桃丽丝·杜克基金会支持CD4细胞计数和艾滋病病毒载量低成本检测（Gallin，2005）。最近的例子是全球卫生项目的重大挑战计划，由美国国立卫生研究院、盖茨基金会、威康信托基金和加拿大卫生研究所资助。该计划于2003年启动，旨在改善和发明新疫苗并且限制耐药性。该行动计划非常重大，在33个国家有赠款项目43个，总值4.36亿美元[23]。

尽管有总体正面的评价，对私人基金会支持医学研究方面也有一些批评的声音。它们资助的意愿实际上可能导致企业和公共资金的回撤。私人资助随时可能停止，这使得研究者和基金会之间的关系变得不稳定且依赖性强（Aschwanden，2007）。此外，有批评者认为，私人基金会向特定研究领域提供资助，缩小了研究和开发的范围，使范围局限到快速产生成果的技术导向研究上。

---

[21]　有关社会企业家精神或慈善资本主义的信息，也可以参考 Witte 和 Marten，2008，p.14ff。

[22]　大多数热带疾病是被忽视的疾病，包括疟疾、结核病、布路里溃疡、登革热、利什曼病、锥体虫病、腹泻性疾病及其他疾病。见 Matter and Keller，Drug Discovery Today（《今日药物开发》），Vol 13，April 2008, p. 347.

[23]　2008年，盖茨基金会发动了一项相关的行动计划，名为重大挑战探索，这是一项1亿美元的项目，旨在鼓励更大胆和更不常规的解决方案。见 www.grandchallenges.org/about/Pages/Overview.aspx.

全球卫生治理的新行为体

全球卫生治理可以定义为利益相关者做出决策并实施决策的方式，以促进和维护健康。这样一来，全球卫生治理不仅包括公共和私人组织的角色，还包括这些机构相互联系以及这些机构与健康防护对象相互联系的正式与非正式规则和传统。

通过引进额外资金，私人基金会对全球卫生治理产生了一定影响。此外，私人基金会通过其建立的和目前正在支持的组织和行动计划进一步影响全球卫生治理。例如，在 2007 年，7 个全球卫生项目完全依靠盖茨基金会的资助，并且至少有 9 个全球卫生项目的单一最大援助者是同一基金会（Buse 等，2007，p.267）。由于私人基金会主要向能够代表该私人基金会精神的组织提供资金，因此，基金会已成功加大了其对全球卫生治理的影响。结合私人和公共方法，私人基金会也常常成为私营部门在不同论坛上的发言人，这进一步扩大了它们的影响。

（2）辩论主题

管理和透明度

在私人基金会为全球卫生治理带来了新思路的同时，私人基金会本身的管理、透明度和决策遭到了批评。美国私人基金会透明度的最低要求是报告它们在某年支持的对象是谁和提供的资金金额。对于美国境外的基金会，甚至这个标准也没有得到统一应用。非常有趣的是，尽管私人基金会强烈关注取得成果，但它们却不总是公开分享其成果。

私人基金会的成就和缺点来源于其独特的独立管理结构。一个私人基金会受其委托人董事会管理，而董事会受其融资实体的意志和愿望所指导。董事会可以非常自由、非常规并且较快地做出财务决策。另一方面，当资金用于投资生产公共品时，决策缺乏公众问责制和筹资的不稳定性就会引发关注和直接的批评。此外，评估潜在的赠款受援者时，私人基金会的决策过程不透明，这一点上私人基金会也受到了质疑（Global Health Watch，2008，p.250）。

统一和协调

尽管私人基金会与其他行为体建立了关系，并且参与全球卫生讨论，但仍然存在私人基金会整合不充分的问题。有一个关于平等、平衡援助分配的全球对话；但是，由于私人基金会没有完全参与其中，对话仍然不够全面（也见 Witte 和 Marten，2008）。国际援助数据库，如经济合作与发展组织的债权人报告系统，并没有包括私人基金会[25]。提高援助透明度的行动计划，如近期的国际援助透明度行动计划，目前还没有扩展到私人基金会[26]。

国家层面的协调也有问题。私人基金会通常在政府结构外运作，因此置身于国家发展框架之外（Witte 和 Marten，2008，p.23ff）。这可能导致私人基金会与政府间的关系紧张，例如，开放社会研究所和前苏联。私人基金会也缺席国家主导的援助协调工作，例如发展圆桌会议。随着基金会规模的扩大，出现工作重叠和重复的风险也在增加。

独立性和中立性

人们通常把基金会视为独立的决策者，尤其是对于有风险的或不受欢迎的决策。然而，私人基金会的独立程度受到基金会本国法律的影响，基金会的自由程度可以由国家法律决定，例如反恐法；受到受援者的影响，这些受援者可能不会遵守协议；受其他援助者援助的影响；受母公司的影响，例如福特基金会早年仅使用福特公司的汽车；也受东道国政府的影响，已有这样的案例，由于东道国政府不接受，私人基金会必须撤离该国（Bell，1971）。

独立性不代表中立性。由于私人基金会参与全球卫生的利益相关者存在多个层次，选择标准可能是科学或专业的，但是有许多其他因素影响基金会项目实施及其扮演的角色。

投资问责制和伦理

由于私人基金会的决策在很大程度上是私人的，它们没有需要为之负责的直接和更广泛的公共部门（Fleischmann，2007，p.53）。在当今的全球化世界，

---

[24] 债权人报告系统将捕捉经济合作与发展组织成员国对发展中国家的所有援助，覆盖了大多数工业国家。获得更多信息以及登录 CRS，见 http://stats.oecd.org/Index.aspx?DatasetCode=CRSNEW.

[25] 国际援助透明度行动计划的目的是使援助支出信息更容易得到、使用和理解。国际援助透明度行动计划于 2008 年发起，以协调实施阿克拉行动议程（AAA）的透明度承诺。国际援助透明度行动计划是援助国政府、发展中国家政府和非政府组织的临时联盟。关于国际援助透明度行动计划的更多信息，请见 www.aidtransparency.net.

监督功能已经由各式各样的非政府组织承担，如全球卫生观察。这种对话是新型的，不同于福特基金会等一些传统基金会还是最大的私人行为体的时候。

其他组织也对私人基金会负责，因为它们是董事会的成员，例如盖茨基金会表明："盖茨基金会是资金提供者，也是各种新型全球卫生行动的理事会成员（例如全球基金、全球疫苗免疫联盟、防治结核伙伴关系以及遏制疟疾行动计划），这一事实表示其他全球卫生行为体对盖茨基金会负有责任，而不是反过来。"（Global Health Watch，2008）。

8. 未来：私人基金会作为全球卫生伙伴

传统私人基金会是全球卫生最重要的行为体之一，并且影响了全球卫生的发展方式。它们试图以科学的方式提供援助，寻找行得通的证据，并且寻求成果。传统私人基金会关注管理援助的成果，这与21世纪的私人基金会一致，这也影响了现代卫生援助，即将私人基金与公共目标的管理理念相结合。

私人基金会在关注重点和范围方面有重要差异，这在很大程度上由基金会的创始人决定。然而，在当前的全球卫生形势下，基金会的独立性为其提供了一项比较优势。尽管私人基金会因为不对公众负责而遭到批评，其独立决策的自由使得它们能够冒险，并且比其他卫生援助行为体更具创新性。

私人基金会将这个能力应用于寻求全球卫生的新型解决方案和创新中。它们记录结果，并且尝试新方法，这些随后由国家或其他公共实体采纳或使用。这种影响已体现在洛克菲勒基金会支持布伦特兰时期的世界卫生组织改革规划，以及盖茨基金会提供资金促进创建新型全球行动，如全球疫苗免疫联盟。

为了确保私人基金会援助的有效提供，在塑造直接影响其公民健康的伙伴关系方面，发展中国家应该展现更强的领导力和主人翁精神。举例来说，发展中国家更强的领导力角色意味着，这些国家应该将私人基金会及其资助的行动纳入其协调捐助方的努力之中。

私人基金会和海外发展援助捐助方的角色和关注点十分不同。私人基金会寻求与双边、多边和全球卫生行动互补的新型运作方式。作为创新型卫生伙伴，私人基金会发挥了重要的直接和催化作用，这些作用需要更好地融入全球卫生治理中。

第17章评估了盖茨基金会在印度支持的一项创新型艾滋病预防项目。第18章描述了俄罗斯非政府组织应对的特征，关注索罗斯基金会支持的活动。第12章评估了由私营部门角色直接引发的进一步创新。

参考文献

Agudelo CA (1983) "Community Participation in Health Activities: Some Aspects and Appraisal Criteria", Bulletin of the Pan American Health Organisaiton, 17(4):375–86.

Alleyne G, Aninat E, de Ferranti D, de Quadros C, Chen L, Freire M, Guerrero R, Langer A, Rodríguez JG (2008) "Instituto Carso de la Salud: A Boost for Health Philanthropy", *Lancet* 371(9607):100–101.

Arnove R, *et al.* (2007) "Revisiting the 'Big Three' Foundations", *Critical Sociology* 33:389–425.

Aschwanden C (2007) "Freedom to fund", *Cell* 128(3):421–23.

Associated Press (2006) "Gates: Buffett Gift May Help Cure Worst Diseases", Press Release 26/6/2006, http://www.msnbc.msn.com/id/13541144/ (last accessed 20/7/2010).

BBC News online (2005) "Anita Roddick's New Wealth Agenda", http://news.bbc.co.uk/2/hi/business/4524046.stm (last accessed 20.7.2010).

Bell D (1975) "The Future of Philanthropic Foundations. The Next Twenty-Five Years", *Ciba Found Symp* 30:151–78.

Bell D (1971) "The Ford Foundation as Transnational Actor", *International Organization* 25:465–78.

Berndtson E (2007) "Power of Foundations and the American Ideology", *Critical Sociology* 33:575–87.

Bill & Melinda Gates Foundation (2009) Press Release 21/01/2009, http://www.gatesfoundation.org/press-releases/Pages/rotary-international-effort-in-eradicating-polio-090121.aspx.

Bill & Melinda Gates Foundation (2009) Avahan. The India AIDS Initiative. Fact Sheet, Seattle, http://www.gatesfoundation.org/avahan/Documents/Avahan_FactSheet.pdf (last accessed 22/07/2010).

Black R, *et al.* (2009) "Accelerating the Health Impact of the Gates Foundation", *Lancet* 373(9675):1584–85.

Buse K, Harmer HM (2007) "Seven Habits of Highly Effective Global Public-Private Partnerships: Practice and Potential, *Soc Sci Med* 64(2):259–71. Epub 2006 Oct 20.

Casalonga S (2008) "Private Research Foundations: New Stakes for Europe and France", *BIOFUTUR* 288:52–55.

Chapman S (2008) "Group Carso, Health Philanthropy, and Tobacco", *Lancet* 371(9620):1243.

Cohen J (2006) "Global Health. Public-Private Partnerships Proliferate", *Science* 311(5758):167.

Dees G (2008) "Philanthropy and Enterprise: Harnessing the Power of Business and Entrepreneurship for Social Change", *Innovation* 3(3)119–32.

Desai R, Kharas H (2009) Do Philanthropic Citizens Behave Like Governments? Wolfensohn Center for Development, Working Paper 12, Washington, http://www.brookings.edu/papers/2009/10_kiva_global_giving_kharas.aspx.

DNA India Online (2010) Carlos Slim tops annual list of billionaires, http://www.dnaindia.com/world/report_carlos-slim-tops-annual-list-of-billionaires_1358163 (last accessed 20/07/2010).

Dyer O (2006) "In Search of a Sustainable Philanthropy", *Bull World Health Organ* 84(6):432–33. Epub 2006 Jun 21.

Editorial (2009) "What has the Gates Foundation Done for Global Health?" *Lancet* 373(9675):1577.

Edwards M (2008) Just another emperor? The Myths and Realities of Philanthro-Capitalism, Demos: A Network for Ideas & Action, The Young Foundation, http://www.nonprofitquarterly.org/images/fbfiles/files/Just_Another_Emperor.pdf.

European Foundation Centre (2008) Foundations in the European Union. Facts and figures. Brussels.

Fleischmann JL (2007) The Foundation: A Great American Secret: How Private Wealth is Changing the World, Public Affairs, New York.

Forbes (2010) Forbes' List of Billionaires, http://www.forbes.com/lists/2010/10/billionaires-2010_The-Worlds-Billionaires_Rank.html (last accessed 20/7/2010).

Ford Foundation (2008) Annual Report, New York, http://www.fordfoundation.org/about-us/annual-reports.

Foundation Centre (2008) International Grant-Making Highlights, New York, http://foundationcenter.org/gainknowledge/research/pdf/intlgmiv_highlights.pdf.

Foundation Centre (2008a) Number of Grantmaking Foundations, 1975 to 2007, New York, http://foundationcenter.org/findfunders/statistics/pdf/02_found_growth/2007/03_07.pdf.

Foundation Centre (2009) Philanthropy Annual, New York, http://foundation-center.org/philanthropyannual/2008.html.

Foundation Centre (2009a) Highlights of Foundation Yearbook, New York, http://foundationcenter.org/gainknowledge/research/pdf/fy2009_highlights.pdf.

Fox DM (2006) "Foundations' Impact on Health Policy, *Health Aff* (Millwood) 25(6):1724–29.

Franco-Agudelo S (1983) "The Rockefeller Foundation's Antimalarial Program in Latin America: Donating or Dominating?" *Int J Health Serv* 13(1):51–67.

Frenk J (2009) "Response from Instituto Carso de la Salud. Comment on Group Carso, Health Philanthropy, and Tobacco", *Lancet* 371(9620):1243–44.

Galaskiewicz J (2001) "Private Funds, Public Purpose: Philanthropic Foundations in International Perspective", *Administrative Science Quarterly* 46(2):356–58.

Gallin E (2005) "Interview with Elaine Gallin, Program Director for Medical Research at the Doris Duke Charitable Foundation", *J Investig Med* 53(6):275–78.

Global Health Watch (2008) "The Alternative World Health Report", Zed Books, London.

Gunzburger LK (1994) "Foundations that Support Medical Education and Health Care: Their Missions, Accomplishments, and Unique Role", *Acad Med* 69(1):8–17.

Gupta S, Patillo C, Wagh S (2006) Are Donor Countries Giving More or Less Aid? IMF Working Paper, WP/06/01, Washington, http://aideffectiveness.zunia.org/uploads/media/knowledge/AidEffectiveness/wp0601.pdf.

Instituto Carlos Slim de Salud (2009) Que mas Personas Vivan e mejor, Informe, Mexcio D.C.

John R (2002) *Venture Philanthropy: The Evolution of High-Engagement Philanthropy in Europe*, Cambridge: Skoll Center for Social Entrepreneurship.

Joint Working Group of the Council of Foundations and the European Foundation Centre (2007) Principles of Accountability for International Philanthropy. An aspirational tool for international donors, Brussels, http://www.efc.be/SiteCollectionDocuments/EFC_COF_PrinciplesAccountabilityUKV.pdf.

Lancet (2003) "Philanthropic Gifts for Health: The Stage is Set", *Lancet* 362(9390):1087.

Lancet (2005) "Bill Gates: a 21st century Robin Hood?" *Lancet* 365(9463):911–12.

Lanval News (2010) Slim, Gates and the Spanish government together for Salud Mesoamerica 2015, http://lanval.com/news/slim-gates-and-the-spanish-government-together-for-salud-mesoamerica-2015/7141142/ (last accessed 20/7/2010).

Lerer L, Matzopoulos R (2001) "'The Worst of Both Worlds': The Management Reform of the World Health Organization", *Int J Health Serv* 31(2):415–38.

Lester Feder J (2010) Cell-phone Medicine Brings Care to Patients in Developing Nations, *Health Affairs* 29(2):259–63.

Marten R, Witte JM (2008) Transforming Development? The role of philanthropic foundations in international development cooperation, GPPi Research Paper Series No. 10.

Matter A, Keller TH (2008) "Impact of Non-profit Organizations on Drug Discovery: Opportunities, Gaps, Solutions", *Drug Discov Today* 13(7–8):347–52.

McCoy, et al. (2009) "The Bill & Melinda Gates Foundation's Grant-Making Programme for Global Health", *Lancet* 373(9675):1645–53.

MSNBC (2008) Rockefeller 2.0: Gates Relaunches Philanthropy Through His Foundation, Microsoft Founder is Aiming to Change Charity, Online article, 24/06/2008, http://www.msnbc.msn.com/id/25332025/ (last accessed 22/07/2010).

Murray C (2009) Financing Global Health: Tracking Development Assistance to Health, ICMHE, Seattle.

Nielsen W (1985) *Golden Donors: A New Anatomy of the Great Foundations*, New Brunswick and London: Transaction Publishers.

Organization for Economic Development and Cooperation (2010) The Role of the Private Sector in the Context of Aid Effectiveness. Draft Strategy, Paris.

Organization for Economic Development and Cooperation (2010a), Development Co-operation Report 2010, Paris.

People's Health Movement (2008) *Global Health Watch 2: An Alternative World Health Report*, London: Zed Books, http://www.ghwatch.org/ghw2.

Ravishankar N, Gubbins P, Cooley RJ, Leach-Kemon K, Michaud CM, Jamison DT, Murray CJ. (2009) "Financing of Global Health: Tracking Development Assistance for Health from 1990 to 2007", *Lancet* 373(9681):2113–24.

Reich M (2000) "Public–Private Partnerships for Public Health", *Nat Med* 2000 Jun; 6(6):617–20.

Saucedo R (2010) The Carlos Slim Health Institute, Power Point Presentation; available under http://www.slideshare.net/rosaucedo03/icssinstitutionalpresentation.

Seattle Times Online (2007) Melinda Gates Shares the Lessons She's Learned in 10 Years of Philanthropy http://seattletimes.nwsource.com/html/localnews/2003687791_webmgates30.html.

Stapleton D (2004) Lessons of History? Anti-Malaria Strategies of the International Health Board and the Rockefeller Foundation from the 1920s to the era of DDT", *Public Health Rep* 119(2):206–15.

Tapia-Conyer R, Saucedo R (2009) "Last Mile Delivery in Health Care and Patient Empowerment Through Technology: The Case of 'Telecommunication for Health'", *Global Forum Update on Research for Health* 6:10–13.

Vian T, et al. (2007) "Public-Private Partnerships to Build Human Capacity in Low Income Countries: Findings from the Pfizer Program", *Hum Resour Health* 2(5):8.

Vogel A (2006) "Who's Making Global Civil Society: Philanthropy and US Empire in World Society", *Br J Sociol* 57(4):635–55.

Walt G, Buse K (2000) "Partnership and Fragmentation in International Health: Threat or Opportunity?" *Trop Med Int Health* 5:467–71.

Widdus R (2005) "Public-Private Partnerships: An Overview", *Trans. R. Soc. Trop. Med. Hygiene* 99S:S1–8.

Witte and Martens (2008) "New Philanthropy and International Development", Alliance Magazine, 1 September, 2008.

World Bank (2007) Philanthropic Foundations and Their Role in International Development Assistance, World Bank, Washington.

Wyn Owen J, et al. (2009) "The role of Foundations in Global Governance of Health", In Making Sense of Global Health Governance, eds. Buse, Hein, Drager, Palgrave Macmillan, New York.

Yamey G (2003) "Education and Debate: WHO's Management: Struggling to Transform a 'fossilised bureaucracy'", *BMJ* 326(7382):217–18.

12

私营部门：做事的新方式

Dida Connor，David Evans 和 *Brian Brink*

概　述

　　私营部门在全球公共卫生中参与度的增加推动了创新，并对国际卫生项目的融资和实施方式产生影响。通过全球基金的例子，本章概述了私营部门的情况及其对全球卫生的贡献，并且介绍了一些主要的参与方。本章还重点介绍了一些创新型全球卫生行动计划，如红色产品（PRODUCT）REDTM，并提供了私营部门行为体和国际组织之间的新型伙伴关系的其他案例。本章结尾讨论了将私营部门融入全球卫生及其治理的优势和挑战。

1. 介绍

　　越来越多的证据显示，改善卫生保健、防治疾病和延长预期寿命均对经济增长至关重要，经济增长反过来又对长期的商业成功极其重要（UNDP, IBLF, 2003；Over, 2009；Gupta, 2006）。艾滋病、结核病和疟疾是构成传染病负担的主要疾病，对发展和经济都有影响。这些疾病每年总计造成超过 500 万人死亡，这在许多世界最贫困的国家形成了疾病和贫困的恶性循环，阻碍了经济增长、教育并缩短了期望寿命。除增加人力成本之外，这些流行病对艾滋病和疟疾负担较重地区的商业也产生了显著影响。在艾滋病、结核病和疟疾患病率高的地区，工人患病、卫生成本、保险费用和福利开支增加，生产力下降，以及雇佣和培训成本上升，成为经商的额外成本（Lancet Infectious Diseases, 2007）。虽然技能基础和系统知识丢失以及耻辱导致的工作场所潜在冲突比较难以测量，但这些因素同样重要。

　　私营部门——尤其是处于某些传染病流行最为严重的国家的公司和企业，参与防治这三种疾病的进程缓慢（Feeley 等，2007；Ridley, 2001）。在 20 世纪 80 年代和 20 世纪 90 年代早期，公共部门和私营部门之间的卫生合作有限，主要是因为两个部门都没有及时意识到将私营部门的专业知识和策略应用到公共卫生能够获得的益处。在 20 世纪 90 年代后期，世界卫生组织改革期间，公 - 私伙伴关系这一想法在全球和各国占据主导地位。许多这类伙伴关系采用社会投资机会的形式，要求公司利用其财务资源协助承担项目，为需要的人们提供卫生保健服务。但是，近年来，公 - 私伙伴关系模式发生了显著变化。不仅呼吁公司提供财务资源用于扩大防治疾病的规模，还呼吁其分享对有效提供公共卫生服务至关重要的专业商业知识。这形成了一条有更多伙伴关系和更强协作性的卫生与经济发展的路径。

　　全球艾滋病、结核病和疟疾商业联盟（GBC）是一个包括 200 多家公司的联盟。该联盟认为，在大多数情况下，伙伴关系路径是商业领袖首选的经营方式。该联盟注意到，伙伴关系是以许多不同的方式设想和制定的，例如：

- 公司确认与其共同社会责任目标一致的非营利性项目，接着利用其商业资源着手项目。

- 有意对某一特定问题有所作为的公司，寻找能对此提出建议或与其合作的伙伴。

- 寻找潜在的伙伴，并与有可能建立联合项目的公司探讨或者寻求补充商业技能，以弥补执行项目的不足。
- 公司集体行动：为共同关注的一个重大问题，组建跨行业和跨部门行动团队。

2. 私营部门卫生伙伴关系的组成部分

全球抗击艾滋病、结核病和疟疾基金已经建立了全球和地方层面与私营部门长期共存的伙伴关系。该组织已发现，私营部门伙伴在弥补治理、实施、倡议和采购的不足方面发挥了重要作用，因此全球基金资助的项目能够持续地深入到需要服务的人群。私营部门以四种不同的方式与全球基金合作：

1. 现金或实物捐赠；
2. 实施全球基金支持的项目；
3. 以对社会负责任的方式提供商品和服务；
4. 充当全球和国家良政的公共提倡者和贡献者。

全球基金的资金捐赠直接流向全球基金支持的项目现场，不需扣除行政成本。主要私营部门援赠者可以选择将钱捐到总体资金中进行项目资助，也可以选择"有限捐赠"，支持特定项目或活动。有限捐赠不影响目标拨款项目的可用资金或项目目标、工作计划或报告要求。

全球基金自身并不实施项目，在其支持的国家也没有实体存在。为了遏制或逆转艾滋病、结核病和疟疾的传播，全球基金要求项目必须致力于显著扩大防治这三类疾病的规模。政府不能独自完成这项任务。为了解决这个问题，全球基金积极鼓励各国与非政府组织合作——包括私营部门——作为项目的实施者以及全球基金项目的首要执行者和次级执行者。事实上，全球基金明确地在其资金申请书里建议常规纳入政府和非政府组织实施者。这一做法，即所谓"资金拨付双轨制"，增加了民间团体组织和私营部门对项目实施的参与度。现在，这些团体总计负责35% 的全球基金支持项目。

许多在疾病负担重的国家设有办事处的公司开展保护其员工健康的项目，在一些情况下，例如英美资源集团，将项目扩展到整个集团。在许多情况下，尤其是在卫生体系较弱、公司必须自己开发项目的地区，这提供了一项中期解决方案。但是，长期的解决方案是要使国家卫生体系强大起来，并应对疾病。公司也利用其在竞争激烈的市场中培养出来的能力，帮助提供卫生保健服务，帮助组织更经济、有效地利用有限的资源。

事实上，私营部门组织也许尤其适合在一些情形下发挥带头作用，因为在一些缺乏其他网络和资源的地区，它们可能是提供服务的唯一可行的来源。例如，2006 年，国际航运巨头敦豪集团（DHL）与联合国儿童基金会合作，使用其配送和物流能力，在肯尼亚的遥远的夸莱地区提供长效杀虫剂处理过的蚊帐，该地区道路设施差，疟疾相关儿童死亡率高居肯尼亚前列。试点阶段之后，DHL 将这一工作范围扩大到全国，支持蚊帐活动和卫生部。在 DHL 和联合国儿童基金会的支持下，2007 年 6 月该项目发起了全国"儿童健康和营养周"。海报和传单等宣传材料通过 DHL 建立的道路交通网络发送至各地。DHL 还资助了一部整合了儿童生存计划的宣传短片。

全球艾滋病、结核病和疟疾商业联盟将全球卫生伙伴关系带来的资源归类如下：

- 规划、管理、营销或融资专业知识和协助。
- 从事特定计划的经验丰富、具有贡献精神的专家。
- 设施，如分销渠道。
- 雇员和顾客的可及性。
- 有力的当地、全国和全球品牌力量。
- 营销和交流渠道，如电台和网络。
- 提供者、政府和其他公司的关系。
- 产品和其他资源的实物贡献。

公司也能利用其影响力，在宣传和良政方面做出贡献，保护健康并治疗患病人群。作为雇主，公司对社区和国家很重要——并且是支持公共卫生的有力声音。在全球层面，有效的交流和宣传激发公众兴趣，促进了卫生方面的投资承诺。公司和商业联盟正在与消费者、提供者和分销者以及政策制定者开展对话，以增加对疾病防治的支持力度。例如，全球基金与 VH-1 等一些主流媒体组织建立了伙伴关系，以建立和分布宣传工具。同时，具有影响力的私营部门代表在全球"朋友"组织网络中发挥了领导作用，这些组织在保持独立的同时，呼吁全世界继续和增加对全球基金的支持。

在地方层面，公司通常协助社区树立榜样。许多公司都很积极，例如在反对艾滋病歧视方面。歧视是阻碍人们获得检测和治疗的主要障碍。一个公司的工作场所政策和大众传播可能是反歧视战斗中最主要的工具。世界许多地区的公司——从俄罗斯到肯尼亚——都已经组织了对其首席执行官的公开检测，借以表明检测既是必需的，也是社会认可的。

下文引用了全球基金的例子，讨论了与私营部门建立的不同类型的伙伴关系，包括创新型融资、管理和能力建设相关的例子，以及国家实施的例子。

2.1 调动额外资源的创新型融资：红色产品

全球基金采用创新型方法与社会企业建立密切的伙伴关系，为发展筹集额外资金。2006 年发布了红色计划，这是一项由摇滚音乐家 Bono 和积极分子 Bobby Shriver 制定的私营部门消费者营销计划，其想法是通过销售带有红色商标的流行品牌产品来支持全球基金。目前的伙伴包括美国运通（American Express）（英国）、苹果（Apple）、匡威（Converse）、戴尔（Dell）、爱姆普里奥·阿玛尼（Emporio Armani）、盖普（Gap）、霍尔马克（Hallmark）、微软（Microsoft）、星巴克（Starbucks），以及最近的博格步（Bugaboo）和耐克（Nike）。销售这些产品的利润中，高达 50% 的利润直接流向全球基金。红色产品为全球基金筹集的资金 100% 投资于全球基金项目，并且全球基金或红色项目不收取日常费用，这确保了筹集的所有资金都发挥最大的作用。这个概念已经做出了重要贡献，到 2009年 2 月筹集了 1.4 亿美元，用于支援四个非洲国家的艾滋病病毒携带者和艾滋病患者的预防、治疗和关爱服务：卢旺达、加纳、莱索托和斯威士兰。

红色产品还协助加强北美和欧洲地区普通消费者对非洲艾滋病的认识和宣传倡导。通过其所熟知和信任的品牌对普通市民和消费者进行宣传，红色产品能够筹资上百万的资金用于抗击非洲的艾滋病。红色产品通过其营销伙伴关系为全球基金和实施伙伴提供了媒体和广告曝光度。在互联网上，红色产品成功地与年轻人建立联系，使他们加入到非洲抗击艾滋病的战斗中，并帮助创建了相关的市民网络，有助于将非洲艾滋病问题摆在政府议事日程上，并且宣传全球卫生和发展问题。

红色产品与全球基金的伙伴关系是创新型融资计划和有效公 - 私伙伴关系的一个成功模式。这一伙伴关系成功的原因是，所有的伙伴为了一个共同的目标奋斗时，仍旧基于其各自擅长的领域。红色产品及

其伙伴从全球商业部门中获得了营销和传播能力。全球基金和实施伙伴以透明度和问责的机制，提供了赠款和管理能力，满足了红色产品大众宣传的需要。到 2010 年，也就是经济衰退的两年中，红色产品伙伴关系持续提供的资金流表明了这种商业模式的可持续性，并且说明企业可能实际上从对红色产品品牌和使命日益认可的庞大消费者群体中获益。对红色产品的批评之声与伙伴公司提供的中等利润份额形成了鲜明对比，这些伙伴公司有可观的营销预算，用于推动红色产品的销售。然而，营销本身即是一项重要贡献，Michael Madnick，近期一项全球慈善事业调查的作者认为 [MacDonald, Tayart de Borms (2010)]：

对于一些人来说，这个模式颇具争议，因为公司不仅仅在捐钱。我认为这个模式是全球基金获得持续性收入的一个非常有创造性的方法，其核心是私营部门的能力。红色产品在三年时间里带来的 1.4 亿美元（全球基金不支出任何实质性费用），对我来说就是最好的回答。

2.2 多种资源的共同投资：雪佛龙公司

2008 年，全球基金发布了企业领军计划，并且欢迎雪佛龙公司成为发起合作伙伴。企业领军计划为跨国企业提供了与这三种疾病做斗争而大量投资平台，并且提供了在全球层面与全球基金开展宣传和公共关系项目合作，以及在国家层面与全球基金支持的项目实施者更密切合作的机会。选择雪佛龙公司第一个参加全球基金企业领军计划的原因在于，该企业非常成功地开展了防控艾滋病和疟疾的社区参与项目，以及其一流的艾滋病工作场所项目。作为伙伴关系的一部分，雪佛龙公司同意在三年内对全球基金支持的亚洲和非洲六个国家的项目投资 3,000 万美元。除捐款外，雪佛龙公司承诺支持每个目标国家选定的全球基金项目执行机构。这种支持包括能力发展计划、联合宣传倡导和传播活动，或者提高项目业绩和范围的其他地方活动的形式。

雪佛龙承诺抗击这些疾病的原因是艾滋病、疟疾和结核病是雪佛龙业务所在国的重大卫生问题。雪佛龙公司把全球卫生视为显著改善这些地区社区卫生的契机，并且认为整个社区卫生状况对公司员工及其家庭，以及公司潜在未来劳动力有直接的和正面的影响。这为其投资提供了社会和商业回报。

雪佛龙公司社区卫生的理念不断发展，并且充分利用了许多现有项目间的协同作用。该公司的主要关注点是制定一个整体路线，以满足社区的需要，包括将防控艾滋病、疟疾和结核病的措施整合起来，以协调应对当地的需要，并且考虑环境、社会和经济方面的因素。公司通过这种方式，为社区提供可持续的卫生支持。

例如，自 2001 年以来，该公司在尼日利亚开展了艾滋病认识、预防和治疗活动。在一些地区，通过社区医疗诊所支持抗疟活动。2008 年期间，雪佛龙与非洲疟疾企业联盟的伙伴合作制定了一个商业战略计划，该计划基于整合的、可持续性的社区卫生的理念。雪佛龙公司现在也参与了项目的当地管理，以协助实现其成果。作为领军企业角色的一部分，该公司正在参与全球基金的国家协调机制（CCMs），这个机制是国家层面上管理全球基金项目的主要管理结构。雪佛龙打算通过参与国家协调机制，了解其整合社区卫生理念的可行性和有效性。

该机制下的伙伴关系和计划在推进雪佛龙、全球基金和全球基金支持项目的工作方式上具有创新性。例如，在泰国，提高泰国年轻人对艾滋病的认识是雪佛龙与适宜卫生技术组织（PATH）的关键伙伴关系战略之一，后者是一个国际非政府组织，是全球基金项目的一个次级执行机构。适宜卫生技术组织与一个当地青年组织和雪佛龙共同组织了关于艾滋病认识和性教育的常规演出，每场演出都有超过 100 名年轻人参加。同时，还开发了一项名为"父母网络"的项目，为父母和监护人提供与孩子在性健康和艾滋病方面进行交流的知识和技巧。此外，通过向年轻公共交通摩托车司机发放 30,000 份艾滋病信息手册，曼谷的 13 个加德士加油站正在协助提高对艾滋病的认识。活动期间，加德士加油站附近诊所的报告就诊次数增加。

在安哥拉，雪佛龙与安哥拉卫生部、美国国际发展援助署和非洲疟疾企业联盟及其他支持者联合举办了一次为期三周的昆虫学培训研讨会，研讨会于 2010 年 2 月开始。这次研讨会针对公共和私营部门的一线疟疾控制人员。

在尼日利亚，雪佛龙和国家艾滋病控制机构（是全球基金项目的主要执行机构）联合部署了一项中、小型企业工作场所健康教育项目。该计划在于提供技术支持，增强宣传和意识，以及建立工作场所的艾滋病、疟疾和结核病管理系统。尽管与公共资金相比，私立资金对全球基金贡献有限，但是它彰显了发展的创新型伙伴关系的某些特质。

2.3 国家管理和能力：渣打银行和马拉松石油公司

2008 年 12 月，渣打银行，在资产、地理分布和市场资本方面最大的非洲银行集团，与全球抗击艾滋病、结核病和疟疾基金建立了慈善伙伴关系，由渣打银行向全球基金在非洲部分国家的资金受援机构提供财务和管理专业知识。

通过这个伙伴关系，渣打银行正在协助确保全球基金资金及时在国家内部分配，并协助完成报告的要求。渣打银行免费为全球基金项目主要执行机构、次级执行机构和国家协调机制提供广泛的财务咨询服务。

目前，只要获得全球基金资金的选定非洲国家提出请求，渣打银行就可以提供支持，并且根据其需要和要求量身定做。该服务完全由需求驱动，不受任何制约。这种伙伴关系目前在乌干达、尼日利亚、斯威士兰和莱索托实行，在不久的未来将扩大到更多非洲国家。

在斯威士兰、莱索托和尼日利亚，渣打银行已经为全球基金主要执行机构、次级执行机构组织了财务和管理培训研讨会。此外，渣打银行已经为斯威士兰的五个次级执行机构安装了财务管理软件。

莱索托的一名受训者说，这次培训让人大开眼界："渣打银行提供的研讨会和培训帮助我们更有效地管理援助者的资金，帮助我们履行全球基金的报告要求。"

私营部门有许多支持实施的技能，这些技能超越并补充了传统援助的技术重点。公司正在大规模计划中贡献其专长，并正在取得成果。2003 年，马拉松石油公司与其商业伙伴、赤道几内亚政府以及国际非营利研究组织联合启动了一项价值 1580 万美元的计划，以降低比奥科岛的疟疾传播。为比奥科岛疟疾控制项目制定的消除疟疾创新型方法，关注的不仅仅是单一致病因素，而是干预导致疟疾传播的一系列不同因素。这一干预计划包括：

- 为该岛的每户人家提供室内滞留喷雾。
- 挨户发放蚊帐，总计超过 111,000 张床。
- 在当地卫生中心免费提供疟疾检测和治疗。
- 改善国家卫生信息系统，监测健康风险。

- 发起创新型信息、教育和沟通活动，对公众进行疟疾和预防措施教育。
- 提供项目实时数据并且作为未来暴发警报的监测和监督系统。

疟疾控制计划为该岛全体人群带来益处的同时，特别关注了比奥科高危人群，尤其是 5 岁以下儿童和孕妇。在项目的头两年，该项目使蚊子传播疟疾成功减少了 95%，并使儿童疟原虫携带率降低了 44%。至 2008 年，比奥科岛疟疾控制项目使蚊子传播疟疾成功减少了 99%，并使儿童疟原虫携带率降低 49%。

然而，要维持这个影响水平具有挑战性。2008 年秋天，马拉松石油公司及其伙伴，包括赤道几内亚政府，宣布将比奥科岛疟疾控制项目延长 5 年，项目一直持续到 2013 年。计划第二阶段的主要重点将是开发赤道几内亚的国家疟疾控制项目能力。这将确保地方能力和计划管理技能足以将项目维持到 2013 年之后。

通过全球基金的一项多年共计 2,600 万美元的赠款和马拉松基金会额外的 100 万美元赠款，马拉松石油公司及其伙伴还帮助赤道几内亚政府在赤道几内亚本土实施该计划的干预措施。这使得赤道几内亚政府建立起全国范围的疟疾控制整合项目，这在非洲是首批建立该项目的国家之一。

2.4　国家实施：安格鲁阿山帝黄金公司

2005 年，安格鲁阿山帝黄金公司（AGA）是一家大型采金公司，在加纳的奥布阿西市辖区实施了一项综合性疟疾控制整合项目，旨在两年时间内将疟疾发病率降低 50%。该项目包括媒介控制干预措施，例如室内滞留喷雾、针对性杀灭幼虫（用于阻碍幼虫或蛹发育成为成年蚊子的预防措施）、社区生活方式改变、快速有效的病例发现，以及向目标人群发放杀虫剂处理过的蚊帐。据报告，该项目产生了重大影响——自 2009 年 12 月起，报告疟疾病例减少了 75%，平均每月减少 5,800 例。安格鲁阿山帝黄金公司在几内亚的锡吉里矿、坦桑尼亚的盖塔矿实施了相同的项目，在非洲的其他营业地区实施了类似的计划。

加纳政府希望从安格鲁阿山帝黄金公司的专业知识和经验中受益，并且将该公司纳入了向全球基金递交的总值 1.3 亿美元的第八轮疟疾项目申请书中，该项目将通过公-私伙伴关系模式在加纳的 40 个地区实施。

加纳的申请取得了成功。在最初的两年，安格鲁阿山帝黄金公司成为 3,000 万美元全球基金赠款的主要执行机构。该赠款于 2009 年 11 月签署，活动也于同时启动。根据全球基金在国家疾病战略背景下促进执行机构多样化的"双轨制拨付资金"政策，安格鲁阿山帝黄金公司将把赠款用于室内滞留喷雾，同时与政府执行机构合作，致力于扩大以家庭为基础的保健范围。作为赠款的主要执行机构，安格鲁阿山帝黄金公司直接接受全球基金的资金，接着利用这些资金实施项目。其中一个目标是指导其他组织成为次级执行机构，从而在加纳开展能力建设。

除了作为该赠款的主要执行机构外，安格鲁阿山帝黄金公司也贡献了物质和管理资源。在这个项目中，公司在奥布阿西建立的疟疾控制中心将作为扩展国家项目的总部和培训中心。该中心有现成的昆虫室（用于保存、培育或观察活蚊子）、昆虫实验室、培训设施，以及包罗万象的行政基础设施。公司现有的交通工具、喷洒泵和其他设备将免费纳入国家项目，公司现有的疟疾信息系统将用于改善国家疟疾数据收集和报告系统。

安格鲁阿山帝黄金公司员工在奥布阿西项目规划和实施中获得的运营、管理、规划、培训和实施方面的集体专业知识和技术技能，将有益于最新扩展的政府项目。在全球基金资金的支持下，在卫生部、加纳卫生服务局和国家疟疾控制项目等国家内部伙伴合作下，安格鲁阿山帝黄金公司正在为加纳的国家防控疟疾工作做出贡献。

3.　私营部门伙伴关系的挑战和益处

尽管私营部门能为公共卫生问题带来创新型思考和专业知识，但在全球卫生与私营部门行为体之间建立伙伴关系仍存在一些真实的挑战（USAID，2009；Ridley，2001）。首先，双方通常互不信任，这似乎是缺乏这方面对话导致的，这使得在全球和地方层面建立伙伴关系变得困难。公共部门行为体有时不了解私营部门可能带来的附加值。同样，私营部门并非完全了解其潜在作用。公司通常偏好于资助对其市场、劳动力和周围社区有直接影响的项目，而不是支持国家项目。此外，由于明显的耗时长，公司通常对集体和多部门参与持怀疑态度，宁愿选择实施自己的项目，或仅与预先选定的伙伴一起行动。因此，在治理和全球卫生方面，公司没有完全发挥出自身的作用。

对于制造用于防控疾病的药物和其他产品的公司，卫生项目是其主要商业收入来源。有时商业利益制造了潜在利益冲突和紧张局面，使得建立伙伴关系尤为困难。然而，这种思考方式开始朝着伙伴方式转变。一些机构如全球基金，开始寻求与制造商合作，设计项目、制定政策，以减少成本，改善用以挽救生命的预防、治疗和保健产品的可及性。

全球卫生界也逐渐认清这样的事实：随着这些疾病的变异及其对现有治疗的耐药性的产生，许多公司在研发和生产持续治疗疾病所需的产品时，承担了巨大的融资风险。实例包括承诺对关键商品进行非营利性定价的公司，尤其是对药品；持续研发新产品如儿科药物配方的公司，即使这些药物没有商业价值；为了鼓励低成本制造而授权知识产权的公司；承诺继续投资研究防治疾病新方法的公司。

有些时候，市场力量和提供者的社会承诺不足以保障患者的最佳结果。在这种情况下，全球基金有兴趣致力于克服这种市场失灵。2008年，全球基金理事会批准了一种新的创新型融资机制试点，旨在保证遭受疟疾折磨的人们可以获得便宜、有质量保证的抗疟治疗，即以青蒿素为基础的联合治疗（ACTs）。这个项目，被称为可负担的疟疾药物机制（AMFm），通过价格协商、购买者共同付费，将消费者承担的药品价格降低至可负担的水平。该机制采取本国的支持性干预措施，保障安全、有效地推广以青蒿素为基础的联合治疗，从而促进抗疟药物的有效使用，并将无效药物驱逐出市场。

4. 结论

无论在全球层面还是在地方层面，公共部门和私营部门之间建立的伙伴关系通常都充满挑战性，但这对实现卫生相关千年发展目标的成果至关重要。从

管理和创新型融资到实施，全球基金展示了与私营部门之间可能建立的不同的伙伴关系。我们阐述了这些内容并且强调了其中一些挑战，包括公共和私营部门之间由来已久的互不信任，当用于防治疾病的产品的制造商考虑其他角色时出现的潜在利益冲突，以及商业周期和金融危机对公共和私营部门的影响。全球基金已经从私营部门（和私人基金会）担任理事会成员中受益，该成员由一个范围更广、有兴趣参与的公司代表团支持。此外，2007—2009年全球基金理事会的主席是私营部门代表Rajat Gupta，麦肯锡公司前任总裁。这种对私营部门的认识和对其参与的接受能力，使得全球基金能够构建与私营部门的伙伴关系，实施项目，以社会责任的方式提供商品和服务，并且通过有效的宣传和沟通活动提高对防治艾滋病、结核病和疟疾认识。

第11章评估了私人基金会的贡献。

参考文献

Feeley F, Connelly P, Rosen S (2007) "Private Sector Provision and Financing of AIDS Treatment in Africa: Current Developments", *Current HIV/AIDS Reports* 4:192–200.

Gupta A (2006) "Public-Private Partnerships in Health", *Health for the Millions* 32(6):7–13.

Lancet Infectious Diseases (2007) "Engaging the Private Sector in Global Health", *Editorial* 7(12):757.

MacDonald N, Tayart de Borms L eds (2010) Global Philanthropy, Mercator Fund.

Over M (2009) "AIDS Treatment in South Asia: Equity and Efficiency Arguments for Shouldering the Fiscal Burden When Prevalence Rates Are Low." Center for Global Development Working Paper 161. Washington: Center for Global Development. Available at www.cgdev.org/content/publications/detail/1421119/.

Ridley GR (2001) "Putting the Partnership into Public-Private Partnerships", *Bulletin of WHO* 79(8): 694.

UNDP and IBLF (2003) "Business and the Millennium Goals: A Framework for Action", UNDP, New York.

USAID (2009) "Private Sector Involvement in HIV Service Provision", Washington, USA.

13

民间团体伙伴——承认民间团体在全球卫生中的地位

Josh Galjour 和 *Asia Russell*

概　述

　　民间团体在全球、国家和地方改善健康结果的努力中均是一个关键的行为主体。作为一个多样化的利益相关者，民间团体在服务提供中发挥着作用，确保调动各个社会群体帮助风险人群，以及在治理中发挥作用。在一些国家，反对将民间团体作为平等伙伴纳入仍然是一大挑战。民间团体内部的能力不足或不均衡，以及缺乏问责制，也是对这些团体行动的有效性造成挑战。本章评估了民间团体有力参与改善健康结果所面临的挑战和机遇。首先，本章描述了民间团体作为一个关键利益相关者，其发展过程和多样性。接着，本章关注保障民间团体有策略地参与全球卫生政策制定的实例。最后，本章探讨了民间团体的附加值，以及承认民间团体在全球卫生中的地位所面临的挑战和建议。

　　1982 年 10 月 15 日，记者和里根总统的新闻秘书拉里·斯皮克斯（Larry Speakes）在新闻发布会上对话的文字记录。

　　记者：拉里，亚特兰大的疾病预防控制中心公布，艾滋病现在已经成为流行病，目前已有超过 600 例病例，对此，里根总统是否有任何反应？

　　斯皮克斯先生：什么是艾滋病？

　　记者：超过三分之一的患者已经死亡。艾滋病曾被称为"同性恋瘟疫"（笑声）。不，这是真实的。我的意思是这种疾病很严重，每三个患病的人中就有一个死亡。我想知道总统是否意识到这个问题。

　　斯皮克斯先生：我没有艾滋病。你呢？（笑声）

　　记者：不，我没有。

　　斯皮克斯先生：你没有回答我的问题。

　　记者：啊，我只是想知道，总统有没有——

　　斯皮克斯先生：你怎么知道？（笑声）

　　记者：换句话说，白宫把艾滋病当成一个大笑话看待。

　　斯皮克斯先生：不，我对此一无所知，莱斯特（Lester）。

　　记者：总统以及白宫的任何人知道这种流行病吗，拉里？

　　斯皮克斯先生：我想没人知道。我觉得没有——

　　记者：没人知道？

　　斯皮克斯先生：这儿没有人了解此事，莱斯特。

　　***

　　"作为一名艾滋病患者，我很高兴能够成为全球基金理事会的一员，因为这意味着我现在有发言权了！当我投票时，我的权利和美国一样。这种事我以前几乎从未见过！如果我成功地阐述我的立场，我的观点甚至比美国更重要——这是一件重大的事情，它始于全球基金；我在别处从未见过这样的事情，我一直这样重复地说……如果在没有我们参与的情况下做出这些决定，这些决定可能跟我们背道而驰。"
——Françoise Ndayishimiye，全球基金理事会前成员。

1. 简介

艾滋病在社会最边缘化的群体中传播——并且伴随着一旦感染艾滋病的耻辱感——构成了应对艾滋病危机的政治、社会和经济环境。自从艾滋病流行以来，民间团体以其众多形式——从积极分子组织，到服务直接提供者，到基层自助网络——在保障地方、国家和全球层面的卫生、资金、治理和人权政策变革方面，发挥着至关重要的作用。民间团体是应对艾滋病的核心和创新型伙伴，一半在治理内，一半在治理外。

本章认为，相关个体、同伴积极分子及其支持者是 20 世纪 80 年代早期对美国城市边缘化社区的极高艾滋病患病率做出应对的第一批人。在政府缺乏以证据为基础的应对以及对艾滋病患者的极度歧视下，积极分子联合不同的网络，开始寻求预防、治疗、关爱和支持。当艾滋病治疗方法首次在发达国家面市时，民间团体大声谴责全球不公平，并且推动为发展中国家提供艾滋病药物。在 21 世纪的第一个十年，艾滋病流行——以及暴露出的卫生服务可及性的极大不公平——引发全球卫生意识、倡议和筹资的再现。同时，民间社会团体利用全球卫生架构的机遇——其中大部分架构是因艾滋病新项目而建立的——从而使其在全球卫生治理中的角色制度化。

自从 1981 年首例艾滋病报告以来，对忽视、偏执、贪婪、同性恋恐惧、民族主义和排外的愤怒推动民间团体参与了艾滋病应对。这也塑造了一个充满生气的民间团体部门，并越来越多地参与卫生治理和艾滋病之外的卫生优先领域倡导。从艾滋病行动中取得的进步和经验已促进一系列卫生议题之间，以及相关的社会运动和积极分子之间的交融。同时，这些民间社团建立了一套重要的全球最优实践，使得直接受影响的消费者可以参与构建和评价卫生政策。

民间团体在缺乏政府应对的情况下填补了缺口，但是它也越来越多地与政府一起以伙伴关系方式开展工作。这种伙伴关系是艾滋病应对中最独特、最具创新性的元素之一。民间团体公开反对政府的政策决定，程度从轻度的忽视到直接的贬损，而在其他时候，民间团体又与政府以新型伙伴和协作关系进行合作。在过去 10 年里，民间团体已经动员在世界范围内持续推广艾滋病预防和治疗服务，同时在全球卫生治理中发挥更具影响力的作用。

1982 年，在一个如今已是声名狼藉的新闻发布会中，里根总统的新闻秘书说了本章开头的一番话，以残酷的偏执和同性恋恐惧回答了最早提出的有关艾滋病的问题。他的回答预示着美国和其他国家政府对艾滋病长达数十年的故意、致命的政治错误。29 年后，受艾滋病危机影响最直接的一些群体采取了变革行动，这次行动与令新闻秘书斯皮克斯不安的 HIV 阳性人群的"个人经验"一起，成了国家和全球艾滋病政策辩论的中心。现在，地方、国家和全球卫生治理都听到并且重视这些呼声。

在美国艾滋病流行的早期，艾滋病积极分子和艾滋病服务组织集中在艾滋病负担重的城市地区，当时存在一个 LGBT（女同性恋、男同性恋、双性恋、变性人）积极分子及其联盟的网络。在纽约市、旧金山、华盛顿特区、费城、芝加哥和其他城市，该网络的积极分子和联盟首先针对艾滋病疫情采取应对措施。从 1996 年开始，当用于延长寿命的三联抗反转录病毒疗法——至今为止获审批的最昂贵药物之一——开始在发达国家广泛使用时，艾滋病倡导关注的是降低药物价格，确保低收入人群、囚犯、吸毒者和流浪者等边缘人群平等获得的权利，并倡议研发毒性较小、更有效的抗反转录病毒药物。

HIV 感染者开始采用终身的、每日多剂量抗反转录病毒疗法——通常副作用严重——对当时的公共卫生体系而言是史无前例的。民间团体开发和实施旨在改善抗反转录病毒治疗"素质"并且能够提高治疗依从性的创新型项目。这些努力既延长了对 HIV 感染者的治疗效果，也降低了增加病毒耐药性的风险——对个体和公共卫生均有益。

1998 年，尽管 HIV 感染者中 60% 的男性、80% 的女性以及 90% 的儿童在撒哈拉沙漠以南非洲地区，但在那个时候，彻底改变富裕国家艾滋病应对状况的抗反转录病毒治疗在发展中国家几乎不存在①。结

---

① The ststus and trends of the HIV/AIDS epidemics in the world.Joint United Nations Programme on HIV/AIDS，Provisional Report，June1998，Available at：http://search.unaids.org/Html.aspx? q=PUB$CP&u=http://data.unaids.org/Publications/IRC-pub03/map-en.pdf[Accessed 6 October 2010].

果，到1998年，发展中国家和发达国家的积极分子组织开始形成民间组织联盟，重点保障资源贫乏地区获得挽救生命的艾滋病治疗。

这些联盟发展成为持续的活动，在泰国、巴西、南非和世界其他南部地区挑战本国政府，以保证艾滋病治疗的可及性。1998年，一个国际艾滋病非政府组织研讨会就发展中国家艾滋病治疗可及性达成一致声明："需要充足的基础设施安全地提供保健，但基础设施不足不应当作为不提倡更好的保健和治疗的借口。"②民间团体也关注跨国制药企业的定价③，以及西方援助者拒绝对发达国家以外的艾滋病预防和艾滋病姑息性保健投资——这本质上造成数百万人死于一种在富裕国家已经是长期慢性病的疾病④。由HIV感染者领导的运动要求结束"医疗种族隔离"，之后这场运动发展成为一个有影响力的关于艾滋病治疗可及性的新型全球社会运动⑤。

除这些进展外，民间团体促进了全球卫生治理的变革，也受益于其中。在2000年9月的纽约千年峰会上，民间团体为制定和启动千年发展目标发挥了关键作用⑥。民间团体继续给全球领导人施压，推动创建新型多边全球卫生融资机构，这促成了2002年全球抗击艾滋病、结核病和疟疾基金的建立⑦。在美国，进步和保守的积极分子找到了难得的共同立场，即鼓励布什政府设立一个关注艾滋病的大型发展援助项目，这就形成了美国总统防治艾滋病紧急救援计划

（PEPFAR）⑧⑨。以这种方式，民间团体帮助设立了创新型全球卫生项目，并且保证其将来在这些项目的确定、实施和管理中发挥核心作用。

在防控艾滋病的背景下，民间团体在全球卫生治理中的参与性和代表性已经制度化。其他卫生倡议的相关机构和伙伴关系已经顺应了这种创新特征，例如国际卫生伙伴（IHP+）⑩。然而，影响力日趋扩大的民间团体并非没有风险，尤其是在合法性、问责制、利益冲突和能力方面。这种创新型伙伴关系的未来取决于民间团体在自身新型的、发展的角色中，协调各方关系的能力。

2. 民间团体在卫生领域中的定义

民间团体是一个多样化、复杂的部门，包含来自大量利益群体、网络、组织和机构的非国家行为体。由此，很难精确地定义"民间团体"。定义"全球民间团体"的共同要素同样具有挑战性。民间团体组织的成员通常有某些共同目标，例如实现具体的政策变革，引导组织成员围绕在某种需求周围，组织成员及其群体，同时通过鼓励不以营利为目的、与具有共同理念的团体缔结联盟。民间团体的其他共同组织原则可能是全球团结的理念、关注卫生保健权利作为基本人权，以及坚持受疾病影响的人群参与基本决策。

② "Consensus Statement. Access to treatment for HIV in developing countries; statement from international seminar on access to treatment for HIV in developing countries，London，June 5 and 6，1998：，The Lancet，1998，352:1379-1380.

③ McNeil DG Jr. (2000) "Companies to cut cost of AIDS drugs for poor nations"，The New York Times. Available at http://www.nytimes.com/2000/05/12/world/companies-to-cut- cost-of-aids-dmgs-for-poor-nations.html[Accessed 6 October 2010].

④ AIDS，Drug Prices，and Generic Drugs. Avert website. West Sussex，UK [Online] Available at http://www.avert.org/generic.htm [Accessed 6 October 2010].

⑤ Act Up：AIDS Coalition to Unleash Power (2000)AIDS Drugs for Africa March and Rally.[onlne] Available at http://www.actupny.org/reports/march5.html [Accessed 6 October 2010].

⑥ United Nations Millennium Summit (2000) United Nations website. Available at http://www.un.org/millennium/[Accessed 6 October 2010].

⑦ Civil Society and Private Sector. Global Fund to Fight AIDS，Tuberculosis，and Malaria.Available at http://www.theglobalfund.org/en/civilsociety/?lang=en[Accessed 6 October 2010].

⑧ Dietrich JW（2007）"The politics of PEPFAR：the President's Emergency Plan for AIDS Relief"，Ethics and International Affairs. [Online] Available at http://www. carnegiecoun-cil.org/resources/joumal/2 1_3/essay/001.html [Accessed 14 February 2011].

⑨ Allen M，Blustein P（2003）"Unlikely allies influenced Bush to shift course on AIDS relief"，Washington Post 30 January. As accessed on Harvard Law School blog. Available at http://cyber.law. harvard.edu/blogs/gems/politicshiv/Unlikely AlliesInfluencedBush.htm [Accessed 6 October 2010].

⑩ International Health Partnership：Partners—Civil Society. [Online] Available at http://www.internationalhealthpartnership.net/en/partners/civil_society [Accessed 6 October 2010].

一个广义的定义包括所有非国家行为体，这涉及公会、基金会、大学、研究机构——甚至包括国会议员和媒体。在全球卫生治理中泛泛地提及"民间团体"时，民间团体的多样性导致了实际困难。采用一种广泛的定义，民间团体可以是边远乡村通过当地妇女团体为邻里提供以家庭为基础的保健服务的一名贫困妇女，也可以是年度预算大致等于贫困国家年度国内生产总值的一个国际开发组织。一些专业学者反对"全球民间团体"这一整体概念，认为"全球民间团体"这一概念是更真实民间团体的不恰当的类比，被定义为"居住地理位置接近并且享有共同文化的人群间，基于信任或共存的历史而形成的实体"[11]。这些怀疑论者发现了民间团体概念所赋予的"名不副实的民主决策合法性"[12]。

相反，关注共同的功能证明更有用。就本章而言，我们选择了卫生领域民间团体组织狭义的、功能性定义：鼓励平等、有意义地参与全球卫生治理的世界各地组织，尤其是从事行动、服务提供、政策开发和独立监督，以支持改进预防、治疗、保健和支持服务可及性的民间组织团体。

3. 卫生领域民间团体的发展和多样性

某些人对社会和政治不公长期感到愤慨，致使他们动员并联合起来捍卫和获得特定人群的权利。这些群体有时结成组织，即今天所知的民间团体。公共卫生本身是一门政治学——其论述通常提出谁有权利活着以及谁没有权活着的问题——并且通过集体行动，组织并鼓励修正不公平的个体和网络案例，这塑造了公共卫生的历史。卫生相关行动主义的例子可以从19世纪公共卫生和环境卫生运动，追溯到20世纪70年代反对婴儿配方奶粉运动，以及当代民间团体对全球卫生治理的贡献[13]。民间团体参与卫生事务并非新事，但民间团体参与全球卫生机构决策结构的

首要性和参与度是具有创新性的——达到了完全地、有意义地融入这些机构的期望标准。

一项历史分析揭示了民间团体对全球卫生治理的贡献是如何通过其对艾滋病流行的应对得以发展和实现多样化的。在20世纪80年代初期，第一例艾滋病病例于1981年确诊，美国城市暴发艾滋病流行。男同性恋、注射吸毒者及其性伴侣和血友病患者受到了灾难性的影响。在男同性恋群体中，20世纪60年代和70年代在LGBT积极分子组织的主要运动中，其对耻辱感和经验的分享为应对艾滋病流行奠定了坚实的基础。当积极分子意识到地方和国家当局拒绝采取恰当、准确的或有效的应对措施时，他们几乎在一夜之间建立起了公共和地下网络。他们建立了可信的渠道，散发有关安全性行为和降低危害的信息和材料，如安全套和无菌注射设备。政府缺乏针对艾滋病危机的全面应对，这激起了众怒。民间团体无法将受影响最为严重的群体的呼声转达给当时的卫生政策和管理机制。

早期的艾滋病积极分子是反对根深蒂固的恐惧和偏见的公共卫生先驱，他们要求在卫生保健机构里得到尊重和拥有尊严，并且要求依据事实和证据，而不是歇斯底里和偏执。1983年，美国的HIV感染者发表了"丹佛原则"，这是界定HIV感染者人权的标志性宣言，要求在卫生决策的各个阶段中，HIV阳性者无条件地参与卫生政策和服务提供[14]。这个时期的艾滋病积极分子在为自己的生命——以及他们的群体生命而奋斗。

3.1　民间团体对艾滋病的早期应对

1981年，6名相关男子在纽约市建立了男同性恋者的健康危机组织。在第一个晚上，罗杰·麦克法兰（Rodger McFarland）家的答录机收到了100多个电话。该组织是第一个向最受影响人群提供信息、倡议和保健的组织[15]。

⑪　Doyle C，Patel P (2008) "Civil society organisations and global health initiatives:problems of legitimacy"，Social Science and Medicine **66**:1928-1938.

⑫　Ibid. Doyle references Seckinelgin H (2003) Time to stop and think：HIV/AIDS.Anheier H，Glasius M，Kaldor M eds，Global Civil Society 2002/3. London：Sage.

⑬　Berridge V，Loughlin K，Herring R (2009) Historical dimensions of global health gov-ernance. In：Kent Buse et al. ed. Making Sense of Global Health Governance：A Policy Perspective. Hampshire：Palgrave Macmillan，pp.28-46.

⑭　Denver Principles Project. [online] Available at http://www.denverprinciplesproject.com/[Accessed 6 October 2010].

⑮　Gay Men's Health Crisis：About Us. [Online] Available at http://www. gmhc.org/about-us [Accessed 6 October 2010].

1987 年 3 月，艾滋病解放力量联盟（ACT UP）在纽约市成立，这是一个"个人因愤怒而联合起来的多样化、无党派组织，致力于开展行动，终结艾滋病危机"。该组织认为，艾滋病是一次政治和社会危机，也是一次医疗危机。它利用直接行动、社区组织和媒体解读，向决策者提出具体的政策需求挑战。早期的艾滋病解放力量联盟行动要求美国政府全面的领导力和投入，加快对有前景的实验性艾滋病治疗的监管审批，并开展其他方面的努力，以改变阻碍有效应对艾滋病疫情的政策[⑯]。

同时，在万里之外的东非，一位名为 Noerine Kaleeba 的 HIV 阳性领导者——第一位在该国公开宣布此事的人——与她的同事一起，在乌干达创立了艾滋病支持组织（TASO）。该组织的建立源于这样一些人，他们"在一个有高度耻辱感、无知和歧视的时代，因共同经历而联合起来。创始人在彼此的家里或办公室非正式会面，互相提供心理和社会支持。由于他们因直接感染 HIV，或是由于亲密的家族伙伴感染 HIV 而受到影响，因此其凝聚力较强"[⑰]。

在发达国家与发展中国家，出于需要出现了为患者和 / 或垂死者提供的以家庭为基础的草根保健服务——而医院、临终病人护理院、诊所和其他机构拒绝接触或接收 HIV 阳性人群，许多富有同情心和愤怒的志愿者行动起来，包括宗教网络成员，男女同性恋、双性恋和变性人社区组织以及 HIV 阳性卫生专业人员。随着时间的推移，这些非正式的活动整合成了主流艾滋病项目。通常其服务的提供绕过政治问题，变得越来越制度化，成为主流艾滋病项目。以自身的成功和得到的认可作为服务提供的关键因素，撒哈拉沙漠以南非洲的草根组织慢慢地从政府结构之外转变为政府不可缺少的伙伴。个别国家的民间团体运动来源于对政府不作为的有组织的应对，随后成长为关键服务的坚定提供者，以及公认的政治对手。

3.2 国际治疗可及性运动的兴起

20 世纪 90 年代中期，有效的、延长寿命的抗反转录病毒联合疗法首先在发达国家广泛应用，这第一次给予 HIV 感染者生命的希望，使他们能够将艾滋病看做一种慢性、可控制的疾病，而不是将其视为死刑宣判。即使在西方，最初也仅是有私人保险的人群可以获得抗反转录病毒治疗，但最后这种治疗成了公共项目的一部分，并且——作为行动主义的结果——囚犯、流浪汉和吸毒者最终都可以获得这种治疗。

到 1998 年，发达国家的积极分子开始公开评论艾滋病治疗的不公平性——即对大多数发展中国家的 HIV 感染者而言，感染 HIV 等于判了死刑，而对于发达国家的 HIV 感染者而言，艾滋病只是一种慢性、可控制的疾病。在那时，几乎没有发展中国家的 HIV 感染者能够获得三联疗法——有能力自己支付费用的富人、参加临床试验的人或参与小范围试点项目的人除外。技术的快速全球化和民主化进程加强了北方和南方积极分子运动之间的联系。到 1999 年，按照所谓针对社会公平"对抗行动模式"传统，针对国家政府和跨国制药企业的有组织的抗议风起云涌[⑱]。抗击艾滋病变成了一场普及治疗可及性的战斗。

在发展中国家，民间团体组织正在动员呼吁治疗方面的投资。一个例子是南非，该国是世界上艾滋病负担最重的国家，艾滋病积极分子组织——治疗行动运动（TAC）——在保障艾滋病治疗投资方面发挥了决定性作用。治疗行动运动的早期行动包括一系列重要的运动，从挑战南非政府打破昂贵的基本药物专利垄断，如氟康唑（用于治疗危及生命的机会性感染隐球菌脑膜炎），到迫使 39 个跨国制药公司放弃对南非的诉讼，这起诉讼起源于该国推动非专利药物的使用。

2001 年——同年——作为保证药物可及性以预防艾滋病母婴传播运动的一部分，治疗行动运动起诉南非政府。2001 年 12 月，一位南非法官裁定：应当向感染 HIV 的孕妇提供奈韦拉平，这是当时预防母婴传播的标准保健方法，并称之为"国家无法逃避

⑯ AIDS Coalition to Unleash Power：NYC Information. [Online] Available at http//www.actupny.org/indexfolder/NYC.html [Accessed 6 October 2010].

⑰ The AIDS Support Organization：About TASO (2008) [Online] Available at http://www.tasouganda.org/index.php?option=com_content&view=article&id=51 &Itemid=61[Accessed 6 October 2010].

⑱ McCoy D，Hilson M (2009) Civil society，its organization，and global health governance.In：Buse K et al. ed.，Making Sense of Global Health Governance：A Policy Perspective.Hampshire：Palgrave Macmillan，pp.209-231.

的义务"[19]。该国政府提出上诉，并经历了一场漫长的法庭争斗，直到宪法法庭在 2002 年做出最终裁决：公立医院必须向感染 HIV 的贫困孕妇提供奈韦拉平[20][21]。治疗行动运动所领导的民间团体积极分子为南非的所有成年人和儿童成功争取到了使用抗反转录病毒治疗的权利。在最初的延迟以及持续缺乏政治承诺后，抗反转录病毒治疗最终于 2004 年开始在全国推广[22]。尽管出现了延迟，南非政府最终开展了非洲最综合性的一个治疗项目。

在北美和欧洲，少数民间团体组织网络发起了立场鲜明的治疗可及性运动。健康全球可及性项目（Health GAP）等新成立的组织，与无国界医生组织（MSF）基本药物可及性运动，以及艾滋病解放力量联盟等现有组织合作，战胜制药公司专利保护的影响，保障发展中国家提高治疗可及性。健康全球可及性项目由美国积极分子发起，为数百万缺乏救命药物的人清除治疗障碍。无国界医生组织的基本药物可及性运动旨在降低现有药物的高成本，挑战过时的治疗指南，鼓励开展针对被忽视的热带病药物的新研究。1999 年，无国界医生组织，一个"早期为全世界艾滋病治疗呐喊的领导者"，因其成就荣获了诺贝尔和平奖[23]。

这些运动利用各种各样的活动方式争取公众支持，传播信息，并将阻碍扩大治疗的障碍公布于众。健康全球可及性项目和其他美国联盟机构最初的努力，集中在战胜克林顿政府和制药公司反对在印度、泰国、巴西和其他地区生产非专利抗反转录病毒药物方面。这些努力符合世界贸易组织关于与贸易有关的知识产权协议（TRIPS），但克林顿政府却认为这构成了"贸易壁垒"。积极分子通过一系列大规模抗议、占领办公室和其他直接行动挑战美国贸易代表巴尔舍夫斯基；副总统戈尔——美国与南非两国贸易委员会共同主席，并且是实施制药产业阻碍南非非专利药物竞争要求的关键人物——宣布获得总统候选资格时，在国家电视上受到了质疑。一群积极分子打断了他的候选人就职演讲，呼喊"戈尔的贪婪是杀戮，为非洲提供艾滋病药物"——并且在接下来的 48 小时内，在另外两个竞选地点再次打断了他。

数月时间内，克林顿政府命令美国贸易代表改变贸易政策，并且在 1999 年 12 月发布了行政命令，称美国将不再惩罚尝试通过使用非专利竞争增加可支付艾滋病药物可及性的国家。为各个公司开始以较小的成本制造非专利抗反转录病毒药物创造政策空间，是保障艾滋病治疗成为资源匮乏国家应对艾滋病的根本方法迈出的关键一步。健康相关积极分子团体的成功不仅强调了民间团体在艾滋病应对中的重大成就之一，也展示了其促进和加速获得卫生保健等相关议题的重要作用。

3.3 艾滋病是民间团体参与全球卫生治理的切入点

对治疗可及性存在巨大不公平的认识正值千年交替、全球领导赞成重新重视和投资于卫生，以及开展一系列新型全球行动之时。2000 年，国际社会达成了包含八项减贫目标的千年发展目标，其中三个与卫生相关，一个是抗击传染性疾病，包括艾滋病。此外，2000 年成立全球疫苗免疫联盟。民间团体代表成为全球疫苗免疫联盟理事会成员，这是民间团体参与全球卫生治理的一个关键性的里程碑。

然而，并不是全球都支持推广抗反转录病毒疗法。2001 年 1 月，时任美国国际开发署主任的安德鲁·纳齐奥斯（Andrew Natsios）在美国众议院国际关系委员会作证并表达了他对在发展中国家提供抗反

[19] Cauvin HE（2001）"South African court orders medicine for HIV-infected mothers". The New York Times. [Online] 15 December 2001. Available at http://www.nytimes.com/2001/12/15/world/south-african-court-orders-medicine-for-hiv-infected-mothers.html [Accessed 15 February 2011].

[20] Cauvin HE（2001）"South Africa to appeal ruling ordering access to AIDS drug". The New York Times. [Online] 20 December 2001. Available at http://www.nytimes.com/2001/12/20/world/south-africa-to-appeal-ruling-ordering-access-to-aids-drug.html [Accessed 15February 2011].

[21] Sidley P（2002）"South African government forced to give mothers antiretroviral drug", British Medical Journal website, 20 July 2002. [Online] Available at http://www, bmj.com/content/325/7356/121.2.full [Accessed 15 February 2011].

[22] LaFraniere, Sharon. "South Africa is criticized for delay in AIDS treatment." The New York Times. [Online] 20 February 2004. Available at: ＜ http://www.nytimes.com/2004/02/20/world/south-africa-is-criticized-for-delay-in-aids-treatment.html?src=pm ＞ . [Accessed 15 February 2011].

[23] D'adesky, Anne-Christine, 2004. Moving Mountains：The Race to Treat Global AIDS. London: Verso.

转录病毒治疗的怀疑：

"如果你看看科菲·安南的预算，最大的问题是有一半的预算用于抗反转录病毒治疗。即使我们现在有这些资金，我们也不能这样分配。我们不能管理这些项目，原因是我们没有医生，我们没有道路，我们没有（听不见）。

对一些人来说，这听起来微不足道，但如果你到过非洲农村，你就了解这个情况。这不是批评，只是一个不同的世界。人们不知道什么是手表和时钟。他们不使用西方的方式辨别时间，他们靠的是太阳。这些药物必须在白天按照一定的时间顺序使用。此外，当你说'10 点钟服药'，人们会问'10 点钟是什么意思'。村庄里，他们不使用这些词语来描述时间。他们只知道上午、下午和晚上。"[24]

以循证为基础的倡议及时战胜了这种早期的阻力，但是主流的公共卫生专家偶尔还是会反对这种做法，他们坚称，救命的艾滋病治疗既不具有"成本效益"也不是"可持续性的"。数月后的 2001 年 4 月，在阿布贾的非洲统一组织会议上，时任联合国秘书长科菲·安南呼吁为抗击艾滋病、结核病和疟疾的战斗投入大量新资源，并称"如果没有战斗基金，对艾滋病的战斗是不可能胜利的，这个基金的规模要远超过目前可用的资金"[25]。

2001 年 4 月，跨国药物公司放弃了对南非政府的起诉，非专利抗反转录病毒药物的生产和分配使得在全球发展中国家推广抗反转录病毒治疗，从资金上讲是可行的。随着竞争的增强，抗反转录病毒治疗的价格下降。为创造资源充足的有利政策环境，扩大规模，这些全球运动和新行动计划发挥着重要作用。当

年夏天，各国首脑齐聚联合国大会艾滋病特别会议，认识到艾滋病流行的严重性并强调急需采取行动。

2002 年初期，全球抗击艾滋病、结核病和疟疾基金以公 - 私伙伴关系的形式成立，其理事会包括三个民间团体代表的席位——一个来自发达国家非政府组织，一个来自发展中国家非政府组织，还有一个来自患有这三种疾病或受其影响的群体。随着新的资金到位，生产低成本非专利抗反转录病毒药物的政策空间形成，以及一个有组织、有发言权、推动国家政府和援助者负起责任的全球治疗积极分子网络形成，在发展中国家开展的治疗运动，使得蛋白酶抑制剂沙奎那韦在获得美国联邦药品管理局批准后的第 7 年，最终在全球铺开[26]。

2003 年，两项主要的行动计划强调了国际治疗可及性运动的成功。首先，世界卫生组织启动"3×5"行动计划，即到 2005 年至少向 300 万人提供抗反转录病毒治疗的运动，从而加快了抗反转录病毒治疗的推广[27]。2003 年 1 月，乔治·W·布什总统在国情咨文讲话中，宣布创建总统防治艾滋病紧急救援计划，并请求国会在下一个五年里拨款 150 亿美元，用于在 15 个重点国家扩大预防、治疗、关怀和支持，其中大部分在沙哈拉沙漠以南非洲地区[28]。在新千年的第一个十年里，治疗规模迅速扩大。在南非，2004 年估计仅有 55,000 人接受抗反转录病毒治疗；2005 年，这个数字几乎翻了两番，达到 207,000 人；到 2007 年，这个数字增长到了 460,000 人[29]。就全球基金本身而言，到 2010 年 12 月，全球基金支持着世界范围内的 300 万人[30]。然而，根据世界卫生组织和联合国艾滋病规划署的估计，2009 年需要抗

[24]　Transcript of the U.S. House of Representatives，International Relations Committee Meeting，7 June 2001. [Online] Available at http://democrats.foreignaffairs.house.gov/archives/107/7297 8.pdf

[25]　Transcript of the Address by Kofi Annan to the African Summit on HIV/AIDS，Tuberculosis，and other Infectious Diseases. United Nations website. [Online] Available at http://www.un.org/News/ossg/sg/stories/statments_search_full.asp?statlD=8 [Accessed 15 February 2011].

[26]　2001 Declaration of Commitment on HIV/AIDS，UNAIDS website. [Online] Available at http://data.unaids.org/publications/irc-pub03/aidsdeclaration_en.pdf [Accessed 15 February 2011].

[27]　The 3 by 5 Initiative. [Online] World Health Organization website. Available at http://www.who.int/3by5/en/[Accessed 15 February 2011].

[28]　Transcript of President Bush's Second State of the Union Address，January 29，2003.[Online] CNN website. Available at http://edition.cnn.com/2003/ALLPOLITICS/01/28/sotu.transcript/[Accessed 15 February 2011].

[29]　Epidemiological Fact Sheet on HIV and AIDS：Core data on epidemiology and response，2008. [Online] UNAIDS website.Available at http://apps.who.int/globalatlas/predefined Reports/EFS2008/full/EFS2008_ZA.pdf [Accessed 15 February 2011].

[30]　Fighting AIDS，Tuberculosis，and Malaria. [Online] The Global Fund website. Available at http://www.theglobalfund.org/en/fighting/?lang-en [Accessed 15 February 2011].

反转录病毒治疗的 1,460 万人中，在中、低收入国家，同年仅有 525 万人可以获得这种救命的药物[31]。

全球基金 2007 年成果报告称"民间团体组织是强有力的实施者"，并且它们能够"提高资金拨付速度，增加额外能力"。次年，全球基金理事会赞同"双轨拨付资金"的概念，即申请者可以为政府和非政府实施者都申请资金[32]。到 2009 年 12 月，35% 的全球基金投资分配到民间团体组织实施者，这反映出民间团体组织发挥了提供服务的重要作用[33]。

国际艾滋病联盟在乌克兰的经验是民间团体实施全球基金项目最早、最成功的案例之一。2004 年 1 月，由于原来的中央执行机构管理不善，乌克兰联盟（国际联盟家族的一个基金会）受邀接管第一轮艾滋病项目的实施，成为首批担任中央执行机构的一个民间团体。作为北 - 南方民间团体间有效伙伴关系的一个样板，设在英国的国际艾滋病联盟向当地实施者提供了能力建设和技术支持[34]。联合国对乌克兰国家艾滋病应对的一个评价指出："该联盟作为中央执行机构的惊人表现证明，全球基金对民间团体受援者的直接资金拨付能够提高拨款实施的速度，从而有助于动员额外的实施能力"[35]。

尽管治疗可及性运动取得了成功，但由于全球金融危机和其他新出现的全球卫生优先议题，一些援助者已减少了对艾滋病的投资[36]。2010 年 5 月，《纽约时报》报道称，乌干达的艾滋病患者正在失去免费治疗的机会，这破坏了至今为止取得的进步，增加了对治疗产生耐药性的风险[37]。美国全球艾滋病大使埃里克·古斯比（Eric Goosby）对 CNN 说："遗憾的是我们没有足够的资源为未满足的需求买单——在乌干达的任何地方或地球上的任何地方。"[38] 2010 年 6 月，南非的积极分子在街头抗议援助方不履行承诺，以及非洲政府不能提供足够的卫生资金，不遵守 2001 年《阿布贾宣言》的承诺。

金融危机之后，民间团体组织试图向援助方和国家政府问责，而援助方越来越强调，受援国政府必须与援助方和其他伙伴一起增加艾滋病投资。美国驻乌干达大使在 2010 年 9 月的乌干达《每日箴言报》上写道："为了应对乌干达的长期艾滋病需求，需要乌干达人民、乌干达政府、全球基金和其他援助国重新作出承诺。美国政府不是——也不能是乌干达艾滋病预防、关怀和治疗的唯一资金来源。"[39] 因此，尽管过去八年在增加治疗可及性方面取得了巨大的成绩，持续扩大规模仍然任重道远。

3.4　民间团体参与全球卫生治理的制度化

民间团体对全球卫生治理的贡献越来越得到认可。2009 年，医学杂志《柳叶刀》发表了一篇名为"最大化积极协同作用合作小组"的社论，文章称"从宣传倡导、创造需求和提供服务，到制定政策和开展监督，强调服务使用者的问责制，民间团体都具

㉛　HIV/AIDS：Antiretroviral therapy. [Online] World Health Organization website. Available at http://www.who.int/hiv/topics/treatment/en/index.html [Accessed 15 February 2011].

㉜　The Global Fund to Fight AIDS，Tuberculosis，and Malaria（2007）Annual Report.[Online] Available at http://www.theglobalfund.org/documents/publicafions/progressre-ports/ProgressReport2007_en.pdf [Accessed 15 February 2011].

㉝　The Global Fund to Fight AIDS，Tuberculosis，and Malaria（2009）Key Performance Indicators. [Online] Available at http://www.theglobalfund.org/en/performance/kpi/2009/?lang=en [Accessed 15 February 2011].

㉞　Hoover J（2008）Civil Society Success on the Ground：Community Systems Strengthening and Dual Track Financing：Nine Illustrative Case Studies. [Online] Available at http://www.theglobalfund.org/documents/publications/progressreports/Dual-Track_Report_en.pdf [Accessed 15 February 2011].

㉟　Comprehensive External Evaluation of the National AIDS Response in Ukraine,Consolidated Report（January 2009）[Online] Available at http://www.un.org.ua/files/20090522_ee_en_5.pdf [Accessed 15 February 2011].

㊱　Winslow R（2010）"AIDS funding flat in 2009"，The Wall Street Journal [Online]Available at http://online.wsj.com/article/SB 10001424052748704196404575375373124308764.html?KEYWORDS=hiv [Accessed 15 February 2011].

㊲　McNeil DG（2010）"At front lines，AIDS war is falling apart"，The New York Times [Online] Available at http://www.nytimes.com/2010/05/10/world/africa/10aids.html [Accessed 15 February 2011].

㊳　McKenzie D，Swails B（2010）"Funding threat to Uganda's winning AIDS program"，CNN [Online] Available at http://edition.cnn.com/2010/WORLD/africa/06/18/uganda.aids/[Accessed 15 February 2011].

㊴　Lanier JP（2010）"Addressing HIV/AIDS requires renewed commitment"，Daily Monitor [Online] Available at http://www.monitor.co.ug/OpEd/Commentary/-/689364/1020632/-/13vb93oz/-/index.html[Accessed 15 February 2011].

有至关重要的作用。这些更具包容性的伙伴关系安排将国家置于领导地位，这代表了重要的创新，尤其是在当前讨论全球卫生架构的背景下，应该将其作为加强系统完整的一部分给予支持"[40]。

随着全球卫生话题的转移以及新优先议题的出现，看起来民间团体在全球卫生治理中的作用将会持续下去。确实就现在而言，民间团体参与了联合国机构，包括世界卫生大会，并且在联合国艾滋病规划署规划协调局和全球卫生工作者联盟中都有代表席位。

奋力确保全球艾滋病应对采用一种以权利为基础的方法，这已经赋予了民间团体代表及其参与全球卫生治理的特征。从早期全世界小范围社区进行草根应对，到通过加大 HIV 感染者的呼声以付出人性化的努力，民间团体通常与既定的权力结构是一种对抗关系。民间团体积极分子直面耻辱、根深蒂固的偏见，以及因 HIV 感染而至的宗教责难，组织起来，鼓动并最终成功地在全球卫生论坛上占领了一席之地。

然而，既然民间团体代表成为其早期反对的公共卫生既定团体的一部分，现在民间团体应该在全球卫生治理中扮演什么样的角色呢？尽管民间团体取得很大成绩，但民间团体作为政府 - 商业结构外伙伴所具有的独特视角同其在全球对话中的独特呼声之间，仍可能存在冲突。那么民间团体的角色应该是什么呢——在街头抗议还是在会议室协商？民间团体能够获得授权而兼顾两者吗？如果有，如何实现？在下一部分，我们要讨论民间团体的新角色所面临的主要挑战。

4. 前进的挑战和建议：合法性、问责制和能力

伴随着民间团体在新型多边行动计划决策结构中的代表和参与，例如全球疫苗免疫联盟、全球基金和国际卫生伙伴，民间团体已经在艾滋病、结核病和疟疾领域取得了政策胜利。这些结构造就了所谓的"全球卫生架构"，就是指在全球层面运营的多种卫生融资、标准和政策设定机构。尽管民间团体已经证

明了其影响力，并且发展中国家有数以千万缺乏基本服务的人从中受益，并将继续受益于其做出的努力，但是在全球卫生政策制定这一更大的角色中，民间团体面临着合法性和问责制的新挑战。

4.1　合法性——你们代表谁？

关于民间团体合法性的公众疑问长期以来一直是国家行为体用来削弱、扰乱和迷惑民间团体代表的"无关转移"。然而，关于其内部和外部的合法性问题，确实有其合理性。由于民间团体成员与有关人群或群体关系紧密，是其组织所代表的弱势群体或人群中的一员，或者来自于明确要服务和代表的人群，民间团体成员可以宣称其合法性。民间团体组织具有自我认为的合法性，这来源于其拥有"知识和当地经验、技术技能、创新、影响公众舆论的能力、内部民主治理，以及动员民众改变社会的能力"[41]。一直讨论并受到批评的其他合法性和问责制问题包括民间团体的"道德权威"[42]、非营利性生成作用或呼吁基于权利的方法。的确，如果民间团体不代表受疾病影响的群体，谁又来代表他们呢？

代表性是一种政治过程，代表的本质既包括又排除了某些观点和议程。迄今为止，民间团体选区内部的代表以及选区本身的代表一直通过如下的方式实现，即通过一个征求其他选区意见的过程，基于这些意见起草一个连贯的、合理的立场，并为该立场展开讨论和游说工作，最后向其选区反馈报告。不幸的是，一些民间团体组织，尤其是在国家或地区层面运营的组织，仍然缺乏技术能力、资金来源和权力，无法完成这个反馈环。

民间团体参与的一个主要目标是超越代表性的参与，确保积极、持续地参与到辩论、政策制定中，参与到收集和评价证据中，以及参与到服务提供中。要实现这类参与的阻力很大——民间团体通常缺乏能力和资源，难以超越基本的、形式上的代表性。以全球基金为例，获得资格要求国家协调机制（CCMs），包括来自民间团体的代表和受三种疾病影响的个人代

[40]　Atun R et al.（2009）"Venice statement on global health initiatives and health systems"，The Lancet 374（9692）：783-784.

[41]　Tomlinson B（2008）Civil society and aid effectiveness：a synthesis of advisory group regional consultations and related processes. [Online] Available at http://siteresources.worldbank.org/ACCRAEXT/Resources/4700790-1208545462880/AG-CS-Synthisis-of-Consultations.pdf [Accessed 15 February 2011].

[42]　Kovach H et al.（2003）Power without accountability? The Global Accountability Report 2006. [Online] One World Trust. Available at http://www.wto.org/english/news_e/news03_e/gar2003_e.pdf [Accessed 15 February 2011].

表。然而，其作用和参与的质量一直是千差万别的。

4.2 问责制——你们向谁报告？

随着决策责任层级的提高，问责制得到了加强。如果民间团体的角色是对政府和私营部门问责，那么谁来对民间团体问责就不甚明了了。与从公民选举中获取合法性的民主国家不同，"全球民间团体"只有成员或利益相关者，或有兴趣的参与者，没有全面性监督、协调或管理机制。一些人认为，民间团体内部的这种不一致性是其如同看门狗发挥有效监督作用的关键，并且使其内部的辩论更加充分。开展全球协调，意味着民间团体应该发出同一个声音——这是一个不切实际的、不想要的目标。

一些民间团体倡议者认为，问责制应该是在民间团体内部的"自我调控"[43]。鉴于民间团体的碎片化和多样性，在其内部开展自我调控可能仍是梦寐以求的。然而，在地方层面，一些民间团体网络组织实际上制定并实施了问责制和咨询机制。确定民间团体向谁问责，以及保障问责的机制，是民间团体参与全球卫生治理走向成熟的一个重要特征。在民间团体组织内部开展的协调工作落后于在地方、全国和国际层面工作的民间团体组织的增长步伐。

4.3. 能力——如何履行？

由于民间团体担任了新的角色，因此需要新的技能和能力。当民间团体从援助者和政府获得的资金份额越来越多，成为全球卫生治理值得信赖的贡献者时，在宣传倡导、提供服务和开展监督方面的能力建设变得至关重要。反过来，民间团体必须有能力证明取得的业绩是质量成果。全球决策机构应该在发展对成果的测量、监督和传播中吸纳民间团体组织。努力保障民间团体参与监督国家层面的《巴黎宣言》进程是最近改进监督过程、使成果更为透明的一个例子。

援助方越来越多地关注作为筹资优先重点方法的国家卫生部门战略和特定疾病战略。民间团体在制定、评价和实施这类卫生计划方面的经验很少。民间团体必须迅速提高对这些规划过程的影响力和作用——使用内部和外部力量——同时一旦国家政府和援助方制定好高质量的计划，就要挑战其投资和实施情况。国际卫生伙伴关系组织和相关行动计划支持并于2010年开始运转的国际卫生政策行动基金，希望能有助于国家卫生规划过程中的民间团体能力建设[44]。

5. 结论：民间团体的前景和可能性

在本章中，我们已阐述了民间团体如何在一些城市发展为一个艾滋病创新型伙伴，并扩展为一个全球艾滋病运动，甚至延伸到了其他卫生领域。尽管民间团体面临着内部和外部的挑战，但是它已经从最初在全球卫生治理之外行动，发展到现在成为全球卫生治理的一个必要伙伴。我们追述了民间团体在全球卫生中的参与性和代表性的历史兴起，强调了20世纪80年代早、中期艾滋病在美国受侮辱人群中的早期传播是民间团体参与卫生的深刻变革时期。毫无疑问的是，在过去10年时间里，在全球卫生治理最高层面的决策机制中，民间团体赢得了越来越重要的地位。

在世纪交替之际，民间团体既在政府-国际组织复合体结构内部运作，也越来越多地与它们一起构建新型行动计划和项目，并且对其决策做出有意义的贡献。通过这种伙伴关系的悖论，民间团体发挥着独特的作用，既与政府合作，又不完全与政府合作，保持着自身的传统距离和怀疑立场，并且在必要的时候会向政府挑战、施压和问责。这种创新型伙伴关系改变了民间团体的本质，在新世纪重建的全球卫生架构中，赋予了其新的角色和责任。

民间团体的关键参与范围，从反应性的、情感性的、颠覆性的行动主义，到较新的促进全球卫生治理的责任。民间团体参与政策制定不一定是新事。自从艾滋病开始流行，民间团体一直为参与政策制定而奋斗——并赢取了席位，从临床试验的内部审查委员会和社区咨询委员会，到 Ryan White 规划委员会，到艾滋病临床指南制定委员会，以及最近的全球基金理事会。然而，创新的部分是民间团体最近协商的双重角色——在全球卫生机构内部参与监督、筹集资源

㊸   Tomlinson B (2011) Civil society and aid effectiveness: a synthesis of advisory group regional consultations and related processes. [Online] Available at http://siteresources.worldbank.org/ACCRAEXT/Resources/4700790-1208545462880/AG-CS-Synthisis-of-Consultations. pdf [Accessed 15 February 2011].

㊹   Civil Society Health Policy Action Fund 1. [Online] Available at http://www.healthpolicy-actionfund.org/joomdr/[Accessed 15 February 2011].

和制定政策，以及在这些机构外部发挥其传统积极分子的角色。

一直以来，通过走上街头、组织与日俱增的全球运动，抗议不公平的政策决定，民间团体的角色较为被动，而非主动；当前民间团体在全球卫生政策制定方面的作用迫使其成员学习新的技能，培养新的能力，并探索新型伙伴关系。民间团体组织的数量增加、网络加强和协作改进，已经促成全球卫生架构，并且为民间团体提供了上街示威以及同时在全球卫生治理会议室开展协商的机会。

民间团体的成功是显而易见的：坐在了主要的国际卫生融资机构、标准制定机构和基金会的桌席上，向数百万的弱势群体提供服务，关注解决卫生不公平的经费资源和全球重视程度。然而，接下来民间团体如何巩固这些早期成就，继续关注改善健康结果，并且继续提高最弱势群体的声音？这些是民间团体面临的问题，是民间团体将独自回答的问题。团结、愤怒的普通人已联合起来，向世界诉说里根政府缺乏"个人经验"的私人悲剧；这些画面已经映在了我们的记忆中，并且在今天引导我们对全球卫生不公平采取应对。民间团体应对全球艾滋病流行的力量和能力——以及国际社会认可其作为创新型伙伴——表明，民间团体参与全球卫生才刚刚开始。

本文作者感谢 Daniel Low-Beer 和 PrernaBanati 的指导与支持。

第 18 章详细分析了俄罗斯民间团体的应对。第 20 章评估了社区伙伴关系对于有效卫生项目的重要性。

第三篇
在国家层面整合新型伙伴关系

14

南部非洲的治理与可持续筹资：斯威士兰的案例研究

Alan Whiteside[①]

概　述

本章以斯威士兰的卫生现状为例，关注卫生治理和可持续筹资问题。本章描述了该国卫生现状，审视该国如何商谈国内卫生项目，及其与国际伙伴的关系。斯威士兰是全世界艾滋病流行最严重的国家，因此艾滋病流行问题必然是讨论的重点。本文描述了斯威士兰如何应对艾滋病流行，并解决面临的挑战。本文揭示了艾滋病应对过程如何发展，以及如何威胁到国家治理模式及其与国际援助的关系。这些问题的核心就是国家内部和相关援助国的可持续筹资与治理。本章将采用批判的眼光，评价开展的国内外应对。结论部分将跳出斯威士兰，分析该地区部分国家所面临的更大挑战，为该地区的国家和全球卫生治理提供更广泛的借鉴。

1.　介绍

总体而言，全球卫生及其治理已取得成功与进步。世界上多数国家预期寿命提高，人们更加长寿和健康。1950—1955 年，全球预期寿命为 46.6 岁；2005—2010 年，预期寿命达到了 67.6 岁。与此同时，儿童死亡率由 1950—1955 年的 151.9‰ 降至 2005—2010 年 的 47.3‰（United Nation Social and Economic Affairs，2008）。如果有资源和勇气解决世界卫生组织健康社会决定因素委员会所提出的问题和挑战，那么世界可以继续取得进步。联合国人口司预计，2045—2050 年，儿童死亡率将降至 22.9‰，同期预期寿命将增至 75.5 岁。

人们生活更健康了。2006 年的一篇文章（Mathers 和 Loncar）分析了 2002—2030 年的全球死亡率与疾病负担：

全球伤残调整生命年（DALYs）损失预计将由 2002 年的 14.8 亿提高至 2030 年的 15.4 亿，增幅仅为 3%。然而，这期间人口数将增长 27%，因此，全球人均负担有所下降。不同于死亡数，全球总体死亡率预计增长 1%，但是伤残调整生命年减少，原因是增长的死亡人数被死亡年龄的后移抵消了。（Mathers 和 Loncar，2006，p.2021）

死于传染性疾病的人数将下降，而非传染性疾病造成的死亡比例将增加（从 2002 年基线的 59% 到 2030 年的 69%）。生活方式疾病，特别是吸烟，预计将成为主要杀手。

以上是全球的情况。不幸的是，在全球整体乐观的景象下，存在前景惨淡的地区。艾滋病是最大的

---

① 　Alan Whiteside 教授是 KwaZulu-Natal 大学卫生经济学与艾滋病研究处（HEARD）主任。

传染性疾病负担。尽管传染性疾病死亡数整体下降，但艾滋病死亡数却持续上升。其严重程度在短期内取决于一线、二线抗反转录病毒药物的可及性，长期来看取决于预防性措施是否有效。

艾滋病并非全球性问题。世界上多数国家已经控制了艾滋病流行，艾滋病仅存在于某些特定危险人群中，比如注射吸毒人群、男男性行为者以及商业性工作者。在一些地区，看起来艾滋病可能传播流行，但流行情况在可控制范围内（如泰国、柬埔寨和塞内加尔）。尽管在20世纪80年代，艾滋病在某些地区导致过恐慌，却从未成为普遍的流行性疾病（如富裕国家，大多数拉丁美洲、北非和中东国家）。在东部和南部非洲、加勒比海地区散在的几个国家，以及中非、大洋洲的巴布亚新几内亚，艾滋病流行对健康指标产生了重要影响。

本书其他部分介绍了健康问题的全球应对。特别针对艾滋病问题，1996年设立了联合国艾滋病规划署，是负责协调联合国应对艾滋病工作的新机构，开始开展联合国经济及社会理事会决议（1994/24）中明确的工作。2001年，时任联合国秘书长科菲·安南呼吁将艾滋病的经费增加十倍。2002年，全球抗击艾滋病、结核病和疟疾基金成立。2003年，美国总统乔治·布什向其总统防治艾滋病紧急救援计划承诺150亿美元，世界卫生组织发起了"3×5"行动，旨在2005年之前治疗300万艾滋病患者。1996年，支持中低收入国家防治艾滋病的资金约为3亿美元；到2008年，这一数字增加至137亿美元（UNAIDS，2009）。

本章以南部非洲国家，特别是斯威士兰为案例，主要关注艾病高发国家的艾滋病问题及其对治理的影响，包括对卫生治理的影响。本文首先描述了该地区艾滋病流行的进展和以往的应对措施。之后，文章分析了治理的问题，包括艾滋病对服务供给和治理的影响，以及治理对艾滋病流行的影响。笔者认为，艾滋病给治理的影响是应对措施缺乏和效果不佳的核心。在评价部分，笔者讨论了卫生筹资，以及艾滋病给这一问题带来的特殊挑战。此外，本章探讨了"中等收入"国家地方疾病高发的问题。

2. 南部非洲的艾滋病情况

1981年，美国报告了世界上第一批艾滋病病例。随着这种新疾病的报告越来越多，非洲医生告诉全世界，他们已在数年前就见过这样的病例，而且数量急剧增加。赞比亚曾有卡波西肉瘤病例数显著增加的记录，刚果民主共和国的金沙萨隐球菌病患者急剧增加，乌干达卫生部收到了维多利亚湖渔村增加和意外死亡人数的报告（Whiteside，2008）。关于艾滋病的历史文献记载完好——早年的Randy Shilts的记载（1998）；John Iliffe关于非洲情况的记录（2006），以及Lindsay Knight关于全球应对情况的描述（2008）。早期人们担心，艾滋病将成为一种猖獗、不可控制的流行病席卷整个世界，但很快就发现并没有这种恐惧。

然而对非洲部分国家来说，现实情况并非如此。20世纪80年代末期，中部非洲和东部非洲艾滋病流行严重。乌干达对疾病情况最为坦率。后来该国因此被称为"归零地"或艾滋病流行的中心，获得了许多援助国的支持，并一直成为控制艾滋病的典范。有证明显示，东非地区艾滋病高流行并持续增长，人们害怕艾滋病可能暴发至整个非洲大陆。

20世纪90年代初，非洲的数据显示了艾滋病患病率的倾斜度，北部地区高，南部地区低。在马拉维，1991年Blantyre医院的产前门诊就诊患者中，艾滋病患病率为25.9%；1991年在津巴布韦Harare地区的同样人群中估计值为18%（Iliffe，2006，p.38）。南部非洲（林波波河以南的非洲地区）所有数据表明，1990年以前艾滋病患病率很低，且没有大流行，不过期间有一段短时空窗期的信息遗失。1990年南非第一次产前调查发现，全国艾滋病患病率仅为0.7%（Whiteside和Sunter，2000），而1992年斯威士兰的产前门诊中艾滋病患病率为3.9%（Whiteside和Wood，1994）。

南部非洲（除了令人困惑的安哥拉之外）发生过始于1990年的一次地方性大流行。发病可能在2000年已达到高峰，但是依然保持不可接受的高流行水平，该疾病的性质决定了感染和影响人数将持续攀升。到2007年，成人患病率从莫桑比克的12.5%到斯威士兰的26.1%。莫桑比克有140万成人感染，南非有540万成人感染。表1显示了某些南部非洲国家的主要指标。

从地区整体来看，女性感染较男性多，莫桑比克为58%～42%，博茨瓦纳为61%～39%。女性感染年龄较小。斯威士兰的人口调查数据（Swaziland Central Statistical Office，2007）表明，女性达到15岁时，感染人数开始迅速上升，25～29岁年龄组中

表1　南部非洲国家艾滋病、健康与人口数据

指标	日期/日期范围	数据类型	博茨瓦纳	莱索托	莫桑比克	南非	斯威士兰
艾滋病							
成人 HIV 携带者及艾滋病患者	2007	#	280,000	260,000	1,400,000	5,400,000	170,000
成人艾滋病患病率	2007	%	23.9%	23.2%	12.5%	18.1%	26.1%
艾滋病死亡人数	2007	#	11,000	18,000	81,000	350,000	10,000
艾滋病孤儿	2007	#	95,000	110,000	400,000	1,400,000	56,000
需要抗逆转录病毒药物人数	2007	#	120,000	85,000	370,000	1,700,000	59,000
接受抗逆转录病毒药物治疗人数	2007 年 12 月	#	93,000	22,000	90,000	460,000	25,000
抗逆转录病毒药物覆盖率	2007 年 12 月	%	79%	26%	24%	28%	42%
项目，资金及筹资							
卫生发展援助资金	2007	$	$45.46	$19.11	$296.04	$320.56	$19.99
人均卫生发展援助资金	2007	$	$24.16	$9.52	$13.84	$6.60	$17.51
人均卫生费用	2006	$	$815	$98	$36	$715	$300
卫生总费用	2006	%	7.1%	6.8%	5.0%	8.0%	6.3%
卫生总费用中政府支出比例	2006	%	76.5%	58.90%	70.8%	37.7%	65.8%
卫生人力与能力							
医师	最新数据	每万人口	4	1	<1	8	2
人口学与人口							
5 岁以下儿童死亡率	2007	每千人口	40	84	168	59	91
孕产妇死亡率	2005	每十万人口	380	960	520	400	390
人口增长率	2009	%	1.94%	0.12%	1.79%	0.28%	-4.46%

达到最高值 49%。男性感染年龄偏大，在 35 ～ 39 岁年龄组达到最高值 45%，较女性低。在南非，女性在 25 ～ 29 岁年龄组患病率达到最高值 32.7%，而男性在 30 ～ 34 岁年龄组达到最高值 25.8%（Shisana 等，2009）。

围绕艾滋病是否特殊全球一直争论不休。争论的原因也许是艾滋病所受资金的数量，或者是因为批评者认为其重要性已超过其他卫生问题。反对特殊论的最有力的理由是，艾滋病已彻底破坏了发展中国家的卫生体系，创建了一套垂直性项目，使人力资源偏移公共卫生领域，并降低了政府效率。（England，2008）。他们认为，艾滋病疫情被夸大了，并不合理地投入了资源。另外一种看法认为，艾滋病并不是特殊疾病，其中 Stephen Lewis（2009）提出："压榨人民的官僚和寻求公众关注的学者所宣扬的是，用一些人的健康去换取另外一些人的健康——就好比建议抢张三的钱去还给李四，而不是按照原则讨论，即应该将钱花在刀刃上，包括孕产妇和儿童健康、生殖健康和环境健康，以及扭转艾滋病流行所需要的一切资源上。"最近还有一些文章一直讨论这个问题（Whiteside，2009）。

对南部非洲来说，艾滋病确实特殊。感染 HIV 或受艾滋病影响的绝对人数非常巨大，而且就其相对疾病负担来说，它是政府面临的最重大的卫生问题。如果艾滋病疫情处于特殊情况，那么应对措施也应当是异乎寻常的。

在南非，艾滋病相关死亡人数由 2000 年的 180,000 人增加至 2007 年的 350,000 人。预计到 2015 年，约 600 万南非人将死于艾滋病——这是该国人口的 13%（UNAIDS，2008）。斯威士兰的人均预期寿命由 1980 年的 54 岁增加至 1990 年的 58 岁，却在 2007 年骤降到 40 岁。南非的人均预期寿命由 1990 年的 62 岁下降至 2007 年 50 岁。2007 年南非儿童死亡率为 46‰（中高收入国家的平均儿童死亡率仅为 21‰）；斯威士兰为 66‰，而中低收入国家平均为 38‰（斯威士兰属于中低收入国家）。南非孕产妇死亡率为 400/10 万，斯威士兰为 390/10 万，中高收入国家和中低收入国家平均分别为 97/10 万和 300/10 万（WHO，2009）。就人口与发展指标来看，艾滋病正在产生破坏性的影响，这意味着这些国家将不可能实现千年发展目标中关于儿童死亡率（目标 4）、孕产妇健康（目标 5）、抗击艾滋病、结核病和疟疾（目标 6）的目标（United Nations Development Programme

Swaziland，2009；UNDP South Africa，2009）。

尽管有充足的证据证明艾滋病的影响，但是南部非洲地区似乎并没有做出我们想象或希望的反应。原因有三：第一，政治领袖很难理解这场灾难的严重程度，尤其是需要从自身做起时；第二，南部非洲地区防治艾滋病缺乏主人翁意识；第三，应对所需资源巨大，令人望而生畏。

3. 艾滋病与治理

艾滋病致死率与发病率都很高，且是长期的、在两代人之间产生影响（Barnett 和 Whiteside，2006）。在艾滋病患病率高的地方，死亡数增加、出生数减少带来的人口学结果将改变社会的结构，并对发展产生负面影响。疾病及其后果很难衡量，但艾滋病的危害很可能远远超过其他大多数疾病。如果艾滋病得不到治疗，那么随着病程持续发病的严重程度、持续时间和发生频率都将增加。大多数患者是健康人、年轻人和中年人时，对社会造成的后果是令人绝望的，而且对卫生保健体系的要求也将高于一般的情况。

艾滋病导致的死亡与疾病状态将影响发展能力和服务供给能力。其影响程度不一，取决于国家人力和经费资源的水平，以及疾病流行的地点和范围。一篇名为"艾滋病是特殊疾病吗？"的文章试图将国家分类，文章认为艾滋病在某些地区属于特殊疾病，必须特殊对待。其特殊性取决于国家患病情况、人口动力学特征，以及治疗可获得性和可支付性。对于艾滋病患病率超过 3%、低于 10% 的国家来说，特殊性"法则"就是患病率与财产之间的函数。如果人们能够获得国内支持的治疗，那么我们就不用将艾滋病视为特殊疾病。如果治疗依靠外部资源，而且每位患者的治疗费用超过人均卫生费用，那么艾滋病就是特殊疾病。然而，在患病率高的国家，艾滋病死亡率和发病率较高，治疗面临较大挑战，这些国家的艾滋病永远是特殊疾病。此外，艾滋病具有一个长期起伏的问题，2009 年感染的人群将在 20 年内依靠治疗而生存。未来将出现没有父母而长大成人的儿童。在人口学、社会学和政治学上产生的影响将逐步显现（Whiteside，2009）。

人们已经意识到，教师的流失以及教师旷工将成为教育部门的一大问题（Boler 和 Archer，2008）；在农业方面，艾滋病与斯威士兰的较低产量相关（de Waal 和 Whiteside，2003；Naysmith 等，

2009)，工业则面临着产量和增长的降低（Barnett 和 Whiteside，2006）。政治科学家 Nana Poku 对以往艾滋病影响国家国内生产总值的分析提出质疑，称他们没有考虑到家庭成员减少造成的福利损失。他认为，如果更全面分析的话，"截至 2004 年底，非洲经济在 12 个月内衰退了 2%"（Poku，2006，p.347）。工人将逐渐减少，"到 2010 年，39 个受艾滋病影响最严重国家的劳动力将减少 9%……剩余劳动力中的年轻人比例将更高，他们同现在的劳动力相比，既没有经验，又缺乏良好的教育"（Poku，2006，p.346）。

然而，评价艾滋病影响存在一个难题。南部非洲地区多数国家都存在剩余劳动力，失业率高，尤其是年轻人。南非 21.9% 的求职者没有工作（Mail and Guardian online，2009）。2004 年，斯威士兰经济活跃人口的失业率估计约为 30%，如果再加上放弃求职者，失业率将超过 40%（FAO/WFP Crop and Food Supply Assessment Mission to Swaziland,2005），每年又有新的一批求职者进入市场。如果一个国家的正规部门中存在高失业率，并面临成人群体的高发病率和死亡率，那么对于这个国家来说意味着什么？一种解决方法可以是更多地转向照料经济，包括资金或现金转移。

对艾滋病影响感受最糟的莫过于家庭。最贫困的家庭根本没有与疾病和死亡回旋的余地，只能在疾病中默默消失，毫无记录并无法计数。贫困妇女感受到的照料负担尤其深刻，她们早已因贫穷、不平等、得不到服务等其他问题而备受折磨。联合国艾滋病规划署估计，90% 的艾滋病照料是在家庭中进行的。在缺乏足够的社会和卫生服务的环境下，社会、情感和经济负担是巨大的（Akintola，2008）。而对年老的妇女来说，情况更甚（Chazan，2008）。

孤儿的问题很严重。关于由孩子组成家庭和成队的孤儿将在大都市流浪的预言还没有成为现实。首先是因为许多家庭都在全力收养儿童。联合国儿童基金会驻斯威士兰办事处的报告（2006）显示，斯威士兰的社区说他们"没有孤儿"。但是，随着疫情的发展和艾滋病孤儿越来越多，提供照料的人们感觉到情况异常，对孤儿的支持现在已摆上斯威士兰的重要议程。第二，对孤儿的支持对全球社区来说都是一个"容易的卖点"，并且有许多非政府组织参与其中。这并不是说资源充足或人们善于开发——而是人们意识到了保护和培养儿童的本能需要。

斯威士兰的研究证明，各部门情况恶化。这包括外国直接投资、农业产量与经济增长。艾滋病或许

能够解释这一现象，但是很难确认两者间存在因果关系（Whiteside 和 Whalley，2007）。相反，在最近全球经济危机之前，南非、博茨瓦纳和莫桑比克都经历了经济大幅增长，与艾滋病导致严重影响的预言相悖。这有可能与艾滋病流行态势、经济体的大小和性质相关，包括劳动与资本、技能稳健性，不过这些问题有待未来研究。

关于实际的治理：由公务员、传统的领导者、选举代表管理这个国家，情况更为复杂。艾滋病、安全与冲突倡议研究报告于 2009 年 9 月发布。这是由荷兰国际关系研究所（也称"Clingendael"）与美国社会科学研究会共同实施，荷兰外交部、澳大利亚国际发展署、加拿大外交部、瑞典外交部和联合国艾滋病规划署共同支持的一个项目（de Waal 等，2009）。该项目聚集了各地、各领域的研究者、政策制定者和实践者，旨在对如下的论断做出决定性的回答，即弱势国家和冲突将促使艾滋病传播，而未加抑制的艾滋病流行将加速国家的崩塌。

这项工作源于 1998 年至 2004 年的艾滋病安全化运动时期，由南北双方的研究人员共同开展。最初有两份美国国家情报报告，他们警告称，艾滋病可能导致经济、政治和社会的崩塌。第一份报告于 2000 年（National Intelligence Council，2000），报告称武装力量将势不可挡，武装冲突不断增多，人道主义危机加剧。2002 年的报告（National Intelligence Council，2002）中将这一分析延伸至"第二波"国家，包括俄罗斯、中国、印度、埃塞俄比亚和尼日利亚。

艾滋病、安全与冲突倡议研究证实了艾滋病是一个长期起伏的问题，很难精确地指出疾病流行与国家衰弱之间的因果联系。这是由于指标不足，不过毫无意外的是，对艾滋病流行的应对将降低其影响。艾滋病在军队中的流行并没有之前想象的那么严重，而且采用以命令为中心的方法预防艾滋病，降低艾滋病感染和影响是非常有效的。虽然警察和其他执法部门，以及统一着装的机构在制定流行发生和预防的应对框架中有着重要作用，但他们的作用却常常被忽视。

艾滋病并没有造成弱势国家的政府垮台，但是恶化了贫穷，降低了人民福祉。在南部非洲，艾滋病意味着千年发展目标的第三、第四和第五项目标将不能实现。从国家层面来说，似乎政府的适应力较强；不过，艾滋病、安全与冲突倡议研究发现，艾滋病确实对当地政府结构、政府代表性和服务供给能力

方面产生可测量的影响，尽管并非灾难性的影响（de Waal 等，2009，p.18）。正是在地方层面上，艾滋病防治对人力资源能力造成的压力和对服务不断增加的需求最为明显，卫生领域尤其如此。

在南非，受艾滋病、安全与冲突倡议委托和 KwaZulu-Natal 大学卫生经济学与艾滋病研究处部分资助的研究发现，艾滋病地区性的高发对当地政府机构产生了压力和消耗，反过来又导致当地政府提供服务的质量下降，以及反应性和有效性不足（Chirambo 和 Steyn，2008）：

> 南非地方政府很明显地出现了"裂缝"，导致对全体公众提供的服务质量下降的问题。全国范围内 12 个直辖市的样本中，多数接受调查的市议员认为，公布艾滋病现状将毁灭自己的政治生涯。研究还发现，年龄为 29 ~ 42 岁的市议员死亡率持续升高，低收入的市议员请病假的次数越来越多，且工作效率低下……对偏见和歧视的恐惧已经广泛影响到社会对艾滋病的态度，这可能是艾滋病服务和治疗利用率不高、市议员不愿履行公共职责的原因。事实上，这已经影响了某些地方政府的社区代表性，因此，限制了服务供给的有效分布……费用负担增加、人员流失、代表性丧失并不会在短期内导致地方政府的紧急危机。但是，这些问题非常严重，足以要求采取干预有目标的支持，确保当地政府在疫情的影响下，能够有效地发挥作用（de Waal 等，2009，p.30）。

虽然缺乏这方面的衡量，但是从南非削减省级政府权力和责任的行动中，已见端倪。更有趣的是，当我们说艾滋病会导致政府治理恶化时，对疫情的反应能力已经建立。这包括中央政府人员增加，以及善于表达并充满活力的民间团体的发展。许多国家都是如此。举两个例子，一个是南非的治疗行动运动（TAC），这是一个游说团体；另外一个是斯威士兰的预算过程。治疗行动运动成立之初的愿景是"统一卫生保健体系质量，为所有人提供平等获得艾滋病预防治疗服务的机会"，使命是确保每一个 HIV 感染者都能通过某些地区提供的治疗服务，以及卫生和艾滋病倡导宣传及动员，获得卫生保健服务（TAC，2009）。该组织一直愿意并且能够开展动员，它有时批评政府，甚至在 2003 年发动了一次非暴力反抗运动，以争取获得治疗。斯威士兰的民间团体相对弱很多，但每个政府部门的预算中都有一部分可观的经费用于解决艾滋病问题。

艾滋病、安全与冲突倡议报告建议，能力有限的政府应该做一些简单的事，但是要做好。"对这些国家来说，优先考虑的是执行有明确目标的政策，最好是使大众普遍受益，赢得公众支持"（de Waal 等，2009，p.30）。问题是，艾滋病是否属于这类事情，更具体来说，防治艾滋病是否属于优先重点。

3.1 提供关爱与治疗的挑战

目前还没有决定谁生谁死（即谁获得治疗）的政治影响评估。尽管现在有大量资源涌入卫生系统，但是仍不能满足大部分撒哈拉以南非洲国家艾滋病相关的疾病和治疗需求。对于艾滋病患病率高的国家，大范围提供抗反转录病毒治疗无疑对早已苦苦挣扎的卫生系统而言是一个宏大的事业。Kober 和 Van Damme 认为，卫生系统能力缺乏是推广抗反转录病毒治疗唯一的、最严重的阻碍。对于艾滋病患病率最高的几个国家（南非、马拉维、莫桑比克和斯威士兰）的抗反转录病毒治疗项目来说，"这些国家的治疗计划对世界上多数卫生系统来说似乎雄心勃勃，而且这些国家卫生系统一直与巨大的困难做斗争，但是这些计划都将会实现"（Kober 与 Van Damme，2004，p.104）。

由于很难获得正在接受治疗和需要接受治疗人数的一致性数据，因此为了保持一致性，笔者采用了凯撒家庭基金会的数据表（Kaiser Family Foundation，2009）。2001 年，博茨瓦纳开启了一项由政府、默克制药公司和盖茨基金会合作的项目（非洲艾滋病全面伙伴关系）。据估计，2007 年需要接受治疗的 12 万人中，有 9.3 万或 79% 的人接受了治疗。同年，斯威士兰有 5.9 万人需要接受治疗，其中 42%（25,000 人）接受了治疗。

关于南非治疗政策失败的资料很完备（Nattrass，2007；Cullinan 和 Thorn，2009）。在冷酷无情的姆贝基总统和他的部下查巴拉拉 - 姆西曼部长的领导下，艾滋病项目并没有在国家政治层面展开，省级政府反而行动在前。2007 年，所有需要药物治疗的 170 万人中，仅有 28% 接受了治疗（46 万人）（UNAIDS，2009a）。莫特兰特总统临时执政期间（2008 年 9 月至 2009 年 5 月）以及新当选的祖马总统执政期间，南非实施了全世界最大的抗反转录病毒治疗项目，大约 70 万人正在接受药物治疗。根据现有治疗指南，还有 76 万人需要但尚未接受治疗。

治疗行动运动最近指出，根据该国国家战略规划的目标，要在 2009 年增加 285,000 人接受抗反转录病毒药物治疗，需要比预算多 10 亿南非兰特（约合 1.22 亿美元）(IRIN News，2009)。2009 年 9 月的新闻称，南非已经进入严峻挑战期。民间团体建立了一个预算与支出监督论坛，论坛发现 2008 年抗反转录病毒项目扩展迅速，但是在 2009 年明显放缓。大约 40% 的 HIV 阳性感染者没有得到需要的治疗，而且持续获得治疗出现问题。9 个省中有 6 个存在等候名单过长、药物缺货、卫生预算管理不当的问题。此外，缺乏公众可获得的信息。为帮助提供抗反转录病毒药物有困难的省份，成立了一个 500 万南非兰特（约合 676,550 美元）的紧急基金，但预计还短缺 10 亿南非兰特（约合 1.23 亿美元）(AidsmapNews，2009)。

值得注意的是，这些患者治疗的费用和造成的挑战是基于 CD4 细胞计数为 200 时开始治疗。新研究提倡在 CD4 细胞计数为 350 时就开始治疗。这就意味着"需要"治疗的人数将更多，卫生服务所需的费用和对其要求将更高。

一旦治疗开始，患者必须终身用药，而且经过一段时间，患者需要从一线治疗转向二线治疗。因为政府增加用于治疗的卫生经费，可持续性的问题就出现了。比如马拉维，无国界医生组织开展的一个项目报告称，平均每位患者每年在抗反转录病毒治疗上的经常性开支为 237 美元 (Jouquet，2009)。但是国家人均卫生费用每年仅为 132 美元。对于艾滋病患病率高的国家，这一挑战则更明显。2006 年，南非人均卫生费用是 715 美元，政府承担 37.7%；斯威士兰人均卫生费用是 300 美元，政府负担 65.8%。这两个国家的费用都低于"阿布贾计划"确定的 15% 的政府开支（南非是 9.1%，斯威士兰是 11.2%）。

普遍可及的目标应该在 2010 年实现。世界卫生组织、联合国艾滋病规划署及其他合作伙伴在 2008 年"监督普遍可及的进展"报告中认识到，即便是拥有发达基础设施的高收入国家，要想实现人群 100% 获得所需要的干预措施也是有困难的。这样说来，他们在玩着"可及"的概念游戏。

"可及"是一个宽泛的概念，通过主要卫生部门干预的三个维度来测量：可获得性、覆盖率以及结果和影响。可获得性是指满足最低质量标准服务的可得到性（物理上的可及）、可支付性（经济上的可及）和可接受性（社会文化上的可及）。普遍可及的基本前提条件是使服务可获得、可支付，并且可接受。覆盖率是指获得干预的人占需要干预的人的比例。覆盖率受到供应（服务提供）和需要得到服务的人们的需求的影响。结果和影响是指行为改变、感染率降低或生存率升高。结果和影响是覆盖率产生的结果，并受到干预措施的效率与效能的调控。(WHO、UNAIDS 和 UNICEF，2008)

这对受影响最严重的国家及其卫生治理来说意味着什么呢？答案是，必须做出选择——之后，必须制定和执行计划。有一种观点认为，承认不能达到普遍可及就意味着彻底放弃治疗，这在一定程度上是背叛。如果我们不能成功实现预防的目标，那么我们将继续看到 HIV 感染者人数的增加，这一点常常被忽略。我们目前不能为所有人做所有事的现实，并不意味着我们应该无所作为。活动家、政客以及从事所有形式的卫生提供的人，现在是与经济学家交战的时候了。

3.2 应对：斯威士兰

在这一部分，笔者将重点关注斯威士兰的应对。早年的时候，这个小国遵循世界卫生组织艾滋病全球计划的建议。1987 年创建了国家艾滋病防控项目；1992 年实现了第一个三年计划，并实施了大量教育项目。早在 1993 年，斯威士兰内阁就举行了关于艾滋病疫情及其潜在影响的新闻发布会。1999 年，国王宣布艾滋病成为"国家的灾难"。

1992 年，斯威士兰政府开始将艾滋病作为一项发展议题看待。1992/1993—1994/1995 发展计划认识到艾滋病流行可能产生的影响。1993 年，政府开展了一项活动，回顾国家独立后的前 25 年，展望未来 25 年，并将其纳入国家发展战略。作为活动的一部分，政府于 1993 年委托完成了一份关于"艾滋病的社会经济影响"报告 (Whiteside 和 Wood，1994)，这是全世界首次完成这样的研究。

对于艾滋病感染的影响，几乎没有"确凿的"数据，因此政府对这种"无形的"疾病很难制定创新型的应对措施。正如所料，卫生部门的压力越来越大。1998 年，据估计有 46% 的入院患者是 HIV 阳性。然而，这种情况并没有激发出任何特别的反应，即使卫生部也是如此。斯威士兰国家艾滋病项目就设在卫生部内，但是在这样的环境中，以及该项目缺乏职权和地位，使项目很难发挥领导作用。政府意识到，需要做的事情还有很多。

2001 年 12 月，国家艾滋病紧急应对委员会成立，并被赋予协调和动员资源的权力。2003 年的一项议会法案将该委员会设于总理办公室之下，并提升为理事会。其职能包括监督多部门应对的协调，评估并采纳适宜的政策和战略建议，批准执行机构的资金分配，并就艾滋病疫情相关事宜为部长和政府提供建议。

通过国家战略规划，国家艾滋病紧急应对委员会有效地协调和推动了国家多部门对艾滋病的应对。对于执行机构来说，该委员会扮演了资金管道的角色，同时也担任了政府和其他资源之间的动员、接收、管理和分配工作。此外，委员会还促进地方和国际最佳实践的信息共享，监管评估自己的项目和由其资助的项目。

国家艾滋病紧急应对委员会以一种专业化模式运作，并取得了诸多成绩。2003 年，公共卫生机构开始提供抗反转录病毒治疗，但是计划实施起来并不如希望的那么快。还有其他许多项目需要给孤儿、弱势儿童和他们的照料者提供支持。尤其重要的是，委员会考虑了斯威士文化，并将某些文化融入了疫情应对的推动过程中。一些预防活动曾经颇具争议，比如"秘密情人"运动，宣传板上写的警示语是"Makhwapheni Uyabulala"，翻译过来是"你的秘密情人会杀了你"。这些措施并不能马上降低艾滋病患病率。

非常有意思的是，能否提供正确的信息在斯威士兰也是一个挑战。例如，需要将艾滋病患病率的趋势予以解读。2004 年，产前门诊就诊患者中，艾滋病患病率高达 42.6%；2006 年，患病率降到 39.2%；但在 2008 年又升高至 42.1%。仔细分析发现，患病率在 15 ~ 19 岁人群中下降，升高最快的人群是 35 ~ 39 岁的女性。这是否意味着由于获得治疗的患者增多而提高了患病率呢？如果是这样，那这是个好消息。

然而，国家政府用于卫生的开支的相对数和绝对数都下降了。政府卫生开支占政府总开支的百分比在 2003 年达到最高的 13.2%，2006 年降到 9.4%（Lievens 等，2009）。相对数的下降问题不大，因为有大量援助资金流入国内，这表明国家艾滋病紧急应对委员会成功地动员了国际支持。斯威士兰向全球基金提出了四轮申请，请求 195,386,808 美元的资金支持，获得了 134,944,918 美元。绝对数的下降是个问题。这意味着艾滋病流行的危机需要由外国人来解决，并缺乏国家自主权，这才是真正的危险。

2003 年，公共卫生机构开始提供抗反转录病毒治疗。这一计划开展以后，截至 2006 年 6 月，有 14,009 人接受治疗，占估计需要治疗人数 52,909 人的 26.5%。到 2007 年，接受治疗的人数增加到需要治疗人数的 42%。然而这一计划有些停止了，问题在于能力，而不是资金。

一直以来，疾病预防都是一项挑战。2003 年，"艾滋病在斯威士兰流行的驱动力是什么以及我们还能做什么？"（Whiteside 等，2003）的报告完成；2006 年，"艾滋病在斯威士兰的社会经济影响"（Whiteside 等，2006）对前者进行了补充。尽管有这些研究和国家艾滋病紧急应对委员会的不懈努力，但是艾滋病患病率仍不断攀升。

2007 年初，草拟了一份关于评估艾滋病流行对国家影响的研究大纲。这个想法最初起源于国家艾滋病紧急应对委员会会长 von Wissell 博士和 KwaZulu-Natal 大学卫生经济学与艾滋病研究处主任 Whiteside 教授。此研究得到了委员会的部分资助，由 Amy Whalley 牵头开展。Amy Whalley 曾是海外发展研究所研究员，在国家艾滋病紧急应对委员会和卫生部工作过。Whalley 的任务是利用可获得的数据库，收集并分析国家情况的信息；将斯威士兰与其他国家做对比，从而制作用于本国内部以及国际社会的宣传资料。2007 年 10 月，发表了一篇"回顾斯威士兰的'紧急情况'：新时期转变模式"的报告（Whiteside 和 Whalley，2007）。这个报告广为流传。其结论认为，斯威士兰正面临紧急情况，仅死亡率一项就足以使国际社会宣布其紧急情况。报告还提到，"尽管在很多方面，斯威士兰的应对已令人敬佩和独具风格，但是很清楚的是，艾滋病预防项目并没有发挥足够的作用"（Whiteside 和 Whalley，2007）。

2009 年 3 月，国家艾滋病紧急应对委员会与联合国艾滋病规划署、世界银行全球艾滋病项目合作，共同撰写了《斯威士兰艾滋病预防应对与传播模式分析报告》（NERCHA 等，2009）。报告指出"斯威士兰应控制传播途径，目标是"不断努力了解斯威士兰的疫情和应对措施，从而帮助国家改善预防艾滋病的范围（做正确的事）、相关性（针对正确的人群）以及全面性（触及所有的目标人群）"（NERCHA 等，2009，p.3）。明年这份报告将转化为政策和干预。

3.3 中低收入国家存在的难题

南部非洲九个艾滋病高发国家中，有五个被列为中等收入国家，分别是博茨瓦纳、莱索托、纳米比亚、南非和斯威士兰；另外四个国家莫桑比克、赞比亚、马拉维和津巴布韦，属于低收入国家。世界银行根据人均国民总收入（GNI），将所有国家分为三大类：低收入国家、中等收入国家和高收入国家。这个分类用于决定一个国家是否有资格接受援助，以及接受援助的程度。低收入国家能够接受国际开发协会（IDA）的支持，而较低收入国家和中高收入国家可以通过国际复兴开发银行获得支持。国际开发协会和国际复兴开发银行都是世界银行的一部分。另外，对国家类别的认知还存在问题。一旦一个国家被列为中等收入国家，那么它获得全球关注的优先排序会降低。尽管这是无法测量的，但确实是一个重要的问题。

可以说国民总收入不能作为恰当的衡量方法[②]。人均国民总收入是贫困的一个间接衡量方法，该指标在某些国家缺乏说服力。这里列出三种特殊情况。

资源丰富但居民没有获益的国家。想一想亚当·斯密的书，叫做《国富论》，而不叫"国家收入论"。仅仅依靠出售资源的国家可能由于总收入增加，显得国家正在变富裕（或正在发展），但是从长远角度看，他们恰恰是愈加贫穷。收入可以快速增加，但是并没有创造工作岗位，所以仅有一小部分人群从收入中获益。政府财政收入可能迅速增加，但是不能认为国家设立优先重点和实施投资或者重新分配收入的能力得到提高。非洲国家这样的例子很多，包括安哥拉和加蓬。某种程度上，博茨瓦纳也是如此，尽管政府早已深刻地认识到这个问题。

汇率波动很大的小国家。斯威士兰、莱索托、纳米比亚和南非形成了共同货币区，货币采用南非兰特。这意味着，由于某些小国无法控制的因素，兰特的价值改变时，那么这些国家的收入将随之变化。最近，莱索托从低收入国家重新归类为中等收入国家，这对其打击最大。莱索托的人均国民总收入在一年内提高了30%。与此相反，其实际国内生产总值只增长了3%。这反映出从2002年到2003年南非兰特的价值升高，导致商品价格的变动。莱索托转为中等收入国家并不能代表其人民生活的真实改变，事实上，莱索托人民的生活仍然极端贫穷。这对援助依赖也有影响，因为贷款常常是以美元为单位的。2009年2月，1美元值10.27兰特；10月，1美元值7.71兰特；2005年，1美元值5.54兰特。汇率变动幅度很难掌控（Rainbow Nation，2009）。

"平均收入"与大部分人口的实际收入没有什么关系的地区。基尼系数是用来测量收入不平等的一个指标。其范围由0至100，0是指每个人都有同样的收入，而100是指一个人拥有所有的财富。所有南部非洲国家的基尼系数都高于巴西（54）和阿根廷（52.8），而普遍认为这两个国家存在社会不平等。南部非洲国家的基尼系数非常高：纳米比亚（74.3），莱索托（63.2），博茨瓦纳（63），斯威士兰（60.9），以及南非（57.8）。

斯威士兰面临一个尤其严峻的难题。2006年，斯威士兰人口估计为1,126,000人。2006年的人均国民总收入是2430美元，因此其国民总收入为2,736,180,000美元。2007年，初步人口普查发现，人口下降到了912,229人。如果用现有的国民总收入数字简单地除以新的人口数，那么人均收入将增加至3000美元，增幅达23%。博茨瓦纳和莱索托也可能存在同样的情况。很明显，这个问题需要在全球层面来解决。

4. 结论和教训

国家越贫穷，疾病负担就越重，国家就越依靠外部援助。如果一个国家需要国际资金提供治疗，这个国家政府就会失去对其公民生命的控制权。只要HIV携带者或艾滋病患者依靠国际援助，那么这个国家就会依靠同样的援助，以维持健康的、富有生产力的社会。另一方面，援助国需要持续提供援助。Over（2007和2008）曾经研究过这种国际依赖性，他从国际权利的角度分析，提出是否可以建立一种全球福利模式。

我们回顾一下本章提出的若干观点。首先，艾滋病对于南部非洲国家的人民来说是一个灾难。这个疾病是一个主要的对发展议程的挑战。关于艾滋病特殊性的讨论对这个地区是毫无意义的。这些国家的人口很有可能减少。贫穷和心理上的"疾病"程度很严重，而且通常大部分疾病负担都由穷人承担，尤其是贫穷且年老的女性。

尽管我们认识到这个问题的严重性，但是仍然不清楚在国家层面上艾滋病与治理的关系。目前尚无证据表明艾滋病影响政治决策，但是少数群体，尤其是男男性行为者一直受到歧视（在某些国家是合

---

② 笔者很感激英国国际发展署比勒陀利亚的 Andrew Ockenden 分享了他对此的观点，但是这是本人对我们讨论的理解。

法的）。艾滋病、安全与冲突倡议项目显示，艾滋病与政治是相关的，尤其是在地方政府。然而很不幸的是，艾滋病并没有广泛动员起群众（南非的治疗行动运动是个特例，不是惯例），艾滋病及其影响是背景的噪音，这是需要我们应对的问题。或许环境改变是下一个类似的例子。如上所述，大量涌入艾滋病防治的资源确实改变了现状，推动各层面行动起来。同时涌现了许多社会动员活动，也许将来我们可以将艾滋病当做一种催化剂，尽管可能并非如此。本章没有涉及纵向与横向项目的关键问题，也就是2009年讨论的对角项目，但是本书其他部分进行了讨论。这一点很重要，而且主流的意识形态或方法论将影响未来数十年受艾滋病影响国家的卫生服务提供。

艾滋病确实动员了巨大的资金。2009年末，一个关键问题是，看似势不可挡的资金增长趋势将进入平稳期，甚至出现下降。对受限制资金和扩大的资金的处理方式将有很大不同，这也将是未来几年卫生领域专家所要研究的问题。正如2009年6月Bertozzi博士在开普敦举行的国际艾滋病协会艾滋病发病机制大会上所说的：为了钱，我们需要更好的健康；同样为了健康，我们需要更多的钱。

在国际治理水平上，联合国艾滋病规划署、全球基金、美国总统防治艾滋病紧急救援计划和盖茨基金会的出现好坏参半。有一句斯瓦希里谚语说，"大象相争，小草遭殃"。那些构成"小草"的人们正在遭殃，因为有太多大象在它上面争斗。更有甚者，这些大象要求小草汇报争斗情况。卫生治理需要进一步改进。如果世界卫生组织能够提供急需的领导力（其职责所在），并且30年内并没有这种承诺或能力的迹象，那么艾滋病带来一个教训就是，我们需要改革。

第17、18、20章分别深入探讨了印度、俄罗斯和乌干达的艾滋病基层治理问题。

参考文献

Aidsmap News (2009) "South Africa: Budgeting Failures Threaten ARV Programme", 23rd Sepetember 2009, http://aidsmap.com/en/news/245008FA-B836-4C99-990F-685430B361E6.asp.

Akintola O (2008) "Unpaid HIV and AIDS Care in Southern Africa: Forms, Context, and Implications," *Feminist Economics* 14(4):117–47.

Barnett T, Whiteside A (2006) *AIDS in the Twenty-first Century: Disease and Globalization*. Basingstoke: Palgrave.

Boler T, Archer D (2008) *The Politics of Prevention: A Global Crisis in AIDS and Education*. London: Pluto Press.

Chazan M (2008) "Seven 'Deadly' Assumptions: Unravelling the Implications of HIV/AIDS Among Grandmothers in South Africa and Beyond", *Ageing and Society* 28:935–58, doi:10.1017/S0144686X08007265.

Chirambo K, Steyn J (2008) AIDS and local government in South Africa: Examining the impact of an epidemic on ward councillors. New York: ASCI (ASCI Working Paper No. 25). Available at http://asci.researchhub.ssrc.org/working-papers/ASCI%20Research%20Paper%2025-IDASA.pdf.

Cullinan K, Thorn A eds. (2009) *The Virus, Vitamins and Vegetables*. Johannesburg: Jacana.

de Waal A, Whiteside A (2003) "New Variant Famine: AIDS and the Food Crisis in Southern Africa," *The Lancet* 362(9391):1234–37.

de Waal A et al. (2009) HIV/AIDS, security and conflict, new realities, new responses. New York: SSRC and Den Haag: Netherlands Institute of International Relations. Available at http://asci.researchhub.ssrc.org/rdb/asci-hub.

England R (2008) "Writing is On the Wall for UNAIDS," *British Medical Journal* 336:1072.

FAO/WFP Crop and Food Supply Assessment Mission to Swaziland (2005) Special report Swaziland. Available at http://www.fao.org/docrep/008/J5512e/J5512e00.htm.

Iliffe J (2006) *The African AIDS Epidemic: A History*. Oxford: James Currey.

IRIN News (2009) South Africa: No simple formula for universal access. IRIN News. 3 August 2009. [Online] Available at http://www.irinnews.org/Report.aspx?ReportId=85555 [Accessed 3 September 2009].

Jouquet G et al. (2009) Cost analysis of an ARV care programme reaching universal access in Thyolo, Malawi. The International AIDS Society Conference on Pathogenesis, Treatment and Prevention: 19 July 2009, Cape Town.

Kaiser Family Foundation Global Health Facts (2009) Customized Data Sheets. Available at http://www.globalhealthfacts.org/factsheets_custom.jsp.

Knight L (2008) *UNAIDS the First 10 Years*. Geneva: UNAIDS.

Kober K, Van Damme W (2004) "Scaling Up Access to Antiretroviral Treatment in Southern Africa: Who Will Do the Job?" *Lancet* 364:103–7.

Lewis S (2009) Presentation at the International AIDS Society Conference on Pathogenesis, Treatment and Prevention, 19 July 2009, Cape Town.

Lievens T et al. (2009) *Sustainable Financing for HIV and AIDS in Swaziland*. Oxford Policy Management Group. Mail and Guardian (Online) (2009, 2 March) "Stats SA: Unemployment rated down" Available at http://www.mg.co.za/article/2009-03-02-stats-sa-unemployment-rate-down.

Mathers CD, Loncar D (2006) "Projections of Global Mortality and Burden of Disease From 2002 to 2030," *PLoS Med* 3(11):e442. doi:10.1371/journal.pmed.0030442 *Ibid* page 2021.

National Intelligence Council (United States) (2000) *The Global Infectious Disease Threat and Its Implications for the United States*. Washington, DC, US NIC (NIE 99–17D).

National Intelligence Council (United States) (2002) *The Next Wave of HIV/AIDS: Nigeria, Ethiopia, Russia, India, and China*. Washington, DC, US NIC (ICA 2002–04D).

Nattrass N (2007) *Mortal Combat: AIDS Denialism and the Struggle for Antiretrovirals in South Africa*. Pietermaritzburg: University of KwaZulu-Natal Press.

Naysmith S et al. (2009) "Rethinking New Variant Famine: The Case of Swaziland", *Food Security* 1(3):251–60.

NERCHA, UNAIDS and the World Bank Global HIV/AIDS Programme (2009) *Swaziland HIV Prevention Response and Modes of Transmission Analysis*. Mbabane: NERCHA.

Over M (2007) AIDS treatment as an international entitlement: Are we ready for a global welfare paradigm? Blog, 28 September 2007. Washington: Center for Global Development. [Online] Available at http://blogs.cgdev.org/globalhealth/2007/09/aids_treatment_as_an.php [Accessed 3 September 2009].

Over M (2008) Prevention failure: The ballooning entitlement burden of US Global AIDS treatment spending and what to do about it. Washington: Center for Global Development. Working Paper No.144.

Poku N (2006) "HIV/AIDS Financing: The Case for Improving the Quality and Quantity of Aid", *International Affairs* 82(2):345–59.

Rainbow Nation (2009). "South Africa Rand vs US Dollar," Available at http://www.rainbownation.com/usa/compare/index.asp.

Shilts R (1988) *And the Band Played On*. London: Viking.

Shisana O *et al.* (2009) *South African National HIV Prevalence, Incidence, Behaviour and Communication Survey 2008: A Turning Tide among Teenagers?* Cape Town: HSRC Press.

Swaziland. Central Statistical Office (2007) *Demographic and Health Survey*. Central Statistical Office, Mbabane.

Treatment Action Campaign. (Online) Available at http://www.tac.org.za/community/about [Accessed 9 October 2009].

UNAIDS (2008) *Report on the Global AIDS Epidemic*. Geneva: UNAIDS.

UNAIDS (2009) *What Countries Need: Investments for 2010 Targets*. Geneva: UNAIDS.

UNAIDS (2009a) *South Africa: Progress towards Universal Access and the Declaration of Commitment on HIV/AIDS*. [Online] Geneva: UNAIDS. Available at http://cfs.unaids.org/country_factsheet.aspx?ISO=SOA [Accessed 22 October 2009].

UNICEF, Swaziland (2006) *Report on the Assessment of Neighborhood Care Points*. Geneva: UNICEF.

United Nations Development Programme, South Africa (2009) Available at http://www.undp.org.za.

United Nations Development Programme, Swaziland (2009) Available at http://www.undp.org.sz.

United Nations Economic and Social Affairs. Population Division homepage. World population prospects (2008) Available at http://esa.un.org/unpp/p2k0data.asp.

Whiteside A (2008) *HIV/AIDS: A Very Short Introduction*. Oxford: Oxford University Press.

Whiteside A (2009) *Is AIDS Exceptional?* Available at http://www.aids2031.org/working-groups/programmatic-response?view=papers#105.

Whiteside A *et al.* (2003) What is driving the HIV/AIDS epidemic in Swaziland? And what more can we do about it? Report prepared for the National Emergency Response Committee on HIV/AIDS and UNAIDS, Mbabane.

Whiteside A *et al.* (2006) *The Socio-economic Impact of HIV/AIDS in Swaziland*. Mbabane: NERCHA; Durban: HEARD.

Whiteside A, Sunter C (2000) *AIDS: The Challenge for South Africa*. Cape Town: Human and Rousseau/Tafelberg.

Whiteside A, Whalley A (2007) *Reviewing Emergencies in Swaziland: Shifting the Paradigm for a New Era*. Mbabane: NERCHA; Durban: HEARD.

Whiteside A, Wood G (1994) *Socio-economic Impact of HIV/AIDS in Swaziland*. Ministry of Economic Planning and Development, Government of Swaziland.

World Health Organisation (2009) WHO Statistical Information System, Health indicators from the WHO data base accessed 9 October 2009. Available at http://apps.who.int/whosis/data/Search.jsp?countries=%5bLocation%5d.Members.

WHO, UNAIDS and UNICEF (2008) Towards universal access: Scaling up priority HIV/AIDS interventions in the health sector Progress Report 2008. Geneva: WHO. Available at http://www.who.int/hiv/pub/2008progressreport/en/index.html.

15

越南的援助改革谈判：展现"国家"所有权[①]

Rebecca Dodd 和 *Jean-Marc Olivé*
世界卫生组织驻越南代表处

概 述

越南是一个评价援助有效性议程影响的理想国家：受援程度高，意味着援助有效性议程相对重要，但是援助依赖性偏低，使援助方和受援方之间形成了一种平等的"权力平衡"。在约束援助方、推动国内外更有效的援助提供形式上，该国强有力的领导广受赞誉。本章认为，在"国家所有权"背后存在一系列力量，影响着越南援助有效性议程的开展。这些力量源自不同的动机，在其影响援助提供的过程背后有各自的理由和逻辑。政策网络这一概念给我们提供了理解这一现状的有用的框架。一个较广泛的观点是，卫生界需要更好地理解影响援助关系和"国家所有权"的利益和动机。应该把援助改革作为一项政治问题来看待，要考虑所有相关的冲突、动机与挑战。

"即便是在援助依赖性最强的国家，也不会有任何援助能够使政府去做他们不想做的事情。"[②]

如果说发展中国家是个星群，那么越南是最耀眼的一颗星。越南在减少贫困、增进健康和教育方面取得的成绩广为人知，因此，也吸引了丰富的援助项目。此外，该国还在约束援助方、推动国内外更有效的援助提供形式上发挥了领导作用，广受赞誉。

本章主要讨论在卫生领域，努力提高援助有效性如何与政策制定过程产生互动。我们说努力提高援助有效性，是指《巴黎有效援助宣言》所鼓励的措施与行动（OECD，2005），该宣言是由100多个发达国家和发展中国家共同签署的一项国际协议。

我们的分析揭示了影响越南卫生部门执行援助有效性议程，并做出违背"政府需要什么样的援助"这种惯常思想决定的背后动机。我们认为，如果将卫生治理的概念理解为多层次、相互重叠的"政策网络"，这个网络与各组织、各传统援助者-政府分水岭相互交叉，那么这个显而易见的悖论就可以顺理成章了。援助有效性的原则对某些政策网络是适用的，但是对另外一些政策网络毫无意义，甚至会导致丧失影响力和资源，因此并不受欢迎。

然而，援助有效性议程有助于促进"外交多元化"。通过共同的语言和互相认可的原则，援助有效性可以促进不同政策共同体之间的交流，为他们的沟通搭建桥梁。这种战略联盟反过来可以逾越个体或组织激励。然而，其影响也存在局限性：本文后面提到，越南提高援助有效性的重点主要是在技术方面，而援助改革基本上是涉及所有相关冲突、反常的动机和挑战的政治过程。

---

① 该文章早期版本发表在 Global Public Health 6（6）：606-20 September 2011.

② Development Partner，Viet Nam，2009.

国家背景

据世界银行称，越南是最成功的发展中国家之一（World Bank，2009）。在卫生方面，尽管越南还存在较严重的卫生保健可及性和健康产出不平等的问题，尤其是少数民族的情况更糟（Axelson 等，2009），但是总体来说还是取得了巨大成就。1990 年到 2008 年期间，越南 5 岁以下儿童死亡率降低了一半以上（从 58‰下降到 14‰），同期婴儿死亡率降低了近三分之二（从 39‰下降到 12‰）（WHO，2010）。

援助方鉴于越南取得的成功，奖励了慷慨的援助项目。根据经济合作与发展组织的资料，2007 年越南接受的官方发展援助金额达 24.87 亿美元；这使之成为世界上受援最多的十个国家之一（OECD，2008）。

越南还有一套非常完善的援助方协调与对话框架（Alcaide 和 Sanz-Ramos，2007）。作为最早接受《巴黎宣言》并以 2005 年《河内核心声明》（Government of Vietnam，2005）的形式将《巴黎宣言》本土化的国家之一，越南是联合国改革的试点国，这一改革旨在使联合国机构在国家层面的工作更加融合与协调。

1. 跟踪主要援助有效性工作——方法学问题

本章采用事件分析、参与式观察与关键人物访谈等方法，基于越南卫生援助资金流的定量评论与援助环境的定性分析展开讨论。

定量分析采用了世界卫生组织委托开展的越南卫生援助资金流的评估，该部分首次发表于 2008 年 9 月（Martinez，2008）。该评估的局限性在于越南的卫生合作伙伴并没有按照统一的格式系统汇报各自的卫生援助情况。因此，开展针对越南的主要卫生合作伙伴的一个专项调查：发放电子问卷，以及随访确定数据。

将当地收集的数据与经济合作与发展组织发展援助委员会所公布的数据做了对比。但是，对比时存在两个局限性。第一，发展援助委员会的数据是由机构总部提供的（也就是没有由国家代表处提供），而许多援助决策是根据剩余援助资源在国家层面做出的，因此不能充分代表真实数据。根据国家卫生账户记载，2007 年，援助资金中有 5600 万美元用于卫生开支，而经济合作与发展组织记载的这一数据却是 1.43 亿美元。第二，发展援助委员会报告是年度报告，而我们的调查包含不同援助方的不同项目，有不同的规划周期。

定性分析由笔者进行，采用了被广泛认可的事件分析法（Sofaer，1999）。自 2008 年 1 月至 2009 年 6 月的 18 个月期间，跟踪了两个援助有效性工作。一个是卫生领域《关于提高卫生发展援助有效性的意向声明》的发展（之后称《意向声明》），第二个是从卫生角度看"减贫援助贷款"计划。之所以选择这两个项目，是因为他们与研究问题有较大相关性，即援助有效性工作对卫生政策制定的影响，而且这两个项目与主要作者的工作相关，因此容易进行关键人物访谈和事件分析。值得注意的是，这并不是越南所有的援助有效性工作；其他还包括联合国改革、援助有效性合作伙伴以及《巴黎宣言》监测调查等。

本文还涉及了与援助方和政府主要利益相关者的讨论，包括卫生部；本文发表前已征询了卫生部相关人员的意见。

2. 定量分析的发现：越南卫生援助资金概览

20 世纪 80 年代末期越南开始改革开放（即经济改革）以来，许多西方国家恢复了与越南的外交关系，各方援助纷至沓来。1996 年，世界银行提供了第一个卫生贷款：1.23 亿美元贷款用于基础设施建设。随后的十年里，尽管卫生援助占政府卫生支出的比例一直处于 8%～10%的稳定状态，但卫生援助绝对值增长显著。2007 年，援助占政府卫生开支的份额大幅下降，为 3.4%，这反映政府最近增加了卫生领域的投入。

卫生援助的增长与政府"社会化"政策不谋而合，这一政策旨在吸引来自援助方、私营部门和个人的资源，补充政府开支（2002—2007 年，政府卫生支出不到政府总支出的 5%）（MOH，2008）。

根据经济合作与发展组织发展援助委员会的数据，2007 年官方援助越南在"卫生"和"人口政策与生殖健康"（包括艾滋病）类别下的总开支为 1.43 亿美元。大约 35% 的卫生援助是以投资项目的形式（基础设施等），25% 是技术合作，只有 0.8% 是部门规划支持。这一较低水平未指定用途的卫生资金与高额的一般预算支持形成了鲜明对比。

活动规模和总量

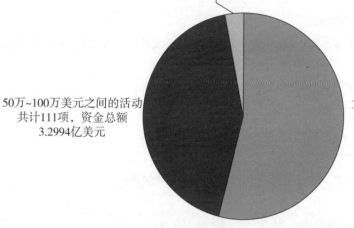

小于50万美元的活动
共计182项，资金总额
2523万美元

50万~100万美元之间的活动
共计111项，资金总额
3.2994亿美元

大于100万美元的活动
共计17项，资金总额
4.0421亿美元

图1　援助方支持活动规模——2002—2006年累积数据
来源：OECD DAC.

发展援助委员会还指出，2002年至2006年期间，提供给越南的卫生援助中有58%是少于50万美元的小项目，只有5%达到或超过了1000万美元，资金相当分散（图1）。另外一项经济合作与发展组织独立研究也证实了这一现象。该研究发现，越南的24个卫生援助方中，有11个代表了低于10%的卫生总费用（OECD，2008a），此外，根据我们对国内援助方调查所记录的超过107个独立卫生项目中，只有8个援助方（7%）不同程度地参与了共同筹资。

传染病控制是越南卫生援助方一个主要优先领域，这反映了一种全球性趋势（Piva and Dodd，2009）。艾滋病控制方面尤其如此，有大批的援助方存在：我们的调查发现，共有12个主要援助方和5个联合国机构分别开展各自的艾滋病项目。大多数支持都是近些年出现的，2002—2004年援助方对艾滋病项目的资助为700万~800万美元，2006年则增加至5200万美元。这相当于整个艾滋病项目经费的80%~90%，导致其对援助方的依赖性远远高于其他疾病项目，甚至高于整个卫生领域（Martinez，2008）。随着越南经济持续发展，许多援助方很可能减少对越南的卫生和艾滋病项目的支持。这就出现了关于可持续性的担忧，特别是随着抗反转录病毒治疗覆盖面的扩大，越来越多的患者需要转为二线治疗或三线治疗，治疗费用逐渐增多，然而抗反转录病毒治疗的提供严重依赖于捐款方的资助。世界卫生组织2008年的调查认为，目前艾滋病援助方并没有立即撤出的计划，因此中期内不会出现问题，但是2012年以后，尤其是如果美国政府不再将艾滋病支持作为全球优先重点之后，预期将出现极大的不确定性（Martinez，2008）。

从援助有效性角度来看，越南接受的卫生援助有许多是"无效的"。越南对资金流的记录数据缺乏，没有定期报告；援助分散程度高；对援助项目依赖性高，缺乏其他援助形式的经验；以及在某些分领域存在很严重的援助依赖性。

关键人物访谈结果显示，许多合作伙伴都意识到了这些不足，但是如果没有可以明确优先重点和支出的卫生部门计划，以及相应的监督体制，就无法转变为更加灵活的资助方式，比如部门规划支持。下面的部分将报告向这个方向所做的努力。

3. 定性分析的发现：规划方式与项目方式

这一部分根据研究跟踪的两个援助有效性工作，即《意向声明》和"减贫援助贷款"卫生行动谈判，总结了主要事件，并提出重要的观点。

《意向声明》是由越南卫生部和卫生合作伙伴共同发起的，设立了提高政府和合作伙伴的卫生援助有效性的目标。有文件记录了该项目的任务及重大事件

表1   《意向声明》重大事件

1. 形成格式一致的年度援助活动矩阵表。首先由世界卫生组织起草，然后是卫生部。

2. 开展研究评估卫生领域技术援助是否协调一致。

3. 发布卫生领域预算支持指南。

4. 评估卫生援助使用的批准、采购和支付流程。

5. 政府通过附录2中列出的卫生伙伴关系小组的职权范围，相关方建立并支持卫生伙伴关系小组秘书处的专门资助机制。批准卫生伙伴关系小组与其他相关卫生合作伙伴的正式联系程序。

6. 评估合作伙伴提供的财务信息的透明度、精确性和及时性。

7. 确定支出框架，与五年计划相联系，记录所有国内外卫生收入。

8. 完成一个可行的五年卫生计划，以及其费用估算和相应的监管体系。

9. 评估合作伙伴支持五年计划及相关的年度计划一致性。

10. 开展联合年度评审，包括各级政府、民间团体和援助合作伙伴，发布评审结果。

（表1），总结了项目任务并设立了完成日期。从这一点来看，《意向声明》与其他发展中国家曾经用于提高援助协调性的"行为准则"或"谅解备忘录"很相似（Walt 等，1999）。

最初发起《意向声明》是由于少数援助方希望在卫生领域建立一套以规划为导向的工作方式。[规划是指通过一个由政府主导设计的单一、完整的项目和预算框架，援助方协调其支持的过程（OECD，2003）。] 以前的研究（Bijlmakers 等，2006）已强调越南向规划方式转变的意愿，而且一些当地合作伙伴，尤其是已在全球层面承诺援助有效性的合作伙伴，更加重视此事的推进，并已经朝这个方向迈步了。通过文本框1的总结可以看到，随着《意向声明》的联合或"网络"越扩越大，参与者也越来越多；这些网络从而参与或影响其他有关援助有效性进程的网络。

《意向声明》讨论中提出了一个具体的挑战，即规划的基本要素，尤其是支出框架和监督与评估框架的优先重点和支出部门计划并不存在。而且，越南管理援助的法律结构复杂，缺乏采用规划导向方式的经验，这使得政府不清楚这样的资助模式建立后——从行政管理的角度——应该怎么办。

从表面来看，《意向声明》通过设立一个时间表，明晰规划的基本要素，以解决这些问题（见表1）。同时，卫生部对于疏远主要以项目为主的发展合作伙伴持谨慎态度——这些发展合作伙伴已经公开声称不喜欢规划方式，而是喜欢项目方式——这是出乎某些援助方意料的。这提示卫生部希望确保采取援助有效性原则的同时不会以任何形式危及其获得援助

资源。

此外，项目援助方式使得卫生部可以建立项目管理办公室。这至少有两点好处：首先，可以允许卫生部的职工规避其某些自己的管理规定，从而加快实施进度。其次，提供了收入的机会：援助方需要为建立项目管理办公室投入管理费用，其工作人员有权获得额外的资金回报。这样，项目以及根据项目设立的项目管理办公室就成为公共服务领域吸引和留住人才的一种途径，而这些领域的基本工资是非常低的。然而，通过预算的援助资金不能用于这方面。一位知情人解释说："（目前）援助一直是根据援助方的标准制定项目支持形式，其比政府标准要高得多，就产生了吸纳优秀人才的重要吸引力。"

鉴于越南的项目非常多（Alcaide 和 Sanz-Ramos，2007），且项目资源对各个部门的日常运行非常重要（Kotoglou 等，2008），因此任何削减项目以支持转向规划方式的行动，将会遇到被至少某些政府官员阻挠的可能。一项最近的研究评论道：

"（越南）各部委似乎对独立的项目模式很满意，这通常是他们喜欢的援助方式。部分原因也许是为了取悦于偏爱保持传统项目的援助方。然而，还有更深层次的动因在起作用。"（Kotoglou 等，2008）

不过，合作伙伴和政府都意识到了援助方项目的资金吸引所带来的负面影响：项目吸引了工作人员，使他们离开了原来的岗位，这导致过度关注援助方优先重点，并形成了援助方导向而不是政府导向的问责制度。

关键知情人指出，卫生部偏爱50万美元以下的小项目，因为50万美元是需要经过计划与投资部审

文本框 1 《意向声明》制定中的重大事件

2008年2月，**欧盟卫生合作伙伴**非正式会议同意在卫生部门采用规划导向方式。接下来的一个月，他们向越南卫生部正式致函，承诺协调统筹，并请求召开会议。等待卫生部反馈的同时，**世界卫生组织**就如何实施规划导向方式同所有合作伙伴（不仅包括欧盟成员）召开研讨会。会议建议起草一份"行为准则"或"意向声明"——世界卫生组织起草初稿，征求其他发展伙伴的意见。

2008年6月，**世界银行、亚洲开发银行、欧盟委员会（代表欧盟）、澳大利亚国际发展署以及世界卫生组织**同卫生部见面。尽管有影响力的美国和日本没有参与，但是这些成员的组成代表了对援助有效性感兴趣的主要卫生援助方联盟的一种新的扩展。合作伙伴要求卫生部合作制定《意向声明》。卫生部部长同意并任命**国际合作司**牵头。

随后的几个月内，经过几轮会议，文本经过审阅和反复修改。合作伙伴同意建立一个"核心小组"，包括**联合国、欧委会/欧共体、发展银行、非政府组织和其他主要的双边组织（澳大利亚、日本和美国）**各自选出的一名代表。这意味着范围再一次扩大，并预示着按照《意向声明》的进程，成立一个强有力的网络。

9月，全权负责越南援助有效性的**越南计划与投资部**参与进来。他们认为《意向声明》就像是《河内核心声明》的翻版，建议将其从原则性声明转化为"行动计划"，指导卫生部门如何执行《阿克拉行动议程》。尽管计划与投资部认为《意向声明》与负责援助有效性的更高级别政府的网络有交叉，但卫生部却成功地反驳了其观点，这使得两个部门关系有些紧张。

11月，美国宣布拒绝签署声明，理由是尚未经总部审查同意。2008年12月，《意向声明》在**大使咨询小组**会议上被介绍——表明其影响力已经超越了原本的网络或"政策界"——2009年3月，在卫生合作伙伴关系小组会议上正式得到通过。

批的门槛，这是一个冗长和复杂的程序，许多相关部委都尽量避免。因此，对于援助分散、项目小而多，从《巴黎宣言》和全球援助有效性进程角度来看属于效率低下，而在卫生部看来，这种情况既合理又有效。

《意向声明》起初是个别卫生援助方的小组倡议，之后参与的其他援助方增多了，卫生部也参加进来。但是，卫生部的参与仅限于两个司：计划与投资司和国际合作司。其他技术部门既没对该声明发表任何意见，也没参加会议。可以看出，"国家所有权"甚至"卫生部所有权"的概念是有问题的：卫生部的某些部门看到了《意向声明》的价值，并在这个过程中展现了自主性，而其他部门并非如此。

3.1 "减贫援助贷款"卫生行动的谈判

越南的预算支持机制称为"减贫援助贷款"，提供了另一个反映实施援助有效性议程的内在冲突的案例。这个机制由世界银行管理，将许多双边援助方的资金和世界银行的收入筹集到一个单一的账号。世界银行直接将资金拨给越南国家银行，同一般政府收入混在一起。

"减贫援助贷款"的支出与一整套政策行动或"启动"相关（尽管不是决定性条件）。每一项"减贫援助贷款"包含约10个政策行动和20项所有领域相关标准，这构成了援助方之间、援助方与政府之间一系列政策对话会议的重点。政策行动与越南社会经济发展计划相关联，实际上更倾向于关注具体行动——例如通过一项新法律——这在年度"减贫援助贷款"周期内容易衡量和实现。尽管政策行动的完成与资金拨付之间并没有正式的关系，但是如果未能完成政策行动，援助方可能重新考虑对"减贫援助贷款"提供资金支持，这也是可以理解的。

越南的"减贫援助贷款"于2001年开始，到2009年已经实施了八轮。在此期间，开支规模和比例已经发生了很大变动：从2002年的1.77亿美元，其中1.45亿美元来自世界银行，仅0.32亿美元来自其他援助方（根据2007年汇率），到2007年的3.34亿美元，其中世界银行提供了1.75亿美元，其他合作伙伴提供1.59亿美元。

在卫生领域，一般仅有一项政策行动以及一或

文本框 2　"减贫援助贷款"卫生政策行动的谈判

"减贫援助贷款"第九轮谈判开始时，援助方提出一项关于建立一个拥有惩戒权的、独立的医学委员会的政策行动建议。当时，作为关于卫生专业人员认证许可的一系列相关改革措施的一部分，建立医学委员会已摆在卫生部的政策议事日程上。将这一政策行动纳入"减贫援助贷款"中，援助方是希望向政府传达一种强烈和积极的信号，鼓励这个改革方向。

然而，随后的内阁会议决定将卫生专业人员认证许可的权力下放到省，割断认证体系和惩戒体系的联系。相关法律做了相应修改，呈交国民议会进行讨论。

这对"减贫援助贷款"的意义是，卫生政策行动从与政府政策一致变成了与之相悖。为此，卫生合作伙伴在政策行动中不再建议建立惩戒委员会。但是，关于一个国家的、独立的认证体系的建议仍保留，尽管合作伙伴非常清楚这与内阁的决定相左。合作伙伴不同意内阁的决定，因为他们认为省里缺乏开展认证的能力，而且在 63 个不同的省建立标准化的单一体系存在可能的困难。

其实，援助方试图通过"减贫援助贷款"机制向政府表达对其新政策导向的反对，迫使政府回到原来的改革轨道上。毫无悬念的是，这一方式失败了，这一政策行动的最终措辞反映了政府掌控许可制度权力的决定。

两个相关标准。文本框 2 描述了"减贫援助贷款"第九轮的卫生政策行动的简要谈判过程（2009—2010 年）。这个例子说明将"减贫援助贷款"机制作为对话论坛方式的局限性："减贫援助贷款"的主要作用是确保遵守已有的承诺，它不是寻求改革或谈判棘手问题的机制。确实如此，如果合作伙伴试图采用"减贫援助贷款"来影响"实时"政策讨论，那么他们很可能失败，2009 年的卫生政策行动就是这样一个例子。

将卫生政策行动与另一个非经济议题进行比较非常有意思，这就是性别。一份欧盟综述（EC，2008）发现，2000—2008 年，越南"减贫援助贷款"中包含了九项性别政策行动和标准，只执行了其中两项，其余都报告为"未执行"或失访。这些失败并未影响援助方对"减贫援助贷款"的资助。同样，2008 年的卫生政策行动（关注的是私营卫生机构的分类）报告为"未执行"，但这丝毫没有影响"减贫援助贷款"的资助水平。这一点很重要，因为这涉及预算支持"合同"的核心——也就是说，援助方直接向政府提供资源，借此影响政府的战略政策讨论（ODI，2007）。这一分析说明在越南这种"合同"并没有发挥作用，换句话说，资金支持仅仅"购买"了对政策决策的有限影响力。

最后一点关于"减贫援助贷款"的分析是时间安排的重要性："减贫援助贷款"时间表非常短并要求严格，而政府政策制定过程是漫长和不确定的，部分原因是越南的涉及共产党、国民议会和政府在内的三重治理结构。理论上说，每个机构扮演截然不同的角色：共产党为社会经济发展确定大政策和大方向，以及实现这些政策的路线图。国民议会代表的是包括少数民族在内的全体各类人群，批准社会经济发展计划和预算。另外，政府的职能是执行。实际上，这三个机构都参与政策制定过程，从而使得单一"国家角度"或立场的概念问题百出。

4. 理解复杂性：援助有效性能否促进外交多元化？

援助方最终感兴趣的是援助结果是否促进了发展：减少贫困，提高人民的健康水平，获得更好的教育等。即便如此，人们越来越意识到援助提供的方式也很重要，可能影响援助产生的结果。援助方之间是有效协调，还是各行其是？援助方给予援助是根据当地已有的计划和策略，还是依据援助方的优先重点？援助资金是否能及时、可预测性地拨付？这些问题是经济发展与合作组织援助管理工作的核心，也就是所谓的"援助有效性"议程，这在 2005 年《巴黎宣言》签署时达到顶峰。

作为一个与人类福祉和减贫密切相关的社会领域，长久以来卫生一直深受援助机构欢迎。卫生在新千年后的援助资源中占据了重要比例（Piva 和 Dodd，2009），并吸引了众多新的合作伙伴和行动。合作伙伴数量多、差异大，以及与卫生领域自身内在的复杂联系，意味着援助提供的相关问题将特别地影响卫生领域。对这些问题的认识已超过十年：诸如援助协调、供给主导援助的问题，是卫生发展文献中反复出现的主题（Buse 和 Walt，1996；Cassels 和 Janovsky，1995；Walt 等，1999）。

《巴黎宣言》及其相应的援助有效性议程试图解决这些问题。然而从签署开始，五年过去了，许多问题依然存在。因此，根据越南的经验，我们的分析试图挖掘背后的一些原因。下文报告的是研究发现的问题，最后一节是据此提出的建议。

4.1 展现"国家"所有权

本研究发现的一个重大的问题是，援助有效性的"国家所有权"原则可能太简单化了。该原则认为，"国家"应设立自己的发展议程，并协调发展合作伙伴支持该议程。然而，定量和定性分析都显示，援助方与越南的援助关系差异很大，援助方法和意见经常不一样，这意味着很难将"国家"甚至部委理解为一个单一的机构。《意向声明》和"减贫援助贷款"过程显示，差别不仅仅存在于援助方和政府之间［关于援助有效性的文章经常这样说（Deutscher 和 Fyson，2009）］，同时也存在于援助方自身、政府部委之间，以及政府、共产党和国民议会之间。

同样，不同角色根据自己机构所"处"位置不同，对援助有效性原则有不同的理解。例如，《巴黎宣言》更强调欧洲援助方而不是美国，美国决定不签署《意向声明》的事实就能证明这一点。然而，即使在机构内部也存在差别：例如，我们发现，比部门改革的工作人员相比垂直项目的工作人员参与得较少。在政府中也是如此，某些部门对援助有效性议程更有兴趣。越南卫生部的国际合作司正式受命提高卫生援助协调性（MOH，2008a），而计划与投资部则一直负责在越南落实《巴黎宣言》和《阿克拉行动议程》。毫不奇怪的是，这些都是制定《意向声明》中参与最多的政府部门。相反，卫生部的其他技术部门参与得就少多了。

发现的第三个问题是政策制定过程复杂并且是非线性的，多行为体参与时更是如此。这对援助有效性措施的执行有意义。《意向声明》谈判涉及的各个利益群体，以及"减贫援助贷款"的卫生政策行动这两个例子证明了这一点。可以认为，援助方提供援助有多种原因——发展、政治和战略原因等

（Picciotto，2007）。我们的分析发现，事实上受援方在接受援助时也受到一系列动机的影响。有些受援方也许希望获得尽可能多的资源，有些将更关注灵活使用援助的能力（比如最高薪资），另外一些将重视项目对省级水平支出决策产生的影响（Kotoglou 等，2008）。本文的观点是，不必争论谁对谁错，而是要承认不同想法的存在。

4.2 政策网络：理解多元化的框架

"政策网络"或"政策共同体"的概念借用了有关管理的文章的思想，这为理解多元化提供了一个有益的理论框架。Shiffman 将政策共同体描述为"共同关心一个特定问题的个人（包括研究者、提倡者、政策制定者和技术官员）和组织（包括政府、非政府组织、联合国机构、基金会和援助机构）的网络"。当政策网络制定强有力的"制度"时，可以对政策制定产生重要影响（Shiffman，2009）。我们所说的"制度"，在政治经济学的意义上，是指管理所借助的正式与非正式的规则和结构，以及明确或潜在的激励和约束力，从而使机构和个人合理处事（Menard 和 Shirley，2005；Acemoglu，2008）。

特定问题网络的发展已经超越了国家界限，甚至超越了组织边界，改变了全球卫生治理（Kichbusch，2000）。在某些时候，这些网络已经催生了知名组织的建立，比如全球基金、全球疫苗免疫联盟；也促成了合作伙伴关系的建立，比如孕产妇、新生儿和儿童健康伙伴关系，国际卫生伙伴关系。此外，还有一些非正式团体也蓬勃发展，为各组织从事类似工作的人提供了一个知识和信息网络，"志同道合团体"（Like-Minded）就是一个例子。

援助有效性议程自我定义，并且通常大家也这样认为，能够帮助受援国与充满竞争的政策共同体谈判，并提供一种更综合、合理的卫生发展方法（Shiffman，2009）。然而，我们认为，援助有效性议程本身就应该被视为一种政策共同体：它是其中的一个参与者（而不是裁判员），与其他政策共同体在卫生政策治理方面竞争影响力、资源和制度空间。当然，它具备所有政策共同体共有的组织结构：由一个政府和非政府行为体通过正式的、政府间的机制（经济发展与合作组织发展援助委员会）互动而形成的网络以及其他非正式网络支持；同时，它产生自己的著作和知识基础，以及自己的规范、标准和协议，例如《巴黎宣言》。

尽管援助有效性议程提供了某种共同平台，使得不同政策网络相互冲突的议程和动机得以协商。但是值得注意的是，在《意向声明》讨论过程中，从未对《巴黎宣言》和《阿克拉行动议程》是否适用于援助管理有不同意见；出现冲突的部分仅是关于谁应该领导改革进程，以及应采取哪种方式等。

从这个意义上说，全球性的协议是非常重要的：因为这不仅使得当地程序合理和有"分量"，而且，其内容有助于对决定因素的讨论，并为规划方法、协调和一致化等创造了一种共同语言。《意向声明》利用了《巴黎宣言》和《河内核心声明》的影响力，关注援助方对制定一个部门范围的计划与预算框架的支持。同样，"减贫援助贷款"为解决部门发展存在的一项急需解决的问题提供了研讨的机会：如何监管卫生执业者。这意味着，如果将援助有效性议程与其他发展议程建立实质性的联系，那么其成功的可能性更大。将预算支持作为对公共财务管理体系改革的激励就是这样一个例子。在卫生领域，在早期部门间协作（SWAps）时就认识到这种关联的重要性，当时将援助管理改革纳入到部门间协作是在卫生部门进行大改革的关键（Lake 和 Musumali，1999；Bodart 等，2001）。相反，如果援助协调过程没有这样的关联，那么就有被边缘化的危险，并使得早已拥挤不堪的国家政策制定舞台变得更加复杂（Dodd 等，2009）。

然而，目前援助有效性倡议的方式多种多样，这限制了它们可实现的目标。除了建立独立的政策网络，援助有效性活动应该在政策网络之内还是在网络之间，这是有许多争议的。换句话说，"外交活动"（本章所指的是协调、合作和谈判）的场所越来越多地以政策共同体为基础。其结果是，像《巴黎宣言》这样试图协调各网络的全局性"外交"框架，很可能只能获得部分成功。

5. 结论和建议

越南是一个评价援助有效性议程的理想国家：受援程度高，意味着援助有效性议程相对重要，但是援助依赖性偏低，使援助方和受援方之间形成了一种平等的"权力平衡"。由于大多数开展援助改革的国家都依赖援助方，分析会由于权力不对称而产生偏差，因此越南提供了一个独特的视角。

我们的分析认为，越南实施援助有效性议程存在一系列不同的影响因素。参与援助提供和接收过程

的各种各样行为体受到不同动机的影响，他们的行动背后也有着不同的理由和逻辑。政策网络的概念提供了理解这种复杂性的一个有益框架。从广义来看，卫生界需要更好地理解影响援助关系的利益和动机。很久以来，人们已认识到，对于卫生部门改革（Walt 和 Gilson，1994）和广义的发展议程，"理解政治"的重要性。援助改革也应该这样认识：它是具有相关的冲突、动机和挑战的政治问题（ODI，2008）。

例如，"政府"不应当看成是一个单一的实体，也不应当是一个争取更多"有效"援助的联盟。的确，从政府（或政府的某些部分）的角度看，实施援助有效性议程的潜在困难有可能超过潜在利益，尤其是开始引入复杂和全新的行政程序（比如统筹资金），或可能影响现有的援助资源分配方法（比如规划方式）时，更是如此。

如果不考虑援助依赖性的程度，越南和其他发展中国家一样，其改革都不能是外部强加的。这反过来强调了全球性政策议程（如援助有效性议程）和地方议程的衔接是有限的。全球性议程可能与国家现实很相关，但是如果缺乏当地积极的拥护者、当地部门的可持续参与，以及当地政治言论的支持，全球性议程也不会产生任何影响。本章描述了援助提供中存在的切实问题，正是这些问题推动了援助有效性议程的出现。此外，本章还解释了实施援助有效性议程进展持续缓慢的原因。

能做什么？如本章所述，清楚理解存在于援助治理本身的各种冲突，希望是一个好的开始。这也引发了一个更加现实的期望，即通过援助有效性议程能获得什么？基于这个理解，下面是关于在全球层面和国家层面推进援助有效性议程的一些初步建议。

在全球层面，国际卫生政策制定者应当认识到，尽管援助有效性的原则是重要而有意义的，但是如果试图通过建立一个单一的全球性机制——以部门为基础或者是综合性的——以实现这些原则，很可能失败。

因此，全球行动应该少一些条条框框，更加灵活——改善援助治理的措施需要根据当地时间表和实际情况在地方层面设计并执行。也就是说，国家行动将没有统一的标准，与其他国家不具有可比性，这可能会增加全球倡导和监督的难度，但是这一局限性是国际利益相关者必须接受的。

在国家层面，政策制定者应该意识到，不能过于简单地理解"所有权"。因此，吸纳熟悉"影响网

络"方法的政治科学家，规划不同的与援助治理相关的政策共同体和利益团体，尝试建立与援助有效性改革相关的激励机制和制止机制，这对发展合作伙伴来说也许是有帮助的。

如果将援助有效性措施与实质性的政策改革议程联系起来，将更有影响力和意义。援助有效性措施本身不会对部门发展产生直接利益，但是可以促进（或有助于保持势头）卫生部门规划、预算等过程。因此，找到援助有效性改革和相关政策制定程序的交叉点是有益的做法。

由于政府内部经常有不同的意见，对此的建议是，引入新方法（援助改革）需要可持续的参与和当地的支持。这是良好发展实践的第一原则，也适用于援助有效性改革的引入：援助有效性改革意义重大，有利于受援国政府，但是并不意味着改革能"从外面"强加。尽管如此，如上所述，合作伙伴在支持当地改革的过程中能够发挥重要作用。

最后一个建议是，在国家层面收集并发布援助资金流的数据。由于援助有效性改革需要适合当地情况，与当地政策过程相结合，因此需要详细具体的援助资金流的信息。这些信息不仅能为援助问题的讨论提供切入点，也深受卫生规划与预算部门工作人员的欢迎（他们经常不知道援助方具体在做什么），帮助援助改革获得当地的支持。信息应当按照对当地计划过程最有意义的方式整理，而不是按照全球的模板。

总结来说，援助有效性议程并没有越走越远，并且总是需要关于援助有效性的挑战行动，尤其是在卫生领域。但是，在援助有效性问题方面取得进步意味着适应各种冲突的学习过程。特别是国际卫生界需要意识到，全球卫生治理本身是动态的、多元的。这种多元化使得各国面临着挑战，并且无法通过深入的全球性议程进行规制。同时，多元化也为各国创造了机遇——尤其是提供了政策对话的空间，赋予了国家合理的权利，要求发展合作伙伴给予支持。受援国必须根据自身的时间表以及自身背景和情况，以特制的方式主导和驾驭这种"外交"机遇，管理由全球卫生在国家层面产生的多元化问题。

第 5 章根据本章内容和其他案例，对卫生系统做了更为全面的评价。第 2 章关注的问题是全球层面的援助有效性谈判，而第 7 章评价了全球项目的援助有效性谈判。

参考文献

Acemoglu D (2008) *Lecture Notes for Political Economy of Institutions and Development (Spring 2008)*. Massachusetts Institute of Technology, Department of Economics.

Alcaide MD, Sanz-Ramos S (2007) *Vietnam's Laboratory on Aid: Donor Harmonisation: Between Effectiveness and Democratisation. Case Study 1*, in Working Paper 42. Madrid: FRIDE.

Axelson H *et al.* (2009) "Health Financing for the Poor Produces Promising Short-Term Effects on Utilization and Out-of-Pocket Expenditure: Evidence from Vietnam," *Int. J. Equity Health* 8(20):1–17.

Bijlmakers L *et al.* (2006) *Feasibility of the programme approach in the health sector in Vietnam*. Independent Report Commissioned by the Swedish Embassy in Hanoi: Hanoi.

Bodart C *et al.* (2001) "The Influence of Health Sector Reform and External Assistance in Burkina Faso," *Health Policy & Planning* 16(1):74–86.

Buse K, Walt G (1996) "Aid Coordination for Health Sector Reform: A Conceptual Framework for Analysis and Assessment", *Health Policy* 38(3):173–87.

Cassels A, Janovsky K(1995) "Better Health in Developing Countries: Are sector-Wide Approaches the Way of the Future?" *The Lancet* 352(9142):1777–9.

Deutscher E, Fyson S (2009) *Committing to Effective Aid: Why Can't Donors Walk Their Talk?* in *Development Outreach*. Washington DC: World Bank Institute.

Dodd R *et al.* (2009) "Paris on the Mekong: Using the Aid Effectiveness Agenda to Support Human Resources for Health in the Lao People's Democratic Republic," *Human Resources for Health* 7(16):1–11.

EC (2008)*PRSC 6–10 Mid-Term Review*. Hanoi: EC Delegation to Viet Nam.

Goverment of Vietnam (2005) *Hanoi Core Statement on Aid Effectiveness*. Hanoi: Government of Viet Nam and Development Partners.

Kickbusch I (2000) "The Development of International Health Policies — Accountability Intact?" *Social Science & Medicine* 51(6):979–89.

Kotoglou K *et al.* (2008) *Independent Monitoring of the Implementation of the Hanoi Core Statement at Sectoral and Sub-National Level in Viet Nam*. Hanoi.

Lake S, Musumali C (1999) "Zambia: The Role of Aid Management in Sustaining Visionary Reform", *Health Policy & Planning* 14(3):254–63.

Martinez J (2008) *How External Support for Health and HIV will Evolve as Viet Nam Becomes a Middle-Income Country*. United Nations Country Team Viet Nam.

Menard C, Shirley MM (2005) What is New Institutional Economics? in *Handbook of New Institutional Economics*, Menard C, Shirley MM (eds). The Netherlands: Springer 1–18.

MOH (2008a) *Decision on the Functions, Responsibilities, Authorities and Organisational Structure of the Department of International Cooperation under the Ministry of Health*, 52/2008/QD-BYT, 30 December 2008. Hanoi, Vietnam: Ministry of Health.

MOH (2008) *Joint Annual Health Review: Health Financing in Vietnam*. Hanoi: Minstry of Health of the Socialist Republic of Vietnam and the Health Partnership Group.

ODI (2007) *Budget Support to Ghana: A risk worth taking?* in *Briefing Paper 24*. London: Overseas Development Institute.

ODI (2008) *Aid Effectiveness After Accra: How to Reform the 'Paris agenda'*. Briefing Paper 39, July. London: Overseas Development Institute.

OECD (2003) *Harmonising Donor Practices for Effective Aid Delivery*, in *DAC Guidelines and Reference Series*. Paris: OECD.

OECD (2005) *Paris Declaration on Aid Effectiveness*. Paris:OECD.

OECD (2008) *Survey on Monitoring the Paris Declaration Volume 2 Country Chapters: Viet Nam*. Paris: OECD.

OECD (2008a) *Scaling Up: Aid Fragmentation, Aid Allocation and Aid Predictability — Report of the 2008 Survey of Aid Allocation Policies and Indicative Forward Spending Plans*. Paris: OECD Development Assistance Committee.

Picciotto R (2007) "Book Review of '*Does Foreign Aid Really Work?*' (Roger C. Riddell) & '*Foreign Aid: Diplomacy, Development, Domestic Politics*'

(Carol Lancaster)", *Annual Journal of the Carnegie Council on Ethics and International Affairs* 21(4 (Winter)), p.477–80.

Piva P, Dodd R (2009) "Where Did All the Aid Go? An in-Depth Analysis of Increased Health Aid Flows Over the Last 10 Years", *Bulletin of the World Health Organization* 87(12): 930–39.

Shiffman J (2009) "A Social Explanation for the Rise and Fall of Global Health Issues", *Bulletin of the World Health Organization* 87(8):608–13.

Sofaer S (1999) "Qualitative Methods: What are They and Why Use Them?" *Health Services Research* 34(5 Part 2):1101–18.

Walt G *et al.* (1999) "Health Sector Development: From Aid Coordination to Resource Management", *Health Policy & Planning* 14(3):207–18.

Walt G *et al.* (1999) Managing External Resources in the Health Sector: Are There Lessons for SWAps (sector-wide approaches)? *Health Policy & Planning* 14(3):273–84.

Walt G, Gilson L (1994) "Reforming the Health Sector in Developing Countries: The Central Role of Policy Analysis", *Health Policy & Planning* 9(4):353–70.

World Bank (2009) *Viet Nam and the World Bank*. Available at http://go.worldbank.org/2QUQ2023L0 [Accessed 20 June 2009].

World Health Organization (2010) *World Health Statistics 2010* Geneve, WHO.

16

埃塞俄比亚：联合利益相关方支持国家卫生计划

W Lemma, *N Kedir***, *G Azene****, *B Abdosh****, *J Aliy**** 和 *O Bushen**

* 杜兰大学公共健康 - 热带医学学院全球卫生公平中心，洛杉矶，美国

** 埃塞俄比亚联邦卫生部计划监管与评价处，亚的斯亚贝巴，埃塞俄比亚

*** 杜兰大学技术援助项目埃塞俄比亚办事处，亚的斯亚贝巴，埃塞俄比亚

概　述

　　本章评价了埃塞俄比亚地区层面和地方层面协调合作伙伴机制的重要性，补充前面关于国家领导力的章节（第3章）。本章认为，在地区层面的规划和跟踪过程背后，协调援助方活动的务实外交非常重要。本章提供了埃塞俄比亚疾病和综合卫生服务的整合实证，这一直是该国应对的基石。在国家权力下放的结构下，地区层面协调的范围和深度对于推动利益相关方在实现操作层面的联合方面迈出重要步伐有重要影响。此外，文章还总结了埃塞俄比亚卫生部门在联合利益相关方，支持国家卫生计划，尤其是获得各卫生发展合作伙伴和全球项目支持的过程中，遵守"一项计划、一个预算和一份报告"的原则时所面临的挑战。

1.　介绍

1.1　背景

　　一直以来，埃塞俄比亚就是全球健康行动计划（GHI）的主要受援国，得到来自诸如全球抗击艾滋病、结核病和疟疾基金，全球疫苗免疫联盟和美国总统防治艾滋病紧急救援计划的支持。埃塞俄比亚卫生系统采取了一系列措施，成功地将这些资源与连续性的国家卫生部门发展规划和计划有机结合起来。这种统筹协调使埃塞俄比亚能够管理全球项目，提供艾滋病、结核病、疟疾防治服务，加强卫生体系建设，关注援助资金实现对本国有实际意义的结果。本章重点评价在国家权力下放的结构下，其协调范围和深度对于推动利益相关方在国家层面、主要地区层面和操作层面联合迈出重要步伐方面所具有的促进作用。本章还将描述卫生部门与国家和地方层面不同卫生合作伙伴为改善卫生服务进行谈判的阶段和过程。

　　此外，文章还总结了埃塞俄比亚卫生部门在联合国家卫生计划背后的利益相关方，尤其是获得各卫生发展合作伙伴支持"一项计划、一个预算和一份报告"的原则时所面临的挑战。

1.2　国家概况

　　埃塞俄比亚位于非洲之角，拥有80多个民族，是估计人均年收入为810美元（购买力平价）的发展中国家。根据2007年人口普查数据，埃塞俄比亚人口数为7390万，其中85%的人口在农村地区生活

和工作。该数据显示，埃塞俄比亚是发展中国家中城市化水平最低的国家。年人口增长率为 2.7%。

1994 年，埃塞俄比亚宪法规定，国家开始实行联邦政府结构，划分为 9 个州，即提格雷州、阿法尔州、阿姆哈拉州、奥罗密亚州、索马里州、本尚古勒 - 古马兹州、南方各族州、甘贝拉州、哈勒尔州，以及两个直辖市，即亚的斯亚贝巴和德雷达瓦。州和直辖市又分为大约 801 个瓦雷达斯，这是埃塞俄比亚基本的权力下放行政单位，有 12.5 万 ~ 15 万人，由选举产生的成员组成行政委员会进行管理。瓦雷达斯再细分，则分为 1.5 万个自治街坊联合会（每个自治街坊联合会代表 5000 人左右）。

1.3　卫生概况

埃塞俄比亚人口健康状况不佳，甚至低于撒哈拉以南非洲国家的平均水平。主要的健康问题是可预防的感染和传染性疾病，包括占所有人口疾病负担大约 60% ~ 80% 的营养不良。男性人均出生期望寿命是 53.4 岁，女性是 55.4 岁，孕产妇死亡率为 673/10 万（PPD，2006/07）。

根据卫生部 / 国家艾滋病预防与控制办公室统计，埃塞俄比亚 2009 年艾滋病患病率达 2.3%，成人和儿童的 HIV 感染者和艾滋病患者总计为 1,116,216 人。仅 2009 年一年，估计艾滋病新发感染数为 131,145 例，艾滋病患者死亡数达 44,751 例。在撒哈拉以南非洲国家中，这个国家也是艾滋病致孤儿童人

数最多的国家之一，目前估计有 855,720 人（FMOH/FHAPCO，2007）。艾滋病已经成为 15 ~ 49 岁人群中首要的致死疾病，占该人群成人死亡的 43%。在城市地区，该人群近三分之二的成人死亡估计与艾滋病有关（FMOH，2006）。

据估计，埃塞俄比亚 75% 的土地有疟疾（海拔低于 2000 米），超过 5 千万人（68%）有感染疟疾的风险。2005—2006 年，疟疾是全国卫生机构报告的门诊就诊和死亡的首要因素（分别占 17.8% 和 21.8%），也是入院的第二大病因（占 14.1%）。此外，结核病也是该国重要的公共卫生问题。结核病发病率和患病率分别约为 378/10 万和 641/10 万（WHO，2008）。国家卫生部门发展规划和计划（FMOH，2005）中称，卫生部门的终极目标是通过向社会各阶层提供充足适宜的健康促进、预防、基本治疗和康复卫生服务，从而改善埃塞俄比亚人民的健康状况。为实现这一终极目标，必须重点关注高价值的干预措施，尤其是降低婴儿死亡率，改善孕产妇健康，抗击艾滋病、疟疾和结核病以及其他在公共卫生方面重要的疾病。

埃塞俄比亚卫生部门的一项主要战略是在社区广泛推进初级医疗保健服务，通过快速发展初级卫生保健单位（卫生中心和卫生站），覆盖埃塞俄比亚农村地区，达到全民健康覆盖。埃塞俄比亚坚持有效利用疾病专项的资金支持，加强卫生系统，促进了在农村地区实施卫生服务推广项目，在服务水平极其落后

表1　卫生基础设施、人力资源和潜在卫生服务覆盖发展趋势：2004/5—2008/9

指标	2004/5	2005/6	2006/7	2007/8	2008/9
机构数					
医院	131	138	143	149	
卫生中心	600	635	690	732	1,338
卫生站	4,211	5,955	9,914	11,446	12,488
人力资源					
医师	2,453	2,115	2,085	1,806	2,486
卫生职员	776	715	1,151	1,242	2,518
护士	18,809	17,845	16,765	18,146	16,765
医务辅助人员	6,259	5,431	3,863	7,731	
卫生推广员	2,737	9,900	17,653	24,571	31,831
潜在卫生服务覆盖（%）					
潜在卫生服务覆盖（公共机构）	72.1	76.9	86.7	89.6	92

（来源：联邦卫生部指标报告）

或服务难以到达的地区提供社区保健服务，建立初级卫生保健单位。

加强卫生系统的行动包括在全国范围内通过新建、整修和升级现有的卫生机构，发展初级卫生保健单位。表1显示埃塞俄比亚卫生站、卫生中心和医院数量迅速增加。这一增长使得潜在的卫生服务覆盖率达到92%，在过去5年中累计增长了25%（FMOH，2007/08）。目前，全国共有149家医院、1,338家卫生中心和12,446家卫生站（FMOH，2006/07）。

在卫生人力资源发展方面，对中级和社区卫生推广员（非医师的临床工作者或卫生职员）的培训和使用有了很大进步。自2003—2004年起，已经开始了两项社区卫生推广员和中级卫生推广员的速成培训项目。目前有31,831名卫生推广员和近5,000名卫生职员接受了培训，并安排在各级公共卫生部门工作（见表1）。

正是由于这些卫生人力资源和实质性推广行动，埃塞俄比亚在加强卫生系统、改善孕产妇和儿童健康、预防和控制主要传染性疾病，特别是艾滋病、结核病和疟疾方面，有了显著进步。

埃塞俄比亚疟疾预防与控制项目是国家卫生部门发展规划和计划中的一项五年战略计划，也是"遏制疟疾"国际行动目标。国家卫生部门发展规划和计划第三阶段设定的目标是，到2010年，疟疾发病率和死亡率分别由22%和5%降低到10%和2%。联邦卫生部正在采用三管齐下的做法，即选择性媒介控制，病例早诊断、早治疗，疫情预防与控制。长效

杀虫剂处理蚊帐的分发是媒介控制的一项重要措施。目前，通过国家卫生部门发展规划和计划分发的杀虫剂处理蚊帐，累计共超过2,200万个（图1）。

卫生推广员在病例早诊断，早治疗过程中也扮演了重要角色。其效果是，购买并分发了410万疟疾快速诊断试剂和610万剂量的复方蒿甲醚。就这样，在过去几年里，埃塞俄比亚抗击疟疾取得了显著成效。最近完成的疟疾指标调查报告显示，在疟疾感染地区，有66%的家庭至少获得了一个杀虫剂处理蚊帐的保护；拥有至少一个蚊帐的家庭中，5岁以下儿童和孕妇蚊帐使用率分别提高至42%和超过60%，而且在疟疾感染地区寄生虫感染率也非常低（0.7%）（Ethiopian National Malaria Indicator Survey,2008）。此外，联邦卫生部报告显示，近些年来疟疾病例数与死亡数呈现下降趋势（图2）。

艾滋病预防与控制是另一个重点关注的领域，过去五年其在服务点扩增和服务量增加方面都取得了显著进步。图3总结了过去五年提供艾滋病咨询与检测（HCT）服务、预防母婴传播（PMTCT），以及提供抗反转录病毒治疗（ART）的公私卫生机构数量的变化趋势。

随着提供艾滋病服务机构的增多，使用这些服务的人数也显著增加。接受咨询和艾滋病毒检测的人数由2004—2005年的436,854增加了13倍多，达到2008—2009年的5,853,472人。同样，过去五年受益于长期艾滋病关爱和抗反转录病毒治疗的人数也有明显增长（图4）。

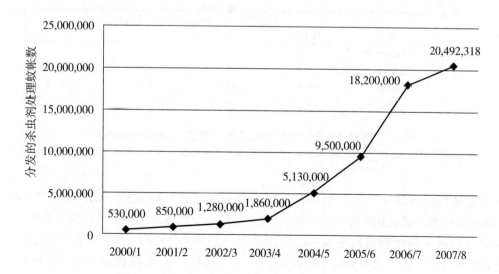

图1　2001—2007/8期间分发的杀虫剂处理蚊帐数

来源：Auunal Performance Report of HSDP Ⅲ（Ethiopian Fiscal Year 2000,2001）.

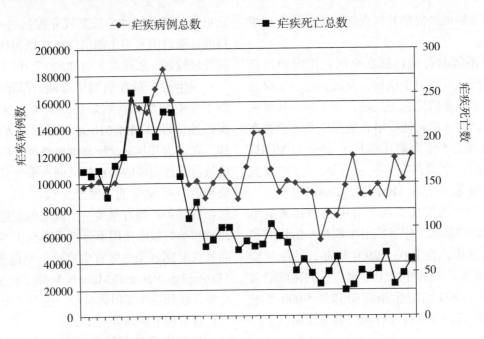

图2　疟疾病例与死亡趋势（埃塞俄比亚，2005年1月至2008年5月）
来源：Aunual Performance Report of HSDP Ⅲ（Ethiopian Fiscal Year 2000,2001）.

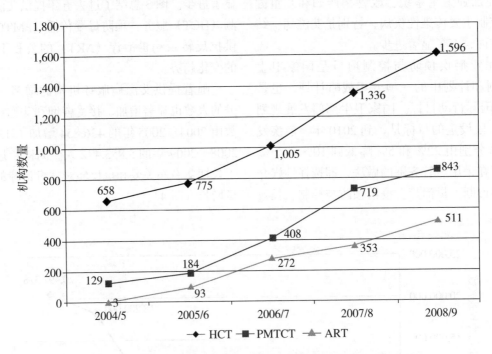

图3　艾滋病相关卫生服务提供点的变化趋势，2004/5—2008/9
来源：Aunual Performance Report of HSDP Ⅲ（Ethiopian Fiscal Year 2000,2001）.

　　监督和评价整体结核病预防与治疗项目时采用三个指标：结核病检出率、结核病治疗成功率和结核病治愈率。2007—2008 年结核病检出率为 34%，仍比较低；不过结核病治疗成功率几乎等同于世界卫生组织建议的 84%。

　　过去五年内，妇幼卫生服务覆盖率也有较大提升。

　　根据联邦卫生部的服务统计数据（FMOH,2008/09），扩大免疫项目覆盖率、避孕措施接受率、产前保健和卫生人员协助分娩的人数都呈增加的趋势。

　　此外，埃塞俄比亚卫生部门过去五年获得的资金也呈现上升趋势。根据第三次国家卫生账户（NHA，2007），国家卫生支出已经由 1999—2000 年

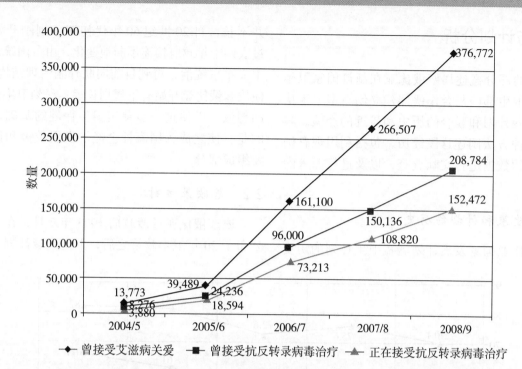

图4 登记"长期艾滋病关爱、接受过或正在接受抗反转录病毒治疗"的人数的变化趋势，2004/5—2008/9
来源：Aunual Performance Report of HSDP Ⅲ（Ethiopian Fiscal Year 2000,2001）.

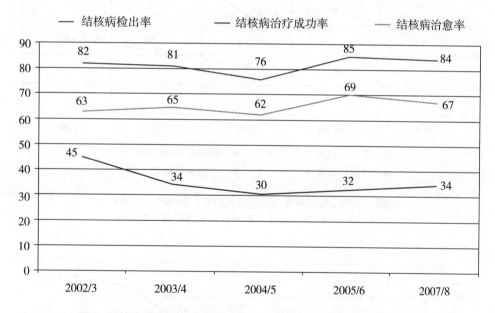

图5 结核病检出率、治疗成功率和治愈率变化趋势，2002—2007/8
来源：Aunual Performance Report of HSDP Ⅲ（Ethiopian Fiscal Year 2000,2001）.

的 3.56 亿美元增加至 2004—2005 年的 5.22 亿美元。卫生总费用按照资金来源分布显示，外部资金占卫生总费用的 37%，随后是政府（31%）和家庭（30%）。虽然政府卫生支出在五年内增长了 37%，但外部资金增长得更多——是原来的 3.5 倍，主要来自于全球抗击艾滋病、结核病和疟疾基金，全球疫苗免疫联盟以及美国总统防治艾滋病紧急救援计划等的支持（HCF/PPD，2007）。此外，根据埃塞俄比亚财政与经济发展部的数据，人均卫生公共支出也呈现上升趋势，从 2001—2002 年的人均 11.3 埃塞俄比亚比尔提高至 23.1 埃塞俄比亚比尔（图 7 所示，七年内翻了一番）。

2. 政策与计划分析

接下来的部分概述埃塞俄比亚在制订国家卫生计划中，其卫生部门与合作伙伴建立创新型卫生伙伴关系，开展计划和联合的历史和最近的经验。本章采用了多种方法阐述这段经历，包括利用现有国家卫生部门的数据进行文献调查，以及进行深入的专家访谈。

2.1 卫生政策和计划的历史

埃塞俄比亚国家发展计划涵盖卫生计划的历史

并不长，自20世纪60年代初期才刚刚开始。但是过去四十年政府接连不断地变化，由帝国统治到社会主义军事统治，再到目前向联邦制治理结构的转型，使埃塞俄比亚开始有了规划长远、深刻卫生政策变革的想法，以便进一步奠定卫生保健的基础，更重要的是，使之成为国家社会经济发展政策和计划的重要组成部分。

2.2 总政策方针

埃塞俄比亚过渡政府1993年9月，在全国首次公布了20年卫生政策之后，卫生发展计划与国家总

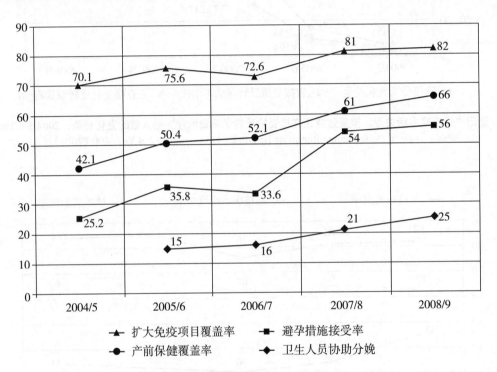

图例：
- ▲ 扩大免疫项目覆盖率
- ● 产前保健覆盖率
- ■ 避孕措施接受率
- ◆ 卫生人员协助分娩

图6 妇幼卫生服务覆盖率的变化趋势，2004/5—2008/9
来源：Aunual Performance Report of HSDP Ⅲ 2008/09.

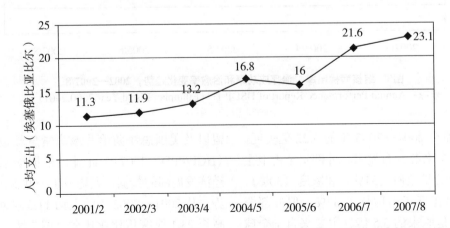

图7 人均公共卫生支出的变化趋势，2001—2007/8（2007年8月的汇率：1美元=11.50埃塞俄比亚比尔）
来源：Aunual Performance Report of HSDP Ⅲ（Ethiopian Fiscal Year 2000,2001）.

社会经济发展计划之间的联系才开始好转并紧密相连。这份政策文件表示："'……卫生发展不仅要从人道主义角度来看，还应该作为社会经济发展的核心部分，以及社会正义和公平的工具'。卫生政策的主要特点是卫生服务体系的民主化和权力下放；发展卫生保健的预防和促进服务；制定公平的、可以接受的卫生服务体系标准，该卫生服务体系将在有限的资源下，覆盖所有阶层的人群；根据评估的需要开展能力建设；促进私营部门和非政府组织参与卫生保健"（Health Policy of TGF，1993）。

将卫生政策转化为具体的执行方案就是划分为四个五年计划阶段，也就是后来所称的国家卫生部门发展规划的计划阶段。

2.3　卫生部门发展规划第一阶段

第一个阶段计划是1997/1998年制定的1997/1998—2001/2002年期间的国家卫生部门发展规划。国家卫生部门发展规划第一阶段是由联邦卫生部、地区卫生局，以及私营部门和非政府组织等卫生发展合作伙伴共同讨论形成的。这是在当时政府强有力地承诺民主化和权力下放的背景下制定的，其设计是为了明确回应占总人口85%的农村人口需求。国家卫生部门发展规划第一阶段提出了卫生部门的长期目标，以及通过一系列阶段性、中期的目标实现长期目标的方法。此外，还有一些部门规划证明了政府对卫生的重视，以及承诺协调必要的内、外部资源，支持国家卫生部门发展规划的实施。国家卫生部门发展规划第一阶段的具体目标是开发一套卫生系统，使之能够：①提高卫生服务覆盖率和质量；②首先由地区、区域、瓦雷达斯层面的卫生人员实施和管理；③努力实现经济上的可持续性。文件还包含资金的资源分配方案和周期计划，并根据加强与发展卫生系统的八项基本要素估计了费用支出。这八项基本要素是：卫生服务提供和保健质量、设施维护和扩充、人力资源开发、加强药物服务、信息教育与传播、卫生管理信息系统、卫生保健筹资、监督与评估。

文件还明确了国家卫生部门发展规划第一阶段实施的管理构架。最高层是中央联合指导委员会，由社会事务部部长担任主席，设在总理办公室，由主要援助机构的负责人组成委员会成员，包括世界银行、美国国际开发署、联合国机构和欧盟。该委员会每个季度召开会议，决定督导事宜。在地区级，还设立地区联合指导委员会，每两个月与联邦卫生部健康与人口援助小组召开协商论坛会议，讨论、对话并向中央联合指导委员会提出执行建议。

国家卫生部门发展规划第一阶段结束时成效显著，为第二阶段发展规划的设计与执行提供了经验。规划的设计与执行之外的国内外独立专家对该计划进行评估。从第一阶段规划的执行过程中得到了许多重要的教训。正如评估报告指出的，"国家卫生部门发展规划第一阶段对整个卫生部门的综合规划做出了重要贡献。国家卫生部门发展规划第一阶段及其各个组成部分的设计，第一次以有机的方式审视卫生部门，并根据部门需要做出各个组成部分的计划"。特别是，评估报告提到"国家卫生部门发展规划允诺鼓励改进与各利益相关方的关系，比如援助机构、非政府组织。这些利益相关方现在已经以更加协调的方式充分参与，并为国家卫生计划的制定做出贡献"（国家卫生部门发展规划第一阶段最终评估，第一卷，2003）。

但是，计划执行过程中仍存在许多挑战。其中一个重要问题就是国家卫生部门发展规划第一阶段与政府社会经济发展规划缺乏适当的协调，没有监督周期。国家卫生部门发展规划未能融入总体政府规划和监督过程。地区卫生局曾经制定两套独立计划——一套计划作为地区发展计划的一部分，另外一套作为提供给国家卫生部门发展规划的内容。这两套计划都需要进行年度报告和阶段性报告。两者的预算编码、报告格式和过程各不相同，增加了地区管理机构的负担。国家卫生部门发展规划在执行层面也缺乏自主性，这包括较低层次的卫生系统对规划的熟悉程度有限。

2.4　卫生部门发展规划第二阶段

由于认识到五年卫生部门计划的制订周期与总体政府发展计划周期不同步导致的问题，卫生部门对国家卫生部门发展规划第二阶段的周期进行了调整（2002/2003—2004/2005），将计划周期缩短至三年，以便与总体政府社会经济发展计划相一致。

国家卫生部门发展规划第二阶段继续整合了深化地方分权的思想，不仅从中央到地区进行权力下放，还下放到瓦雷达斯（区）层面。计划中明确规定，"政治、行政和经济权力下放政策的首要目标是增加政府服务，有效改进资源分配，提高政府和公共服务对公众的责任"（国家卫生部门发展规划第二阶段，p.23）。国家减贫战略文件也在此期间完成，这是一个有广泛基础的国家战略，重新调整实现减贫的活动和资源。公务员制度改革也促进了国家卫生部门发展规划第二阶段的设计与实施。该项改革项目于2002年2月开始，目的是建立一套公务员制度，使之能够有效实现政府的经济、社会、政治使命，并促进形成一种由人民代表直接参与管理的文化。公务员制度改革包含五个分项目：支出管理与控制、人力资源管理、服务提供、高层管理系统、伦理。遏制疟疾行动等全球卫生行动，以及最重要的是，全球抗击艾滋病、结核病和疟疾基金和美国总统防治艾滋病紧急救援计划对该国大力支持的启动，预防控制艾滋病的需求急剧增加，极大程度上推动了国家卫生部门发展规划第二阶段的形成和深化。

埃塞俄比亚政府意识到艾滋病问题的严峻性之后，制定了一项艾滋病五年战略计划（2000—2004年），后来这成为国家卫生部门发展规划第二阶段的重要关注问题。另外一个对国家卫生部门发展规划第二阶段有特殊作用的是健康推广计划的开展，该计划旨在通过将乡村医疗保健服务实体化改革，从而达到基本卫生服务全覆盖，这在全国尚属首例。健康推广计划主要在自治街坊联合会的层次，向家庭提供一整套基本服务内容，关注针对妇女以及母亲和儿童的预防性卫生措施。该计划雇用的卫生人员是卫生推广员，她们都是女性，从当地招募，完成10年级高中教育后再接受一年培训。

国家卫生部门发展规划第二阶段的目标设定过程同规划第一阶段类似，也是在八项基本要素之下，重点强调内在的监督与评估机制。规划第二阶段的执行结构也大致与规划第一阶段相同，但根据政府结构变动和规划第一阶段的经验教训，第二阶段做了相应调整。主要变化在于：在卫生部门设立了独立的中央联合督导委员会，增加了瓦雷达斯（区）联合督导委员会，增加了独立的年度评审会，以及每两个月召开一次联邦卫生部 - 健康人口与营养援助小组联合协商会议。执行第二阶段规划预计在2002—2003年支出近20亿比尔，2004—2005年达大约支出23亿比尔，其中大约43%为固定资产支出，其余为经常性支出的费用。

2006年1月31日至3月6日，33名国内外各学科领域的专家对国家卫生部门发展规划第二阶段进行评估。评估报告总结摘要表示，"最近的人口和卫生调查初步结果显示，埃塞俄比亚在降低婴儿死亡率和5岁以下儿童死亡率方面取得了卓越的进步"（人口

和卫生调查，2005）。这些显著进步离不开众多因素的作用，包括卫生部门的改善。在卫生部门中，以潜在卫生服务覆盖率为衡量指标的卫生服务的可及性得到了改善。同样，一些主要卫生服务指标也有进步。这包括计划生育、产前产后保健、百白破三联疫苗以及麻疹疫苗的覆盖率。但是，在某些传染性疾病如结核病、疟疾、艾滋病以及由专业人士接生方面取得的进步微乎其微（国家卫生部门发展规划第二阶段评估报告，第 x 页和第 xiv 页）。

报告进一步提到，"卫生服务覆盖率所取得的进展还低于国家卫生部门发展规划第二阶段的目标。卫生服务可及性的提高还没有完全转化为门诊就诊量、结核病检出率和服务监督方面的进步"。评估报告的管理部分指出，"国家卫生部门发展规划第二阶段雄心勃勃地试图在三年内改善国家卫生系统最薄弱的环节。因此，这对实施该设定目标框架的管理者提出了真正的挑战。然而，这也解释了为什么大多数目标未能实现，这是因为在该国有限的时间和人力资源能力范围内，该规划的期望过高"。

2.5　卫生部门发展规划第三阶段

卫生发展计划最好的一版是国家卫生部门发展规划第三阶段。该规划具有许多不同于前两次规划的特点。第三阶段计划的主题语是，"卫生保健是基本社会服务的关键组成部分，直接关系到国家的繁荣和发展"（国家卫生部门发展规划第三阶段，p.43）。指导政策框架与前两次基本相同。不过出现了一些卫生领域以及卫生领域之外的新的政策行动，为实施优先卫生干预措施提供了新思路和并增加了紧迫感。国家卫生部门发展规划第三阶段周期为五年，从2005/2006年至2009/2010年。根据该政策文件，"国家卫生部门发展规划第三阶段的设计和执行过程中考虑的主要政策背景是，要通过将规划第三阶段同'快速与可持续发展的减贫计划'联合起来，实现千年发展目标；通过实行卫生服务推广项目，将社区卫生服务实体化，加快推广初级卫生保健服务；实行卫生人力资源开发计划、卫生保健筹资战略、国家艾滋病政策、一揽子基本卫生服务、儿童生存战略、国家生殖健康战略、国家健康传播战略，以及深化和扩大公务员制度改革实施范围"。

国家卫生部门发展规划第三阶段的每年预期目标和五年计划总目标既宏大又切合实际，以最终实

现 2015 年完成千年发展目标。其中一项重要目标是，到 2010 年，通过如下措施，实现初级卫生保健全覆盖：在社区水平推广卫生站，将卫生中心作为第一级治疗转诊中心，负责五个卫生站，覆盖人口数为 25,000 人；加速培训管理卫生站的卫生推广员，以及在卫生中心和初级医院担任非医师的医生助理或人们常说的卫生职员。此外，政策文件中还提出了一项重要的支出模式，为不同层次、不同目标的优先卫生问题和其他卫生保健服务提供了三种支出方案。

国家卫生部门发展规划第三阶段将目标重点定位在三个领域：降低婴儿和儿童死亡率，提高孕产妇健康水平，抗击艾滋病、疟疾、结核病以及其他传染性和可预防性疾病。最重要的是，国家卫生部门发展规划第三阶段的设计和执行标志着瓦雷达斯（区）级卫生计划的全面开展，不仅有各卫生发展合作伙伴、社区的参与和协调，还有自上而下和自下而上的中央、地区、区域和瓦雷达斯卫生计划的融合。规划第三阶段重申了这种融合的重要性，"国家卫生部门发展规划第三阶段的设计，就是为了在未来五年内，给地区级和瓦雷达斯级卫生领域活动的详细计划与执行提供蓝图和指导框架"（国家卫生部门发展规划第三阶段，p.137.）。

自制订之初，国家卫生部门发展规划第三阶段不仅成为 1993 年国家卫生政策落实的工具，而且也在不断丰富和补充，例如卫生人力资源战略（2009—2020）就是全国首创。国家卫生部门发展规划协调手册等执行手册为遵循"一项计划、一个预算和一份报告"的原则（HHM，2007）指明了方向，新的卫生管理信息系统正在建立一个监督和评估系统，这些都为地方执行计划带来了方便。卫生合作伙伴不仅签署了国家卫生部门发展规划第三阶段及其协调手册，还签署了谅解备忘录，承诺会共同努力，实现规划明确的目标。这促进了从国家到地方协调援助有效性的承诺。

3. 瓦雷达斯卫生部门计划

3.1 计划方法

瓦雷达斯卫生部门计划制定后的前几年里，各不同层级的利益相关方曾分别制定了独立的计划，与国家优先重点并不协调一致。比如，地区卫生局制定了两套独立计划，其中一套计划作为地区发展计划的一部分，另外一套作为提供给国家卫生部门发展规划

的意见。两者的预算编码、报告格式和过程不同，增加了地区管理机构的双重行政负担。国家卫生部门发展规划在执行层面中也比较缺乏自主性，较低水平的卫生系统对规划的熟悉和理解有限（FMOH，2003）。

为解决这一问题，埃塞俄比亚在 2007/2008 年国家卫生部门发展规划第三阶段中首次制定了瓦雷达斯年度卫生部门计划，采取了"一项计划"的原则（FMOH，2007b）。瓦雷达斯卫生部门计划 2007/2008 的准备情况与之前的计划方法的不同之处在于，前者促进了整合的优先重点设置，并考虑了不同地区与国家卫生部门发展规划协调一致的客观现实，以及千年发展目标（FMOH，2007/8）。

瓦雷达斯卫生部门计划的主要原则是确保年度计划的纵向与横向连接。纵向连接是指各层次解决的都是国家优先重点问题，地方目标的总和就是国家目标；横向连接是指各利益相关方的优先重点和目标是一致的，资源主要分配用于解决这些优先问题。

3.2 重点领域

瓦雷达斯卫生部门计划与国家卫生部门发展规划第三阶段的优先领域相一致，旨在使全体人民享有初级卫生保健服务。这些主要重点领域有：提高妇幼健康水平，预防和控制传染性疾病（艾滋病、疟疾和结核病），以及按照新设计的业务流程重组，建立影响部门发展的系统。核心计划包括以下十项优先卫生保健服务提供项目：

1. 卫生系统发展与能力建设；
2. 推广初级卫生保健服务；
3. 加强医院服务；
4. 加强孕产妇和青年卫生服务；
5. 改善儿童健康；
6. 提高健康相关营养支持的覆盖率；
7. 改善卫生和环境卫生服务；
8. 预防和控制主要传染性疾病；
9. 预防可控制非传染性疾病；
10. 加强监督与评估，以及卫生系统研究。

3.3 瓦雷达斯卫生部门计划的制订过程

埃塞俄比亚卫生部门计划过程源于协调统筹卫生服务优先重点以解决健康问题的需要，从而通过反复和参与式的计划，回应和满足公众的需求和期望。最终制定一项循证计划，为所有执行方提供一个蓝图

和一个唯一的参考。制定瓦雷达斯卫生部门计划时遵守了自上而下和自下而上两种计划原则，并通过以下步骤完成：首先，由联邦卫生部、地区卫生局和卫生发展合作伙伴召开全国协商会议，确定优先卫生干预措施和能力建设的计划方向。第二，地方政府、地方卫生局、瓦雷达斯卫生办公室和地区/国家卫生发展合作伙伴召开地区协商会议。第三，瓦雷达斯卫生办公室与瓦雷达斯行政部门和当地卫生合作伙伴协商，制定瓦雷达斯卫生计划。下面简要介绍这些过程。

与合作伙伴制定国家级联合计划

制定瓦雷达斯卫生计划时，首先要在卫生部和发展合作伙伴中建立技术工作小组。技术工作小组成员来自联邦卫生部和合作机构，包括联合国儿童基金会、世界卫生组织、世界银行、联合国人口基金、美国国际开发署/埃塞俄比亚基本卫生服务，以及杜兰大学埃塞俄比亚技术援助项目。这个技术委员会服从联邦卫生部执行委员会和联合核心协调委员会的领导，负责制定指导性的核心计划，为整体技术协调准备年度计划材料。指导性计划包括联合指导委员会批准的国家卫生部门发展规划第三阶段优先指标在联邦层面的数字目标。年度计划工具包括循证计划和预算工具（基于excel专门的预算管理工具）、培训材料、辅导员指南、计划格式和参考。将准备好的指导性计划和

计划工具包交给下一级别的卫生系统（地区级和瓦雷达斯级），再由当地卫生部门确认并补充地方优先重点。

协调发展合作伙伴

埃塞俄比亚在协调统筹卫生领域活跃的卫生发展合作伙伴方面取得了进步。取得这样进步的一个步骤是国际伙伴计划（IHP）线路图的完成和签署。目前有七个发展合作伙伴已经签署了千年发展目标业绩基金的联合筹资协议，包括世界卫生组织、联合国儿童基金会、联合国人口基金、世界银行、西班牙国际合作署、英国国际发展部和爱尔兰援助署。除了千年发展目标业绩基金之外，还有其他统筹资金的安排，比如联合国儿童基金会管理的技术援助卫生统筹基金、由六个发展合作伙伴支持的基本服务保障统筹基金。还有其他的合作伙伴，例如全球基金和全球疫苗免疫联盟，也通过其他资助安排将其资助的活动与新的瓦雷达斯卫生部门计划协调一致，为其卫生部门做出了相当大的贡献。美国总统防治艾滋病紧急救援计划今年正在将其支持和活动与瓦雷达斯卫生部门计划相协调。因此，为了按照《巴黎宣言》的精神加强整合，埃塞俄比亚的主要全球健康行动计划都在支持这一瓦雷达斯卫生部门计划。总体来说，发展合作伙伴对实现瓦雷达斯卫生部门计划所做的努力和贡献令人鼓舞。

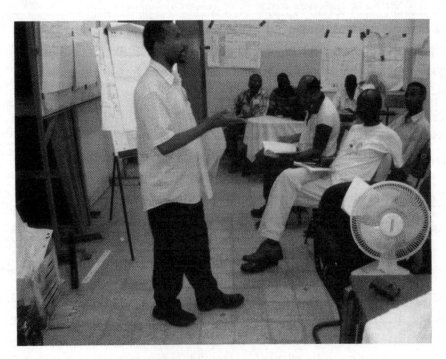

图8 瓦雷达斯卫生部门计划能力建设

地方（瓦雷达斯）层次的计划

　　瓦雷达斯层次的培训完成后，就要收集卫生和健康相关信息用以制订计划。此外，还利用技术支持，确定了利益相关方，并掌握了瓦雷达斯的资源布局。根据这些信息，采用循证计划与预算工具（改良的世界银行预算管理工具模块），所有的瓦雷达斯制定其年度计划。这些计划由区域或地区卫生部门收集整理，汇总至国家层面。这就形成了自下而上整合修改核心和综合计划的基础，卫生部门就据此制定纵向与横向协调一致的计划。最终，联邦卫生部和地方卫生局在年度评审会议上签署瓦雷达斯卫生部门计划合约协议。之后，此协议由地方卫生局和瓦雷达斯卫生部门再次签署。

　　自上而下和自下而上的计划方法不仅有利于协调统筹从国家层面到瓦雷达斯层面的卫生干预优先重点，还有利于制定能为实际执行方使用和实施的最终计划。这种方法在根据当地现实调整指导性计划目标时非常有效（文本框1）。

3.4　进展及经验教训

　　过去三年，瓦雷达斯卫生部门计划在制定过程和质量方面取得了显著进步。联邦和地方层次的联合评审团报告显示，所有瓦雷达斯在循证计划与预算的制定和使用以及能力建设方面都有进展（FMOH，

文本框1　根据当地实际调整指导计划目标的最佳实践

　　2001埃塞俄比亚财政年度（2008/9），接受卫生推广一揽子服务培训的指导性目标家庭数是2,299,464，由卫生推广员接生的目标数目是878,304。但是，整合瓦雷达斯卫生计划之后最终达成的目标数分别调整为6,120,360和844,761。这表明，最终目标数来自于瓦雷达斯计划，因为计划的执行是在瓦雷达斯/机构层面（Bekuretsion等，2008）。

2009）。瓦雷达斯卫生计划使基层卫生部门自主性有了极大加强。更为重要的是，在实际制订计划和预算过程中，该计划促进了卫生和财政政府机构之间更好地协调。

　　同样，对五位地方卫生局负责计划的领导进行的深度访谈也强调了这些进步；尽管各地情况有些差异。所有访谈的地方卫生局认为，利益相关方的参与（政府和卫生发展合作伙伴）、基层的自主性、资源布局和动员都有了很大进步。他们还提到，瓦雷达斯卫生部门计划遵守了"一项计划和一份报告"的协调原则（文本框3）。

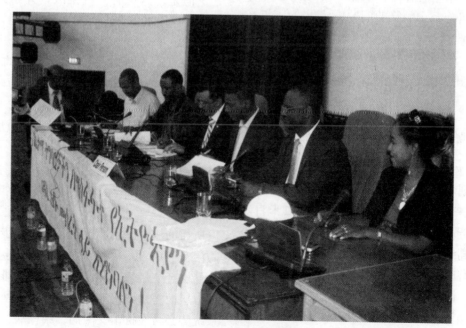

图9　联邦卫生部和地区卫生局签订瓦雷达斯卫生部门计划合约协议

文本框 2　瓦雷达斯卫生部门计划过程取得的进展

这一计划过程正在逐步改进和成熟。以前制定的年度计划没有整合医院的功能和参与。此外，这些计划更多地关注针对服务提供的目标设置以及阐述资源缺乏，没有足够地考虑相关行动。2002 埃塞俄比亚财政年度（2009/10）的做法已在改进这些不足，将医院发展计划纳入瓦雷达斯卫生计划过程，并确保各级年度行动计划包含活动计划。此外，第三次瓦雷达斯卫生部门计划还包括了瓦雷达斯年度计划的开支，以及资源布局和资金缺口分析。实践证明，这对发展合作伙伴来说非常有用，因为他们需要以活动为基础的资金计划，以协调和节省其制定纵向计划的成本（FMOH，2009）。

文本框 3　协调原则"一项计划、一个预算和一份报告"的进步与挑战

落实一项计划和一份报告的原则取得了良好的进步。但是解决一个预算的问题还有很长的路要走。接受访谈的一位地区卫生局领导说，"以前，所有地区和瓦雷达斯的卫生合作伙伴都采用各自的计划、预算和报告渠道以及指标。今年，地区卫生合作伙伴同意并接受了地区和瓦雷达斯优先重点和目标，也采用了与地区相同的指标和报告方式。但是一个预算的问题仍然很难解决。有些合作伙伴仅仅给地区提供粗预算，而不给瓦雷达斯提供，而且大多数合作伙伴不愿讨论其预算"（哈勒尔州地区卫生局预算负责人）。

3.5　瓦雷达斯卫生计划面临的主要挑战

尽管瓦雷达斯卫生部门计划取得令人鼓舞的进步，但是在计划和执行过程中还存在一些挑战。有些主要挑战不仅来自于公共卫生部门内部，也来自外部。在部门内部，主要挑战在于计划与管理能力不足，包括各级高级工作人员流失。在资助最初的能力建设和为补充有时大量流失的工作人员所进行的培训方面，均资源有限。在技术方面，通过全面的瓶颈分析制定精确的循证计划所需的瓦雷达斯水平的基础信息极其匮乏，这一问题尚未解决（FMOH，2009）。

来自于援助方和计划执行伙伴的主要挑战包括，其中部分机构缺乏合作，在需要时不能作出明确承诺或提供透明的支出数据，不能使计划和资金拨付时间与瓦雷达斯计划协调一致。还有许多卫生发展合作伙伴尚未签署"一项计划"行动协议和国际伙伴计划协议，而这两份协议对促进开展协调一致的行动都是必要的。在资金方面，挑战还有资金迟迟不批，以及资金批准后迟迟不到位。总而言之，卫生合作伙伴在兑现"一项计划、一个预算和一份报告"的全球计划承诺上还需要做出努力。尽管在执行"一个预算"原则上有操作方面的困难，但政府和卫生合作伙伴应该在过渡期赞同功能性整合，这包括支持国际伙伴计划协议，并提高资金的可预测性。

4.　结论与建议

本章介绍了从国家到地方协调伙伴计划取得的进展和挑战。瓦雷达斯卫生部门计划是实现"一项计划"中协调一致原则的重要手段，从而进一步促进了埃塞俄比亚卫生保健系统的发展。到目前为止的实践证明，瓦雷达斯卫生部门计划是一个极好的手段，可以有效提高地方瓦雷达斯层面卫生部门的自主性，加强联邦、地区和瓦雷达斯卫生机构之间的伙伴关系。还有助于地区层面的计划能力建设，促进了地区层面的循证计划和决策，将卫生筹资和资源布局列为优先重点。

但是，这也有一些挑战，并暴露了国家和地方政策协调上的漏洞。首先，地区卫生部门制定两套独立计划，一套作为国家计划，另外一套作为地区实施计划。两套计划不一致。地方层面的主要挑战有，参与从国家级到瓦雷达斯级计划的专家短缺。这就需要强有力的能力建设和指导。另一个挑战是制定具体计划时需要物质和财力支持。最后，并不是所有卫生合作伙伴都支持"一项计划、一个预算和一份报告"的原则。

尽管埃塞俄比亚的主要卫生合作伙伴原则上都支持"三个一"，但实施一直缓慢，尤其是为了制定地方所需的循证计划所迈出的重要一步，即将美国总统防治艾滋病紧急救援计划和全球基金在内的发展合作伙伴资金支持完全协调时，仍然困难重重。如果能在地方层面将协调统筹做得更好，埃塞俄比亚卫生保健系统势必将在抗击艾滋病、结核病、疟疾，包括降低儿童和孕产妇发病率及死亡率方面，取得巨大进步。

第 3 章深入探讨了埃塞俄比亚国家层面的援助有效性的问题。

参考文献

Ayalew S (1991) The Social Context of Health Care Planning in Africa: Ethiopian Case Studies and Perspectives. PhD Thesis; Karolinska Institute, IHCAR, Stockholm, Sweden.

Azene G (1995) Developing Basic Bealth Care Services in Ethiopia: An explanatory Model for Providing and Financing a Sustainable National Health Care System. PhD Thesis; Department of Public Health and Policy, London School of Hygiene and Tropical Medicine; Faculty of Economics, University of London.

Central Statistical Agency (2006) Ethiopia Demographic and Health Survey of 2005. Calverton, Maryland, USA: CSA, ORC Macro.

Central Statistical Agency (2009) The 2007 Population and Housing Census of Ethiopia: Analytic report. Addis Ababa: CSA.

Donaldson C, Gerald K (1993) *Economics of Health Care Financing: The Visible Hand. The Macmillan Press Ltd. London.*

Federal Ministry Health (2009) HSDP-III Woreda Based Annual Core Plan for 2009/10. *Planning and Programming Department (PPD), FMOH, Addis Ababa.*

Federal Ministry of Health (2005) Health Sector Strategic Plan, HSDP III (2005/06–2009/10. *FMOH, Addis Ababa, Ethiopia.*

Federal Ministry of Health (2005) National Strategy for Child Survival in Ethiopia. Addis Ababa: Family Health Department, FMOH.

Federal Ministry of Health (2006) Protection of Basic Services Project: Project Operational Manual, Revised Draft. Addis Ababa: FMOH.

Federal Ministry of Health (2006/07) Health and Health Related Indicators. Addis Ababa: Department of Planning and Programming (PPD), FMOH.

Federal Ministry of Health (2007) Accelerated Access to HIV/AIDS Prevention, Care and Treatment in Ethiopia: Road MAP 2007–2008/10.

Federal Ministry of Health (2007) HSDP-III Core Plan for 2007/08. Addis Ababa: Planning and Programming Department (PPD), FMOH.

Federal Ministry of Health (2007) The HSDP Harmonization Manual (HHM), First Edition. Addis Ababa: FMOH.

Federal Ministry of Health (2007/08) Health and Health Related Indicators. Addis Ababa: Department of Planning and Programming (PPD), FMOH.

Federal Ministry of Health (2008) HSDP-III Core Plan for 2008/09. Addis Ababa: Planning and Programming Department (PPD), FMOH.

Federal Ministry of Health (2008) Ethiopian National Malaria Indicator Survey. Addis Ababa: FMOH.

Federal Ministry of Health (2009a) Woreda-Based Health Sector Planning (WB-HSP): Training Material. Addis Ababa: Planning and Programming Department, FMOH.

Federal Ministry of Health (2009b) Annual Performance Report of HSDP III EFY 2001 (2008/9). Addis Ababa: Planning and Programming Department, FMOH.

Figueras J (1993) Effective Health Care Planning: The Role of Financial Allocation Mechanisms. PhD thesis; Department of Public Health and Policy; London School of Hygiene and Tropical Medicine, University of London.

FMOH/FHAPCO (2007) Single Point HIV Prevalence Estimate. Addis Ababa, Ethiopia.

Gertler P, Van der Gaag J (1990) The willingness to Pay for Medical Care: Evidence from two Developing Countries. Baltimore, Maryland, U.S.A.: A World Bank Publication; The John Hopkins University Press.

Gilson L (1988) Government Health Care Charges: Is Equity Being Abandoned? Evaluation and Planning Center for Health Care; London School of Hygiene and Tropical Medicine (LSHTM), EPC Publication No. 15.

Government of Ethiopia (2004) Ethiopia HIV/AIDS Five-Year Plan for 2004–2008. Addis Ababa: Ministry of Health-HAPCO, Health Programs Department.

Green A (2007) *An Introduction to Health Planning for Developing Health Systems.* Third Edition, Oxford University Press.

Health Care Financing Team, Planning and Programming Department, Federal Ministry of Health. September 2006. Ethiopia's Third National Health Accounts 2004/05. Bethesda, MD: The Partners for Health Reform plus Project, Abt Associates Inc.

HSDP I Evaluation Team (2003) Report of the Final Evaluation of HSDP I: 30 January to 3 March, 2003; Volume I. Addis Ababa: Federal Ministry of Health.

HSDP II Evaluation Team (2006) Report of the Final Evaluation of HSDP II: 31 January to 6 March, 2006; Volume 1. Addis Ababa: Federal Ministry of Health.

JRM Team (2009) The 3rd Joint Review Mission Report of HSDP II. Addis Ababa: Federal Ministry of Health.

JRM Team (2009a) The Joint Review Mission Report of HSDP III. Addis Ababa: Federal Ministry of Health.

Lee K, Mills A (1982) *Policy-Making and Planning in the Health Sector.* Croom Helm, Ltd.

Mills A, Gilson L (1988) Health Economics for Developing Countries: A Survival Kit. Evaluation and Planning Center for Health Care; London School of Hygiene and Tropical Medicine (LSHTM), EPC Publication No. 17.

MoFED (2006) Ethiopia: Building on Progress: A Plan for Accelerated and Sustained Development to End Poverty (PASDEP), 2005/06–2009/10; Volume I, Main Text. September, 2006. Addis Ababa: Ministry of Finance and Economic Development (MoFED).

Montoya-Aguilar C, Marin-Lara M (1986) "International Equity in Coverage of Primary Health Care: Examples from Developing Countries", *World Health Statistics Quarterly* 39:336–44.

Mooney G (1987) "What does Equity in Health Mean", *World Health Statistics Quarterly* 40:296–303.

Musgrove P (1986) "Measurement of Equity in Health", *World Health Statistics Quarterly* 39(40):325–35.

Office of the National Committee for Central Planning (1984) Ten-year Perspective Health Development Plan. Addis Ababa: The Provisional Military Administrative Government of Ethiopia.

The Federal Democratic Republic of Ethiopia (1998) Program Action Plan for the Health Sector Development Program. Addis Ababa: Ministry of Health.

The Federal Democratic Republic of Ethiopia (2002) Health Sector Development Programme II. Addis Ababa: Ministry of Health.

Transitional Government of Ethiopia (1993) Health Policy of the Transitional Government of Ethiopia. Addis Ababa: TGE.

Whitehead M (1992) "The Concepts and Principles of Equity and Health", *International Journal of Health Services* 22(3):429–45.

Williams A (1988) "Priority Setting in Public and Private Health Care: A Guide Through the Ideological Jungle", *Journal of Health Economics* 7:173–183.

World Development Report (1993) *Investing in Health: World Development Indicators.* The International Bank for Reconstruction and Development, The World Bank. Washington, D.C.: Oxford University Press, Inc.

World Health Organization (2008) *Global Tuberculosis Control: Surveillance, Planning, Financing.* Geneva, Switzerland.

17

印度：通过伙伴关系扩大艾滋病预防——Avahan 项目的经验

Aparajita Ramakrishnan[①]，*Sema K. Sgaier*[②] 和 *Ashok Alexander*[③]

概 述

本章通过聚焦盖茨基金会赞助印度的 Avahan 艾滋病防治项目，介绍了一种推广卫生项目的创新型伙伴关系模式。该项目旨在扩大以社区为基础的艾滋病预防措施。项目面临双重伙伴关系的挑战。首先，项目需要将以社区为基础的伙伴关系这一全新的艾滋病预防模式在印度实施；其次，项目的可持续性将需要伙伴关系，并转化为政府应对艾滋病的常规项目。本章描述了建立一种推广艾滋病预防措施的新型运作模式，以及将其不断融合为国家规划的组成部分以确保可持续性所面临的挑战。文章介绍了 Avahan 项目的产生、发展和现状，重点强调与四个重要利益相关方的伙伴关系，即项目执行方合作伙伴、社区、政府，以及项目从扩大到转化过程的其他利益相关方。文章还总结了经验和教训，为旨在构建社区和政府之间伙伴关系的其他大型公共卫生项目提供借鉴。

"通过 Avahan 项目，我们认识到当地社区参与大规模推广有效的公共卫生干预措施非常重要。接下来的挑战将是分享我们所获得的经验教训，并将 Avahan 项目转化为政府与其他合作伙伴的项目。我们期待继续与各方的合作。"

——2009 年 7 月 25 日比尔·盖茨接受印度总统、总理和国会主席颁发的英迪拉甘地奖时的获奖感言

介绍

比尔和梅琳达·盖茨基金会创建于 20 世纪 90 年代中期，一直奉行所有的生命价值平等的指导原则。受盖茨家族热情与责任的影响，基金会坚信能利用先进的技术解决全球卫生、教育与减贫领域存在的大范围、复杂的发展挑战。盖茨基金会是目前世界上最大的私募基金会（McCoy 等，2009），拥有超过 300 亿美元资产，创始以来已承诺捐赠 200 多亿美元，每年支出 30 亿美元（The Bill & Melinda Gates Foundation，2009）。

Avahan（梵文，意思是"呼吁行动"）项目是盖茨基金会在印度的一个艾滋病防治项目，于 2003 年启动，当时专家预测艾滋病将在印度急剧流行（Nagelkerke 等，2002；The Economist，2004），这造成了一种针对预防艾滋病产生的、可以理解的急迫

---

① Aparajita Ramakrishnan 是盖茨基金会的高级项目官员。

② Sema K. Sgaier 是盖茨基金会的项目官员。

③ Ashok Alexander 是盖茨基金会印度代表处代表。

感和关注度。鉴于印度艾滋病的集中流行，Avahan 的设计初衷就是将预防服务迅速扩大到高危人群，帮助遏制和逆转艾滋病疫情（Avahan，2008）。

历史经验显示，有效应对艾滋病需要各级政府或者伙伴关系的参与，这包括正式行动者（如政府）和非正式行动者（如社区）（Dodgson 等，2002；Low-Beer 和 Sempala，2010）。Avahan 项目所促进和培养的伙伴关系，极大地决定了艾滋病预防服务的推广和可持续性，以及对印度的影响。Avahan 项目启动之初，与多个利益相关方建立了合作伙伴关系，包括项目执行方伙伴关系、高危人群社区、政府以及其他倡导者和技术专家。项目与每个利益相关方的合作模式各不相同，随着时间不断改进。本章介绍了 Avahan 项目的产生、发展和现状，重点强调与四个重要利益相关方的伙伴关系，即项目执行方伙伴关系、社区、政府，以及项目从扩大到转化过程的其他利益相关方（图 1）。文章还总结了经验和教训，为其他大型公共卫生项目提供借鉴。

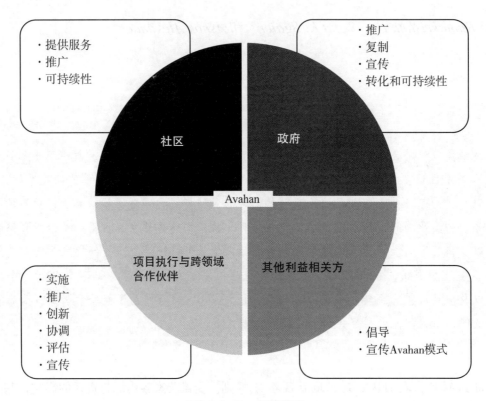

图1　Avahan伙伴关系

1. Avahan 项目的早期发展

1.1　市场：21 世纪初期的艾滋病流行

艾滋病哨点监测数据和 21 世纪初期开展的其他研究将印度艾滋病流行归类为"集中性"流行（National AIDS Control Organization，2000,2003）。多数感染是通过高危人群（如女性性工作者、男男性行为者、变性人以及他们的男客和性伴侣）之间不安全性行为导致的性传播（Moses 等，2006）。高危人群的男客和性伴侣可以将艾滋病传播到他们正常的女性和男性伴侣中，充当着将艾滋病传播到低风险普通人群的桥梁角色。在印度东北部等一些零星地区，注射吸毒是艾滋病流行的又一重要途径。模型研究和其他研究预测，印度艾滋病流行将呈指数上升，印度将成为全世界艾滋病的热点地区（Nagelkerke 等，2002）。

21 世纪初，印度艾滋病流行数据显示，超过三分之二的 HIV 感染者集中于印度的六个邦，包括南部经济发达的马哈拉施特拉邦、安德拉邦、泰米尔纳德邦、卡纳塔克邦，还有位于印度东北部印缅边界的曼尼普尔区和那加兰邦（National AIDS Control Organization，2003）。这六个邦的普通人群艾滋病患病率超过 1%，高危人群患病率甚至高数倍。例如，马哈拉施特拉邦女性性工作者患病率超过 50%，男男性行为者患病率约 20%；安德拉邦女性性工作者患病率也达 20%（基于政府艾滋病哨点监测数据）（National AIDS Control Organization，2003）。某些地区注射吸毒者艾滋病患病率非常高，尤其是东北部（2000 年就超过 50%）。然而，2002—2003 年，任何一种的艾滋病预防服务在印度高危人群的覆盖率都很低，即便是曾实施过艾滋病干预措施的六大高发地区也是如此（Chandrasekaran 等，2006）。

尽管艾滋病预测结果令人担忧，全国范围的数据越来越多，人们逐渐意识到艾滋病将成为印度前所未有的潜在公共卫生问题，但是 21 世纪早期印度的国家应对是有限的。当时正在开展全国艾滋病控制项目第二期，项目开展之初资源极其紧缺，人力不足，并且对影响流行的高危人群缺乏足够的重视（Claeson 和 Alexander，2008）。更重要的是，全力以赴抗击艾滋病流行的政治意愿还相当低。

1.2　进入市场：Avahan 项目的早期实践

2002 年，比尔·盖茨宣布其基金会打算投入 1 亿美元用于印度艾滋病防控，启动该基金会的印度艾滋病行动。盖茨基金会与麦肯锡公司一道，开始了详细的工作，设计和计划基金会在印度应对艾滋病的方法。设计完成后，初始的 1 亿美元投入资金迅速增加至 2 亿多美元，直至 2009 年基金会已在印度艾滋病预防方面投入超过 3.38 亿美元。

这些早期实践对于 Avahan 项目的方向和战略方法至关重要。技术专家提醒基金会设计团队不要试图将预防项目扩大至广袤和复杂的印度全国。他们建议，首先设立试点项目，概念验证之后再扩大规模。然而基金会团队认为，如果一开始不采取扩大规模的方法，就不可能获得遏制和逆转艾滋病流行的预期影响。而且，他们认为对早已被广泛证明的高危人群预防干预措施"再试点"没有必要。因此，经过专家评论，最终确定的方案着眼于创新性，制定一个印度艾滋病预防推广行动的新战略。小组选择将推广的概念融入到项目所有阶段的核心行动中——设计、组织、执行和持续推广（通过转变过渡到实现）。此外，制定了有力的评价设计。设计小组还强调强有力

的地方参与和强大的地方领导的重要性，以确保短期内在印度复杂环境下获得结果。在此期间，小组采纳了私营企业的经验与成功模式，用于管理和完善技术知识，并开发了"独特的商业"模式（Alexander 和 Ramakrishnan，2006）。

Avahan 项目早期以及发展过程中做出了以下重要的战略决策：

1．关注高危人群（女性性工作者、男男性行为者、变性人和注射吸毒者）及其男性性伙伴的预防，重点关注当时（2003 年）艾滋病病例集中的六个邦 [④] 的疾病预防。

2．基于全球知名的艾滋病预防方法和最佳实践 [⑤]。

3．将高危社区作为平等的项目执行合作伙伴，满足其艾滋病防治需要，建立社区集体能力和机构能力，以长期可持续地应对艾滋病。

4．与民间团体、政府和意见领袖间建立强大的伙伴关系，以建立国家层面的艾滋病干预措施，并促进项目走向推广与可持续的道路。

5．迅速扩大提供预防服务的地域范围，控制疫情扩散。

6．建立盖茨基金会首个国家代表处，促进快速推广。

7．在知识建构、评估和宣传方面给予投入。

8．制定明确的目标，将资金和项目管理转给正常的所有者，包括政府和社区。

从一开始，Avahan 项目就采取了商业模式扩大艾滋病预防的规模（Alexander 和 Ramakrishnan，2006）。Avahan 项目最初的六名工作人员来自私营企业。设计团队也选择将标准的商业准则应用于项目，即明确消费者、关注、保持灵活性、整合运转部门、充分使用数据、执行时"根据需要调整速度"。该团队的参考标准就是一个大型公司，比如信实工业 [⑥]，推广类似的产品需要多长时间。一年还是两年？设计团队设定了 10 年的项目框架，也反映了制定、运作并最终转化和复制 Avahan 项目的紧迫性。盖茨基金会 Avahan 项目小组承担了在印度艾滋病高危人群中

---

④　安德拉邦、卡纳塔克邦、马哈拉施特拉邦、泰米尔纳德邦、曼尼普尔区和那加兰邦。

⑤　Avahan 项目的预防策略包括同伴教育，行为改变交流，预防产品分发（安全套、清洁的针头和注射器），在社区建立收容中心（DICs），通过项目和转诊诊所提供性传播疾病的咨询和管理，提供结核病检测、抗反转录病毒治疗和艾滋病检测等服务，利用地方和高级权力机关（如警方）进行促进与倡导，危机应对，社区动员等。

⑥　信实工业是印度最大的综合性企业之一，曾创下快速扩大产品供应规模的纪录。

实施艾滋病预防项目并扩大规模的责任。

2. 运作模式以及与主要执行者的伙伴关系

Avahan 项目有三个目标：

1. 在印度建立大规模艾滋病预防模式。
2. 推动其他各方（如政府和高危人群社区）接管并复制该模式。
3. 在印度和全世界范围内培养和宣传学习。

前五年（Avahan 第一阶段，2003—2009）重点实现第一个目标，后五年（Avahan 第二阶段，2009—2013）重点实现第二、第三个目标，同时巩固第一个目标的影响。为了实现以上目标，Avahan 组织成一个虚体的实施金字塔，确保项目能从国家向社区推广（图2）。这个实施金字塔协助将 2.58 亿美元资金分配给 20 多家资金接受方（大型非政府组织和大学等），这些组织必须有丰富的管理经验和技术能力，其中部分组织再与 130 多家更小的基层非政府组织签署合同，向需要的人群直接提供艾滋病预防服务。这种虚拟的组织结构设计意图在于，可以使得项目实施在全国范围快速、同步推广，促进关键要素的标准化，并分享最佳实践。Avahan 项目的合作伙伴包括：

1. 提供预防措施的主要实施单位[⑦]。
2. 在宣传倡导、沟通、临床服务和其他领域开展能力建设的合作伙伴[⑧]。
3. 改变社会规范的沟通合作伙伴[⑨]。
4. 监督和评估合作伙伴[⑩]。
5. 知识建构合作伙伴[⑪]。

项目推广需要一个广泛的管理和合作关系结构的支持（文本框 1）。管理结构的实施可以确保与政府最高水平的协调（卫生部部长担任 Avahan 董事会

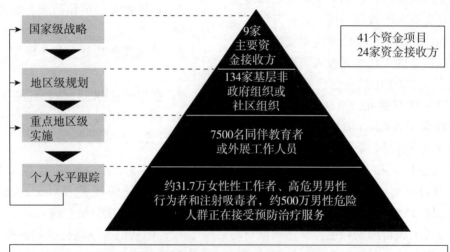

图2　Avahan的组织，一个虚拟的金字塔
来源：Avahan routine monitoring data.July 2008.

---

⑦　曼尼托巴/卡纳塔克邦大学健康促进信托基金、国际人口服务组织、义务健康服务、澳大利亚国际健康中心/Emmanuel 医院协会、TCI 印度运输集团基金会、家庭健康国际、国际艾滋病联盟、印度斯坦乳胶家庭计划推广信托基金、国际探路者协会。

⑧　PATH 负责传播支持，国际人口服务组织负责社会安全套市场营销，CARE 负责社区建设，家庭健康国际负责性传播疾病服务的技术支持，前景集团负责宣传支持，印度艾滋病病毒感染者网络（INP+）负责网络能力建设，倡导和研究中心负责媒体宣传，英雄计划（Heroes Project）负责向意见领袖进行倡导。

⑨　BBC 世界服务基金会负责安全套媒体宣传。

⑩　家庭健康国际、印度医学研究委员会、伦敦卫生和热带病学院、拉瓦尔大学、PRAXIS、约翰·霍普金斯大学以及 Amaltas。

⑪　人口理事会，墨尔本大学诺萨尔研究中心。

共同主席），获得主要意见领袖（Mrinal Pande，来自知名全国性报刊；Ratan Tata，Tata 集团总裁）、政策制定者（Anand Grover，最高法院律师；Kapil Sibal，国会议员）以及名流（Rahul Dravid，印度板球队队长）的参与，并提供完善的项目和技术监督与发展方向（麦肯锡公司总裁 Rjat Gupta 担任 Avahan 董事会共同主席，世界卫生组织的 Richard Steen、世界银行的 David Wilson 以及其他专家组成技术小组）。

Avahan 项目前三年的重点是完成第一个目标，即在马哈拉施特拉邦、泰米尔纳德邦、卡纳塔克邦、安德拉邦、曼尼普尔区和加纳兰邦的 600 多个城镇推广知晓艾滋病预防方案的基本要点。我们以卡纳塔克邦的一个地区贝尔高姆[12]为例，介绍项目的推广情况。第一步需要清楚分母：贝尔高姆地区有多少女性性工作者、男男性行为者和变性人？这些人群就是商业模型中的基本消费者，需要清楚地知道这些人的数量、分布和网络关系，从而有效提供服务。为了回答这个问题，开展了估测人群分布和大小的调查，获得了该地区高危人群的地理分布和数量分布。此外，调查还收集了高危人群的迁移方式、嫖娼的时间和地点、他们可获得的服务、面临权力机关暴力的地点和性质。确定这些基线之后，当地的非政府组织开始建设基础设施并提供服务：出租安全场所，即收容中心，在收容中心内设立性传播疾病管理设施，雇用同伴教育队伍[13]。同时，该地区还有另外一个独立的嫖客安全套推广项目。资金接收方利用上述预测的高危人口数和分布数据在同样的地区建立安全套社会营销直销店。最终，随着项目对艾滋病预防服务的推广，高危人群社区开始通过建立群体和社区组织的发展，加强集体意识。该项目在卡纳塔克邦的贝尔高姆地区实施的同时，资金接收方通过其他基层非政府组织在卡纳塔克邦的另外 18 个地区同步做着同样的工作；2004 年和 2005 年其他资金接收方也在 83 个 Avahan 项目地区同步做了同样的工作。同步性是对该项目推广至关重要的因素。项目的第三年，实现了覆盖面和质量规模目标（Ramakrishnan 等，2010）。

合作伙伴给予强有力的支持，使得上述快速、同步的项目推广成为可能：国家、邦级和基层的沟通和倡导，知识建构和最佳实践的宣传，监督与评估，以及主要技术领域的能力建设（性传播疾病的管理、人际交流、社区动员、倡导等相关技术领域）。尤其重要的一点是倡导项目，在上述印度政治和流行病背景下，这开创了反歧视并营造了一种迫切关注艾滋病预防的氛围。

文本框 1　Avahan 项目主要的咨询与技术合作伙伴

国家水平

董事会：由 23 名成员组成，为行动提供高层的倡导和监督。

技术小组：由 17 名国内外艾滋病项目专家组成，为项目设计提供技术咨询，评估项目计划书，并随时为实施项目提供意见和建议。

世界卫生组织评估咨询小组：世界卫生组织组建的团队，为评价设计提供了技术建议，之后根据项目产出的数据继续随时提供评价和分析建议。

邦级水平

邦级咨询委员会：基金会工作人员、各邦艾滋病控制协会、项目主要实施伙伴的项目负责人以及邦级艾滋病利益相关方定期举行会议，交流想法与经验，协调活动。

合作伙伴 / 非政府组织水平

社区咨询委员会：在项目开始和实施过程中合作伙伴创办论坛，社区成员可以就各自社区的项目活动提出建议。

---

[12]　地区是印度的行政单位，印度共有 600 多个地区，每个地区平均人口为 150 万～ 200 万人。

[13]　同伴教育者（同伴外展工作人员）是项目的兼职工作者，受雇于非政府组织，他们向社区其他成员分享经验，提供信息、产品或服务，改善人群寻求健康的行为，减少危险行为，并从中获得酬金。

3. 与高危社区的合作

除了财力和人力资本,有效的艾滋病预防项目还需要开发社会资本(Putnam,2000),以影响人们的行为、沟通和规范(Low-Beer 和 Sempala,2010)。社会资本可以通过社会运动、集体行动以及社区组织和网络的行为来培养(Low-Beer 和 Sempala,2010)。Avahan 项目早期认识到社会资本与社区密不可分的重要性,并协调高危人群提供预防服务,通过设立社区工作人员骨干,培养社区牵头的委员会、小组、组织和网络,以调动社区为主导应对的积极性。

2003 年,Avahan 项目首次进入艾滋病预防"市场"。在索纳加奇⑭、孟加拉国等地大量的实地考察和调研显示,艾滋病预防服务消费者(社区高危人群)是项目成功推广、达到效果并在项目周期结束之后得以维持的重中之重。从一开始的服务接收方,到主动参与服务提供,再到开始获得干预措施的主动权,与社区高危人群的伙伴关系是 Avahan 项目的核心。Avahan 项目管理者很快就意识到,利用高危人群社区内的同伴教育者比利用非社区的外展工作人员进行同伴教育有效得多。社区同伴教育者与非社区人员的区别在于,他们能够挖掘并动员自己的社会资本

和网络。其实,当 Avahan 项目转化为以社区为主导的服务提供模式后,项目与高危人群的接触是原来的 4 倍(图 3)(Avahan,2009a)。

倾听社区是核心,这产生了对 Avahan 项目艾滋病预防服务的需要。Avahan 项目刚刚启动时,艾滋病与健康对于边缘化的社区成员来说甚至算不上前十位的优先问题。将健康和艾滋病与社区联系起来需要一种特殊的基于信任的伙伴关系,并首先解决相关的问题。很显然,社区成员受到来自警察、客户、伙伴和其他权力机关的暴力威胁和骚扰。生活和工作的环境使他们无法采取安全的行为。举个例子,一名女性性工作者受到客户的殴打并且没有人保护她或阻止暴力时,她怎么能劝说客户使用安全套呢?为营造适宜的环境,Avahan 项目与社区迅速地认识到,项目的重点内容是建立一套解决危机的系统。因此,所有 Avahan 项目干预措施都设立了社区主导的危机应对小组,从而使得危机得以有效地解决(Avahan,2009b, c)。这不仅与社区建立了信任关系,还将健康和艾滋病提升到社区优先领域中。其结果是,目前,社区都在主动要求提供艾滋病预防服务。

项目第一阶段中期,Avahan 项目也意识到,有必要培养和建立强大的以社区为基础的组织,并将其

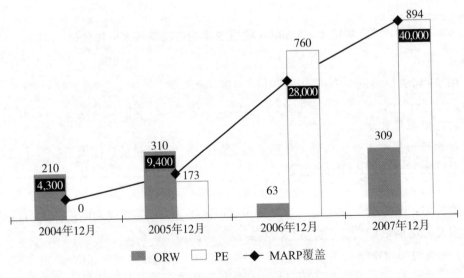

图3　社区主导的外展和服务供给

来自一个 Avahan 实施合作伙伴的数据显示,同伴教育者(来自高危人群社区的成员)代替非社区外展工作人员之后,高危人群(MARP)覆盖率大幅增加。ORW 指非社区外展工作人员;PE 指同伴教育者和高危人群社区的成员。

来源:Managing HIV Prevention from the Ground Up:Avahan's Experience with Peer Led Outreach at Scale in India .New Delhi: Bill&Melinda Gates Foundation,2008.

⑭　索纳加奇是印度加尔各答地区最大的红灯区,也是亚洲最大的红灯区之一。那里有几百家多层妓院,上万名性工作者。

作为项目可持续性计划的组成部分。建立社区组织需要大量协助，需要 Avahan 实施和跨部门伙伴的共同支持和能力建设。各项目地区建立的社区组织负责监督服务提供（如设立外展委员会或性传播疾病委员会），这成为项目监督和执行的一个有机部分。项目还重点关注社区组织的机构能力培养，目的是最终能由社区组织实施项目，社区组织能够与政府和其他援助方一起，承担主要的倡导责任，确保高危人群是印度艾滋病资助的重点。最终，在地区层面、邦级层面和国家层面建立社区组织网络，为高危人群提供更强大的交流平台。目前，Avahan 项目下有大约 185 个社区组织，地区层面和邦级层面的网络也在各邦逐渐形成。尽管评审委员会尚未对社区组织的成功与否作出评价，Avahan 项目已经对社区建设和动员对提高艾滋病预防项目整体影响的作用进行了大量评估。

4. 与政府的合作

过去几年来，Avahan 项目与政府的伙伴关系取得了巨大进展，大致可分为三个明显的阶段：①项目设计和推广早期的有限伙伴关系（开始于邦级）（2003—2005 年）；②全国艾滋病控制项目第三期设计与实施过程中，与国家层面和邦级层面的伙伴关系得到加强（2005—2007 年）；③在 Avahan 项目向政府转变的设计和实施过程中，与政府建立牢固的伙伴关系（2007 年以后）。这个过程存在着挑战，包括有时政治领导力的承诺不足、不按照议程参与、来自 Avahan 项目前为印度艾滋病领域做出成绩的其他援助方的怀疑，以及起初与政府一起工作的文化不同于基金会管理者。

Avahan 项目刚刚进行时，与政府的伙伴关系并不像基金会预期的那样紧密。部分原因是由于印度解决艾滋病流行问题的政治意愿相当低，甚至主要利益相关方有些否认，而 Avahan 项目却希望快速推进。一开始，Avahan 项目并没有在国家层面下太多工夫，而是努力与各邦艾滋病控制协会合作，它们是全国艾滋病控制组织在邦级的分支。通过与各邦艾滋病控制协会的合作，Avahan 仔细调查了六个邦的高危人群预防形势，选择了实施项目的地区，以填补覆盖面的空白。此外，基金会的团队和项目实施合作伙伴还与各邦艾滋病控制协会和全国艾滋病控制组织合作，定期汇报项目进展，努力获得政治认可。项目与地区层面的合作较少，因为在全国艾滋病控制项目第二期早期，艾滋病检测和治疗服务非常少，所以与政府服务的联系也很少。

印度政府领导人的变更使 21 世纪中期与艾滋病有关的政治形势也发生了巨大变化，Avahan 项目与政府合作的性质和水平也发生了改变。那时，Avahan 项目及其扩展小组[15] 开始致力于宣传 Avahan 的经验、模型和结果，项目也逐渐获得了国家的认可和关注。2005 年，为制定 2007—2012 年全国艾滋病控制项目第三期战略与执行计划，全国艾滋病控制组织启动了全国范围的咨询工作。政府确立了一项宏伟目标，即在全国艾滋病控制项目第三期向高危人群和桥梁人群（高危人群的男性客户）推广预防项目，预期覆盖 200 万女性性工作者，30 万高危男男性行为者和 20 万注射吸毒者（National AIDS Control Organization，2007）。政府还计划投入 1 亿美元，通过增加直销店和创造需要，将安全套销售量提高两倍。全国艾滋病控制项目第三期的其他主要特点还有：将国家计划投入提高 3 倍至 25 亿美元[16]；提高抗反转录病毒治疗的可获得性，达到全国覆盖；大幅减少效果不好的干预措施（如贫民窟居住者、短途卡车司机）；扩大预防母婴传播的监测、自愿咨询和检测以及治疗。在此计划中，第三期项目通过高危人群和桥梁人群的重点项目，在预防方面投入了适当的大量资源，并下放权力，增加关爱和支持的基础设施。此外，第三期项目设计时还注意收集、综合和利用数据，并且考虑了邦级层面能力建设的需要（Claeson 和 Alexander，2008）。

基金会及其资金接受方与其他参与方一起，也以下面的方式，为全国艾滋病控制项目第三期战略的设计（从时间和技术支持方面）做出了贡献：参与了高危人群和桥梁人群、安全套、监督与评估、性传播疾病和其他方面预防策略和指南的制定；强调需要增加资金，强调需要重点关注高危人群的预防以及高危人群的性伴侣使用安全套；协助强调社区应该成为设计和实施目标干预措施项目的主体。

全国艾滋病控制项目第三期的设计与实施为印度艾滋病政策带来了彻底转变。随着政府自身项目资

---

⑮　比如董事会、技术小组和邦级咨询委员会。

⑯　包括外部资源。全国艾滋病控制项目第三期外部援助之外的项目经费为 18 亿美元。

金充足、设计良好和重点正确，并且由于 Avahan 项目是在印度六个艾滋病高发邦的高危人群中实施预防项目的最大的合作伙伴，Avahan 项目与印度政府开始讨论 Avahan 资助干预措施的长期可持续发展，以及政府项目的快速推广与高质量实施。其结果是，Avahan 项目团队重新将该项目定位为国家适宜项目，意在将项目转交至正常的所有者，比如政府和社区，并加强政策和机构能力以实现顺利移交。项目开始的五年内，Avahan 设立了计划小组，为第二个五年做计划，即 2009—2013 年的 Avahan 项目二期，小组成员包括其他援助方成员和印度政府代表。通过这个行动，Avahan 的目标调整为重点实现第二、第三目标（如前文所说）。

项目第二阶段，Avahan 项目与政府的伙伴关系更加紧密，也与全国艾滋病控制项目有了更正式的合作，这就需要不同的做事方式。2006 年，全国艾滋病控制项目与基金会签署了一份资金为 2,300 万美元、为期三年的谅解备忘录，Avahan 将为全国艾滋病控制项目提供技术和管理支持，随着全国高危人群和桥梁人群（包括卡车司机）、性传播疾病、监督与评估以及安全套项目在全国的开展，加强全国艾滋病控制项目中预防项目的能力。全国艾滋病控制项目还要求 Avahan 项目帮助制定针对高危人群、性传播疾病、安全套及卡车司机的国家预防项目指南。通过这个谅解备忘录，Avahan 在印度公共卫生基金会和安全套技术支持小组建立了两项基金（通过印度斯坦乳胶家庭计划推广信托基金）。印度政府非常赞赏 Avahan 项目将"商业准则"的价值观纳入到公共卫生领域，因此决定在国家级设立技术支持单位（国家技术支持单位），加强并简化相应的邦级机构（邦级技术支持单位），提高实施能力。这些技术支持单位由合同制员工组成，带来了大量的管理和技术知识，他们的任务主要是"管理"上的，即监管项目质量和推广。Avahan 通过盖茨基金会内部和资金接受方借调了一支专家组，帮助组建了国家技术支持单位，以支持全国艾滋病控制项目。这支专家组共有九名成员，由基金会一名工作人员领导，成员包括来自资金接受方目标干预措施（高危人群预防项目）的项目管理、社区组织以及监督和援助协调方面的技术专家。该专家组与新成立的全国艾滋病控制项目目标干预处紧密合作——目标干预处工作人员已经由最初的 1 名发展到目前的将近 15 名。国家技术支持单位的目标有：①利用已有的目标干预资源，包括 Avahan 内部

资源，协助全国艾滋病控制项目开发、制定操作指南；②同新招募的目标干预人员紧密合作，加强指导，推广高危人群的艾滋病预防；③协助这个小组进行项目管理，基于现有的最佳实践，在全印度推广目标干预措施。这整个结构对全国艾滋病控制项目第三期的推广，以及未来将扩大艾滋病预防与国家项目整合，具有重要意义。

在邦级层面，Avahan 项目协助卡纳塔克邦和马哈拉施特拉邦的邦级技术支持单位，促进这两个邦级艾滋病控制协会预防项目的管理与推广。另外，Avahan 还不断提供培训、模块开发和物品/交流的支持。

2009 年，Avahan 与印度政府签署了第二份谅解备忘录，概述了 Avahan 资助预防项目移交至全国艾滋病控制项目的过程。移交过程于 2009 年开始，一直在进行。总体来说，这一阶段需要 Avahan 在国家、邦级和地区层面与项目实施合作伙伴密切合作，确保顺利移交。

5.　与其他利益相关方的伙伴关系

除了项目实施者、政府和高危人群社区，Avahan 项目还与外部利益相关方合作，与政府合作轨道类似：一开始进程缓慢，项目实施前五年合作有限，随后开始广泛合作。2005—2006 年 Avahan 中期评审强调，Avahan 需要与其他援助方有更多合作。基金会团队开始重视这一问题，并参与制定全国艾滋病控制项目第三期及其他活动。不论是联合国系统、世界银行、其他双边组织，还是印度其他倡导者和其他声音，Avahan 都将与这些利益相关方的合作看成是项目成功转化的重要决定因素。Avahan 与主要外部利益相关方的合作方式有：联合/合作会议（如与美国国际开发署共同资助全国艾滋病控制项目技术支持单位培训；与世界银行和全国艾滋病控制项目共同资助"学习论坛"，宣传社区最佳实践），参加主要委员会和小组（如全国艾滋病控制项目联合伙伴开展的联合执行评估），以及与某些援助方就共同议程召开双边讨论等。

6.　艾滋病预防及其他工作的伙伴关系的教训与启示

Avahan 项目常被称为"扩大规模的实验"，这一扩大规模的方法核心是公共卫生领域的"做事新

模式"。该项目强调的不仅是集体治理与各方伙伴关系应对的需要，也有挑战，包括正式伙伴，如政府和其他援助方，以及非正式伙伴，如高危人群社区。与其他成功的艾滋病预防项目类似（Low-Beer 和 Sempala，2010），Avahan 的成功很大程度上依靠的是以社区为主导的应对。尽管现在说 Avahan 项目成功为时尚早，但该项目已经实现了规模、覆盖面和影响方面的目标（Verma 等，2010）。例如，自我报告安全套使用率大幅增加（Lipovsek 等，2010；Pickles 等，2010），性传播疾病和 HIV 感染率下降（Ramesh 等，2010；Reza-Paul 等，2008）。目前，该项目正在将方法、工具和管理方面的要素移交至政府和社区，确保项目可持续。为期八年的 Avahan 项目可以提炼出重要的伙伴关系和治理经验。

首先，由于与各方协商和建立关系是具有挑战性的，应当明确每个伙伴关系的目标，并确定有明确里程碑的议程。举例来说，Avahan 与印度政府和其他援助方的伙伴关系到项目第一阶段中期才有明确界定。如果早期建立这样的关系肯定对项目更有好处。第二，培养任何关系，无论是与政府还是与项目合作者，都是一个持续、长期的过程，需要相当强的倾听、管理、能力建设和外交技巧。Avahan 的操作模式是基于实施金字塔进行的高度管理，这有利于项目快速推广。在另一方面，听取社区的真实需要也是以社区为主导的应对基础，这有利于项目利用社区的社会资本。Avahan 项目还投入了相当多的资源和力量，在项目实施的六个邦的社区帮助建立社区基层小组、组织和网络，使以社区为主导的应对更加"正规化"。第三，与政府和社区的伙伴关系本身就是一个双重挑战，也是项目推广和可持续的主要途径。将 Avahan 项目的资金和管理权移交至政府，这产生了一个特殊的挑战——其成功只能在未来得到验证。

Avahan 的经验显示，伙伴关系在以下方面发挥了至关重要的作用：①确保对项目实施者给予恰当的监督和支持性的监管；②建立一个可持续的平台；③增强社区能力，培养以社区为主导的应对；④促进倡导；⑤保证影响。

第 11 章从更广泛的角度评价了私人基金会的作用。第 17、18 和 20 章分别评价了印度、俄罗斯和非洲地区的艾滋病预防中社区发挥的作用。

参考文献

Alexander A, Ramakrishnan A (2006) "Practicing Theory: Management in HIV Intervention", *Harvard International Review* 28(2):5–16.

Avahan (2008) *Avahan — The India AIDS Initiative: The Business of Prevention at Scale*. New Delhi: The Bill & Melinda Gates Foundation.

Avahan (2009a) *Managing HIV Prevention from the Ground Up: Avahan's Experience with Peer Led Outreach at Scale in India*. New Delhi: The Bill & Melinda Gates Foundation.

Avahan (2009b) *The Power to Tackle Violence: Avahan's Experience with Community Led Crisis Response in India*. New Delhi: The Bill & Melinda Gates Foundation.

Avahan (2009c) *Community Led Crisis Response Systems: A Guide to Implementation*. New Delhi: The Bill & Melinda Gates Foundation.

Chandrasekaran P, Dallabetta G, Loo V, Rao S, Gayle H, Alexander A (2006) "Containing HIV/AIDS in India: The Unfinished Agenda", *Lancet Infectious Diseases* 6(8):508–21.

Claeson M, Alexander A (2008) "Tackling HIV in India: Evidence-Based Priority Setting and Programming", *Health Aff (Millwood)* 27(4):1091–102.

Dodgson R, Lee K, Drager N (2002) *Global Health Governance: A Conceptual Review*. Geneva: World Health Organization.

Lipovsek V, Mukherjee A, Navin D, Marjara P, Sharma A, Roy KP (2010) "Increases in Self-reported Consistent Condom Use Among Male Clients of Female Sex Workers Following Exposure to an Integrated Behaviour Change Programme in Four States in Southern India", *Sex Transm. Infect.* 86(Suppl 1): i25–i32.

Low-Beer D, Sempala M (2010) "Social Capital and Effective HIV Prevention: Community Responses", *Global Health Governance* 4(1), p. 1–17.

McCoy D, Kembhavi G, Patel J, Luintel A (2009) "The Bill & Melinda Gates Foundation's Grant-making Programme for Global Health", *Lancet* 373(9675):1645–53.

Moses S, Blanchard JF, Kang H, Emmanuel F, Paul SR, Becker ML, Wilson D, Claeson M (2006) *AIDS in South Asia: Understanding and Responding to a Heterogeneous Epidemic*. Washington, DC: World Bank.

Nagelkerke NJ, Jha P, de Vlas SJ, Korenromp EL, Moses S, Blanchard JF, Plummer FA (2002) "Modelling HIV/AIDS Epidemics in Botswana and India: Impact of Interventions to Prevent Transmission", *Bull. World Health Organ.* 80(2):89–96.

National AIDS Control Organization (NACO) (2000). *Report on Round 2000 HIV Prevalence Levels, State-wise*. New Delhi: M.o.H.a.F.W., Government of India.

National AIDS Control Organization (NACO) (2003) *Sentinel Surveillance Data*. New Delhi: Government of India.

National AIDS Control Organization (NACO) (2007) *NACP III: To Halt and Reverse the HIV Epidemic in India*. New Delhi: M.o.H.a.F.W., Government of India.

Pickles M, Foss AM, Vickerman P, Deering K, Verma S, Demers E, Washington R, Ramesh BM, Moses S, Blanchard J, Lowndes CM, Alary M, Reza-Paul S, Boily MC (2010) "Interim Modelling Analysis to Validate Reported Increases in Condom Use and Assess HIV Infections Averted Among Female Sex Workers and Clients in Southern India following a Targeted HIV Prevention Programme", *Sex Transm. Infect.* 86(Suppl 1):i33–i43.

Putnam R (2000) *Bowling Alone: The Collapse and Revival of American Community*. New York: Simon and Schuster.

Ramakrishnan L, Gautam A, Goswami P, Kallam S, Adhikary R, Mainkar MK, Ramesh BM, Morineau G, George B, Paranjape RS (2010) "Programme Coverage, Condom Use and STI Treatment Among FSWs in a Large-Scale HIV Prevention Programme: Results from Cross-Sectional Surveys in 22 Districts in Southern India", *Sex Transm. Infect.* 86(Suppl 1):i62–i68.

Ramesh BM, Beattie TS, Shajy I, Washington R, Jagannathan L, Reza-Paul S, Blanchard JF, Moses S (2010) "Changes in Risk Behaviours and Prevalence of Sexually Transmitted Infections Following HIV Preventive Interventions

Among Female Sex Workers in Five Districts in Karnataka State, South India", *Sex Transm. Infect.* 86(Suppl 1):i17–i24.

Reza-Paul S, Beattie T, Syed HU, Venukumar KT, Venugopal MS, Fathima MP, Raghavendra HR, Akram P, Manjula R, Lakshmi M, Isac S, Ramesh BM, Washington R, Mahagaonkar SB, Glynn JR, Blanchard JF, Moses S (2008) "Declines in Risk Behaviour and Sexually Transmitted Infection Prevalence Following a Community-led HIV Preventive Intervention Among Female Sex Workers in Mysore, India", *AIDS* 22(Suppl 5):S91–S100.

The Bill & Melinda Gates Foundation (2009) *Foundation Fact Sheet.* Seattle: The Bill & Melinda Gates Foundation.

The Economist (2004) When Silence is Not Golden — Could AIDS Explode in India? *The Economist.* April 15.

Verma R, Shekhar A, Khobragade S, Adhikary R, George B, Ramesh BM, Ranebennur V, Mondal S, Patra RK, Srinivasan S, Vijayaraman A, Paul SR, Bohidar N (2010) "Scale-up and Coverage of Avahan: a Large-Scale HIV-Prevention Programme Among Female Sex Workers and Men Who Have Sex with Men in Four Indian states", *Sex Transm. Infect.* 86(Suppl 1):i76–i82.

18

俄罗斯：非政府组织应对艾滋病的重要特征——坚定的领导、专业的信誉和广泛的伙伴关系

Alexey Bobrik

概 述

本章介绍了俄罗斯开放卫生研究所的创新型伙伴关系如何促进"难以接触"的人群参与卫生应对。第一部分描述了开放卫生研究所的成立，索罗斯基金会等私人基金会的作用，以及如何争取更多资金整合国家对艾滋病的预防应对，介绍了这种应对方式如何确保覆盖通常被卫生忽略的人群。第二部分从实施和管理两个层面，评价了将合作网络融合到俄罗斯艾滋病应对中所面临的挑战。俄罗斯艾滋病应对的事例反映了卫生伙伴关系的一系列主要议题。这证明了非政府组织在确定受忽视问题、吸引种子基金、宣传和试点干预措施方面具有的重要作用。这有助于扩展将卫生应对覆盖到"难以接触"的人群。此外，文章还举例说明扩大非政府组织应对的外交困难、复杂的政治和程序问题，以及建立广泛伙伴关系、与艾滋病相关的所有利益方合作所面临的挑战。

1. 背景

1985 年，俄罗斯发现第一例艾滋病感染者，该国首先以试图隔离艾滋病患者的方式开始应对，之后由苏维埃遗留的卫生系统应对。当时的卫生应对特点是一系列高度专业化的纵向项目，即便是关系密切的领域也几乎没有横向合作。处理卫生问题的方式也相当传统，在临床或公共卫生决策时几乎没有患者或受感染社区的参与。从组织上，苏维埃卫生部创立了一个单独的艾滋病中心集中化网络，独自承担 HIV 感染人群的卫生保健责任，该网络建立了一套系统，对大批危险人群进行强制性检查。因此，在该国受到艾滋病影响的早期，由于这些制度性的安排，苏维埃卫生系统能够通过引进血液安全措施和医院感染控制，预防感染快速传播（除了 20 世纪 80 年代末期发生的两起悲惨的儿科诊所艾滋病暴发）。然而，这样的决策并没有将艾滋病防治融合到初级卫生保健中去，导致综合性的卫生保健机构仍然对艾滋病不了解，也没有接受艾滋病相关的培训。卫生系统与民间团体的脱节，削弱了卫生系统覆盖高危人群的能力。

艾滋病没有疫苗，且大多通过隐匿的行为传播，而俄罗斯卫生系统传统上重视生物医学措施，在行为干预方面相对薄弱、经验不足，因此不适于有效预防艾滋病。其艾滋病中心的纵向结构和基于大范围人群的系统检测艾滋病的监测花费巨大。这一点在 20 世纪 90 年代初期变得尤为突出，当时一个新的民主、但是混乱的俄罗斯刚刚成立，可获得的医疗保健资金，无论是绝对数还是占国家预算和国民生产总值的比例，都急剧下降。很多年艾滋病中心普遍资金不足，将稀缺资源不恰当地应用于大规模筛查，而不针对高危人群进行干预的做法更加剧了资金短缺。这样的情况一直持续到 20 世纪 90 年代后半段，艾滋病在注射吸毒

者中突然暴发，流行情况急剧恶化。其原因在于俄罗斯将全国人口看做一个整体，而不是由部分群体构成，而且当时卫生伙伴关系的观念也非常有限。

2. 非政府组织成为俄罗斯抗击艾滋病的主力军

由于政府应对不足，自 20 世纪 90 年代末以来，第一个国际和俄罗斯的非政府组织开始在俄罗斯致力于艾滋病的防控。然而，由于传统的卫生系统缺乏与社会广泛代表的合作，特别是非政府组织涉及敏感的人权问题，因此非政府组织并不受当地决策者和医学界的欢迎。早期外交极大地受到俄罗斯政治变动和民间团体发展缓慢的影响。第一个全部由国际援助方资助的非政府组织艾滋病服务，旨在进行艾滋病宣传倡导，实施预防项目，但是并未受到政府机构的足够重视。例如，无国界医生组织荷兰分会、世界医生组织法国分会，以及特别是苏联解体后在俄罗斯工作的美国私人慈善组织索罗斯基金会，是在注射吸毒者暴发艾滋病的俄罗斯城市第一批开展减少伤害项目的组织。索罗斯基金会尤其令人关注，它是在美国发起的私人基金会，但其情感根基在东欧。它参与艾滋病和卫生领域的动机来自其推动"开放社会"、关注广泛人权的宗旨，这意味着重点关注弱势和边缘化人群的需要。后来，它成为一个支持更加开放的卫生伙伴关

系的重要力量。

美国国际开发署在俄罗斯资助了若干地区项目，包括预防男男性行为者艾滋病传播，加强预防母婴艾滋病传播。加拿大国际开发署、英国国际发展部和其他援助方共同资助了一些高危人群艾滋病感染哨点监测项目。这些干预提高了俄罗斯对艾滋病的认识，作为试点项目都非常重要，但是预防或控制艾滋病流行还远远不够，因为项目周期较短，不能有效覆盖目标人群。现有资源与需要之间的差距越来越明显。俄罗斯需要的是更为全面的伙伴关系和资金来源，以支持其扩大覆盖面。

由于俄罗斯缺乏抗击艾滋病的政治意愿，非政府组织掌握了主导力量。2003 年，以开放卫生研究所为首的五个非政府组织形成联盟，向全球基金提交了非国家协调委员会的项目申请书。形成联盟的过程非常简单。在多次无法说服政府拨付需要的资金，或者成立国家协调委员会以申请全球基金之后，一些强大的非政府组织领导者认为，在这种绝望的情况下，即便申请失败也是有益处的，至少能让俄罗斯需要解决艾滋病问题引起注意。五个非政府组织都曾接受不同的国际援助方的支持，形成了各自艾滋病防控的能力重点，因此责任分配完善合理、不重不漏，合起来覆盖了所有艾滋病主要领域，包括注射吸毒者和其他弱势群体的艾滋病预防、青少年媒体宣传活动，以及在一般人群中进行安全套社会营销等。开放卫生研究

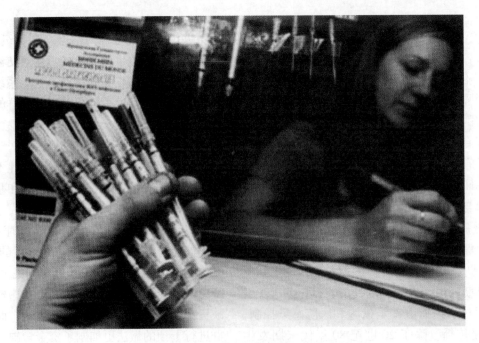

图1　某非政府组织在圣彼得堡开展的针具交换项目

所是索罗斯基金会的衍生机构，有可以追踪的记录，证明其管理过数量多、额度大的项目，是主要受援机构的最佳选择。在这种情况下，拥有充足的资金是在俄罗斯组成一个更加雄心勃勃的联盟与伙伴关系、抗击艾滋病的重要催化剂。然而在这个阶段，联盟并没有与政府发展广泛的伙伴关系。

联盟向全球基金提交申请成为俄罗斯抗击艾滋病的转折点。一方面，联盟申请到了一个 8,800 万美元的项目，该项目后来称为 GLOBUS，无论从范围还是规模来说在俄罗斯都是史无前例的。另一方面，艾滋病的话题受到人们广泛的关注，主要利益相关方也开始公开讨论已有的优先领域和机遇，这也促使了俄罗斯国家协调委员会在联邦艾滋病中心的领导下成立，随后又成功申请到全球基金第四轮项目。联盟的成立对俄罗斯政府提出了挑战，也促进政府深入应对艾滋病问题（通过国家协调委员会的渠道）。这体现了积极的外交在艾滋病问题上的重要性，它有时能促进并协调伙伴之间的合作。最后，这个国家终于不再否认艾滋病的流行了！

3. 从行动主义到专业化

GLOBUS 项目开始时的程序和政治环境都相当复杂。为了实现宏伟目标，必须在紧张的时间内实施非常敏感的干预措施。俄罗斯幅员辽阔，项目必须按照五个时区，由 150 个次次级受援机构执行项目各个方面，这些地区缺乏足够的必要技术和能力。由于

主要受援机构影响力有限，常常与其他利益相关方出现利益冲突，从充满敌意的联邦政府官员反对"非官方的"全球基金项目，到某些地区的艾滋病中心只对获得新的实验室设备感兴趣而不愿意提供服务，以及有时甚至非政府组织也试图重新讨论资金拨付条件。俄罗斯提供了一个极端、但是重要的案例，即卫生外交处理不同合作伙伴之间的利益，而这些伙伴的利益并不总是一致的。

这种情况使主要受援机构围绕现实中的三个要素形成了一种独特的管理模式。第一，坚定的领导，这是调解不同利益相关方利益冲突和阻力所必需的。第二，极为标准化的程序与协议，这是快速推广干预措施所需要的。第三，通过四个次级受援机构，利用现有的地区体系，建立了分散的运作管理。

这样的管理模式保持了主要受援机构团队的精简，把整个项目分割成可管理的部分，并授权给各实施者，由其负责结果。管理团队通过主要受援机构和次级受援机构定期召开会议，实施严格的必要控制，保证任何项目变动都能得到合理的确认与执行。这样类似商业模式的项目管理方法帮助了非政府组织在注射吸毒者、女性性工作者、男男性行为者以及其他难以覆盖的人群中，快速开展了一系列艾滋病预防项目，确保动员 HIV 感染者社区，实施了所有规划的项目结果。这代表了非政府组织对艾滋病的应对由宣传倡导和试点项目向专业化、可推广的项目方式的重要转变。这种转化一直是非政府组织在许多艾滋病和卫生应对方面面临的挑战——这也是建立可持续的应

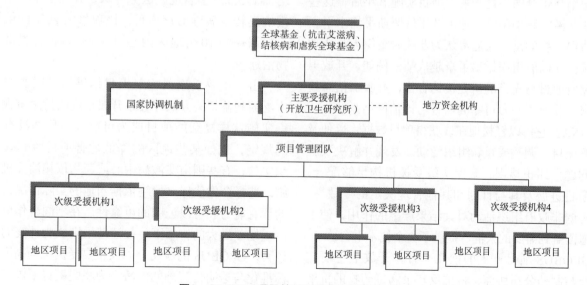

图2　GLOBUS项目的组织结构和管理模式

表1　GLOBUS项目主要干预措施及结果

主要目标人群	主要干预措施	5年后人群覆盖率
注射吸毒者	交换针头 分发安全套 传播HIV感染和降低风险的知识 艾滋病自愿咨询检测 性传播疾病和结核病转诊治疗，抗反转录病毒治疗，药物依赖治疗，社会支持等	• 通过交换针头、外展和其他艾滋病预防活动，覆盖了3.4万注射吸毒者（目标人群的47.2%）
女性性工作者	分发安全套 传播HIV感染和降低风险的知识 艾滋病自愿咨询检测 性传播疾病和妇科疾病转诊治疗，抗反转录病毒治疗，社会支持等	• 通过外展和艾滋病预防活动，覆盖了1.52万女性性工作者（目标人群的56.9%）
男男性行为者	外展 分发安全套 传播HIV感染和降低风险的知识 艾滋病自愿咨询检测 性传播疾病转诊治疗，抗反转录病毒治疗，社会支持等	• 通过外展和艾滋病预防活动，覆盖了2.27万男男性行为者（目标人群的15%）
青年及一般人群	大量媒体宣传艾滋病活动，安全套社会营销，学校开展艾滋病和性传播疾病课程	• 通过安全性行为媒体宣传活动，覆盖了300万15~29岁人群（56%） • 分发了430万只安全套
HIV感染者或艾滋病患者	艾滋病自愿咨询检测和医疗机构主动提供艾滋病检测 抗反转录病毒治疗 姑息治疗 自助小组	• 3,400人接受了维持生命的抗反转录病毒治疗 • 980人接受了姑息治疗和支持

对、提高艾滋病干预覆盖率所必需的。

GLOBUS项目开展之初，实施项目地区的艾滋病登记率高于全国平均水平，项目实施五年后，这些地区的艾滋病感染率已经远远低于俄罗斯平均水平。

值得一提的是，在通常认为非政府组织无法成功的领域，非政府组织做出了卓越成绩。例如，开放卫生研究所通过与先进的研究机构合作，并吸引信息技术专家，开发了一套可靠的监督与评估网络系统——SYMONA。它可以轻松地在线获得项目数据，以便及时调整项目，调整或重新组织活动，发现并解决实施中的问题，纠正错误，确保次级受援机构足够配合，评价项目进展及其与计划和其他管理决定的一致性。这为协调非政府组织活动对其结果产生的作用，使干预措施覆盖到需要的人群，提供了一个技术平台。

GLOBUS项目开展的前几个月，开放卫生研究所已经与制药公司协商，将抗反转录病毒药物的价格降低为原来的四分之一。这是非政府组织卫生外交早期的重要成功。实施项目的五年内，开放卫生研究所持续提供了价值2,000万美元的药物和实验室设备，培训了5,000多名地区医务专家，开展了第一个大规模抗反转录病毒治疗项目，该项目为20%的俄罗斯人口居住的10个地区内超过3,300名患者提供了药物治疗。

由于主要受援机构对项目结果以及联盟与其他广泛的利益相关方伙伴关系开放程度的持续重视，使得实施这样复杂的项目成为可能。项目并没有死板的规定，比如某些地区的降低危害项目由非政府组织实施，有些则由艾滋病中心或药物依赖治疗机构实施。选择合作伙伴时始终依据当地的实际情况、机构的现有能力和可以证明的可靠性。在不同合作伙伴政治立场差异大的背景下，关注结果则成为外交的共同语言。GLOBUS的成功，以及主要受援机构高度遵循标准化与透明化管理的做法，为联盟赢得了国内专业领域的好评。非政府组织充分代表了他们所服务的群

表2　2003年（项目开始）至2009年GLOBUS项目地区与全俄罗斯的新发艾滋病病例数对比

	2003.12.31	2004.12.31	2005.12.31	2006.12.31	2007.12.31	2008.12.31	2009.12.31
布里亚特	196	233	233	287	342	372	349
鞑靼斯坦	666	647	636	773	945	879	985
克拉斯诺雅茨克	685	468	615	639	873	1434	1,351
沃洛格达	113	115	111	134	112	152	143
新诺夫哥罗德	434	438	440	441	578	749	862
特维尔	500	496	472	586	607	623	651
奥伦堡	1,512	1,320	1,432	1,493	1,488	1,505	1,907
普斯科夫	31	42	34	58	45	53	72
托木斯克	65	61	59	79	71	113	124
圣彼得堡	3,357	3,388	3,668	4,022	3,434	3,385	3,513
共计	7,559	7,208	7,700	8,512	8,495	9,265	9,957
GLOBUS 地区年增长率（%）		-5%	6.8%	10.5%	-0.2%	9.1%	10.5%
俄罗斯新发艾滋病病例	36,345	33,760	35,697	39,688	44,800	54,046	58,448
俄罗斯年增长率		-9%	5.7%	11.1%	12.8%	20.6%	15.3%

体，这对民间团体和政府之间的协调与沟通具有关键作用。

　　经过一段时间的对峙，非政府组织与政府之间出现了建立伙伴关系的迹象。首先，政府以非政府组织联盟每花费1美元就返还全球基金1美元的方式，暗示其认识到了非政府组织对艾滋病应对的重要性和与之的相关性。这清晰地显示了全球基金资金支持项目之外的额外收益和价值，这些项目覆盖了政府本身从政治和操作方面均无法触及的人群。非政府组织的作用得到认可的另外一个迹象是他们开始参与2006年的俄罗斯全国优先卫生项目，该项目是目前俄罗斯最大的艾滋病相关资金来源。提供艾滋病服务的非政府组织和HIV感染者组织逐渐参与到所有的国家艾滋病协调机构中，并通过专家意见和直接的资金支持，能够积极地发挥切实的影响。通常情况下，非政府组织首先提出存在的问题，引起人们关注，筹集资金并开始创新型的项目。这个过程并非总是容易的，甚至有时候在非政府组织社区内部会围绕优先重点产生争议，或为竞争资源出现关系紧张和相互隔离等。但是毫无疑问，非政府组织是现在俄罗斯抗击HIV感染的主要力量之一。

4. 新挑战

　　非政府组织构筑俄罗斯艾滋病防控格局的国际影响力及其角色的重要性难以低估。也许没有这些非政府组织，俄罗斯恐怕还在怀疑艾滋病是否与国家公共卫生议程相关，还在忽略最边缘化的患者，忽视抗反转录病毒治疗的真正需要。没有非政府组织，艾滋病应对措施就不会覆盖到其代表的广大人群中去。过去几年，地方抗击艾滋病的能力显著增强，隐匿人群的艾滋病预防模式发展到了可复制的技术阶段，艾滋病问题在全国范围受到广泛重视，成立了俄罗斯国家协调委员会，获得了2.1亿美元的全球基金资助，俄罗斯在艾滋病控制上的资金投入由500万美元提高到3亿美元，增长了60倍。正是由于非政府组织的领导和专业精神，以及全球基金勇于重视特殊情况，这一切才成为可能，并调动了俄罗斯政府应对艾滋病的积极性。

　　但是，俄罗斯政府项目的主要进展主要体现在治疗方面，这得益于全国优先卫生项目采购了大量抗反转录病毒药物和实验室设备。严重弱势群体的艾滋病预防仍然主要依赖外部资金。这是由于目前的干预措施，例如降低危害，仍然是非常敏感的问题，而且

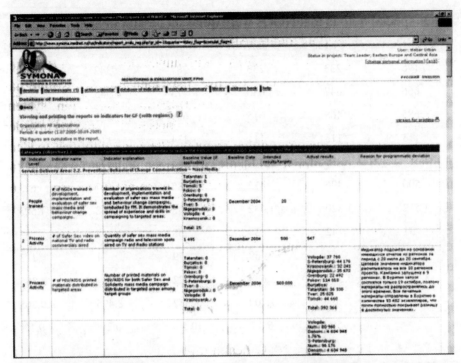

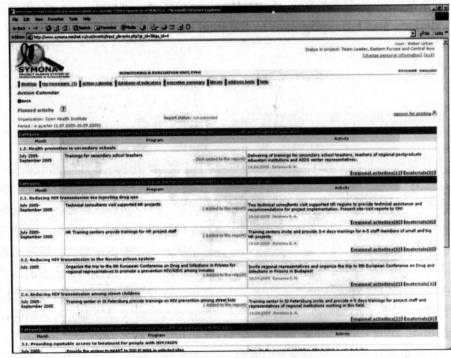

图3 监督与评估网络系统SYMONA

弱势群体一般不受重视。

另外一个重要问题与俄罗斯特点有关。俄罗斯现行政策大部分都是由现任领导独自决定的。2009年行政变更的结果使很大一部分权力和对艾滋病资金的控制由联邦卫生服务部转移到卫生与社会发展部。由于新人负责，给俄罗斯抗击艾滋病带来了意想不到的变化。以前指定用于弱势群体艾滋病预防的所有资金用在了一般人群的健康促进上。这立刻使得全球基金在俄罗斯的项目部分成果处于危险境地，从而导致全球基金理事会作出了另外一个前所未有的决定，即"向开放卫生研究所额外提供两年的资助，以继续开展维持生命的预防活动"。这使得非政府组织和政府之间的卫生外交显得至关重要，应建立可持续的伙伴关系，为最需要的人群提供服务。

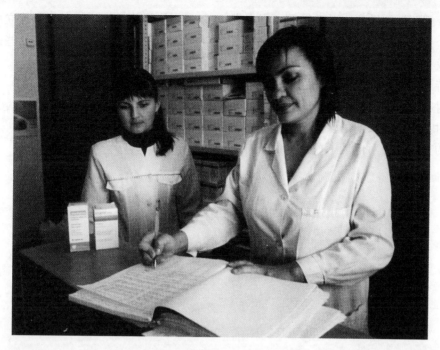

图4 喀山艾滋病中心的卫生推广员正在分发非政府组织在GLOBUS项目中采购的抗反转录病毒药物

5. 经验教训

简而言之，俄罗斯过去 10 ~ 12 年抗击艾滋病的历史可以追溯为：非政府组织如何在国际援助方的支持下获得政府的认可，开发了强大的管理技能，由小型试点项目发展为成功实施的大型项目，从而对国家艾滋病政策产生了极大影响。其转变的规模和速度都不同凡响。毫无疑问，提供艾滋病防治服务的非政府组织是俄罗斯联邦民间团体发展的生动代表，具有广泛的政治意义。这是一个不同卫生合作伙伴之间外交的令人不快但重要的案例，这样的外交结果并不总是一个简单的解决方案。

然而消极地看，非政府组织和一些最必需的干预措施的可持续发展还存在许多问题。这也是政府与民间团体之间保持全面的卫生应对所面临的挑战，两者在某个层面上是相互促进的，但是严重冲突也可能出现，这需要长期的努力才能解决。

尽管过去五年内国内艾滋病控制的资金投入显著增加，实验室能力大大提高，抗反转录病毒治疗供给方面的进展也无可争议，但是俄罗斯卫生保健系统仍是通过艾滋病中心这一纵向体系实施应对措施的，对覆盖高危人群极为有限，而高危人群才恰恰是艾滋病流行的主要原因。尽管俄罗斯已经采取了许多成熟、专业的预防措施，但是由于这些措施的敏感性，以及在制定预算时缺乏整合，导致这些干预措施必须依赖外部支持才能得以持续。在这样一个相对富裕的国家，弱势群体和主要的卫生应对一直受到忽视。

俄罗斯非政府组织存在同样的问题，他们缺乏管理程序，长期依靠政府承诺，没有固定的内部资源，从而非常脆弱。总之，这显示了诸如G8或G20成员的一般特点，即国内生产总值不断增加，甚至与艾滋病相关的资金投入显著增加，但并不意味着这个国家具有独自有效应对艾滋病的能力。在这些国家中，有很多人群没有享受到卫生应对措施。尽管卫生机构可以很容易地接受抗反转录病毒治疗、艾滋病自愿咨询检测、预防艾滋病母婴传播、血液安全和其他生物医学措施，因为近来迅速改善的基础设施可以保证这些措施，但是许多其他主要干预措施仍然面临着传统观念、僵化的官僚体制、顽固的资金机制的严峻挑战，特别是针对弱势群体的措施。因此，非政府组织可能需要更长久的国际支持，直到他们完全实体化，形成可持续的卫生伙伴关系。

艾滋病应对的发展也反映了俄罗斯民间团体的发展。最初，非政府组织在支持和促进艾滋病应对方面的作用仅限于宣传倡导。非政府组织的应对获得了有限的外部支持，以维持这个作用。项目资金的增加导致非政府组织之间艾滋病应对的迅速整合和协调，这也是一种挑战。非政府组织应对发生了转型，新的责任要求必须商讨产生新的领导、程序和分权的管理系统。应对的长期可持续发展需要与政府建立更密切的合作。尽管俄罗斯艾滋病应对已经有了很大发展，但这仍是一个尚未完成的议程。即便是在相对富裕的国家，如果没有外部支持，关键人群仍可能被排除在外。外部支持可以作为促进国家艾滋病应对的催化剂。但是，同时应认识到，在政府与民间团体之间建立可持续的应对需要一个长期的政治外交阶段。俄罗斯非政府组织的艾滋病应对体现了覆盖高危人群的

创新型伙伴关系的价值，以及建立可持续卫生应对的挑战——在许多政治环境下，这些挑战不是仅靠非政府组织或政府就能够解决的。

第 11 章从更广泛的角度评价了私人基金会在卫生方面的作用。第 17 章评价了印度社区应对的作用。

19

国家的脆弱性：在非洲国家与伙伴合作取得健康结果

Erling Høg

概　述

本章探讨了"国家脆弱性"、"国家能力"和"全球卫生"之间的关系影响建立并维持跨国"卫生伙伴关系"的优缺点。文章的分析有助于理解目前"卫生发展"、"人道主义干预"和"医疗救助"使地方政府和国际伙伴之间关系复杂化的情况及原因。此外，文章还提出地方层面的政策建议，强调影响卫生伙伴关系的三个领域：①政治背景，②全球卫生优先议题，以及③援助方、政府和非政府组织之间的关系。本章举例说明卫生伙伴关系的脆弱性、能力和政府政治。最后还提出在困难环境下参与创新型卫生伙伴关系的主要挑战。

1. 简介：卫生伙伴关系

"我们是能够利用资源、知识和技能消除贫困的第一代人。从过去的经验看，哪里的政治决心越大，哪里的进展就越显著；哪里有合作，哪里就有收获。"

联合国秘书长潘基文（United Nations，2009）

莱斯特·皮尔森（Lester Pearson）最初将发展伙伴关系定义为一种排他性的援助方与受援方政府之间的关系，此定义不认为其他主体是合作伙伴（Pearson，1969）。自那时起，在援助方和受援方政府、双边和多边援助组织、国际和地方非政府组织、社区和私营企业之间，伙伴关系逐渐扩展。伙伴关系的背景已在其他地方探讨过（Brinkerhoff，2002；Buse 和 Walt，2000a，2000b，2002；Johnson 和 Wilson，2006），对其历史和多样性也已经有过研究（见本书 Manning，Isenman 与 Shakow，Thalwitz 的章节）。"一致性、相互性、平等性和相互尊重"四个原则标志着合作的道德观，也说明了合作伙伴关系

如何才能成功。特别是，《援助有效性巴黎宣言》中提出了一项新的合作范式（OECD，2005），列出了五项合作核心原则，即"自主、协调、一致、结果和问责"（见本书 Adhanom 与 Fassil，Banati 与 Low-Beer 的章节）。本章通过一个更广泛的"全球脆弱性"分析，审视"脆弱的国家"，也就是分析当地政府与国外政府、援助方与非国家行为者在合作关系的有效性中的责任。作为一个"容易合作"的国家，莫桑比克提供了主要的案例，另外还列举了合作"困难"的国家案例（苏丹、索马里和津巴布韦）。

2. 脆弱性、能力和全球卫生

"我常常这样说：一只小虾不会因为饿就变成一只龙虾。确定目标是一回事，看自己是否有资源实现这些目标是另外一回事。目标的实现需要从一点一滴做起，需要考虑国家的能力"。

莫桑比克全国防治艾滋病委员会副主席

脆弱性、国家能力和全球卫生之间的关系提高了我们对成功建立卫生伙伴关系的主要阻碍的认识。"国家脆弱性"主要关注的是安全和政治稳定（The Fund for Peace，2009b；Transparency International，2008；World Bank，2006），"国家能力"关注政府权力和能力（Ikpe，2007；Price-Smith，2002）。脆弱性和能力与风险和绩效有关，绩效受到伙伴关系的影响，超出了"'脆弱国家'的概念。'全球卫生'有助于理解健康不平等的问题，但是目前社会上对全球卫生的定义、内容和研究实践的含义都没有达成普遍共识（Macfarlane等，2008）。'全球'的维度代表了人们越来越认识到全球化对卫生和卫生提供的影响（Brown等，2006），主要体现在三个方面：①资金渠道的扩大，②药物研究和临床研究的增强，③对'生物安全'的重新认识（Adams等，2008）。'生物安全'，尤其是美国的生物安全问题强化了对'脆弱国家'的理解，涉及艾滋病流行时更是如此"（Barnett和Dutta，2007；Barnett和Prins，2006；Elbe，2005，2006；Garrett，2005；Ingram，2007；Prins，2004）。

弱势和脆弱国家的标准定义可以在失败国家指数（FSI）（The Fund for Peace，2009b）、贪污感知指数（CPI）（Transparency International，2008）以及低收入困境国家（LICUS）（World Bank，2006）中找到（表1）。

表1   撒哈拉以南非洲国家失败、贪污腐败和脆弱性

国家	国家失败 FSI 2009	腐败 CPI 2008	国家脆弱性 LICUS 2006
索马里	1	1	严重
津巴布韦	2	7	严重
苏丹	3	3	核心
乍得	4	4	略微
刚果民主共和国	5	6	核心
中非共和国	6	14	严重
几内亚	7	2	核心
科特迪瓦	8	15	核心
肯尼亚	9	16	—
尼日利亚	10	25	核心
埃塞俄比亚	11	22	—
乌干达	12	20	—
尼日尔	13	28	—
布隆迪	14	9	核心
喀麦隆	15	17	—
几内亚比绍	16	12	核心
马拉维	17	29	—

续表

国家	国家失败 FSI 2009	腐败 CPI 2008	国家脆弱性 LICUS 2006
刚果共和国	18	11	核心
塞拉利昂	19	8	略微
利比里亚	20	18	严重
布基纳法索	21	39	—
厄立特里亚	22	23	核心
卢旺达	23	31	—
毛里塔尼亚	24	27	—
赤道几内亚	25	5	—
多哥	26	24	核心
科摩罗	27	19	严重
安哥拉	28	10	核心
赞比亚	29	30	—
斯威士兰	30	40	—
莱索托	31	36	—
马达加斯加	32	38	—
坦桑尼亚	33	32	—
莫桑比克	34	21	—
吉布提	35	—	—
冈比亚	36	13	略微
马里	37	35	—
佛得角	38	45	—
圣多美与普林西比共和国	39	26	略微
纳米比亚	40	42	—
贝宁	41	33	—
加蓬	42	34	—
塞内加尔	43	37	—
博茨瓦纳	44	47	—
塞舌尔	45	43	—
南非	46	44	—
加纳	47	41	—
毛里求斯	48	46	—

来源：The Fund for Peace 2009b；Transparency International 2008，World Bank 2006.

和平基金运用社会、经济和政治指数确定"国家失败"。例如，包括难民迁移、国内人群流离失所、不平等、贫穷、腐败、公共服务恶化、不遵循法律、人权侵害和形成精英（The Fund for Peace，2009b）。2007—2009年失败国家排名结果非常一致（有所有撒哈拉以南非洲国家信息的年份）。索马里、津巴布韦和苏丹是最失败的国家，毛里求斯、加纳和南非是最不失败的国家。2007年到2009年间，落在2009年黑色线段之上的国家情况有所恶化，而落在这一水平之下的国家情况有所改善。例如，肯尼亚和科摩罗的国家脆弱性情况恶化（分别为从17到9和从35到27）；而塞拉利昂和佛得角的情况则有所好转（分别为从13到19和从30到38）（图1）。

贪污感知指数测量的是商务人员和国家分析专家如何感知本国贪污情况。"失败国家"也列入

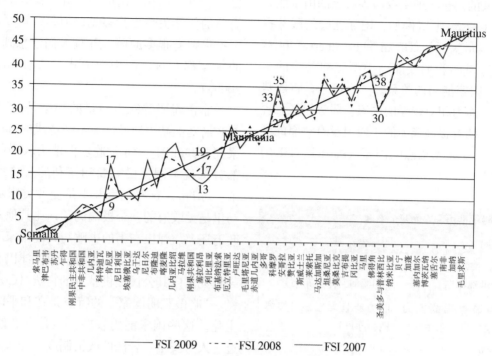

——FSI 2009　‑‑‑‑‑FSI 2008　——FSI 2007

图1　2007—2009年撒哈拉以南非洲国家失败排名
来源：The Fund for Peace 2007，2008，2009b.

最腐败的国家。根据47个撒哈拉以南非洲国家的腐败情况，可分为普遍贪污（1～30）、严重贪污（31～44）和低水平贪污（45～47）（Transparency International，2008）。

世界银行将"低收入困境国家"定性为"政治力、组织能力和管理能力不足"，"缺乏有效使用资金减少贫困的能力和意向"（World Bank，2002）。这些国家经历着各种各样的压力，比如经济衰退、持久的政治危机、冲突后或政治变迁，以及发展缓慢。世界银行依照经济管理、结构政策、社会包容或社会平等的政策，以及公共部门管理和机构为指标，评价国家脆弱性。这样，国家就分为略微、核心和严重脆弱三类。很明显，脆弱国家这一名词替代了低收入困境国家的说法，但是保留了原来的评价标准（World Bank，2006）。

三套指标分别评价了撒哈拉以南非洲国家不成功的情况，尤其是在减贫合作伙伴关系方面。此外，还评价了非洲国家与规范国家管理之间的差别，即20世纪90年代以来称为的"良政"。但是，目前评价国家脆弱性和失败的趋势是从操作角度来看，也就是"国家使用国际援助实现既定目标时的困难"（de Waal，2009：100）。这体现了国家的吸纳能力和吸收能力（见后文所述）。

对国家失败、腐败和国家脆弱有三种理解。第一，国家失败、脆弱和腐败情况一致（如索马里、津巴布韦、苏丹、南非、加纳和毛里求斯）。第二，有些国家尽管贪污情况严重，但国家恢复力较强（如冈比亚、赤道几内亚、塞拉利昂和安哥拉）。换句话说，相对"好的政府"和相对"成功的国家"可能同时存在较严重的贪污。第三，管理水平体现了国家脆弱性，与贪污水平和国家失败之间不成比例。非常脆弱的国家不一定非常腐败并导致国家失败（如科摩罗、安哥拉和多哥）。另一方面，相对"好的政府"可能存在相对较严重的贪污和国家失败的迹象（如乍得、埃塞俄比亚、肯尼亚和乌干达）（见表1）。

国家能力涉及在繁荣、稳定、能力和恢复力方面的业绩最大化（Ikpe，2007；Price-Smith，2002）。能力是指国家能否承受内外威胁和打击，并同时利用

外部支持（Donovan 等，2005）。恢复力是指对社会关系和政治危机的管理能力（Ikpe，2007）。

除了国家失败、腐败和脆弱，还有其他的因素导致某些国家总是追求主权"强大"。具体来说，国际体系赋予国家的法律上的主权与事实上的国家能力之间存在着"主权差距"（例如，国际社会的服务提供与负责任的成员关系）（Ghani 和 Lockhart，2008：3-4）。因此，这里的脆弱或能力类型起初关注的是"弱势国家"与国家能力的关系。一直以来，将弱势国家分为四类：能力相对较强的国家、弱势但愿意提高能力的国家、拥有提高能力的手段但没有意愿的国家，以及既无手段又无意愿的国家（Patrick，2006）（表2）。

表2　国家弱势性的能力和意愿两个维度

	强烈意愿	不强烈意愿
能力较强	能力相对较强（如塞内加尔、洪都拉斯）	反应性不强/贪污/镇压（如缅甸、津巴布韦）
能力较弱	弱势但愿意提高能力（如莫桑比克、东帝汶）	能力弱且无意愿（如海地、苏丹）

来源：Patrick，2006.

这些弱势国家的主要特征是发展缓慢，无法实现千年发展目标（MDGs）。它们没有消除极端贫困、提供初级教育、降低儿童死亡率。它们面临着营养不良、地方性疾病、人均寿命短、高文盲率和卫生保健服务匮乏。弱势国家经常发生内战，有大量难民以及流浪人群。弱势国家也不能保证人权（Patrick，2006）。

但是，笔者对脆弱性和能力的理解也受到了长期在莫桑比克调查的影响（Høg 2008a）。首先，吸收能力和吸纳能力有所不同。吸收能力是指国家消化和使用资金资源的能力。对许多接受援助的贫穷国家来说，如何使到账的资金可用以及资金拨付后耗时的运作过程是一个实实在在的两难问题。

世界银行的脆弱国家指数将冲突状态分为三类：未受冲突影响、受冲突影响和冲突后（World Bank，2006）。持久的和平能使国家远离脆弱状态。莫桑比克是1992年冲突后国家，其发展历程与其他撒哈拉以南非洲国家有所不同，该国的能力、意愿和恢复力受益于持久的和平、政治改革和经济增长。而国家不稳定会产生冲突或安全问题，造成国家脆弱。内战后，莫桑比克的民主化进程和卓越的经济增长也诠释

了该国良好的业绩（Høg，2008b）。

需要参与伙伴关系所付出的努力看起来更多地取决于特定国家的脆弱性，而不是国家能力。在"高脆弱性"和"低能力"的国家，困难的伙伴关系更为多见；而在"高能力"和"低脆弱性"的国家，简单的伙伴关系更为多见。但是，重要的是要记住，国家失败有很多原因，并且人们注意到，"每个失败的国家都有自己的失败方式"（The Fund for Peace，2009a）。

非常脆弱并能力不足的国家是由于政府软弱甚至政府功能缺失以及冲突不断造成的（如索马里、刚果民主共和国）。非常脆弱但能力较强的国家由一小部分忽视本国公民需要和权利的人管理（如津巴布韦、苏丹）。这些国家并不是受冲突影响的国家。索马里是无政府的一个极端例子，比其他几个国家的小政府还差。津巴布韦的失败与其他国家不同，是由极端的强制力与对民众的恶毒所致，津巴布韦国家失败导致无法向其公民提供基本的物资（Collier，2009）。

"略微脆弱国家"的特点是在和平时期进行了民主化。这些国家能力较弱，但是有意愿并且能够通过"人身安全、合法的政治制度、经济管理和社会福利"提升国家能力（Patrick，2006：29）（如莫桑比克、塞拉利昂）。最后，相对强大的民主政府具有稳固的和平国家的特点，其能力强，并愿意继续进步（如博茨瓦纳和毛里求斯）。

3. 权力关系不对称

"援助方一直说我们需要雄心勃勃的指标。但是我知道实现不了这些指标，有也是无益。这就好比我想去月球，但是我连自行车都没有。拥有这样宏大的梦想并不现实。"

莫桑比克全国防治艾滋病委员会副主席

目前，随着国际上越来越关注"全球卫生"和"全球伙伴关系"，国外政府、援助方和研究基金渠道对探讨如何与脆弱国家合作展现出较强的意愿。21世纪末期发生的重要事例证明了这种趋势。政府发展机构开始与脆弱国家合作（如澳大利亚、美国、英国和丹麦）。世界银行和经济合作与发展组织自己定期召开脆弱与冲突论坛。2007年，各不同领域机构和援助方共同创建了卫生与脆弱国家网络。2009年，

表3　能力/脆弱性的关系

脆弱性	能力	政府	冲突	伙伴关系	举例
严重/核心	弱，无意愿	弱/不存在	有	困难	索马里，刚果民主共和国
严重/核心	强，无意愿	寡头政治	无/有	困难	津巴布韦，苏丹
略微	弱，有意愿	民主化	无	容易	莫桑比克，塞拉利昂
—	强，有意愿	强大，民主	无	容易	博茨瓦纳，毛里求斯

英国苏克塞斯大学发展研究所发布了一份卫生与脆弱国家汇编，欧洲委员会开启了一项冲突预防执行计划。全球发展中心和伦敦经济学院各自组建了脆弱国家研究中心（见资料）。他们的共同目标在于探讨脆弱国家的解决办法，以组织和资助包括卫生服务在内的发展问题。他们所关注的问题是如何帮助这些国家实现千年发展目标，实施国际援助有效性议程，提供基本的服务。

全球卫生议程与千年发展目标的实现息息相关，千年发展目标是世界上最富裕的国家和联合国共同的远景，包含这些国家主要的卫生指导和协调机构（G8，2005；United Nations，2000b；WHO，2005a，2005b，2006）。困难的合作关系使得成功实现这些目标面临着很大的挑战。确实，建立或重建卫生系统的必要性得到了地方和全球层面越来越多的认可。但是，在如何实现这一目标上缺乏共识，这说明了政治和组织的挑战（Pfeiffer 和 Nichter，2008；本书 Low-Beer 撰写的章节）。哪个实体或哪些实体应该接受未来的发展援助？政府有没有能力协调现有的诸多合作伙伴和项目的活动？伙伴关系对治理与国家主权有什么影响？私立部门、公共部门和非政府组织如何在特定的政治环境下分担责任？"一致性、相互性、平等性和相互尊重"四个合作原则的对立面恰好就是不平等和权力关系不对称的问题。

"全球治理"可以定义为"组织或网络对至少两个国家的司法监督实施的权力、说服力或权威"（Lieberman，2009：65）。双边、多边和非政府组织资金渠道的扩大化使得这样的治理无处不在。与其他跨国治理不同，这产生的是对国家政权的间接威胁，而不是对国家政权的直接军事威胁（如帝国主义和侵占）（Lieberman，2009：66）。全球治理议程增加了对主权方面法律与事实之间的困惑。国外合作不与政府合作，这可能暗示着国际社会放弃了某些非常不愿意达到国家建设标准的国家。

有些国家认为要运用其政治权力管理本国内部事务，选择不遵守跨国界权威组织的要求（Keohane，2002；Lieberman，2009）。如果弱势国家强调其独立治理的意愿，那么就可能同时意味着危害其人民的福利。这里的责任问题极其微妙，超出了国家脆弱性和国家失败的规范测量标准。以人道主义名义回避政府时，国际社会必须认清自己分担的责任。

国家治理可能成为主权阻碍团结的时间和原因方面的问题。一个例子是几内亚总理杜尔的名言，他在 20 世纪 50 年代宣布独立于法国统治并赢得主权时说，"我们将不放弃，我们将永不放弃我们合法、自然的独立权力。我们宁愿自由中贫困，也不愿奴役中富裕"（Chaffard，1965：197）。如今，除了"合作伙伴关系容易的"的国家（如莫桑比克、南非），无国界医生组织（MSF）已因其无意地威胁到当地政府的权力而受到不同的警告，尤其是在"合作伙伴关系困难的"的国家（如苏丹、津巴布韦）。

最脆弱、低能力的国家一般在卫生伙伴关系中享有捐款方的最佳优先权。但是，国家脆弱性导致"困难的合作伙伴关系"，因此捐款方有选择性地发展援助。换句话说，尽管脆弱国家更符合受援标准，但是更容易被排除在援助之外：①援助达不到国家政策和机构能力的要求；②与其他低收入国家相比，捐款方对脆弱国家的援助更加不连贯；③脆弱国家的贫困程度最高；④在冲突后最需要援助的情况下，其下降得迅速（OECD，2008）。事实上，对援助配置的"绩效"和"有效治理"的衡量，可能将那些"劣政"和"绩效差"的国家拒之于获得足够所需资源的门外（Jones 等，2005；McGillivray，2005）。

2006 年，官方发展援助支持了 38 个脆弱国家，其中 75% 的资源仅用于 5 个国家：尼日利亚、阿富汗、苏丹、刚果民主共和国和喀麦隆。其中一半的援助是债务免除（OECD，2007）。McGillivray 和 Feeny 研究了如果脆弱国家没有获得援助，他们的吸纳能力有什么不同。研究结果显示，同其他国家的 2.5% 相比，脆弱国家的增长将减少 1.4%。此外，最脆弱的国家仅能有效吸收约三分之一的援助，这样看来，脆弱国家获得了过多的援助（McGillivray 和 Feeny，2008）。

捐资方在合适的时间向脆弱国家援助很重要。Collier 和 Hoeffler 分析了对冲突后国家的援助与政策改革，得出的结论是，和平后的前十年内，国家吸纳能力显著增强。和平后的前三年，国家吸纳能力并无提高，但是在后面七年吸纳能力增加一倍（Collier 和 Hoeffler，2004）。因此，他们建议在冲突后的十年内提高援助水平，这与经济合作与发展组织的结论一致，即这一段时间是最需要援助的时间段（OECD，2008）。治理不善增加了援助流入的波动性，使得"伙伴关系困难"国家的结果更糟（Levin 和 Dollar，2005），但这也可能是由于捐资方援助不稳定所致。不同国家接受援助不同更有可能反映援助方的特点，而不是受援方的特点（Fielding 和 Mavrotas，2008）。有些"伙伴关系困难"国家接受的援助不能满足其国家政策和组织能力的需求（OECD，2008），这一事实说明"援助方应适当增加对这些国家的援助，不再按照绩效水平分配援助资源"（Levin 和 Dollar，2005）。这就是说，通过改善合作伙伴关系，重视援助和受援双方的伙伴组织，才能更有效地利用捐资方的援助。

经济合作与发展组织自己开发了一套国家脆弱指标，以确定弱势国家和能力不足的"伙伴关系困难国家"（Levin 和 Dollar，2005）。索马里、苏丹和津巴布韦是主要的"伙伴关系困难"国家，列为世界上最腐败和失败的国家（The Fund for Peace，2009a；Transparency International，2008）。

捐助方在"劣政"、"冲突"和"伙伴关系困难"国家的经历，可能导致停止援助，或者不再寻找"良政"、"伙伴关系容易"的国家。但是，国际组织也可能被驱逐。例如，2009 年早期，苏丹总统巴希尔在被国际刑事法庭判处反人类罪和战争罪之后，曾驱逐了13 个国际非政府组织。另外，2008—2009 年津巴布韦暴发的霍乱，引发了一场这是"布朗的霍乱"（英国殖民统治）还是"穆加比的霍乱"（否认并试图继续执政）的控告游戏。

看起来一系列地方确定的优先重点很有可能对贫困国家更有益而不是一般的"标准"共识。而且，新的合作伙伴关系范式——包括千年发展目标和全球基金公‑私合作伙伴关系——都依托于国家计划和优先领域（见本书 Isenman 与 Shakow，Thalwitz 的章节），因此，倾向于国家脆弱性。

4. 艾滋病的特殊论与依赖性

"艾滋病是一个跨领域的问题！而事实上，艾滋病却没有成为跨领域的问题。我们需要一种多部门参与的方法。但实际上，各机构继续做其他事。联合国儿童基金会关注的是儿童，世界粮食计划署关注的是食品，WHICH 关注的是健康，与艾滋病都没有实质联系。我们在现实中该怎样评价呢？"

莫桑比克联合国艾滋病规划署倡导专员

将抗反转录病毒治疗引入莫桑比克公共卫生系统提供了一个很重要的合作伙伴的例子。政府及其合作伙伴考虑了三种筹资方式：卫生发展（国家预算）、医疗救助（捐款方援助）和特别资金（援助）（Ooms，2008）。莫桑比克政府根据政府优先考虑和国际资助，为引进艾滋病药物建立了一套莫桑比克模型（Høg，2008a）。

卫生发展方式意味着可持续发展、国内资源、自我决定和主权。医疗救助方式意味着依赖性、国外援助、人道主义援助和特殊应对（Ooms，2008）。政府及其合作伙伴讨论了艾滋病流行是结构性问题（国家预算），还是紧急事件问题（国际援助）。没有第三个选择。Ooms 雄辩地认为，这一矛盾就是许多贫困国家面临的僵局：

如果一个问题是结构性的，或是慢性的，也就不是特殊的，就不满足医疗救助的条件，那么这个问题该怎样解决？如果对受艾滋病影响的国家采取合适的、技术上可行的应对措施，但太昂贵怎么办？医疗救助的方式可能就不适用了，但是卫生发展方式同样不适用。而这恰恰是艾滋病危机给莫桑比克和其他受影响国家出的难题（Ooms，2008：87）。

形成鲜明对比的是，"艾滋病特殊论"需要更广泛地应对贫困、公共卫生和欠发达的问题。首先，在当时环境下，莫桑比克政府的目标是获得"紧急救助"，这对于自然灾害频发的国家来说是一个正常的做法。灾难资金与特殊事件相关，对国外援助没有限制（Ooms，2008：93）。但是，灾难资金产生了对国外援助的依赖性。一方面，无国界医生组织已数十年采用医疗救助支持抗击霍乱，因此使用救助资金购买艾滋病药物是有道理的。但是另一方面，莫桑比克政府将艾滋病流行看作是一个长期的结构性问题，因此更倾向于在其主权治理下，采用卫生发展方式。这样的话，资金就应该来自于国家卫生预算，而政府却难以支付（Ooms，2008：120）。政府国家预算中并没有资助艾滋病药物的"财政空间"，其定义为"……在不损害政府财政状况可持续性的前提下，由政府提供资源，用于某一特定目标的财政空间的可获得性"（Heller，2005：3）。购买艾滋病药物的经费将从其他开支中拿走稀缺的资源。而且，无论从短期还是长期来看，政府都无法通过借钱或提高税率为艾滋病药物创造财政空间。

这样的谈判更多地反映了现实中的伙伴关系。首先，政府不清楚是该回避还是该接受国外援助。合作伙伴关系的谈判例证了如何以及哪些在发展和救助方面的政府拨款符合"正常"和"特殊"的标准。在国家预算不能保证所有人获得基本卫生保健服务，或者部分人无法获得特殊卫生保健服务的情况下，政府可能选择"灾难妥协方案"以获得救助资金，尽管这意味着更多的援助依赖性。

不同情况下，合作伙伴关系的谈判也不同，但是无论是政治还是实践的例证可能都证明，绝大多数艾滋病干预的行动是由外国行为体（政府、援助方）决定的，这在一定程度上形成将政府排外的格局（Nguyen，2009）。新的卫生方式重新定义了可持续性，既考虑了贫困国家的长期目标，又认为国际援助应当以可持续的方式几乎支付全部费用（Ooms，2008：130）。这可能与政府努力降低援助依赖性的政策相悖。但是，在采用这种方式的国家中，艾滋病治疗项目是特殊的，这为艾滋病特殊论增加了一个新的维度（斯威士兰：见本书 Whiteside 的章节）。

艾滋病特殊论在合作伙伴关系引领的国际发展中引发了许多矛盾。上述例子中，合作伙伴认为生物医学药物是一个基本的特殊开支。购买药物的资金不能用于卫生保健部分。2004 年关于艾滋病药物的讨论结束后，基础设施和人力资源的需求问题又摆上合作伙伴关系的议程。这出现了一种新局面：紧急资金不能用于卫生推广员的培训，因为人力培训不属于特殊问题。此外，发展中国家的国家预算也无法支付得起。这样就首次产生了有药没有医生的矛盾（Ooms，2008：140），同时也反映出对于欠发达情况缺乏一个更广泛的应对。

5. 超越艾滋病与卫生的视野

"我们双臂交叉站着，等待外国人给我们钱。如果你把钱给站在街上的人，他们会拿了钱走人，但是不久又会站在街上。我们需要的是经济投入和发展！我们需要改变态度。作为一个民族和一个国家，我们需要自治和主权。"

　　　　　　　　　　　　莫桑比克卫生工作者

"当我们走向内陆，发现挑战也越来越大，那里的路最艰难，通讯最困难，用电最困难，用水最困难，基础设施最薄弱。这里就是我们需要大量协调援助的地方，我们需要将这些情况反复告诉我们国际社会的合作伙伴。"

　　　　　　　　　　莫桑比克卫生部高级官员

卫生筹资分析更多地涉及可持续性和能力的问题。救助援助是应对暂时危机的临时性做法。因此，对于长期欠发达情况，以及如何应对慢性疾病和长期疾病流行，这些是很难解决的问题。可持续的卫生保健可以狭义地定义为不依赖于国际援助，这对全球最贫困的国家来说是不切实际的（Ooms，2006）。对艾滋病的特殊和持续的资助说明了这一点。正如医生和人类学家 Vinh-Kim Nguyen 指出的，根据医疗情况，实施人群大范围干预措施，会越来越持久地依赖外国经济承诺、外国提供终生治疗的责任，以及外国对全人群前所未有的干预（Nguyen，2009）。

"我们给合作伙伴传达的信息是这样的：有时我们被误解。合作伙伴到这里来，应该是为了补充和改进这里的卫生系统没有能力做的事情；他们到这里来，不是与我们的系统竞争，或是创造一种新的构架，即当他们离开之后，这个国家无法持续的国民保健体系。"

　　　　　　　　　　莫桑比克卫生部高级官员

关于依赖性的争论主要是围绕"伙伴关系"和"所有权"展开的（de Waal，2002；Jerve，2002；Schmidt，2002）。非洲发展新伙伴计划（NEPAD）建立于 2001 年，旨在建立非洲综合性社会经济发展框架。最初，非洲政府希望制定地方适宜政策，兑现"良政"的承诺。但是，实施非洲发展新伙伴计划时，目标完成的可能性和适宜性都出现很多问题（Schmidt，2002）。虽然"良政"的含义模糊不清，但我们仍可以从中看出政府的一些承诺：多党选举，司法制度；议会，人权保护，非歧视法律，高效、公正、快捷的司法程序，地方分权和公民参与（Weiss，2000）。政治理论家 John Dunn 提出了一个更为简明的定义：

> 良政的定义应当是整体性和结果论的，而不应是特定或程序性的。假定其他条件不变且与政策相关时，它是指高水平的组织有效性，而不是指选择某种特定的国家组织意识模式……良政最好以实例证示，而不仅描述字面意思。瑞典和新加坡是正面例子，而扎伊尔和埃塞俄比亚是反面例子（Dunn，1986：169）。

20 世纪 90 年代末，国家所有权的做法逐渐形成"受援国必须站在掌舵手的位置"的口号，这在合作伙伴关系中是惊人之举（Abrahamsen，2004；Brinkerhoff，2005，2008；Buchert，2002；Buse 和 Walt，1997；Jerve，2002；Mercer，2003）。"掌舵手"的说法来源于 1997 年世界银行总裁 James D. Wolfensohn 的演讲，演讲中他列举了世界银行在发展过程中的改变，呼吁当地参与的必要性（Wolfensohn，1997）。

伙伴关系合同，也就是常说的"谅解备忘录"或"行为准则"，一再强调了所有权的原则。但是根据笔者的经验，要想达成这样的协议非常耗时，恰恰是在权力、信任和不信任、误解和误译等问题上纠缠不清，最终会出现"许多厨师都要煮这锅汤"的情况。政府和政府合作伙伴之间签订备忘录比较常见，例如"爱尔兰大使馆，英国国际发展部，挪威王国政府，欧洲委员会，瑞士发展与合作署，芬兰外交部，丹麦大使馆，荷兰大使馆，加拿大国际发展署"。一般认为当地政府作为掌舵手，合作伙伴按照当地政府的利益做事，合作而不是竞争，倾听而不是直接执行（Buchert，2002：76）。一位莫桑比克公民抱怨道："穿着一件借来的衣服永远不会觉得舒服。贷款总会有条件，这就是所有权的问题。这不是我的衣服。我想要自己的。"

6. 讨论：主权、外交和团结

"国家没有时间去组织，他们听到的都是'UNGASS（译者注：联合国大会艾滋病特别会议）'、'3 by 5（译

者注：三乘五）'计划、'全民可及'。这使得基层的人感到困惑。他不知道该做什么。我们没时间学习。人们无法理清这些事，这不是人民的语言。我怎么用 UNGASS 填饱肚子呢？我如何改进我的生活？没有这样的指南。"

莫桑比克宣传专员

本章探讨了一些最微妙的问题，即如何与撒哈拉以南非洲的脆弱国家和失败国家合作。国家失败或脆弱的原因和形式多种多样，这也是本文分析的突出特点。索马里、苏丹和刚果民主共和国的例子告诉我们，"合作困难"的国家确实很困难，也没有简单的解决办法。正如 Collier 所说，冲突不断、未开发潜在的自然资源、身处内陆国和劣政，使得"最底层十亿人"处于糟糕的境地（Collier，2008）。目前，全球公共产品的提供得到了许多关注，正如我们看到的，这包括全球卫生。但是，这里讨论的问题，尤其是主权和国家失败，使得这样的宏伟目标很难实现。

本文引用莫桑比克人观点的主要目的是提高人们对卫生之外的综合伙伴关系的关注。实际上，新千年发展的目标中也提到了这一点，而且将健康作为自身的权利。健康的权利包括卫生保健以及保持健康的必要环境，比如用水、环境卫生、食品、营养、住房、工作条件、健康的环境、接受健康相关的教育和信息（United Nations，2000a）。

国家失败的多样性至少呼唤本土化的独特谈判，以建立强有力的伙伴关系。我们从 Patrick Chabal、Alex de Waal 和 Paul Collier 的文章中（Chabal，2002；Collier，2009；de Waal，2002）发现，他们研究的与政治变迁和治理历史相关的议题到现在仍然有意义，为将来的伙伴关系提供借鉴：

- **历史因素**：探寻哪些因素以前阻碍了发展。
- **良治**：行使权力时严格评价"新环境"。
- **所有权**：分析内外因素如何主导改革议程。
- **民主化**：思考多党制国家的政治竞争是加强还是弱化了问责制和良治。
- **参与**：考察新型伙伴关系接受还是排斥大众的参与。
- **主权**：尊重受援国家政府的优先重点。
- **主权**：探讨主权共享的含义。
- **主权**：思考冲突后国家的政府临时限制主权的可能性。

卫生伙伴关系将人权和公共卫生结合在一起。因此，本章分析后的主要政策建议是，加强寻求一种建立社会基础的伙伴关系。卫生伙伴关系最基本的任务是坚持提供综合预防的公共卫生服务：水、环境卫生、适宜住房，以防止发生虫媒病。下一步是继续加强地方卫生系统，提高治疗水平。本章讨论的影响国际伙伴关系的因素向超越主权国家的全球卫生治理和外交提出了挑战。

第 14 章深入分析了本章提到的艾滋特殊外论的问题。

参考文献

Abrahamsen R (2004) "The Power of Partnerships in Global Governance," *Third World Quarterly* 25(8):1453–67.

Adams V, Novotny TE, Leslie H (2008) Global Health Diplomacy. *Medical Anthropology* 27(4):315–23.

Agamben G (1998) *Homo Sacer: Sovereign Power and Bare Life*. Stanford: Stanford University Press.

Barnett T, Dutta I (2007) *HIV and Fragility: Is HIV a Security Risk?* P. 18.

Barnett T, Prins G (2006) "HIV/AIDS and Security: Fact, Fiction and Evidence — a Report to UNAIDS", *International Affairs* 82(1):1–19.

Brinkerhoff DW (2005) "Rebuilding Governance in Failed States and Post-Conflict Societies: Core Concepts and Cross-cutting Themes," *Public Administration and Development* 25(1):3–14.

—— (2008) "The State and International Development Management: Shifting tides, Changing Boundaries, and Future Directions," *Public Administration Review* 68(6):985–1001.

Brinkerhoff, JM (2002) "Government-Nonprofit Partnership: A Defining Framework," *Public Administration and Development* 22(1):19–30.

Brown TM, Cueto M, Fee E (2006) "The World Health Organization and the Transition from International to Global public Health," *American Journal of Public Health* 96(1):62–72.

Buchert L (2002) "Towards New Partnerships in Sector-Wide Approaches: comparative Experiences from Burkina Faso, Ghana and Mozambique," *International Journal of Educational Development* 22(1):69–84.

Buse K, Walt G (1997) "An Unruly Melange? Coordinating External Resources to the Health Sector: A Review," *Social Science & Medicine* 45(3):449–63.

—— (2000a) "Global Public-Private Partnerships: Part I — A New Development in health?" *Bulletin of the World Health Organization* 78:549–61.

—— (2000b) "Global Public-Private Partnerships: Part II — What are the Health Issues for Global Governance?" *Bulletin of the World Health Organization* 78:699–709.

—— (2002) The World Health Organization and Global Public-Private Health Partnerships: In Search of "Good" Global Governance. In *Public-Private Partnerships for Public Health*. M.R. Reich, ed. pp. 169–196. Harvard Series on Population and International Health. Cambridge: Harvard Center for Population and Development Studies, Harvard University Press.

Chabal P (2002) "The Quest for Good Government and Development in Africa: is NEPAD the Answer?" *International Affairs* 78(3):447–+.

Chaffard G (1965) *Les Carnets Secrets de la Décolonisation, II*. Volume 2. Paris: Calmann-Lévy.

Cheru F (2001) The highly indebted poor countries (HIPC) initiative: A human rights assessment of the Poverty Reduction Strategy Papers (PRSP). Geneva. United Nations Economic and Social Council. Electronic document. Available at http://www.unhchr.ch/Huridocda/Huridoca.nsf/e06a5300f90fa0238025668700518ca4/d3b348546ad5fb91c1256a110056ac

a4/$FILE/G0110184.pdf[Accessed 7 October 2009].

Collier P (2008) *The Bottom Billion: Why the Poorest Countries Are Failing and What Can Be Done About It*. Oxford: Oxford University Press.

—— (2009) "The Political Economy of State Failure", *Oxford Review of Economic Policy* 25(2):219–40.

Collier P, Hoeffler A (2004) "Aid, Policy and Growth in Post-Conflict Societies", *European Economic Review* 48(5):1125–45.

de Waal A (2002) "What's New in the 'New Partnership for Africa's Development'?" *International Affairs* 78(3):463–75.

—— (2009) "Mission Without End? Peacekeeping in the African Political Marketplace", *International Affairs* 85(1):99–113.

Donovan et al. (2005) "Emergency Needs Assessment and the impact of food aid on local markets", MSU study for World Food Program, Rome.

Dunn J (1986) The politics of representation and good government in post-colonial Africa. In *Political Domination in Africa: Reflection on the Limits of Power*. P. Chabal, ed. Pp. 158–74. Cambridge: Cambridge University Press.

Elbe S (2005) "AIDS, Security, Biopolitics", *International Relations* 19(4):403–19.

—— (2006) "Should HIV/AIDS be Securitized? The Ethical Dilemmas of Linking HIV/AIDS and Security", *International Studies Quarterly* 50:119–44.

Fielding D, Mavrotas G (2008) "Aid Volatility and Donor-Recipient Characteristics in 'Difficult Partnership Countries'", *Economica* 75(299):481–94.

Foucault M (1981) *The History of Sexuality, 1. An introduction*. Harmondsworth: Penguin.

—— (2003) *Society Must Be Defended. Lectures at the Collège de France, 1975–76*. D. Macey, transl. London: Penguin Books.

G8 (2005) Gleneagles Communiqué. London. Electronic document.Available at http://www.unglobalcompact.org/docs/about_the_gc/government_support/PostG8_Gleneagles_Communique.pdf[Accessed 7 October 2009].

Garrett L (2005) HIV and National Security: Where are the Links? A Council on Foreign Relations Report. New York. Council on Foreign Relations. Electronic document.Available at http://www.cfr.org/content/publications/attachments/HIV_National_Security.pdf[Accessed 7 October 2009].

Ghani A, Lockhart C (2008) *Fixing Failed States. A Framework for Rebuilding A Fractured World*. Oxford: Oxford University Press.

Heller PS (2005) Understanding Fiscal Space. IMF Policy Discussion Paper. Washington DC. International Monetary Fund. Electronic document. Available at http://www.imf.org/external/pubs/ft/pdp/2005/pdp04.pdf [Accessed 7 October 2009].

Høg E (2008a) The Process: Experiences, Limitations, and Politics of ARV Treatment in Mozambique. Ph.D. dissertation, LSE Health, Department of Social Policy, London School of Economics and Political Science.

—— (2008b) States of HIV Fragility: Capacity, Vulnerabilities, and Epidemic Evolution in Mozambique. ASCI Research Report No. 11, April 2008, AIDS, Security and Conflict Initiative, HIV/AIDS, Fragile and Crisis States, Social Science Research Council, New York & Clingendael Institute, the Hague. New York. Electronic document.Available at http://asci.researchhub.ssrc.org [Accessed 7 October 2009].

ICC (2009) Situation in Darfur, Sudan in the Case of the Prosecutor vs. Omar Hassan Ahmad Al Bashir ("Omar Al Bashir"). The Hague. International Criminal Court. Electronic document.Available at http://www.icc-cpi.int/iccdocs/doc/doc639078.pdf[Accessed 6 October 2009].

Ikpe E (2007) "Challenging the Discourse on Fragile States," *Conflict, Security & Development* 7(1):85–124.

Ingram A (2007) "HIV/AIDS, Security and the Geopolitics of US-Nigerian Relations," *Review of International Political Economy* 14(3):510–34.

Jerve AM (2002) "Ownership and Partnership: Does the New Rhetoric Solve the Incentive Problems in Aid?" *Forum for Development Studies* 2(29):389–07.

Johnson H, Wilson G (2006) "North-South/South-North Partnerships: Closing the 'Mutuality Gap,'" *Public Administration and Development* 26(1):71–80.

Jones S, Riddell R, Kotoglou K (2005) Aid Allocation Criteria: Managing for Development Results and Difficult Partnerships. Oxford Policy Management. Electronic document.Available at http://www.opml.co.uk/publications/client_reports/aid_allocation_c.html[Accessed 28 September 2009].

Keohane RO (2002) Global Governance and Democratic Accountability. London. Miliband Lectures, London School of Economics & Political Science. Electronic document.Available at http://www2.lse.ac.uk/publicEvents/events/2002/20020321t1112z001.aspx[Accessed 22 September 2009].

Levin V, Dollar D (2005). The Forgotten States: Aid Volumes and Volatility in Difficult Partnership Countries (1992–2002). DAC Learning And Advisory Process On Difficult Partnerships. Electronic document.Available at http://siteresources.worldbank.org/INTLICUSSPANISH/Resources/34687926.pdf[Accessed 7 October 2009].

Lieberman ES (2009) *Boundaries of Contagion: How Ethnic Politics Have Shaped Government Response to AIDS*. Woodstock, Oxfordshire: Princeton University Press.

Macfarlane SB, Jacobs M, Kaaya EE (2008) "In the Name of Global Health: Trends in Academic Institutions," *Journal of Public Health Policy* 29(4):383–401.

McGillivray M (2005) Aid Allocation and Fragile States. Electronic document.Available at http://www.wider.unu.edu/publications/working-papers/discussion-papers/2006/en_GB/dp2006-01/_files/ 78091766212527657/default/dp2006-01.pdf[Accessed 7 October 2009].

McGillivray M, Feeny S (2008) Aid and Growth in Fragile States. Unu-Wider. United Nations University, World Institute for Development Economics Research. Electronic document.Available at http://www.wider.unu.edu/publications/working-papers/research-papers/2008/en_GB/rp2008-03/[Accessed 5 October 2009].

Mercer C (2003) "Performing Partnership: Civil Society and the Illusions of Good Governance in Tanzania," *Political Geography* 22:741–63.

Nguyen V-K (2009) "Government-by-Exception: Enrolment and Experimentality in Mass HIV Treatment Programmes in Africa," *Social Theory & Health* 7:196–217.

OECD (2005) Paris Declaration on Aid Effectiveness. Ownership, Harmonisation, Alignment, Results and Mutual Accountability. Joint Progress toward Enhanced Aid Effectiveness: Harmonization, Alignmnet, Results. High Level Forum, Paris, 2005, p. 12.

———— (2007) Ensuring Fragile States Are Not Left Behind. Factsheets. Electronic document.Available at http://www.oecd.org/dataoecd/34/24/40090369.pdf[Accessed 28 September 2009].

———— (2008) Monitoring Resource Flows to Fragile States: 2007 Report. Resource Flows to Fragile States. Paris. Organisation for Economic Co-operation and Development, OECD. Electronic document.Available at http://www.oecd.org/dataoecd/4/21/41680220.pdf[Accessed 28 September 2009].

Ooms G (2006) "Health Development Versus Medical Relief: The Illusion Versus the Irrelevance of Sustainability," *PLoS Medicine* 3(8):e345.

———— (2008) The right to health and the sustainability of healthcare: Why a new global health aid paradigm is needed. Ph.D. dissertation, Ghent University.

Ooms G, Schrecker T (2005) "Expenditure Ceilings, Multilateral Financial Institutions, and the Health of Poor Populations," *Lancet* 365:1821–23.

Patrick S (2006) "Weak States and Global Threats: Fact or Fiction?" *Washington Quarterly* 29(2):27–53.

Pearson LB (1969) *Partners in Development: Report of the Commission on International Development*. New York: Praeger Publishers.

Pfeiffer J, Nichter M (2008) "What Can Critical Medical Anthropology Contribute to Global Health?" *Medical Anthropology Quarterly* 22(4):410–15.

Price-Smith AT (2002) *The Health of Nations. Infectious Disease, Environmental Change, and Their Effects on National Security and Development*. Cambridge, Massachusetts: The MIT Press.

Prins G (2004) "AIDS and Global Security," *International Affairs* 80(5):931–+.

Schmidt R (2002) Ownership and Partnership in Africa's Development Strategy. Ottawa. The North-South Institute. Electronic document.Available at http://www.nsi-ins.ca/english/pdf/nsi_g8_briefing.pdf[Accessed 28 September 2009].

The Fund for Peace (2007) The Fund for Peace Failed States Index 2007. The Fund for Peace. Electronic document.Available at http://www.fundforpeace.org/web/index.php?option=com_content&task=view&id=229&Itemid=366 [Accessed 7 October 2009].

———— (2008) The Fund for Peace Failed States Index 2008. The Fund for Peace. Electronic document.Available at http://www.fundforpeace.org/web/index.php?option=com_content&task=view&id=292&Itemid=452[Accessed 7 October 2009].

———— (2009a) "The Failed States Index," *Foreign Policy* (173):80–3.

———— (2009b) The Fund for Peace Failed States Index 2009. The Fund for Peace. Electronic document.Available at http://www.fundforpeace.org/web/index.php?option=com_content&task=view&id=391&Itemid=549[Accessed 7 October 2009].

Transparency International (2008) Transparency International Corruption Perceptions Index 2008. Berlin. Transparency International. Electronic document.Available at http://www.transparency.org/policy_research/surveys_indices/cpi/2008[Accessed 7 October 2009].

United Nations (2000a) The right to the highest attainable standard of health: CESCR General Comment 14. New York. United Nations, Economic and Social Council. Electronic document.Available at http://www.unhcr.org/cgi-bin/texis/vtx/refworld/rwmain?docid=4538838d0&page=search[Accessed 7 October 2009].

———— (2000b) United Nations Millennium Declaration. New York. United Nations General Assembly. Electronic document.Available at http://www.un.org/millennium/declaration/ares552e.pdf[Accessed 14 September 2009].

———— (2009) The Millennium Development Goals Report. New York. United Nations. Electronic document.Available at http://www.un.org/millenniumgoals/pdf/MDG%20Report%202009%20ENG.pdf[Accessed 14 September 2009].

Weiss TG (2000) "Governance, Good Governance and Global Governance: Conceptual and Actual Challenges", *Third World Quarterly* 21(5):795–14.

WHO (2005a) Building Stronger Health Systems Key to Reaching the Health Millennium Development Goals. World Health Organization. Electronic document.Available at http://www.who.int/mediacentre/news/releases/2005/pr35/en/print.html[Accessed 7 October 2009].

———— (2005b) Health and the Millennium Development Goals. World Health Organization. Electronic document.Available at http://www.who.int/mdg/publications/mdg_report/en/[Accessed 7 October 2009].

———— (2006) The World Health Report 2006: Working together for Health. Geneva. World Health Organization. Electronic document.Available at http://www.who.int/whr/2006/en/[Accessed 7 October 2009].

Wolfensohn JD (1997) The Challenge of Inclusion: 1997 Annual Meetings Address. Hong Kong. World Bank. Electronic document.Available at http://go.worldbank.org/CW114BRXH0[Accessed 6 October 2009].

World Bank (2002) World Bank Group Work in Low-Income Countries under Stress: A Task Force Report. Washington. World Bank Independent Evaluation Group. Electronic document.Available at http://go.worldbank.org/KBS5WOCE60[Accessed 7 October 2009].

World Bank, Independent Evaluation Group (2006) Engaging with Fragile States. An IEG Review of World Bank Support to Low-Income Countries Under Stress. Washington. World Bank Independent Evaluation Group. Electronic document.Available at http://www.worldbank.org/ieg/licus/download.html [Accessed 29 September 2009], World Bank, Washington.

其他资源

Addressing Situations of Fragility, European Commission
http://ec.europa.eu/development/policies/9interventionareas/governance/fragile_states_en.cfm

Center for Global Development, Washington
http://www.cgdev.org/section/topics/fragile_states

Conflict and Fragility, OECD
http://www.oecd.org/dac/fragilestates

Corruption Perceptions Index, Transparency International
http://www.transparency.org/policy_research/surveys_indices/cpi

Crisis States Research Programme, London School of Economics & Political Science

http://www.crisisstates.com

Failed States Index, The Fund for Peace
http://www.fundforpeace.org/web/index.php?option=com_content&task
=view&id=391&Itemid=549

Fragile States, DFID
http://www.dfid.gov.uk/Global-Issues/How-we-fight-Poverty/
Government/Fragile-States

Fragility and Conflict, World Bank
http://go.worldbank.org/VG5203PSD0

Health and Fragile States, Eldis
http://www.eldis.org/go/topics/dossiers/health-and-fragile-states

Health and Fragile States Network
http://www.healthandfragilestates.org

High-Level Forum on the Health MDGs
http://www.hlfhealthmdgs.org

Low-Income Countries Under Stress, LICUS, World Bank
http://www.worldbank.org/ieg/licus

Political Instability Task Force, PITF
http://globalpolicy.gmu.edu/pitf

Principles for Good International Engagement in Fragile States, OECD
http://www.oecd.org/fsprinciples

20

卫生社区：社会资本和有效的伙伴关系——以社区应对为基础

Daniel Low-Beer

概 述

关于卫生伙伴关系在全球和国家层面协调的研究已经有很多。本章则从社区应对的角度出发，认为基于社区应对的卫生伙伴关系及项目在艾滋病预防方面都取得了成功。这是因为艾滋病预防所需要的大部分资源都位于社会网络中，也就是社会资本。本章以艾滋病为重点，评价了动员社区卫生应对的重要性。实现健康结果的重要资源往往不是资金，而是社区、村庄、工作场所和危险人群，因此我们需要动员这些角色参与应对。许多创新型卫生伙伴关系中的合作伙伴都能够动员广泛应对，问题在于如何将这种新型合作关系融入到项目中，深入社区、工作场所，尤其是高危人群。这就需要新的卫生外交手段，不仅需要高级别的协调会议，还要同样关注村庄会议。随着人们对援助和发展的理解越来越深刻，卫生伙伴关系需要更加重视各种资源，而不仅仅是资金，才能达到预期的健康结果。

1. 介绍

1981 年，纽约和旧金山的男同性恋注意到社区有了新的变化。教学医院早已发现，艾滋病在同性恋群体中传播非常迅速。在这类群体中的动员启动了关爱、支持和社区应对（类似 1982 年 1 月建立的"男同性恋健康危机"项目）。随着正式的公共卫生项目的开展，男同性恋者的感染危险和行为模式都有了改变，艾滋病发病率首先在白人男同性恋中下降，其次是黑人和西班牙裔美国人（Low-Beer 和 Stoneburner，2003；Stoneburner 等，1996；Low-Beer 和 Sempala，2010）。

也是在那个时候，维多利亚湖畔的乌干达人发现并开始讨论一种新的疾病。他们给这种疾病起了一个很形象的名字——"SLIM"，比后来其他地方用的缩略词 HIV/AIDS（艾滋病）更广为流传。1983 年，

流行病学家在乌干达农村"发现"了 SLIM 这种疾病（Serwadda 等，1985），政府也于 1986 年开始启动艾滋病项目（Iliffe，1998）。乌干达与美国的情况非常不同，但是也早已有了与美国类似的社区应对，改变了人群行为、艾滋病传播和流行病学特征（图 1）。

一位村长告诉我说，他们在村庄会议、家里、酒吧里都很直接明了地谈论 SLIM 这种疾病，包括疾病怎样传播、应该怎样应对。他们还为年轻人、临终者和孤儿建立保健网络（后来成为艾滋病支持组织，即 TASO）。最令村长头疼的是，SLIM 这种疾病似乎违背自然规律，使老年人照顾年轻人，而年轻人本不应该比老年人早逝。当一些医疗项目和发展项目在乌干达南部地区开展之后，当地艾滋病发病率下降了50%。20 年的随机对照试验结果证明，乌干达地区最初的社区应对比后来的卫生项目对控制艾滋病的作用更大（Low-Beer 和 Stoneburner，2004）。

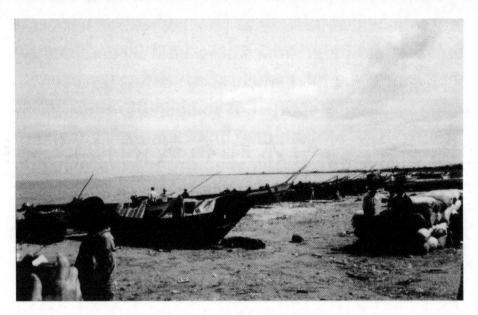

(a)

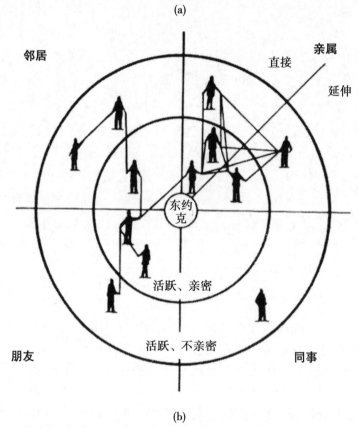

(b)

图1　维多利亚湖畔的乌干达是世界上第一个由社区发现"SLIM"疾病，并作出应对措施的地方（a）。
下图为多伦多东约克社区的社会网络图示（b）。
来源：Adapted from Wellman（1979）.

关于卫生伙伴关系在全球和国家层面协调的研究已经有很多。本章则从社区应对的角度出发（Buse 等，2009；Roseneau，1995；Lee，2003；Burris 等，2005），认为基于社区应对的卫生伙伴关系及项目在艾滋病预防方面都取得了成功。本章列举了一些成功案例，详细描述了艾滋病预防的情况，并与艾滋病项目没有与社区应对相协调以及社区应对受到阻碍的例子做了对比。无论资金和技术资源多么丰富，如果没有社区应对，艾滋病预防的效果会大打折扣。目前很多艾滋病预防应对缺乏社会资本和社区应对，本章则评价了提高这两方面所面临的挑战。

首先，社区应对在诊断和预防艾滋病方面超越了许多卫生项目，是目前最有效的艾滋病预防应对措施。社区应对在健康传播、行为和结果，以及卫生伙伴关系和治理方面都具有重要作用。正式的卫生项目当然也很重要，但是与项目可以直接提供的资金与服务相比，实施项目需要的资源更多。在乌干达、泰国、柬埔寨、肯尼亚、纽约和旧金山，有效预防艾滋病项目的力度各不相同，其合作形式和在不同背景下的社区深入程度各不相同。但是它们都有一个深思熟虑的、核心公共卫生战略用以促进和动员社区的参与。这种项目纵向提供服务与社区横向应对的创新型卫生伙伴关系对艾滋病预防有着重要作用（同时也有局限性，例如由于没有持续进行社区应对，泰国吸毒者和同性恋人群、西班牙裔美国人和黑人同性恋者，以及乌干达的艾滋病预防进展不大）。

其次，本章以艾滋病为重点，评价了动员社区卫生应对的重要性。要实现健康结果，就需要通过社会资本、协调资金和项目共同努力。这些资源都在社会网络中，需要通过动员才能发挥作用，而不是直接以卫生服务的形式存在。因此，无论是吸烟、糖尿病、心脏病和交通事故等慢性病，还是艾滋病、结核病和疟疾等传染性疾病，动员社区的机构对健康结果都是很重要的（Wilkinson，1996；Radelet，2004）。社区、酒吧、村庄和卧室对健康结果的决定性作用不亚于诊所，我们需要动员这些地方的资源，应对健康风险。卫生治理和项目涉及全人群，动员社区应对发挥着至关重要的作用。但是社区应对非常脆弱，很容易由于信息错误、政治边缘化、从技术方案向行为问题转移等令人困惑。人们对援助和发展的理解越来越深刻，同样，许多卫生项目需要动员更多的资金来源，而不仅仅是自身提供健康结果所需的部分。

最后，本章认为，创新型伙伴关系和卫生外交不是在国际会议和国家战略上讨论，而是在社区中真正的实践。合作机制和卫生外交需要深入社区和社会网络，探索社区资源，应该更加重视动员与协调最后步骤的卫生应对，也就是健康风险所在的社区网络、社会行为与社会环境。许多创新型卫生伙伴关系在国际和国家层面都包含了各种各样的新的合作伙伴，这些合作伙伴在项目执行时就可能深入到社区、工作场所和高危人群中。

我们需要新的卫生外交手段，这不仅需要高级协调会议，还要同样看重村庄会议。在各种背景下，

通过社区应对预防艾滋病一直具有关键作用，增强了卫生项目和卫生服务的利用率。如果没有动员社区应对，即便有再多的资金和技术，健康结果的进展也非常有限。本章最后总结了将社区应对和社会资本作为卫生伙伴关系、卫生治理和卫生外交手段的一部分所面临的挑战。

1.1 创新型卫生伙伴关系预防艾滋病：缺失了什么？

欧洲、美国和日本的健康指标显示，健康结果与卫生投入和服务提供并没有太大关系（Wilkinson，1996）。这是卫生项目的局限，也是一个机遇。卫生投入本身并不能购买健康结果。但是，卫生项目在广泛的人群层面而不仅仅是项目水平动员各种资源以解决吸烟、肥胖、交通事故和心脏病等卫生问题时，产生重要影响（Wilkinson，1996）。

在非洲，社区应对与卫生项目相比具有更大的局限性和机遇。首先，乌干达、马拉维、卢旺达、埃塞俄比亚和肯尼亚在艾滋病预防方面取得了较大成就，而博茨瓦纳和南非尽管在预防项目上花的钱比前者多几倍，但效果并不很明显。如果我们比较这两类国家，那么卫生项目和资金的局限性就很明显了（Low-Beer，2003）。有人说原因在于卫生系统、艾滋病流行程度（20世纪90年代确实如此，但是现在已经过了15年）或者政治领导力。当然，这些因素都很重要，但是我们应该更进一步地深入社区，使正式的卫生项目动员和协调社区应对，而不是搞乱社区应对。

同时也有机遇。如果卫生项目利用的是非洲社区的资源，那么即使条件再恶劣，卫生系统和技术资源再落后，艾滋病预防也能发挥作用。乌干达总统穆塞韦尼一直批判所谓的"援助主义"，这是嘲讽那些只想依靠国外援助和国际项目抗击艾滋病的国家领导。穆塞韦尼总统走访乌干达村庄，与村长、教堂、文化领导交谈，为人们应对他所说的令人惧怕、"通常可以避免的疾病"创造了空间。

博茨瓦纳的例子恰好相反。它拥有最好的资金来源、具有最领先技术的项目（至少在幻灯片上看起来很好），得到了麦肯锡咨询公司和盖茨基金会专家的设计支持。该国有一个多部门国家援助协调委员会（创建于1999年），政府、美国总统防治艾滋病紧急救援计划、盖茨基金会、默克公司基金会、全球基金都为之提供资金支持。当地卫生系统非常完善，偏远

地区也有地方诊所。笔者参观博茨瓦纳社区时，所有艾滋病预防措施都已经得到推广，包括规范的抗反转录病毒治疗、预防艾滋病母婴传播、成年及青少年友好诊所、性传播疾病治疗、艾滋病自愿咨询与监测，还有 ABC 策略（禁欲、单一性伴侣、使用安全套）。甚至还有专业的社区动员人员，这些是与社区无关的年轻专业人员。将这些服务和卫生系统带到社区的卫生治理、外交和协调能力确实非常不错，但是博茨瓦纳的 HIV 感染率却一直在 20% 以上，居高不下。

笔者走访了博茨瓦纳一个偏远的农村社区，这里所有的卫生措施一应俱全。自 1991 年起，这里在卫生项目上的投入比乌干达高 10 倍，但是许多我所接触的地方官员非常绝望。我问当地的卫生工作者："艾滋病患者来的时候，你跟他聊有关艾滋病的事吗？你在社区和诊所坦然面对艾滋病吗？"他说"不会"，因为他接受的六个星期的咨询培训告诉他不要这样做。他有一张纸，上面列着所有可以明显排除艾滋病的症状（但不能排除麻风病和梅毒）。我问村长，他认为自己没资格讨论艾滋病的问题。我又问教堂的人，他们说葬礼上不会有人提艾滋病的。艾滋病仍然存在于意识、教育和咨询的层面，而没有落实到行为上去。

那么到底缺失了什么呢？国家和援助方提供了急需的服务，但是社区应对仍然不足。协调只是在战略、资金、技术援助和卫生系统的层面，而卫生项目没有与社区相协调，但是抗击艾滋病所需的预防资源恰恰主要来自社区，而不是其他地方。抗击艾滋病需要信息沟通、行为影响和保健措施，同时需要社会网络对艾滋病的开放。目前，社区抗击艾滋病所需的干预措施（需要资金和技术合作）还没有动员社区基本资源。

2. 社会资本的作用

社会资本是指位于社会网络中的资源（Putnam，2000；Woolcock，1998）。社会资本的定义认为，社会建立于社会群体而不是个体，因此社会群体的组织非常重要。社会可以类比为传统社会，即由 200 ~ 400 人的基本单位或部落组成的社会（狩猎和采集社会）。社会网络是社会组织的重要中间结构，位于国家和个体之间，为应对、保健、沟通、规范和行为提供了重要的社会资源（图 1）。

社会资本有着非常悠久的社会学、经济学和政治学

历史（Jacobs，1961；Wilkinson，1996；Coleman，1998；Woolcock，1998；Putnam，2000）。不久前，Putnam 认为"社会组织的特点，如信任、规范和网络，可以通过促进协调行动，提高社会效率"（Putnam 2000）。这一说法强调了社会资本"协调行动"的特点，描述了其组成部分，包括网络、规范和信任，能够促进协调行动，创造 Putnam 所说的"社会胶合性"。乌干达、泰国和美国的艾滋病预防与社区规范和网络积极配合，取得了社区领导、妓院老板和同性恋群体的信任，促进了卫生项目和社区成员的"协调行动"。

Putnam 将社会资本与其他形式的资本区别开来，"实物资本是指物体，人力资本是指个体属性，社会资本是指个体之间的关联"（Putnam，2000）。对艾滋病来说，社会资本就是畅通沟通、商讨行为规范、提供关爱的枢纽。Coleman 总结说，经济活动需要四种类型的资本：生物物理资本（土地和环境）、经济资本、人力资本和社会资本（Coleman，1998）。此外，社会资本还有许多有意义的特点，使其区别于其他资本：

- 存在于集体中，而不是被个体所有。
- 社会资本越使用越升值，而不会损耗。
- 摧毁社会资本比创造社会资本容易。
- 社会资本促进人力资本和物理资本发挥作用（补充作用，而不是替代或从属关系）。
- 社会资本具有内在价值和实用价值：健康、教育、友谊。

在卫生项目中，可以动员社会资本，但是社会资本不能以项目的形式参与。社会资本对其他形式的资本有补充作用，扩大卫生服务的需求，增强卫生服务的功能（美国卫生部门和男同性恋健康危机组织的密切合作就体现了这一点）。此外，艾滋病支持组织卫生保健网络的发展说明社会资本越使用越升值，并具有健康、教育、友谊、支持等内在的价值。但是同样重要的是，摧毁社会资本比创造社会资本更容易，并且在艾滋病等重要问题上排除、边缘化以及关闭社会网络比较容易。南非的社会网络非常发达，但是关于艾滋病的混杂信息使人们对社会网络很困惑；泰国的男男性行为者和注射吸毒者是被边缘化的人群；博茨瓦纳的地方领导被社会网络排除在外，认为自己没有资格谈论艾滋病（Low-Beer，2003）。

有些批评家认为，社会资本的概念很不统一，其功能与其他形式的资本也大不相同，以至于没有较

完善概括其特点的定义（Fine，1999）。另外一些人指出，社会资本同黑手党这样的犯罪组织一样，具有某些恶劣的性质，比如排除不属于该社会网络的部分、与艾滋病相关的耻辱等（Portes和Landolt，1996）。社会资本作为一种资源，其价值在于它用来做什么（如果是用于防治艾滋病，社会资本是耻辱和关爱的来源）。社会资本与艾滋病支持、关爱和服务需求有相关性，如果社会资本能够影响沟通和行为，那么它们之间更相关。艾滋病预防的成功在于社会网络的协调、外交和对社会网络的认可。在乌干达、泰国、肯尼亚以及美国同性恋社区，社会网络为预防艾滋病做了努力。然而在有些社会网络发展很好的地方，例如南非（存在种族隔离、贫困、犯罪等其他有威胁性的社会沟通等问题），情况并非如此。

3. 成功的社区应对

在非洲、亚洲、美国和澳大利亚等不同社会环境下，都有很多成功的通过社区应对预防艾滋病的例子（Low-Beer和Stoneburner，2004；Clements等，2004；Low-Beer和Sempala，2010）。在这些成功的例子中，虽然卫生外交和项目各不相同，但艾滋病项目都是建立在社区应对基础之上的，并支持和认可社区应对的作用。他们都认识到，80%预防艾滋病的应对来自社区，20%来自外部资金和服务。这种认识并没有限制卫生项目的开展，反而帮助项目深入到健康风险所在的地方。

重要的区别不在于是自下而上的社区应对，还是自上而下的项目供给资源。艾滋病预防的对角手段确保卫生服务与社区应对紧密衔接，扩大艾滋病预防范围。Rand Stoneburner的研究发现了成功预防艾滋病的重要因素，即广泛的社会沟通能降低65%的风险。有些地方尽管资金充足，如果没有社会沟通，艾滋病患病率短期内不会显著下降。

以上成功预防艾滋病的例子说明，社区动员能促进有关艾滋病的沟通扎根于社会网络。沟通不仅在于国家媒体，还包括地方领导和高危人群的谈话、外交等广义的沟通。重点关注和加强社会网络的项目一直具有独特性，这意味着沟通和行为应对的重要性。

表1显示的是艾滋病患病率下降的不同情况和程度。每种情况都表现了艾滋病预防项目与社区应对的不同结合程度（Low-Beer和Stoneburner，2003）。

卫生项目如何通过创新型伙伴关系影响社区应对，并与社区应对联系起来至关重要。有三个重要因素：①在国家层面通过开放的议程，强化和关注艾滋病的社会沟通；②通过地方领导、社区组织和高危人群的社会网络，系统地融合卫生治理和伙伴关系，动员更广泛的参与；③官方的认识和地方的判定，确定艾滋病是一个正式的社会现实，促进关爱和社会网络的积极应对。以上因素只是艾滋病预防与服务的基本因素，但是在多数国家，这三点没有完全落实到位。

3.1 乌干达的沟通与行为应对

乌干达一直是改变人群行为和沟通、减少艾滋病的最佳案例。相关的数据清晰而有说服力。从1991年到1998年，乌干达全国15家产前检查机构的艾滋病患病率由21.1%下降至7.9%，这与城乡地区、人群队列和艾滋病哨点监测的数据趋势一致（Stoneburner和Low-Beer，2004）。其他全国数据库也显示出类似的下降趋势，包括招募新兵、献血，以及来自社会各阶层和城乡的数据。艾滋病患病率下降的主要机制是，在1989—1995年间，非固定性伴侣数减少了60%，并压缩了相应的性网络。这些改变相当于效能达75%的"社会疫苗"（Stoneburner和Low-Beer，2004）。

我们能从艾滋病预防中学到什么？首先，艾滋病预防是可以取得成功的。即便在资源贫乏的国家，经过数年的努力，艾滋病流行进程也可以得到改变。其次，艾滋病预防是建立在行为改变基础之上的，需要在更广泛的人群水平上应对艾滋病流行，规避风险。人群应对可以起到支持和促进作用，但是不能作为传统的干预措施，而卫生项目如何促进人群应对很重要。如果动员了基本人群应对，那么其他干预措施，例如对自愿监测与咨询和关爱网络的需求，将显著增加。

狭义的沟通指的是信息提供、媒体宣传或知识转移。更为重要的是我们如何谈论艾滋病以及艾滋病患者，这将反映并影响人群应对。乌干达具有独特的沟通方式，人们通过社会网络谈论艾滋病，认识艾滋病患者，促进了当地的人群应对（Low-Beer和Stoneburner，2004）。人与人之间的渠道成为艾滋病信息传播的主要渠道（无论是在城市还是在农村，也无论是在男性之间还是在女性之间），1989—1995年传播渠道由非人转变为人与人。乌干达的应对和沟通具有明显的特征：人与人之间相互信任、疾病流行结

表1 导致各类人群和各流行阶段艾滋病患病率显著下降的流行病学和行为学改变

国家	下降（范围）	年份	人群	指标	数据
乌干达	54%（21.1%—9.7%）	1991—1998	产前检查机构的产妇（ANC）	艾滋病患病率	哨点监测
	55%（18%—8%）	1991—1996	招募的新兵	艾滋病患病率	哨点监测
	58%（7.6‰—3.2‰）	1990—1998	成年男性和女性	艾滋病患病率	人群队列
肯尼亚	38%（16%—13.2%）	1997—2003	成年人	艾滋病患病率	由 ANC 和 DHS（人口和卫生调查）数据估计
	25%（12%—9%）	2001—2003	ANC，城市人口，15～49 岁	艾滋病患病率	哨点监测
卢旺达	19%（16.3%—13.2%）	1998—2003	ANC，基加利，15～49 岁	艾滋病患病率	哨点监测
	39%（9.5%—5.8%）	1998—2003	ANC，其他城市地区，15～49 岁	艾滋病患病率	哨点监测
	25%（2.8%—2.1%）	1998—2003	ANC，农村地区，15～49 岁	艾滋病患病率	哨点监测
埃塞俄比亚（城市地区）	38%（24%—15.1%）	1995—2001	ANC，城市地区，15～24 岁	艾滋病患病率	哨点监测
	14%（14%—12%）	2001—2003	ANC，城市地区，15～49 岁	艾滋病患病率	哨点监测
马拉维（城市地区）	38%（26.9%—16.7%）	1999—2003	ANC，城市地区，15～49 岁	艾滋病患病率	哨点监测
海地（城市地区）	45%（5.5%—3%）	2000—2003	女性，15～44 岁	艾滋病患病率	哨点监测
泰国	88%（4%—0.5%）	1993—2002	男性应征士兵	艾滋病患病率	监测，男性应征士兵
	56%（28.2%—12.27%）	1996—2002	女性性工作者	艾滋病患病率	监测，性工作者
	45%（2.8%—1.5%）	1995—2002	ANC，北部和中部地区	艾滋病患病率	哨点监测
柬埔寨	35%（4%—2.6%）	1999—2002	成年人	艾滋病患病率	监测
	32%（42.6%—28.8%）	1998—2002	女性性工作者	艾滋病患病率	监测，性工作者
	55%（2%—1.9%）	1998—2006	成年人	艾滋病患病率	监测，模型

流行病学

国家	下降（范围）	年份	人群	指标	数据
澳大利亚	29%（194—138）	1995—1998	男同性恋	艾滋病患病率	监测，模型
	每年 8.1%	1996—2000	男同性恋，15～65 岁	艾滋病通知	监测，艾滋病通知
津巴布韦	47%（29.3%—15.6%）	1997—2007	女性，15～49 岁	艾滋病患病率	监测

行为

国家	下降（范围）	年份	人群	指标	数据
乌干达	随意性行为下降 60%	1989—1995	成年人，城市地区和农村地区，15～55 岁	非固定性伴侣	行为调查
	随意性行为下降 62%	1989—1995	男性，农村地区，15～55 岁	非固定性伴侣	行为调查
	随意性行为下降 72%	1987—1992	成年男性，15～49 岁	两个或以上性伴侣	人群队列研究
泰国	下降 55%	1990—1993	男性	接受性工作者服务的男性	行为调查
	下降 46%	1990—1993	男性	非固定性伴侣	行为调查

续表

国家	下降（范围）	年份	人群	指标	数据
行为					
柬埔寨	下降58%	1997—2001	警察，城市地区	付费性行为的男性	行为调查
海地	下降20%	1994—2000	城市地区	多性伴侣	行为调查
肯尼亚	下降43%	1998—2003	男性	多性伴侣	人口和卫生调查
	下降50%	1998—2003	女性	多性伴侣	人口和卫生调查
马拉维调查	下降67%	1996—2004	男性，城市地区	多性伴侣	人口卫生
埃塞俄比亚调查	下降64%	2000—2005	男性，城市地区	多性伴侣	人口卫生

来源：Stoneburner and Low-Beer（2004）；Clements *et al.*（2004）；Commission on AIDS in Asia（2008）；UNAIDS（1998）；Sullivan *et al.*（2009）；Bello *et al.*（2006）；Hallett *et al.*（2006）；Potts *et al.*（2008）；Kayirangwa *et al.*（2006）.

果透明以及具有关爱的态度。这不仅仅是摆脱艾滋病带来的耻辱或只是谈话，而是使艾滋病和艾滋病感染者真正参与其中，能做到这样是很不容易的。

乌干达的应对方式不仅仅是谈话，还包括地方坚定地执行明确的政策，以动员社区应对（Low-Beer, 2003）。有三个直接的信息：艾滋病就是艾滋病，很可怕；随意性行为的后果严重，所以要谨慎地爱，"零擦伤"；不要指手画脚，而是关爱艾滋病感染者。重要的是，通过地方领导、教堂、乐师和村庄会议等社会网络，将预防信息融入到社会沟通工作中。击鼓是最开始提高意识的活动，这是动员社区迎战紧急危机基本、传统的方法。每个政治家进入社区时，即便会议的主题是教育、经济或其他事情，也都必须谈及艾滋病。穆塞韦尼总统走访了乌干达村庄，与村长、教堂、文化领导交谈，为许多人应对创造了空间。

其次，艾滋病属于法定传染病，已成为社区中的一个医学和社会事实。这让卫生人员与社区谈论，并将艾滋病视为一种疾病给予对待（Low-Beer 和 Stoneburner，2004）。艾滋病在社区中成了一个社会事实，关爱网络逐渐发展，1987年成立了艾滋病支持组织（TASO）。艾滋病预防体现了人们对艾滋病的真切恐惧，同时也体现出避免受感染是可能的。艾滋病关系到社区里的人，他们恐惧、担心、有耻辱感，他可能是举行告别音乐会的音乐家 Philly Lutaaya，是陆军少校、牧师，或感染艾滋病的一位朋友。同外部的意识和咨询服务相比，要理解非洲人拥有许多独特的资源和地方网络，实现人群应对，这是应对的基础。

第三，关爱网络对艾滋病患者起到了支持作用，使社区能"面对面"地对待艾滋病。艾滋病支持组织（TASO）和其他一些非政府组织对创建社会网络、提供关爱资源做出了极大的贡献（Kaleeba 等，2000）。艾滋病支持组织（TASO）成立于1987年，最初是由坎帕拉的16名志愿者组成的，其中12名志愿者本身就患有艾滋病。他们就组织名称是否要包含艾滋病这一问题进行了激烈的讨论（因为耻辱）。最后，他们决定不妥协，采用了"艾滋病"这一象征着开放行动的字眼。一开始，人们不让标有 TASO 字样的车停在自己家附近，好像这样就能与艾滋病保持距离。但是，艾滋病支持组织一直承诺促进开放性，宣扬"艾滋病感染者积极生活"，逐渐在社区中吸引了更多艾滋病感染者的加入，动员了社会支持、咨询和关爱网络。他们在一小圈相互信任的人群中推动"共同保密"、坦率对待艾滋病状况，扩大了支持和关爱的渠道。

艾滋病支持组织（TASO）的发展非常迅速，也开始与其他非政府组织开展合作。像艾滋病支持组织（TASO）这样的组织所采取的策略很明显地体现在沟通过程的质量（相互信任的人际交流、透明以及关爱的态度）和基本行为应对上。

图2显示的是乌干达人的行为应对方式（Low-Beer 和 Stoneburner，2004）。公共卫生项目重点在于使人们敢于面对艾滋病，而不在于特定的应对改变（图中 A、B、C 代表的变化）。耻辱也是行为应对的一部分（重要的信息是不要对艾滋病患者指手画脚，而要关心艾滋病患者）。但是，耻辱不能完全消除，而最严重的情况就是既没有耻辱也没有应对。应对方式多种多样，包括使用安全套、保持一个性伴侣

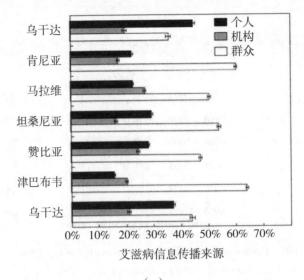

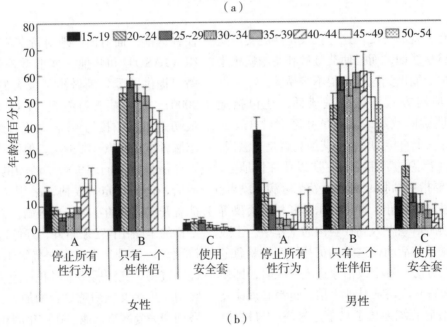

图2 （a）艾滋病信息传播来源的区别：分为个人网络、机构和群众来源。来源：DHS surveys in Uganda（1995）；Kenya（1998）；Malawi（1996）；Tanzania（1996）；Zambia（1996）；Zimbabwe（1994）Uganda（1989）AIDS survey，WHO。显示95%置信区间。 （b）乌干达由于艾滋病导致的行为改变——根据5岁年龄间隔和性别分别看自报行为应对。来源：DHS survey in Ugand（1995）。显示95%置信区间。

或停止性行为。在乌干达，保持一个性伴侣是使用最广泛的社区应对方法。很有意思的是，年轻男性中有很多采取了停止性行为的应对方式（15～19岁的男性，是唯——组主要采取这种方式的年龄组别），但是年轻女性并没有这样（许多国际组织都对此做了项目研究，并解释了性行为减少的原因）。年轻男性使用安全套的行为比较普遍（尽管不是最主要的应对方式），但是随着年龄的增长，安全套使用率显著降低。在乌干达直接进行的艾滋病项目发挥了关键作用，因为这些项目不仅提供资源和服务，还动员了更

广泛的应对。

图3的模型显示，社会网络为快速沟通和对艾滋病采取行为应对奠定了基础。艾滋病信息开放的地区，超过90%的人能在艾滋病发病率达到顶峰之前"面对面"地对待艾滋病（Low-Beer和Stoneburner，2004）。美国、泰国和乌干达通过改变男同性恋的早期行为降低了该人群艾滋病患病率。这些事例证明，通过社会网络产生的应对速度比疾病流行速度要快得多。但是，沟通项目需要扎根于社会网络，与会议、负责人、教堂和社区组织的地方网络密切合作。

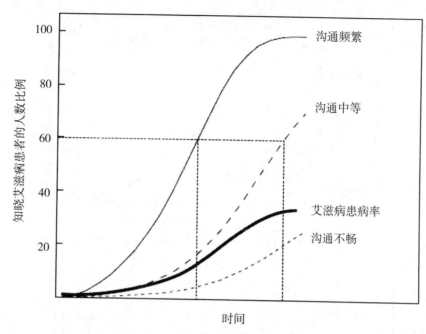

图3 沟通网络和艾滋病患病率的模型
来源：Low-Beer 和 Stoneburner（2004）．

如果社会网络的沟通不畅，社区应对就会比疾病流行滞后很多，并削弱行为改变的影响。沟通最不流畅的情况就是艾滋病患病率和死亡率已经很高，但仅有很少的人知道艾滋病患者，并能"面对面"地对待艾滋病。假设疾病流行情况（艾滋病患病率和死亡率）完全相同，而社会网络动员和开放程度不同，这可能使高于90%、45%或低于20%的人知晓处于艾滋病发病率高峰的艾滋病患者。社会网络的社区应对也许是扩展艾滋病预防一个必要的资源（此外是服务和筹资）。

3.2 不同环境下的社会沟通和行为改变

泰国与柬埔寨的应对程度和开放度很相似。既有面对个体的服务提供项目，比如分发安全套、艾滋病检测（一类预防——面对个体的服务），又有动员社区应对的干预措施（二类预防——人群社会改变）。艾滋病预防成功的地方，其二类预防都做得周到和成功。这包括泰国的社会网络直接动员——非政府组织在工厂和村庄开展的外展服务，全国艾滋病感染者的自助小组，征兵、私密工作场所和出租车司机的集中预防。这些应对获得了社会沟通的广泛支持——每小时都有500家主要的广播电台和7家电视台播放艾滋病信息（每小时15秒的时段）。实现了性工作者100%使用安全套的项目目标。除此之外，还有许多行为改变。很有意思的是，这两个国家

人群的危险行为和感染（例如泰国的性病和艾滋病患病率趋势）的下降出现在不连续的干预措施（例如性工作者使用安全套）实现高水平覆盖之前（见图4）。

根据监测数据，泰国的艾滋病患病率在20世纪80年代末期迅速升高，最开始是在吸毒者中，随后是在性工作者、应征士兵和孕妇中（Mason等，1995）。艾滋病早期监测和行为早期监测非常重要，为选择应对措施提供了政治和公共信息依据。1990年的国家行为调查发现，有22%的男性接受性工作者服务，28%的男性没有固定性伴侣，这一结果引发了公众和媒体（国内媒体）的激烈讨论。泰国的详细数据（艾滋病监测数据、军队队列数据、重复行为调查）显示，1990—1993年，行为改变远远超过成功的政策干预所产生的影响。项目谨慎地在与性工作者有关的人群网络中开展，包括妓院老板、出租车司机和客户。这段时间内，项目重点和焦点在于帮助支持性工作者坚持使用安全套。

人群的应对同样重要。1990—1993年的多次国家调查数据显示，男性接受性工作者服务的次数下降了55%，无固定性伴侣者的比例由28%下降到15%。关于性病减少以及成功执行"100%使用安全套政策"的宣传图也说明了广泛社会应对的重要性。性病发病率最初快速下降，但是当时性工作者对客户使用安全套的比例很低，不足以解释发病率的下降

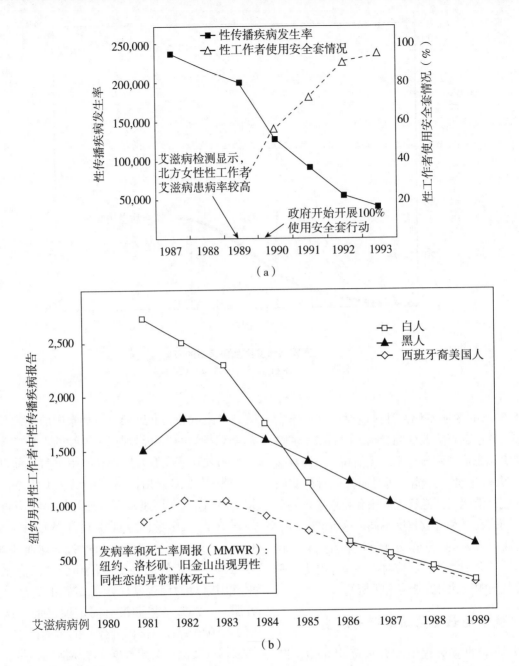

图4   （a）泰国：1987—1993年泰国男性性工作者报告的性传播疾病患病和安全套使用趋势。来源：All reported STDs at goverment clinics，Thai ministry of public health，VD division。（b）纽约市白人、黑人以及西班牙裔美国人中的男同性恋。纽约市男男性行为者艾滋病患病率的变化趋势。来源：Stoneburner et al.（1996）；Low-Beer and Stoneburner（2004）。

[当时的安全套使用率为20%～40%，远低于要达到保护目的所需要的比例（Low-Beer和Stoneburner，2004）]。此外，疾病发病率下降都是在早期。当安全套使用率不足50%时，性病发病率已下降了50%（见图4）。这说明关键人群的社会改变可能起到了早期促进的作用，并可以解释危险行为最初下降的50%（实施卫生项目时，这些社会改变仍然存在，而且卫生项目也是基于这种社会应对的）。人群应对提

前，并超过了卫生项目的目标，比如泰国的"100%使用安全套项目"。与之类似，在柬埔寨，艾滋病预防将针对个体的服务和人群社会改变联系在一起（Low-Beer和Sempala，2010；Commission on AIDS in Asia，2008）。自1998年起，所有的广播电台和电视台都重点关注社会沟通，与90多家非政府组织合作，解决流浪儿童、军人、男男性行为者、注射吸毒者的问题，还与400多家支持团体合作，为HIV阳

性感染者提供服务。无论是泰国还是柬埔寨，政府都承担了纵向社会沟通的责任，确保艾滋病纳入议事日程，并且与横向社会网络合作，包括社区组织、妓院老板、出租车司机和非政府组织。

美国同性恋人群的例子也体现了社区应对和行为应对发挥作用领先于卫生项目（Stoneburner 等，1993）。公共卫生项目在提供原始信息方面非常重要，但是也仅仅能做到这一步，因此公共卫生部门通过同性恋社区组织，进行了快速协调沟通和支持。在纽约，美国公共卫生部门与男同性恋健康危机组织（GMHC）签订了分包合同，以政府难以实现的可信性和联系，确保预防信息进入社会网络。这就保证了最为关键的干预措施能够在真正有艾滋病的地方得以实施。

社区应对的领头人是社区组织，例如男同性恋健康危机组织（GMHC）。该组织由纽约的八个人创建，创建时间是 1982 年 1 月，这比确定 HIV 为艾滋病的病因早两年。最开始，该组织通过家庭电话、法律援助、志愿者、伙伴制和社会工作者提供危机咨询热线服务。它与卫生部门密切协调，为 15,000 名男同性恋者提供了个体化的社区沟通服务，并通过社区活动覆盖了更多人群。创始成员之一于 1983 年离开该组织，他所创建的"行动起来"（ACT UP）后来在美国甚至全世界都产生了广泛的政治影响力。1984年，美国疾病预防控制中心（CDC）同纽约公共卫生部门一样，请求男同性恋健康危机组织（GMHC）协助提供艾滋病预防服务。公共卫生项目和社区组织的密切协调是更广泛的社区应对的基础。

随着越来越多正式公共卫生项目的开展，风险和行为模式也在不断变化，艾滋病发病率首先在白人男同性恋者中下降，随后是黑人男同性恋者，最后是西班牙裔美国男同性恋者（Martin，1987；Van Griensven，1989；Torian 等，1996）。有些人认为，自 20 世纪 90 年代起，医疗和资金应对得到了加强，社区应对并没有得到巩固，年轻人队列中已出现了艾滋病发病率上升的现象（Sullivan 等，2009）。社会沟通过程领先于正式的干预，在同性恋社会网络中传播迅速。但是，这种社区应对并没有涉及同性恋中的黑人和西班牙裔美国人，这两类人群的生物标志物都下降缓慢，艾滋病患病率的下降幅度也较小（Martin，1987；Van Griensven 等，1989；Torian 等，1996）。

其他类似的关于艾滋病患病率下降的记录较少的例子也证明了社区沟通和行为应对的重要性。在马拉维城市地区，近期艾滋病患病率由 27% 降低

到 17%，这与危险行为减少了三分之二有关（Bello 等，2006）。1997—2000 年，肯尼亚的艾滋病患病率由 16% 降低到 10%，也与危险行为的近似减少相关（Hallett 等，2006；Potts 等，2008）。 这与 1999 年的一项将项目与社区应对联系起来的重大项目治理改革不谋而合。议会议员认识到，艾滋病项目并没有发挥作用，于是他们在蒙巴萨召开了关于艾滋病的紧急议会会议。肯尼亚总统原本要参加在吉布提召开的一个国际协调会议，但是最后一刻在议会发言人的请求下取消了这个计划，决定参加艾滋病紧急议会会议。会议上，议员们得知，尽管实施了许多公共卫生项目，但是这些项目并没有深入学校、地方会议和社区，防治艾滋病仍然需要他们的领导（Low-Beer 和 Sempala，2010）。

政治家们宣布艾滋病成为国家安全危机，他们在全国范围内讨论艾滋病。许多部长、地方领导以及公司总裁都以对艾滋病的关注作为他们在公共场合检验自己的标准。议会的 221 名议员都通过地方网络接受了艾滋病信息培训。每个周末，他们回到肯尼亚的各个社区讨论艾滋病（与乌干达类似），向社区展示录像，做动员工作。艾滋病被纳入到学校课程中，得到了社区的认可，一些有组织的保健活动和性传播疾病治疗活动逐渐增多。1999 年 11 月，肯尼亚成立了 210 家地方选区艾滋病委员会，委员会占用国会议员的选区办公室，但工作人员是独立招集的地方领导、学校和委员会的长辈，在社区水平共同抵抗艾滋病。这样，社区应对参与到艾滋病项目中去，通过地方领导、政治家和社区会议实现两者的结合。肯尼亚的例子启示我们，即便开始出现失败，社区应对仍可以在疾病流行后期融入疾病控制工作中去。

卢旺达（Kayirangwa 等，2006）和埃塞俄比亚（Tsegaye 等，2002）的城市地区，以及澳大利亚的男男性行为者中，艾滋病患病率也有所下降。卢旺达和埃塞俄比亚都建立了以社区应对为基础的强有力的国家艾滋病项目，而澳大利亚在卫生项目和高危人群之间进行强有力的协调是一个领先的典范（Kippax 和 Race，2003）。

4. 脆弱的伙伴关系——关闭社区应对

社区应对很容易使人产生疑惑或被制止。南非有很强大的社会网络，用于对抗种族隔离，而且南非可以公开讨论犯罪或其他社区威胁。然而，南非并没

有动员艾滋病社区应对，对 HIV 造成艾滋病这一事实也持怀疑态度，因此无法从医学上诊断艾滋病。以下文字摘录的是南非人类科学研究理事会（HSRC）与艾滋病发展、研究和评价中心（CADRE）在沟通艾滋病需要项目中收集的在一名艾滋病患者葬礼上的对话。

南非社区葬礼后的社会沟通

我们正在聊天的时候，那个邻居（T 的好朋友）就过来了，她来借洗衣皂。

我婆婆问她："葬礼怎么样？"

邻居答："挺好的。"

婆婆问："她怎么死的？"

邻居答："得痔疮死的。"

婆婆说："真可惜，她怎么没去看医生？"

邻居说："看了，但还是死了。"

婆婆说："她死了，谁给她照看孩子啊，幸亏孩子的奶奶还活着，也不会太麻烦。"

于是邻居就走了。

我婆婆说："艾滋病正在害死孩子们啊。"

来源：Communicating AIDS Needs Project，CADRE.

　　尽管当事人的家庭能认识到艾滋病，但是关于艾滋病的社会沟通却被截止了。这使得艾滋病预防和沟通以及行为矫正非常困难。

　　南非没有要求对艾滋病病例进行定期报告（乌干达要求定期报告），医生们用患者不理解的专业术语代指艾滋病，使社区没有认识到这是一个医学和社会事实。下面的文本框是在 2001 年艾滋病传播的关键时段，南非某诊所的对话。

在诊所中关于艾滋病报告和诊断的沟通

TLB：您的患者中有多少人感染了艾滋病？

IS：肠胃科大概有三分之一的患者有艾滋病。

TLB：您跟他们讨论病情吗？

IS：不讨论，可能患者和医生都知道他 / 她有艾滋病，但是我们都不提，也不在病历上写。一部分原因是保险问题，还有一部分是因为彼此不信任。

TLB：那么患者怎样知道自己的病情呢？

IS：他们有的不知道，有的知道，但是我们都不会说。

TLB：医生没有告诉患者他们真实病情的伦理责任吗？

IS：我觉得有，但是患者本身也不愿意把艾滋病写在病历上。对于医生来说，一旦提到艾滋病，就要比其他疾病在病历上写更多的内容（检查、咨询等）。所以尽管双方都知道是艾滋病，但是他们也都不会说。

来源：Communicating AIDS Needs Project，CADRE；Soweto（2001）.

　　南非艾滋病发展、研究和评价中心（CADRE）开展的沟通艾滋病需要项目仔细评价了卫生项目与社区网络之间的重要关系（Birdsall 等，2007；Makhubele 等，2007）。项目显示，在某些重点社区环境下，社会沟通和社区应对非常脆弱——摧毁社会资本比创建它更容易。

　　表 2 说明的是，当国家协调与社区应对之间存在差距时，社会沟通和项目执行就存在阻碍。有些人认为艾滋病预防"是由政府设计的战略"，"HIV 感染者走出去教育其他人，宣传艾滋病知识，是政府收买他们这样做的"，这就体现了社会沟通和信任的差距。省级也存在差距，即"多方面、多部门的……他们不来参加这些会议（社区会议）……他们觉得自己是政府，没有权利站在这个平台上讨论艾滋病"。

　　项目和社区应对之间存在合作差距给提供服务造成了很大的阻碍。表 2 列举了社区沟通和服务结果的基本联系。这些社区一般不会将患者诊断为艾滋病，"即便是医生也不会说某人死于艾滋病"，也不会在社区中提到艾滋病，"他们会说是死于脑膜炎，因为脑膜炎的确能致死，而且又跟艾滋病没什么关系"。同样，艾滋病预防活动有很多，但是缺乏有效的、强有力的、植根于社区的艾滋病预防项目，"组织做了很多关于艾滋病的事，但是没有深入聚焦到某一个领域"。

　　伙伴关系有可能很正式但不公开，缺乏"网络治理"，接触不到社会网络和社区权力，因此不能更有效地引导艾滋病应对。这使得艾滋病服务不能得到

表2　社区关于艾滋病治理和社区项目的摘录

国家治理	"我们甚至假想那些每天看到的称自己是患艾滋病的人都在说谎，而且都是政府制定了策略，让人们不敢有性行为，这样才能降低人群患病率。" "因此社区中就有这样的臆想，觉得 HIV 感染的人走出去教育其他人、宣传艾滋病知识是政府收买他们这样做的……现在这种想法还存在，尤其是学校的年轻人都这么认为。" "你可以有很多很多资金，但是只要资金没有变成服务，就没办法服务于大家，就好像把水扔到大海中一样。"
地方治理	"省级政府是一个多方面、多部门的机构，但是他们不来，不参加这些会议。即便是他们说要来，在最后一分钟也会改变主意。所以你就会想他们是不是真的拿艾滋病当回事……而且可能从个人的角度，他们觉得自己属于政府，没有权利站在这个平台上讨论艾滋病。" "非政府组织联盟忙于开始关注地区，这样我们就知道谁在做什么，在哪里做。他们早就应该形成联盟……有自己的大平台或基础。" "艾滋病委员会来自于政府，我们这些跟艾滋病打交道的人一开始并不想这样。"
社区事件与活动	"他说艾滋病可能有许多病因，所以脑膜炎就被说成了死因，而不说是死于艾滋病。说脑膜炎是因为人们的确得脑膜炎，脑膜炎也的确能致死，而且又跟艾滋病没什么关系……我不愿向你说谎，我去过一个葬礼，在那里人们揭露了事实。" "她的回答是，我们需要从整体上重视预防，因为你发现组织做了很多关于艾滋病的事，但是没有深入聚焦到某一个领域。"
沟通项目	"艾滋病相关事件也应该在电视台上重点播出。我觉得应该多播这样的节目，多到人们宁可关掉电视机。可以是每天下午 3 点所有电视台都播放这样的节目……我们现在并没有严肃对待这件事。" "我认为 Nkosi Johnson 对我们有很大影响。他给我们的社区带来了很多改变，包括行为改变，（这种改变持续下去了吗？）但是没有都持续下去。可能 10 个人中有 4 个会改变行为，其他的 6 个则保持原来的态度。"
艾滋病检测与诊断	"但是我要想做检查非常困难。我没撒谎，我去诊所，左右看看，如果看到一个认识的人就假装正在向接待员询问很重要的事，然后我就迅速离开那儿。我会跟我女朋友一起去诊所，我会问问关于艾滋病检查的事，护士就会跟我解释，我就会说不是我自己要做，我只是陪这位女士来的。" "可以说只是谣传，因为除非你跟他们是非常亲密的朋友，否则没人会证实（某人患了艾滋病），甚至医生也不会说某人死于艾滋病。"
安全套	"有安全套，上面还有名字或标签，写着信任啊、情人啊什么的。一个女孩会跟你说，她不想让你用'Manto 的安全套'……Manto 的安全套是由政府免费提供的，引进这种安全套的人就是卫生部部长 Manto……你知道，她要是不喜欢免费的，我们就不用了。"
艾滋病治疗与保健	"大多数人都不愿治疗，所以医生也就治标不治本。" "保健服务不够，而这恰恰是最需要的，他们（艾滋病患者）的家人帮不了他们，他们的父母把他们带到保健的地方，就再也不去看他们了……我甚至都没有告诉我的朋友我做这个，如果说了，他们一定认为这是非常不好的事。"

有效利用，比如艾滋病检测［"我去诊所，如果碰见认识的人就会假装（看别的病），然后快速离开"］、免费发放安全套（"一个女孩会告诉你她不愿用政府提供的'Manto 的安全套'"）、关爱（"我甚至都没有告诉我的朋友我做这个，如果说了，他们一定认为这是非常不好的事"）。社区应对是提供基本卫生服务的重要内容，也是影响行为与艾滋病发病率的主要因素之一。

目前，卫生外交强调如何更好地整合社区领导和社区网络。这是非常重要的，确保了卫生项目建立在人群应对的基础上，并且在协调资金和项目的同时，与人群应对协调发展。

5.　结论——以社区应对为基础的挑战

有时，在你接触到数据之前，就已经能够强烈地感觉到社区应对的存在。20 世纪 90 年代，我在乌干达调研。如果我在出租车上说自己从事艾滋病相关的工作，有的出租车司机就会讲出一连串的意见、故事和疑问，并说一些自己家庭和社区的事。有的司机则表现出一种耻辱感，但仍然认可这一事实，并持有一丝关爱。我甚至还没插上话就到了要去的地方，我打开出租车门，意识到其实已经与艾滋病应对面对面了。而在肯尼亚，同样在出租车上说起自己从事艾滋病相关工作时，车里会有一阵沉默，马上就转换了话题。在南非，司机会问是不是 HIV 导致了艾滋病，然后就是一阵沉默。偶尔有司机在快到的时候问我，如果有亲戚得了结核病该怎么办。社区应对的差别非常显著，但是通常没有体现在分析或卫生项目中。

本章认为，卫生项目应该以社区应对为基础，社区应对常常会产生超过艾滋病预防目标的效果。治理与合作的重点不是在国际和国家层面的协调，而是要确保有充分的外交，并与社区应对连接起来。艾滋病预防成功的地方都有纵向服务提供与横向社会网络和社区应对动员的紧密协调。亚洲、非洲和美国的情况很不同，艾滋病流行阶段也不同，但是都有类似的例子。这是由于有服务提供与社区应对的对角协调手段。对角协调越好的地区，艾滋病预防范围就越大。但是，社区应对很容易让人困惑和边缘化。这就给卫生治理提供了重要启示：地方领导、社区小组和高危人群属于中间支持者，其重要性不仅在于其代表性，而且在于其支持卫生项目的基本有效性方面。

卫生项目既存在局限，也存在机遇。如果能够动员社会网络中的资源（社会资本），那么卫生项目就能发挥比资金和技术资源更大的作用。尤其是社会网络能提供最重要的最后关键干预，确保服务、沟通和支持满足高危人群的需求。社区应对的动员是有效的卫生项目的重要组成部分。如果没有动员基本社区应对，即便是扩大治疗和预防手段，艾滋病患病率也不会下降。诸多艾滋病预防的成功事例说明，在最贫穷的地方，在资金和卫生系统资源最缺乏的环境下，艾滋病预防也能取得成功。社会资本的动员尤为重要。

动员社区应对有若干重要的组成部分。然而，要动员社会资本抗击艾滋病，需要有重点、坚持和参与，这并非易事。首先，纵向的政治沟通很重要，需要吸引社会网络的参与，扩大沟通，将艾滋病放到议事日程上。第二，横向社区网络的参与和合作很重要，这是任何卫生项目扩展的关键。第三，需要持久地关注于讨论艾滋病和社会行为，不是按照规定做，而是真正地解决风险问题。第四，需要关爱网络，并吸引和纳入 HIV 感染者参与其中，为他们提供支持。

关爱网络与预防之间有着密切的联系。最后，需要地方监测和分析——使艾滋病能够真实地诊断出来，并成为社区的社会现实。这一整套的服务并不容易，需要社会资本的真正参与和动员。这些一直是有效的艾滋病预防项目慎重考虑并获得成功的重要因素。多数国家并没有将这些基本组成部分纳入艾滋病预防之中，这使应对变得更加困难。

在国家层面社区应对面临着许多批评和阻碍。本章认为，社区应对是个人与国家之间的重要连接者，但是经常缺乏联系的合法性与代表性。此外，社区应对不能代替基本卫生服务，尤其是治疗。在这里，它的作用是合作关系的一个基本组成部分，尤其是促进提供有效的艾滋病预防措施。社会资本可以静态地理解为多多少少存在于社区中的资本。本章的方法更为关注的是，在不同的环境下，如何动员"协调的行动"。然而，这存在很多阻碍，比如南非高危人群的法律地位、年轻人和已婚妇女的性别问题、使社区支离破碎的结构迁移等（Gupta 等，2008）。但是，尽管有诸多阻碍，社区应对还是出现了，而且经常出现在最困难的情况下。近期有一些很重要的变化，尤其是在南非，但本章没有涉及这些内容（Rehle 等，2009）。随着艾滋病治疗以及关注提供不断增加的个体服务的"艾滋病应对商业"的出现，社区应对也发生了变化。在很多情况下，社区应对也适应了这一角色。随着干预措施的推广，艾滋病项目建立在强大的社区沟通和行为改变的基础上将显得尤其重要。

最后，创新型卫生伙伴关系发挥了社区运动与 HIV 感染者之间支持者的作用。在第一阶段，创新型卫生伙伴关系主要是在治理和协调层面，体现在理事会和国家协调机制上。第二阶段则是要保证项目实施伙伴的创新性融合，深入社区、工作场所和高危人群。这就将卫生服务提供与社区应对联系在一起，共同实现卫生影响。这面临许多挑战——如何携手合适的合作伙伴，协调其活动，确保政府和社区的基本职能不被逾越，以及如何测量社区应对和服务提供。除了协调机制外，还需要新的卫生外交手段，重点是要在参与高级会议的同时，同样参与社区会议。在亚洲、非洲和美国的不同环境下，都需要社区和卫生项目之间的创新型伙伴关系，提供有效的艾滋病预防措施，实现健康结果。他们已经创立了最具创新性和有效性的卫生伙伴关系。我们正式的伙伴关系和卫生治理则需要更好地支持、动员和反映这些真实的、基层的创新型伙伴关系。

第 13 章从更广泛的角度评价了民间社团合作伙伴，第 17 章和第 18 章分别以印度和俄罗斯为例做了深入探讨。Low-Beer 和 Stoneburner（2004）深入探讨了本章主题，Low-Beer 和 Sempala（2010）深入探讨了有关艾滋病治疗的问题。

参考文献

Bello G, Chipeta J, Aberle-Grasse J (2006) "Assessment of Trends in Biological and Behavioural Surveillance Data: Is There Any Evidence of Declining HIV Prevalence or Incidence in Malawi?" *Sex Trans Infect* 82:9–13.

Birdsall K, Ntlabati P, Kelly K, Banati P (2007) *Models for Funding and Coordinating Community-level Responses to HIV/AIDS.* Johannesburg, South Africa: CADRE.

Burris S, Drahos P, Shearing C (2005) "Nodal Governance," *Australian Journal of Legal Philosophy* 20:20–58.

Buse K, Hein W, Drager N eds. (2009) *Making Sense of Global Health Governance.* Basingstoke: Palgrave.

Clements M, Prestage G, Grulich A *et al.* (2004) "Modeling Trends in HIV Incidence Among Homosexual Men in Australia, 1995–2006," *JAIDS* 35:401–6.

Coleman J (1998) "Social Capital in the Creation of Human Capital," *American Journal of Sociology* 94:S95–120.

Commission on AIDS in Asia (2008) *Redefining AIDS in Asia; Crafting an Effective Response.* New Delhi: Oxford University Press.

Communicating AIDS needs Project (2001) CADRE, Johannesburg, South Africa.

Fine B (1999) "The Development State is Dead — Long Live Social Capital," *Development and Change* 30:1–19.

Gupta GR, Parkhurst JO, Ogden JA, Aggleton P, Mahal A (2008) "Structural Approaches to HIV Prevention," *Lancet* 372(9640):764–5.

Hallett T, Aberle-Grasse J, Bello G *et al.* (2006) "Declines in HIV Prevalence can be Associated with Changing Sexual Behaviour in Uganda, Urban Kenya, Zimbabwe, and Urban Haiti," *Sex Trans. Infect* 82:1–18.

Iliffe J (1998) *East African Doctors: A History of the Modern Profession.* Cambridge, UK: Cambridge University Press.

Jacobs J (1961) *The Life and Death of Great American Cities.* New York: Random House.

Kaleeba N, Kadowe J, Lalinaki D, Williams G (2000) *Open Secret, People Facing up to HIV and AIDS in Uganda*, Strategies for Hope Series No. 15. London, ACTIONAID.

Kayirangwa E, Hanson J, Munyakazi L, Kabeja A (2006) "Current Trends in Rwanda's HIV/AIDS Epidemic," *Sex Transm. Infect* 82:7–31.

Kippax S, Race K (2003) "Sustaining Safe Practice: Twenty Years on," *Social Science & Medicine* 57:1–12.

Lee K eds. (2003) *Health Impacts of Globalization: Towards Global Governance.* Basingstoke, Palgrave.

Low-Beer D, Stoneburner R (2003) "Behaviour and Communication Change in Reducing HIV: Is Uganda unique?" *African Journal of AIDS Research* 2(1):9–21.

Low-Beer D, Stoneburner R (2004) "AIDS Communications Through Social Networks: Catalyst for Behaviour Changes in Uganda," *African Journal of AIDS Research* 3(1):1–13.

Low-Beer D, Stoneburner R (2004) Uganda and the Challenge of AIDS, in Whiteside A, Poku N eds. *The Political Economy of AIDS in Africa.* Aldershot, UK: Ashgate Press.

Low-Beer D (2003) "This is a Routinely Avoidable Disease," *Financial Times*, November 28.

Low-Beer D, Sempala M (2010) "Social Capital and Effective HIV Prevention: Community Responses," *Journal of Global Health Governance* IV(1), p. 1–17, (open access).

Makhubele M, Parker W, Birdsall K (2007) *Strengthening Community Health Systems: Perceptions and Responses to Changing Community Needs.* Johannesburg, South Africa: CADRE.

Martin J (1987) "The Impact of AIDS on Gay Male Sexual Behaviour Patterns in New York City," *American Journal of Public Health* 77:578–1.

Mason C, Markowity L, Kitsiripornchai S *et al.* (1995) "Declining prevalence of HIV-1 Infection in Young Thai Men," *AIDS* 9:1061–65.

Nelson K, Celentano D (1996) "Decline in HIV Infections in Thailand," *New England Journal of Medicine* 335(26):1998–9.

Portes A, Landolt P (1996) "The Downside of Social Capital," *The American Prospect* 26:18–23.

Potts M, Halperin D, Kirby D *et al.* (2008) "Reassessing HIV Prevention," *Science* 320(5877):749–50.

Putnam R, Alone B (2000) *The Collapse and Revival of American Community.* New York: Simon and Schuster.

Radelet S (2004) "Aid Effectiveness and the Millennium Development Goals," Working Paper #39. Washington: Center for Global Development.

Rehle T, Hallett T, Shisana O *et al.* (2009) "A Decline in New HIV Infections in South Africa: Estimating HIV Incidence from Three National HIV Surveys in 2002, 2005 and 2008," *PLOS One* 5(6):1–8.

Rosenau J (1995) "Global Governance in the Twenty-First Century," *Global Governance* 1(1):13–43.

Serwadda D *et al.* (1985) "Slim Disease: A New Disease in Uganda and its Associations with HTLV-III Infection," *Lancet* 326(8460):849–2.

Stoneburner R, Low-Beer D (2004) "Population-Level HIV Declines and Behavioural Risk Avoidance in Uganda," *Science* 304:4–8.

Stoneburner R, Lessner L, Fordyce E *et al.* (1993) "Insight into the Infection Dynamics of the AIDS Epidemic: A Birth Cohort Analysis of New York City AIDS Mortality," *American Journal of Epidemiology* 138(12):1093–2004.

Stoneburner R, Low-Beer D *et al.* (1996) "HIV Infection Dynamics in East Africa Deduced from Surveillance Data," *Am J Epidemiol.* 144(7):682–95.

Sullivan P, Hamouda O, Delpech V *et al.* (2009) "Re-emergence of the HIV Epidemic Among Men Who Have Sex with Men in North America, Europe and Australia 1996–2005," *Annals of Epidemiology* 19:423–1.

Torian LV, Weisfuse IB, Makki HA (1996) "Trends in HIV Seroprevalence in Men Who have Sex with Men: New York City Department of Health Sexually Transmitted Disease Clinics, 1988–1993," *AIDS* 10:187–2.

Tsegaye A, Rinke de Wit T, Mekonnen Y *et al.* (2002) "Decline in Prevalence of HIV-1 Infection and Syphilis Among Young Women Attending Antenatal Care Clinics in Addis Ababa, Ethiopia, 1995–2001," *JAIDS* 30:359–2.

UNAIDS (1998) *Relationships of HIV and STD Decline in Thailand to Behavioural Change.* Best Practice Series. Geneva: UNAIDS.

Van Griensven G, de Vroome E, Goudsmit J, Coutinho R (1989) "Changes in Sexual Behaviour and the Fall in Incidence of HIV Infection Among Homosexual Men," *British Medical Journal* 298:218–1.

Wellman B (1979) "The Community Question: The Intimate Networks of East Yorkers," *American Journal of Sociology* 84(5):1201–31.

Wilkinson R (1996) *Unhealthy Societies.* London: Routledge.

Woolcock M (1998) "Social Capital and Economic Development: Towards a Theoretical Synthesis and Policy Framework," *Theory and Society* 27:151–208.

总结——走向创新全球卫生伙伴关系

Daniel Low-Beer

"我们与非洲国家领导的会谈，使我们想起曾遇到的援助方对我们的怀疑……今天我们是发展了……我们认识到，发展中国家必须选择自己的未来优先重点。韩国选择的发展道路复杂而难以抉择。"

2010 年韩国总统在准备二十国集团峰会时的讲话

展望十年，全球卫生资金与新的合作伙伴将得到显著增加。已涌现出了各种各样的卫生群体，声张权益，并以创新型伙伴关系的方式并肩作战。这已改变了全球和国家层面的卫生治理。但是，创新型伙伴关系也面临着许多传统的挑战，包括发展、协调、与国家规划的一致性，以及健康结果的问责制。本书分析了新型卫生伙伴关系的产生、他们有效协作的方式，以及对卫生治理的意义。

展望未来两年，依然面临着一些挑战。卫生与发展的开支越来越高，已经到达顶峰，并遇到了严重的金融危机。同时，出现了一个相关的变化——关注点转向合作伙伴关系的有效性。目前已动员了较多的卫生资金，现在的重点在于合作伙伴如何利用这些资金实现更好的健康结果。这也是本书的重点，即为更加有效的创新型卫生伙伴关系提出建议和行动。本书从不同角度进行了阐述，涉及私营部门、民间团体、卫生部部长、多边组织、从事全球项目的工作人员，以及在社区提供卫生服务的人员。正是共同努力以实现健康结果的信念把这些人联系到一起。

展望六个月，存在一些相互矛盾的趋势。这些问题的解决，将决定着 2015 年千年发展目标中主要卫生目标的进展。2010 年底，全球抗击艾滋病、结核病和疟疾基金已非常成功地完成了其增资计划，

在三年内吸引了 117 亿美元的资金，增幅达 20%。类似地，全球疫苗免疫联盟和世界银行也进行了资金补充。全球疫苗免疫联盟能够在金融环境困难的情况下全面补充资金，2011 年 6 月从援助方筹集了 43 亿美元。2011 年 9 月的一份报告中强调，这是一个"整合的时代，而不是扩张的时代"，其特点就是重新关注资金保障、资金的价值和可持续性（High Level Panel Independent Review，2011）。这印证了本书关注的重点，即卫生的有效性问题。在金融危机之前这一问题就被提了出来，金融危机使这个问题显得更加迫切。要使对全球卫生承诺的捐款方随后兑现承诺一直都不是件容易的事，这反映在 2011 年全球健康行动计划在美国国会谈判非常之艰难。最突出的一个例子是艾滋病筹资，联合国艾滋病规划署报告称，2010 年资金下降了 10%，各援助国趋势差异很大（有些国家援助增加，但西班牙减少了 38%，德国减少了 23%，美国减少了 10%）。不过，华盛顿大学健康指标和评估研究所发现，2010—2011 年，整体卫生发展援助仍继续增长。

2012 年未来数月的决策将至关重要，这决定着千年发展目标能否在 2015 年之前实现。其进展取决于我们构建一个创新型全球卫生伙伴关系以应对全球挑战的能力。或者，我们回到国家和分散应对的方式。然而，尽管金融危机使人们更加意识到全球挑战，但政治权衡仍然非常困难。一位政客曾跟我说："如果你在英国科芬特里的一个雨天敲开人们的门，请他们投票，如果你削减了他们社区的资金，那么他们很难理解为什么需要通过更多地支持全球发展或全球行动来解决金融危机的问题。"然而，开发全球发展伙伴关系，应对经济、环境、健康方面的挑战，恰恰是 2010—2015 年的重点。千年发展目标的第 8 项

目标说的就是这个问题——一个全球发展的伙伴关系。或许第 8 项目标应当放在第一位，如果在当前全球卫生创新时期构建一个全球伙伴关系，那么这将是一个伟大的成就。

最近十年显示，全球卫生正处于一个创新和基本构建时期，一些旧的结构正在瓦解，新的合作伙伴逐渐兴起，构建了全球卫生崭新的格局。从现在到 2015 年的时期将非常重要，关键在于有更多影响力的资金、全球治理和外交如何塑造全球卫生的格局。

1. 从创新型合作伙伴到创新型全球卫生伙伴关系

本部分将展望 2015 年——评价我们是否能以单独的创新型伙伴关系为基础，创建一个综合性的全球卫生伙伴关系。这一创新型全球卫生伙伴关系需要认识到合作伙伴的多样性以及补充作用，包括传统伙伴和新的伙伴。卫生合作伙伴需要向公众（包括多边组织、双边组织、全球项目、基金会、卫生系统组织或疾病防控机构）证明，他们能够共同合作，应对全球的挑战。

本部分提出了三个问题——对创新型全球卫生伙伴关系的预期是什么？全球卫生治理和外交将如何支持该伙伴关系？新的合作伙伴，如二十国集团和韩国，将如何改变原有的发展轴心国？韩国 2010 年首次担任二十国集团的主席国，并于 2011 年 12 月举办了发展援助高级别论坛。韩国为全球伙伴关系与援助治理注入新的活力提供了一次重要的良机。韩国作为以前的一个受援国，现在是援助国，将"发展"议题纳入了二十国集团的优先问题。韩国体现了一个全新的发展轴心（不同于以前《巴黎宣言》和《阿克拉行动议程》的轴心）——包括旨在创建一种韩国式的紧凑或全新的发展伙伴关系。

然而，到 2015 年千年发展目标的截止日期仅剩几年时间了，届时我们将负起责任。现在的决定将为实现目标提供最后的动力。政府应对金融危机的方式各异。有些国家已经被迫削减发展援助开支。英国等另外一些国家已经增加了援助，但是更加集中而谨慎。这些国家明确、公开地分析了各发展项目的有效性。英国多边援助评审报告于 2011 年 3 月 1 日发布，报告将英国未来资助的对象按照援助机构有效性进行排序（当然是为了实现英国的目标）。整体援助资金有所增加。英国国际发展部（DFID）还从 16

个国家撤出，从 43 个评审的国际机构中撤出 4 个，而且将另外 4 个表现不好的机构置于"特殊情况"的位置。

在德国，双边援助渠道和多边援助渠道之间曾有过一次重整。在美国，政府的国内预算和政府的发展预算一直受到严重的质疑。在未来 10 年削减 1.1 万亿美元政府总体预算的方案将对全球发展和卫生造成怎样的影响尚不确定。

同时，中国正在显著增加对非洲的贸易、援助和卫生投资。中国将"互惠互利"、经济利益、政府利益以及"大国"责任都作为援助重点（Xiaoyun, 2009）。中国把发展视为双向合作而不是单方援助，中国自己的援助原则引发争议，见图 2。巴黎 - 阿克拉（《巴黎宣言》和《阿克拉行动议程》中提出的发展模式）之外的一种新的发展轴正在形成。新的发展轴覆盖了更多东方世界，其关注点是全球发展的未来挑战，而不是针对某一特定历史事件如冷战或殖民扩张所附带的援助要求。当然，新的发展轴同时考虑政治和经济因素，并引进新的发展方式，包括具有实际、最新发展援助经验的援助方。

2. 全球卫生伙伴关系的预期

为什么需要这样一种全球伙伴关系？ 首先，本书阐述了全球项目、民间团体、私营部门和私人基金会的发展，他们已经不仅仅是创新型合作伙伴，而且成为全球卫生的一分子，在卫生外交和决策制定中"要求有一席之地"。然而，在这些参与模式和多样化的基础上，尚未建立起全球卫生治理，以促进卫生外交，吸引这些参与支持者共同制定决策。第二，单独的创新型卫生伙伴的有效性存在着局限性。没有任何一种创新型伙伴关系能够解决全球卫生的问题。本书认为，创新型卫生伙伴关系在国家层面和全球层面作为整体伙伴关系的一部分，可以发挥最好的作用。比尔·盖茨不能解决全球卫生的问题，但是能在已有的合作伙伴之外提供大量的创新思想，关于印度的章节详细说明了这一点。民间团体对政府项目起到了激发和协同的重要作用。在双边合作伙伴政策支持下，全球项目可以产生最佳效果，从长期来看，还需要发展银行的体系建设，以及世界卫生组织独特的技术协调。最后，全球问题需要全球应对，而不是分散应对。作为全球卫生伙伴关系的一部分，创新型伙伴关系促进了全球性应对。这需要双向适应——合作伙伴需要将自己定位为创新型伙伴关系的一部分，而全球卫生治理则需要更好地整合合作伙伴。

国家期待从这种伙伴关系中获得什么？ 首先，过去十年在卫生方面的成就不可低估。对许多非洲国家来说，死亡率下降艾滋病治疗使成人死亡率20年来第一次下降，而儿童死亡率下降是由于抗疟、免疫和综合儿童干预措施。卢旺达卫生部说："在过去十年与疟疾的斗争中，我们发现，儿童死亡率下降了50%，这归功于各种各样的卫生项目……以前，如果在疟疾高发的时候走进卫生中心，你会发现每张病床都躺着两个患者，现在是第一次出现病床比患者多的情况，医院有空床位了。"但同时，在实现卫生目标，尤其是降低孕产妇死亡率的第5项千年发展目标方面，仍存在较大的差距。

第二，国家能看到卫生领域有许多主要的合作伙伴，但是不能与他们以一种合作伙伴关系的方式有效合作。如果能充分认识到合作伙伴的多样性，将其融入到卫生治理中，那么每个合作伙伴都能为广泛的伙伴关系提供独特的要素。双边合作伙伴同许多国家都有一个特殊的政策对话（并有大使和顾问的网络支持。美国总统防治艾滋病紧急救援计划国家负责人正是美国驻该国大使，这也许并不是巧合。美国大使很可能更愿意充当一个与美国国际开发署、世界卫生组织或全球基金卫生负责人不同级别的角色）。开发银行能够将卫生融入到国家规划与财政部门中。他们在国家的办公室在财务责任方面扮演了重要的角色。其他多边组织也发挥着关键作用，联合国儿童基金会在采购领域发挥作用，联合国开发计划署在许多困难情况下行使使命（全球基金也曾在许多脆弱国家开展项目，这些国家的政府能力非常有限）。在卫生领域，我们很荣幸有世界卫生组织，这是一个潜在的、理所当然的协调机构，也是各国卫生部的合作伙伴（很少有其他的多边组织能像世界卫生组织一样对各国卫生部了如指掌，并受到各国卫生部的信任和视为自己的组织。可以与之相提并论的可能是世界银行与各国财政部的关系，尽管这种关系归属感较低）。绝大多数卫生合作伙伴之间的外交无法在开始就认识到这种补充的作用。他们总是在彼此弱势的领域相互竞争，而不是根据各自的核心能力相互合作。

国家认为这些单独的合作伙伴，无论是传统伙伴还是新的伙伴，都没有很好地结合成一个团队。有些国家能分辨清合作伙伴的优势，将其很好地纳入国家卫生计划中。埃塞俄比亚卫生部部长说，"我们正在培养合作伙伴一种健康的多样性，他们各有不同的方法和比较优势"，同时又要保证"国内外资源能够很好地与附加预算的国家战略结合起来"。在协调管理多样性时，"有两个关键点——国家承诺和结果，而两者之间的联系更为重要"（第3章）。最后，人们还担心卫生援助的可持续性。受援国正在从中国、二十国集团、私人基金会和国内资源，包括税收和保险，寻找新的资金来源。在激励下，他们也采取行动提高有效性，确保稀缺的资源重点用于可持续的国家优先问题上。

因此，本书所关注的挑战——如何充分利用创新型卫生伙伴关系——很可能成为从现在到2015年期间的一个核心问题。资金来源呈现日益明显的多样化——有新的二十国集团国家，包括中国、印度、巴西、墨西哥、韩国；有私人基金会，包括墨西哥的卡洛斯·斯利姆基金会、比尔和梅琳达·盖茨基金会；2010年启动的"捐赠誓言"活动中，有34位亿万富翁愿意拿出至少他们财产的一半用于慈善事业。执行机构的伙伴关系也是多种多样的，本书中提到的有乌干达的社区、印度的性工作者，以及俄罗斯的高危人群等。将来，全球卫生伙伴关系需要更加包容并融合得更加广泛，而不是弱化合作伙伴的多样性。

本书获得两段特殊时期的启发——（自2000年起）创新型卫生伙伴关系的创立，以及（自2005年起）提高合作伙伴有效性的具体行动。可以这样描述这段历史："为实现更好健康结果的国际合作经历了一系列的创建过程……通常紧接着就是合作伙伴试图共同将他们创建的构架合理化。创建过程的一个特点就是伙伴关系的创新性"（Richard Manning，第1章）。本书介绍了不同的合作伙伴如何通过自己或共同行动提高有效性。这个过程中包含了大量的创新——在其治理方面运用新方法团结参与和支持者，在执行项目时如何使用结果导向的资金模式。本书重点介绍国家层面的章节强调了创新和挑战：埃塞俄比亚、卢旺达、马拉维通过国家战略谈判，协调合作伙伴；俄罗斯在开放社会基金会的支持下，印度在盖茨基金会的支持下，与其他伙伴合作。

3. 多元化的卫生外交与全球卫生治理

多元化的外交既提出挑战，也希望达成共

识——"偶尔大胆地提出要求，将国家和国家卫生系统放在资金考虑的中心，这样挑战合作伙伴也是能有回报的"（埃塞俄比亚卫生部部长，第 3 章）。因此，本书的每一个章节都为改进合作伙伴有效性提出了建议和行动，这涉及各个合作伙伴。文章提出的建议证明，制定国家政策是非常重要的，这为不同的合作伙伴提供了一个共同合作的平台。本书还以埃塞俄比亚、越南、印度为例，提出了如何在国家层面与合作伙伴谈判的第一手建议。

同样，卫生伙伴关系内部也需要改革，以便调整政策，直接向国家卫生战略提供资金支持。全球项目需要建立操作系统，对国家计划与合作伙伴开放，而不应采取封闭的专用拨款机制。为此，本书还描述了全球项目的学习和参与阶段。在改革进程中，有些来自国家的挫折，尤其在卫生系统改革方面。建议有两个主要切入点。首先，合作伙伴在建立新的卫生伙伴关系时应当"三思"，从而在卫生治理中使用正确的资金渠道和最佳实践。第二，合作伙伴应当促进利益相关方的行为在各理事会上保持一致性，这可以激励伙伴关系更加有效。

援助方应当采取一系列措施，均衡支持发展渠道，为疾病项目、卫生系统和技术援助提供资助。采取的措施要考虑有效性的证据。2011 年 3 月 1 日，英国国际发展部发布的英国多边援助评审报告就是一个很好的例子（图 1）。最后，本书介绍了国家层面卫生外交所需的投资、政策网络、战略、监督框架，以及多元化外交成功时可能的结果。除了会议这种正式的协调方式，还需要利用结果这只"无形的手"，以及项目和资金信息的透明度，开展更多的非正式协调（由国际援助透明倡议支持）。

展望未来，2015 年的挑战将是构建一个创新型全球卫生伙伴关系。这将需要明确合作伙伴之间应如何有效合作，不是单独行动，而且作为一个团队共同行动（每个合作伙伴拥有自己的角色、能力和独立性）。本章提到的组织已经发展起来，包括民间团体、全球项目、私营部门、私人基金会。他们不仅仅是创新型的合作伙伴，而且成为全球卫生的支持参与者，正如介绍民间团体的章节中所述，"要求在全球卫生中占有一席之地"。可以从他们参与创新型卫生伙伴关系的方式中学到很多，比如在全球疫苗免疫联盟或全球基金理事会和国家协调机制中的地位。但是，从全球层面纳入这些支持者不太可能成为全球卫生伙伴关系的宏观模式。全球卫生治理不是本书中所有章节的综合或所有建议的综合，而需要一些新的内容。为实现全球健康，伙伴关系在全球治理和外交方面提出了难题，这是本书、本丛书以及第 8 项千年发展目标的主题。

全球卫生治理的发展可能超越对创新型卫生伙伴关系的认识，包括其伙伴关系网络、组织现有治理机制的边会或特别会议上的更广泛讨论。全球卫生也许要求合作伙伴内化其角色，不仅要作为合作伙伴，还要作为新的支持参与者融入其结构、决策和全球卫生治理中。这不仅仅是代表性的问题。如本书所述，治理应当扩展可利用的资源、可利用的实施者，扩大并深入发展伙伴关系，实现健康结果。在全球层面，需要吸收新的合作伙伴，尤其是二十国集团。目前，二十国集团代表了世界上近 90% 的财富、80% 的贸易，以及全世界三分之二的人口。他们带来的不仅是新的参与者（巴西、俄罗斯、印度、中国、南非和韩国），还有"新的游戏赌注和规则"（Garrett 和 Alavian，2010）。未来一段时间，卫生合作伙伴关系很可能会持续创新，应对新的合作伙伴、新的行为方式和全球风险。

第二，共同而强有力的行动需要焕然一新的卫生外交。卫生外交不是外交官对外交官，而是能与私营部门、社区形成共同的行动，能联系到私人基金会，以及最重要的是那些受健康问题影响的人群的外交。这将是多元化卫生外交，认识卫生领域的不同支持参与者，深入村庄会议、公司董事会议，与高危人群接触，以及参加各个卫生大会。正如本书所述，"需要一种新型的外交，利用谈判、网络和激励等'软实力'"（Isenman 和 Shakow，第 2 章）。这一外交需要一种网络模式，在各个不同的论坛、背景、理事会和组织中，采取连贯一致的行动。

正如 Dodgson 所提到的，"全球卫生治理的一个基本要素是，需要通过正式或非正式的手段，包含更广泛的参与者及利益相关方"（Dodgson，2002）。Rosenau 进一步强调了"千差万别的指导机制和机构已成为治理的工具"（Rosenau，2003）。他还表示，即使只是"稍微控制"也需要内化"非政府组织各种各样的指导机制，还有其他一些组织由非正式形式构成，这些组织可能永远不会有正式的组织结构"。卫生治理需要焕然一新的多元化卫生外交，正如埃塞俄比亚卫生部部长在本书中所说的，"正式的协调会议需要有坦率的外交与之对应……开诚布公地对话，共同解决问题，利用同伴压力敦促合作伙伴遵守承诺。"

指标	构成
对英国发展目标的贡献 *	• 以下各项的平均： 　○ 实现国际发展和人道主义目标的重要作用 • 以下各项的平均： 　○ 对脆弱情况的适应性 　○ 促进性别平等 　○ 确保活动低碳，具有气候恢复性和环境可持续性 　○ 关注贫穷国家 　○ 对结果的贡献
组织能力	• 成本价值意识 • 伙伴关系行为 • 战略 / 绩效管理 • 财务资源管理 • 透明度及责任性

* 包括人道主义目标

非常好	好	可以	不好
AsDF	非洲开发基金会	加勒比开发银行	CommSoc
ECHO	CERF	EC'ion Budget	联合国粮农组织
经济开发基金会	CIFs	EFW	HABITAT
全球疫苗免疫联盟	欧洲再建设和发展银行	泛美开发银行	国际劳工组织
全球抗击艾滋病、结核病	FTI	联合国人权事务高级专员	国际移民组织
和疟疾基金	全球环境基金	办事处	ISDR
国际红十字委员会	全球减灾与恢复基金	联合国艾滋病规划署	联合国教科文组织
国际开发协会	国际农业发展基金	联合国环境规划署	联合国工业发展组织
PIDG	国际金融公司	联合国人口基金	联合国妇女发展基金
联合国儿童基金会	红十字会与红新月会国际联合会	世界卫生组织	
	OCHR		
	PBF		
	联合国开发计划署		
	联合国难民署		
	国际药品采购机制		
	世界粮食计划署		

注：所有机构按照字母顺序排列

图1 用于评价经费价值的标准汇总以及英国国际发展部（DFID）支持的多边组织分类（DFID，2011，pp. 13，80）。由于本图的重点不是单个的机构，因此采用机构缩写，原文件中有关于机构缩写的解释。

4. 韩国的贡献——一个新的发展轴

2012 年是构建全球发展伙伴关系非常重要的一年。全球伙伴关系是千年发展目标的一项重要投入和产出，体现在第 8 项目标中。2011 年 12 月，韩国主办了非常重要的关于援助的高级别论坛。该论坛汇集了发展和财政部部长、受援国代表、新的发展伙伴，审议援助有效性的问题。这次论坛正式结束了以《巴黎宣言》及其原则为基础所设定的 2010 年目标问责制框架。

韩国是二十国集团的新成员国，不仅是新的援助国，也是近年来的受援国。韩国与中国、印度和日本关系密切。韩国为一个全新的发展伙伴关系提供了重要的纽带。韩国总统李明博首次将发展作为二十国集团一个不可或缺的主要任务，他说，"我们不能让主要经济体的风头掩盖了世界上最贫困国家的需要。

事实上，帮助最贫困国家对我们所寻求的全球平衡与发展有重要的作用，而不仅仅是辅助作用"（他还提到，2002—2008 年撒哈拉以南非洲国家的经济增长平均涨幅超过 7%）（Lee Myung-bak，2010）。在《巴黎宣言》和《阿克拉行动议程》基础上，韩国很可能创建出新的"韩国共识、章程或条约"。韩国高级别论坛的成果文件草案强调，"新的全球发展伙伴关系"比"以往的伙伴关系更广泛、更兼容并包……具有多样化的特点"，而且以"透明的、国家主导的结果框架"为基础。此外，还建议采取行动，减少衍生出新的机制，而是将它们整合为一种更为紧密的国家和全球发展伙伴关系。

韩国的观点给我们带来三点重要启示。首先，韩国支持一个**"崭新的发展伙伴关系"**，即更加包容、开放、创新的伙伴关系，并吸取所有支持参与者的力量。2011 年韩国的一份关于自身角色的概念文件认为，"现在是处于'转折点'的时机，……也就是需要更加包容、有效的发展模式，重视政府工作有效性、商业生产力和公民参与。结果……将是一种全新的全球发展伙伴关系"（South Korean Ministry of Foreign Affairs and Trade，2010）。这种伙伴关系也反映了韩国自身的发展经验，以及韩国作为二十国集团成员之一的角色特点。这代表了诸如巴西、南非、中国、印度和韩国这些国家，提供了发展伙伴关系新角色与责任的机会（许多国家已经有长期的援助和受援经验，例如中国的对外援助始于 1956 年）。这些国家是伙伴关系的坚强核心，不仅代表国家政府，也作为联合国和二十国集团成员国发挥全球性的作用（这些国家还探讨了二十国集团秘书处以及更正式的治理模式的问题）。这些合作伙伴带来了不同的援助原则，与巴黎原则既有相似之处，也有不同点。图 2举例说明了这一点。需要承认多样性，承认需要共同行动和双方适应，以协调建立一种全新的伙伴关系。但是，如果韩国条约无法形成，就有可能出现极为不同的援助模式。

其次，**韩国经常以和平而态度坚决的方式坚持国家自主权**。国家自主权是与合作伙伴合作的基础，是基于对结果的共同责任与贡献。对国家结果的承诺是协调合作伙伴关系"无形的手"，超越了更为正式的协调和整合会议。从关于援助有效性的巴黎原则走向国家自主权、共同责任和结果，这是一个重新调整的进程。韩国总统在 2010 年二十国集团峰会上说，"我们与非洲国家领导人的会谈，使我们想起当年我们

提出要修建首尔 - 釜山高速公路，成立浦项制铁集团时，来自援助方和一些多边机构的怀疑，今天这两个项目都被认为是成功的。因此我们认识到，发展中国家必须要选择自己的未来优先重点——基础设备、人力资本质量、私人投资。韩国已经自己选择了一条艰难的道路，这次首尔峰会就无法选择捷径——挑选了发展问题，创建了全新的援助基金，并在会议中不断推进。我们已经选择的发展道路复杂而难以抉择。"（Lee Myung-bak，2010）。

中国对外援助八项原则

1. 中国政府一贯根据平等互利的原则对外提供援助，从来不把这种援助看做是单方面的赐予，而认为援助是相互的。
2. 中国政府在对外提供援助的时候，严格尊重受援国的主权，绝不附带任何条件，绝不要求任何特权。
3. 中国政府以无息或低息贷款方式提供经济援助，在需要的时候延长还款期限，以尽量减轻受援国负担。
4. 中国政府对外提供援助的目的，不是造成受援国对中国的依赖，而是帮助受援国逐步走上自力更生、经济上独立发展的道路。
5. 中国政府帮助受援国建设的项目，力求投资少、收效快，使受援国政府能够增加收入，积累资金。
6. 中国政府提供自己所能生产的、质量最好的设备和物资，并根据国际市场的价格议价。如果中国政府所提供的设备和物资不合乎商定的规格和质量，中国政府保证退换。
7. 中国政府对外提供任何一种技术援助的时候，保证做到使受援国人员充分掌握这种技术。
8. 中国政府派到受援国帮助进行建设的专家，同受援国自己的专家享受同样的物质待遇，不容许有任何特殊要求和享受。

图2 中国坚持的对外援助原则自20世纪60年代开始形成，目前仍然具有影响力（与《巴黎宣言》有相似之处，也有不同）。

最后，基于在教育、卫生和基础设施方面的能力投资，**韩国可能提出了人类发展的亚洲模式**（Sen，1999）。当国家不再接受援助后，很容易忽视能力建设和社会投资，而这两者恰好能促进经济发展（也可能可以推动援助和发展的狭义经济模式）。处于各发展阶段的国家在能力建设上的投资都是巨大的，占国

内生产总值的 25% ~ 50%。二十国集团国家为发展提供了丰富的经验，他们既有卫生援助的受援国，也有援助国，同时还有处于两者之间、近来角色转换的国家。他们打破了援助 - 受援的传统分界，带来了关于援助影响和挑战更为广泛和最新的经验（例如，中国既是援助国也是受援国，甚至还向比中国富裕的国家提供援助；再如博茨瓦纳和南非）。许多二十国集团成员国仍然依靠援助发展本国卫生，卫生援助前十位的国家中有三个就是二十国集团国家（印度是最大的受援国，印度尼西亚排第六位，中国排第十位），前二十位中还有三个（南非、巴西、阿根廷）（Garrett 和 Alavian，2010）。问题在于如何最好地向国家能力建设提供资金，从而发挥发展的催化剂作用。韩国可以根据本国重要的最新经验，在 2012 年提出韩国发展条约。但是如果没有提出，那么 2015 年之前还需要就此问题继续进行探讨。

过去的十年见证了全球卫生伙伴关系的创新时期。出现了一个多种多样、生机勃勃、有时有些缺乏组织的社会运动，为实现健康目标，吸引了新的合作伙伴。这些合作伙伴在诸多全球和国家背景下开展合作，本书给予了评价。他们不仅仅是合作伙伴，而且是新的全球卫生伙伴关系的支持参与者。从现在到 2015 年这一段时间，不太可能出现更新的卫生伙伴关系。重点将在于塑造已有的格局，卫生治理和外交如何有效地应对国家需要和全球危机。第 3 章总结中提到："强有力的伙伴关系通常是在困难的情况下通过公开、清晰的对话产生的……（需要）严厉的爱，发展伙伴关系必须以坦诚的精神前进。"正如韩国总统所说，这将是"一条复杂而艰难选择的发展道路"，但是这将会产生一个更为包容、创新的卫生治理模式。本书列举了大量艰难选择与伙伴关系的特点：

1. 发展红利仍来自社会投资：通过对新一代人的教育，消除贫困地区传染性疾病，获得健康红利；消除人们对贫困的恐惧，使人们关注创造财富。个体和家庭将这些投资作为优先重点，重要的是政府也应如此。

2. 自 2000 年起，这是全球卫生社会运动的基础：已经超越了传统的治理模式和组织结构，反映了公立部门、私营部门、民间团体、私人基金会和多边组织之间的新型伙伴关系。无论从全球层面还是国家层面，已建立了创新型卫生伙伴关系。

3. 全球风险需要一个全新的全球伙伴关系：自 2007 年起，金融、食品、环境和健康领域的全球风险冲垮了原有的线性发展模型。全球风险需要全球应对，而不是分散应对。与应对全球金融危机类似，卫生也需要全球动员。

4. 卫生治理需要新的支持参与模型：新的行为体的参与不仅仅是增加创新型合作伙伴，他们已经成为全球卫生的支持参与者，在卫生外交和决策制定中"要求占有一席之地"。这正在改变着卫生治理机制。

5. 以结果为基础的外交：一个全新的卫生外交模式正在形成——不是外交官对外交官，而是一个多元化外交，能与政府、民间团体和私营部门一起形成共同的行动。对国家结果的承诺超越了正式的、政治的协调机制，可以是协调合作伙伴关系的"无形的手"。

6. 发展伙伴关系向东部国家和南部国家的转移：新的重要参与者，包括二十国集团国家（中国、印度和韩国），提供了从援助方与受援方的发展轴转变为一个更具相互性、结构性和包容性的全新全球条约的机遇。

从现在开始到 2015 年，将是实现卫生相关千年发展目标至关重要的几年。这需要一个强化的全球发展伙伴关系，这也是千年发展目标的一项重要投入和产出。这种创新型全球伙伴关系需要超越原则和行动（超越巴黎 - 阿克拉、援助方 - 受援方的发展轴），迈向一个更具相互性、结构性、可持续性和包容性的条约。伙伴关系还需要进一步发展卫生外交，听取不同的声音、立场、利益、挑战和建议，从而实现共同行动，本书的各个章节中对此做了详细分析。正如本书阐述，在距离 2015 年短短的几年内，需要在个体的创新型伙伴关系基础上，构建一个类似的创新型全球卫生伙伴关系，以实现千年发展目标中的第 4、5、6 项目标，以及最终实现第 8 项目标——一个可持续的全球发展伙伴关系。

参考文献

DFID (2011) "Multilateral Aid Review: Ensuring maximum value for money for UK aid through multilateral organisations," London, UK.

Dodgson R, Lee K, Drager N (2002) "Global health governance: A conceptual review," WHO, Geneva.

Garrett L, Alavian E (2010) "Global Health Governance in a G-210 World", *Global Health Governance* IV(1):1–14.

High Level Independent Review Panel (2011), *Final Report on Fiduciary Controls and Oversight Mechanisms of the Global Fund: Turning the Page from Emergency to Sustainability*, The Global Fund for AIDS, TB and Malaria, Geneva. http://www.theglobalfund.org/en/highlevelpanel/

Korean Ministry of Foreign Affairs and Trade (MOFAT) (2010) "Concept Paper for the Evolving Global Aid Architecture", Seoul, Republic of Korea.

Lee Myung-bak (2010) "G20 Summit shouldn't Overlook the Poorest Countries"

November 10, *Washington Post*.

Pang T, Daulaire N, Keusch G, Leke R, Piot P, Reddy S, Rys A, Szlezak N (2010) "The New Age of Global Health Governance Holds Promise", *Nature Medicine* 16(11):1181.

Rosenau J (2003) *Distant Proximities: Dynamics beyond Globalization.*

Princeton, New Jersey: Princeton University Press.

Sen A (1999) *Development as Freedom*. Oxford: Oxford University Press.

The Guardian (2010) "South Korea put Development on the Agenda for Seoul G20 Summit", October 4.

Xiaoyun Li (2009) "China's Foreign Aid to Africa," presentation to OECD, Paris.

附录：额外的学习资料

除了每个章节列出的参考文献，下面这些资料也涉及创新型卫生伙伴关系、卫生支持以及卫生治理。

卫生伙伴关系和基金会

Carlos Slim social and philanthropic work, www.carlosslim.com/responsabilidad_ing.html, including Carlos Slim Institute of Health, information, interviews and philanthropic activities.

FIND — Foundation for innovative new diagnostics, http://www.finddiagnostics.org/ — including resource centre, reports, articles and documentation.

GAVI Alliance, www.gavialliance.org — and independent evaluations of the GAVI Alliance, www.gavialliance.org/performance/evaluation.

Global Fund to fight AIDS, TB and malaria, www.theglobalfund.org, including Evaluation library of independent evaluations, www.theglobalfund.org/en/library.

Health Metrics Network, www.who.int/healthmetrics, includes tools and resources.

International Health Partnership (IHP+), www.internationalhealthpartnership.net, including reports, initiatives and IHP+ results on partner data and progress.

International HIV/AIDS alliance, www.aidsalliance.org, supporting community actions on AIDS, best practice guides, resources, projects, technical support hubs, and publications.

Open Society Foundations supported by Soros Foundations network, www.soros.org/initiatives/health. Information on their public health programs, articles, multimedia and program descriptions.

Partnership for Maternal, Newborn & Child Health, www.who.int/pmnch/, including resources, journals, notes from the field, publications, www.who.int/pmnch/topics/.

(RED) — innovative financing to support AIDS programs, www.joinred.com/red/ list of commercial companies, products and business model.

Rockefeller Foundation, www.rockefellerfoundation.org/who-we-are/our-focus/global-health — including history, grants and resources on innovations in global health, e-health, market models.

Roll Back Malaria Partnership, www.rollbackmalaria.org, including resource centre of publications and multimedia resources, www.rollbackmalaria.org/multimedia/.

Stop TB Partnership, www.stoptb.org, including reports, technical publications, and independent evaluations.

The Bill & Melinda Gates Foundation, global health program, http://www.gatesfoundation.org/global-health/, including strategy overview and case studies.

UNITAID, www.unitaid.eu, includes resources, projects for innovative financing to scale up treatment access for malaria, TB and HIV.

US President's Emergency Plan for AIDS relief, www.pepfar.org, includes all progress reports, www.pepfar.org/progress — and latest indicators and results on progress.

Wellcome Trust, www.wellcome.ac.uk/, including education resources, information on investments and the welcome library with online catalogue and resources — library, www.wellcome.ac.uk/.

杂志、网络和其他开放资源

Bulletin of WHO — open access, peer reviewed, with many articles and issues on global health, health systems and governance issues — www.who.int/bulletin.

Center for Global Development, www.cgdev.org/, includes Global Health Policy Research Network, HIV/AIDS Monitor, resources, interviews, publications and research.

Centre for AIDS, Development and Research, www.cadre.org.za, including programs, research, resources, *African Journal of AIDS Research, and Community Communication Materials*.

Global Business Coalition on HIV/AIDS, TB and malaria, www.gbcimpact.org/, case studies, expert interviews, e-learning, and resources on business activities in the fight against disease.

Global Health Council, www.globalhealth.org/, resources, trainings and links for largest global organization of professionals, NGOs, foundations, corporations working for global health.

Global HIV/AIDS Initiatives Network — research network of national and sub-national effects of global HIV/AIDS initiatives at the country level — http://ghinet.org/index.asp.

Health Economics and HIV/AIDS Research Centre, www.heard.org.za, includes knowledge centre, publications, and materials on evidence of impact in health and HIV.

Health Gap, www.healthgap.org/, resources, fact sheets, global campaigns, and stimulating materials on global campaigns for access to health, support of health workers and human rights issues.

Institute of Health Metrics and Evaluation (IHME), University of Washington. Development Assistance for Health Database, www.healthmetricsandevaluation.org/resources/datasets/2010/dah/dah.html.

Journal of Global Health Governance — open access, peer reviewed journal with individual articles and themed issues on global health and governance — www.ghgj.org.

Medecins Sans Frontieres — www.msf.org, country fact sheets, publications, resources, position papers on its activities providing emergency medical assistance in more than 60 countries.

Organisation for Economic Cooperation and Development. Statistics and reports on aid and other resource flows to developing countries — www.oecd.org/dac/stats/data.

Overseas Development Institute, www.odi.org.uk, includes discussions, resources libraries, working papers and publications on aid and development.

PLOS Medicine — open access, peer reviewed journal including global health — www.plosmedicine.org.

World Bank, Data and Research, www.worldbank.org — including data, tools and journals and development impact evaluations including database of ongoing impact evaluations.

World Health Organisation — www.who.int — including WHO statistical information system presenting most recent health statistics from members.www.who.int/whosis/- and general research and data on health — www.who.int/research.